# Phlébologie
## —— 92 ——
# Phlebology

1

**British Library Cataloguing in Publication Data**
A catalogue record for this book is available from the British Library

ISBN 086196 357 1

**Éditions John Libbey Eurotext**
6, rue Blanche, 92120 Montrouge, France
Tél. : (1) 47 35 85 52

**John Libbey and Company Ltd**
13, Smith Yard, summerley Street,
London SW18 4HR, England
Tél. : (1) 947 27 77

**John Libbey CIC**
Via L. Spallanzani, 11
00161, Rome, Italy
Tél. : (06) 862 289

# Phlébologie
# — 92 —
# Phlebology

XI$^{e}$ Congrès Mondial
Union Internationale de Phlébologie
XI$^{th}$ World Congress

Montréal 30 août-4 septembre, 1992
Montréal August 30-September 4, 1992

Coordinateurs / Editors
P. Raymond-Martimbeau
R. Prescott
M. Zummo

Volume 1

John Libbey EUROTEXT

## Union Internationale de Phlébologie

| | |
|---|---|
| Président d'honneur-fondateur/Honorary President and Founder : | R. Tournay † |
| Comité d'honneur/Honorary Committee : | H.R. Van der Molen |
| | Gl. Bassi |
| | J. Van der Stricht |
| Président/President : | A. Davy |
| Vice-Présidents/Vice-Presidents : | U. Brunner |
| | M. Horakova |
| | J. Kuiper |
| | J. Salvador Marques |
| | S. Umansky |
| Secrétaire Général/General Secretary : | P. Wallois |
| Trésorier/Treasurer : | J. Follereau |

## Comité organisateur du congrès/*Congress Organizing Committee*

| | |
|---|---|
| Président d'honneur/Honorary Presidents : | G. Cloutier |
| | J.C. Ménard |
| Président directeur général/President General Director : | R. Prescott |

## Comité organisateur/*Organizing Committee*

| | |
|---|---|
| Président/President : | M. Zummo |
| Secrétaire Général/General Secretary : | P. Raymond-Martimbeau |
| Trésorier/Treasurer : | E. Bernier |
| Membres/Members : | R. Bernard |
| | C. Choulnard |
| | L. Grondin |
| | J.F. Mercier |

## Comité scientifique/*Scientific Committee*

| | |
|---|---|
| Président/President : | P. Raymond-Martimbeau |
| Vice-président/Vice-President : | C. Choulnard |
| Secrétaire Général/General Secretary : | J. Leclerc |
| Membres/Members : | J.F. Mercier |
| | R. Parent |
| | A. Roussin |
| | B. Scalabrini |
| | J. Trudel |

## Comité de soutien financier/*Fund raising Committee*

| | |
|---|---|
| Président fondateur/Founding President : | P. Raymond-Martimbeau |

# Comité consultatif International/*International Advisory Committee*

Bienvenue à ce 11e congrès mondial de l'Union Internationale de Phlébologie.

C'est à la fois un honneur et un privilège de vous accueillir à Montréal pour cette rencontre scientifique importante. Et pour cette première en Amérique du Nord, nous sommes fiers d'avoir été choisis comme hôtes et coordonnateurs.

Nous disons toujours que la phlébologie demeure en reste par rapport aux spécialités traditionnellement reconnues dans des milieux académiques universitaires. Mais heureusement, cette discipline gagne l'intérêt de la communauté médicale, ici au Canada, aux États-Unis et un peu partout ailleurs dans le monde. C'est pour cette raison que nous somme fiers et doublement ravis d'accueillir ce premier congrès de l'U.I.P. à avoir lieu en Amérique du Nord.

C'est un programme scientifique du plus haut calibre que nous avons le privilège de vous offrir grâce à l'aimable participation et au dévouement d'un très grand nombre de nos consœurs et confrères à travers le monde. C'est un programme à la fine pointe de la science et de la technologie au sein duquel il y aura de quoi intéresser tous et chacun tant par la diversité des thèmes que par l'étendue de la discussion. Cette rencontre saura sûrement marquer l'avancement de la phlébologie sous tous ses aspects et elle contribuera, par la qualité de ses présentations, à la mieux faire connaître et comprendre.

Montréal célèbre cette année son 350e anniversaire et le Canada son 125e. Nous vous invitons à profiter de cette occasion unique et à vous joindre à la population pour les diverses manifestations et activités organisées pour souligner ces anniversaires. Vous remarquerez sans doute que Montréal est une ville multi-ethnique, c'est une ville chaleureuse où ses citoyens ont la réputation d'être accueillants. En visitant ses divers quartiers, vous découvrirez sûrement un coin de chez vous, peut-être même un bon ami !

Au nom de la Société canadienne de phlébologie et du comité organisateur du 11e Congrès mondial de l'U.I.P., nous vous souhaitons un agréable et profitable séjour à tous.

Robert Prescott
*Président coordonnateur*

Michel Zummo
*Président du comité organisateur*

Welcome to the 11th World Congress of the International Union of Phlebology.

It is an honor and a privilege to welcome you to Montreal for this most important scientific meeting. The Canadian Society of Phlebology is proud to have been chosen as the host and coordinator of this meeting, the very first to take place in North America.

Phlebology, it seems, has been left aside as a sub-specialty when compared to the other specialties which are traditionally recognized by the medical and academic establishment. Fortunately, it is gaining much interest among physician here in Canada, in the U.S.A., and elsewhere. For this reason, we are extremely flattered to welcome this first meeting of the International Union of Phlebology World congress in North America.

The scientific program is of the highest calibre, thanks to the gracious participation of fellow physicians from all around the world, a program at the very edge of what science and technology have to offer. There will be something for everyone with a diversity of themes and extensive discussions. This meeting will surely contribute to the advancement of Phlebology. Our knowledge will be improved because of the quality of the scientific presentations.

This year, Montreal celebrates its 350th Anniversary and Canada its 125th. We therefore invite you to join the population and to seize this unique opportunity to participate in the events and activities organized to celebrate these anniversaries. You will notice that Montreal is a multi-cultural city, a "warm" city whose inhabitants have the reputation of being hospitable. While visiting its various neighborhoods, you will probably find a corner of your own hometown, maybe even a good friend!

In the name of the Canadian Society of Phlebology and of the organizing committee of the IIth World Congress of the U.I.P., we wish you an enjoyable stay.

Robert Prescott
*Coordinating President*

Michel Zummo
*President, Organizing Committee*

Chers collègues,

C'est un honneur, un privilège et un grand plaisir d'agir en votre nom comme Présidente du Comité scientifique du XIe Congrès mondial de l'Union Internationale de Phlébologie. Nous sommes grandement reconnaissants à nos prédécesseurs les docteurs Robert Stemmer, André Davy et Jean Van der Stricht dont l'aide et les conseils nous ont été précieux pour réaliser les objectifs de ce congrès.

Au cours des cinq jours du Congrès, plus de 700 communications seront présentées sous forme orale ainsi qu'à l'aide de projections vidéo et d'affiches. Des périodes de discussions ont été réservées à l'intention des chercheurs et des cliniciens, qui, on le sait, sont venus des quatre coins du monde. Le Comité scientifique a voulu réunir les spécialistes en phlébologie, dermatologie, gynécologie, hématologie, orthopédie et chirurgie plastique dans l'espoir que, par la suite, ces rencontres suscitent des études sur des sujets pertinents au sein de chaque discipline.

Par ailleurs, nous sommes heureux de vous informer que, grâce à votre générosité, plus de trente médecins des pays en développement pourront assister au Congrès. Sans le Fonds d'aide, cette occasion d'échanger des connaissances et des expériences scientifiques leur aurait été inaccessible. Nous remercions vivement tous les donateurs – personnes, sociétés nationales de phlébologie ou industries – pour leur contribution.

Nous remercions les laboratoires Negma, Thuasne-Paris et l'Institut de Recherches Internationales Servier, France pour leur généreuse contribution au programme scientifique, ainsi que John Libbey Eurotext pour leur excellent travail dans la réalisation des Actes du Congrès.

Nous nous réjouissons qu'il s'agisse véritablement d'un Congrès Mondial. Nous fondons beaucoup d'espoir sur cette occasion qui nous est donnée d'approfondir les nouvelles méthodes de traitement et de partager nos expériences scientifiques. Nous tenons à remercier chacun de vous, qui avez dû boulverser des emplois du temps chargés pour venir participer à cet excellent événement éducatif et culturel.

Pauline Raymond-Martimbeau, M.D.
*Présidente du Comité scientifique*

Dear Colleagues,

It is an honor, a privilege and a great pleasure to work on your behalf as President of the Scientific Committee for the XI$^{th}$ World Congress of the Union Internationale de Phlébologie. We are most grateful to our predecessors, Dr. Robert Stemmer, Dr. André Davy, and Dr. Jean van der Stricht, whose assistance and advice have been invaluable in the achievement of the goals for this meeting.

During the five days of the Congress, over 700 excellent communications will be presented in oral, video, and poster formats. Time has been set aside for researchers and clinicians from around the world to enter into face-to-face dialogue and discussion. The Program Committee has emphasized phlebology, dermatology, gynecology, hematology, orthopedics, and plastic surgery in order to stimulate future studies on related topics in these disciplines throughout this dialogue.

Thanks to your generosity, we are pleased to inform you that the Host Fund, created to financially assist our colleagues from developing countries, has enabled more than thirty physicians to attend this World Congress who otherwise would have been unable to take advantage of this educational opportunity. We are grateful to all Host Fund donors, individuals, national phlebological societies, and industries, for their support.

Our special thanks to Laboratories Negma, Thuasne-Paris, and Institut de Recherches Internationales Servier, France, for their generous sponsoring of the Symposia, and John Libbey Eurotext, for their generous contribution for publication of the Proceedings.

We take great pleasure in the statement that this is now truly a "World" Congress. We look forward with great expectation to the opportunity to gain insight into new methods and to share our experiences. We thank each of you, who have taken time from busy schedules to come together to share in this excellent educational, as well as cultural, experience.

Pauline Raymond-Martimbeau, M.D.
*President, Scientific Committee*

# SOMMAIRE/*CONTENTS*

## Volume 1

### I. ANATOMIE/*ANATOMY*

## II. HISTOLOGIE-HISTOCHIMIE/*HISTOLOGY-HISTOCHEMISTRY*



## III. PHYSIOPATHOLOGIE/*PATHOPHYSIOLOGY*

### A. Physiopathologie veineuse/*Venous Physiopathology*

## X. MALADIES ASSOCIÉES/*RELATED DISEASES*

### A. Lymphologie/*Lymphology*

**B. Angiologie/*Angiology***

## C. Hématologie/*Hematology*

**XII. EXAMENS INVASIFS/*INVASIVE ASSESSMENT***

**A. Endoscopie/*Endoscopy***



**B. Échographie intraveineuse/*Intravenous ultrasound***



**C. Phlébographie/*Phlebography***

# I.
# ANATOMIE / *ANATOMY*

*Phlébologie 92.* Eds P. Raymond-Martimbeau, R. Prescott, M. Zummo.
John Libbey Eurotext, Paris © 1992, pp. 3

# On the development of the superficial and deep veins and lymphatics

J. Kocova

*Department of Histology and Embryology, Faculty of Medicine, Charles University, 301 66 Plzen, Karluvarska 48, Czechoslovakia*

We investigated the development of the veins and lymphatics in the limbs of representatives of reptiles, birds and mammals using 200 embryological series: 160 histologic sets of specimens. Electrooptically we compared the normal with pathological development or vessels in human fetuses as well as the postnatal structure of limb vessels in rat and the bat.

Results:

1. In vertebrates with dissimilar ways of locomotion and different shapes of the limbs, variations in the anatomical arrangement and histological structure in the superficial and deep veins have been found. In the individual species the wall of the limb veins can be distinguished both by extent of the media and adventitia, and by amount of smooth muscle cells.
2. In embryological series of the forearm and of the shin we first saw a typical wall structure, with elastic and muscle elements, in the arteries, then in the superficial veins and lastly in the deep veins. The superficial veins appear sooner that the deep veins in both phylogeny and ontogeny.
3. Peripheral lymphatics come into existence at the same time along the coherent basal membrane develops in blood vessels and when the individual limb structures differentials.
4. On comparing the veins or both limbs we find that the greater amount of circular muscle in the superficial and deep veins of the pelvic limb in man is postnatal adaptation of the vessels to the stress caused by the hydrostatic pressure of the blood in an erect position and biped locomotion.

*Phlébologie 92.* Eds P. Raymond-Martimbeau, R. Prescott, M. Zummo.
John Libbey Eurotext, Paris © 1992, pp. 4-5

# Les hernies musculaires de la loge tibiale antérieure. Diagnostic différentiel avec les varices

A. Pieri*, L. Benelli*, A. Vannuzzi*, A. Duranti**

** C.T.O., Servizio di Diagnostica Angiologica, ** U.O. di Chirurgia Generale e Vascolare, U.S.L. 10/D, Careggi, Firenze, Italy.*

Les hernies musculaires de la loge tibiale antérieure et antéro-externe de la jambe se présentent comme de petites tuméfactions cutanées, de consistance molle, d'aspect arrondi, situées au tiers moyen et inférieur de la face antéro-externe des jambes . Elles sont souvent multiples et symétriques et cette particularité en facilite le diagnostic dès l'inspection .

Il s'agit de petites brèches aponévrotiques congénitales ou acquises (5 - 6) à travers lesquelles font saillie de petites portions de tissu musculaire . Elles sont localisées en face de l'éminence cutanée de petits vaisseaux et nerfs de la peau. Leur présence est conditionnée par l'état du muscle sous-jacent : elles ne sont donc évidentes qu'en position de relâchement et disparaissent en position d'allongement ou de raccourcissement du muscle . Il suffit donc de faire exécuter aux patients des mouvements de flexion et d'extension du pied pour les voir se modifier, contrairement à ce qui se produit avec les varices .

La brèche aponévrotique se vérifie du bout du doigt à la palpation comme pour les veines perforantes.

L'examen avec doppler C.W. révèle la présence de petites veines et artères dans la zone de tuméfaction . L'échotomographie bidimensionnelle confirme le diagnostic en démontrant la tuméfaction sur le fascia ainsi que la brèche aponévrotique d'où elle tire son origine. L'échocolordoppler démontre qu'il ne s'agit pas d'une tuméfaction vasculaire et permet de déterminer l'existence de petits vaissaux cutanés situés en position marginale.

La R.M. démontre clairement la brèche aponévrotique (7).

## STATISTIQUES

Il nous a été donné d'observer vingt patientes âgées de 20 à 60 ans qui présentaient des hernies musculaires de la loge tibiale antero-externe . Toutes ces patientes nous avaient été envoyées afin de procéder à un bilan vasculaire des membres inférieurs.

Quinze d'entre elles présentaient des varices des membres inférieurs, symptomatiques dans douze des cas . Douze patientes se plaignaient de douleurs d'effort de type paresthésique qui faisaient penser à une claudication intermittente atypique . Quatre patientes ne s'étaient soumises à la viste que pour des raisons esthétiques . Dans huit des cas, on ne relevait qu'une seule hernie ; dans six d'entre eux, on relevait des hernies multiples et dans neuf cas, elles étaient bilatérales.

Une des patientes, atteinte de varices, présentait une escarre nécrotique de 2cm sur 3 de forme vaguement ovalaire, effrangée, bien délimitée par la peau environnante, très douloureuse, accompagnée de paresthésie du dos du pied ; celle-ci était apparue suite à une sclérothérapie non appropriée . Dans ce cas , l'hernie musculaire avait été erronément diagnostiquée comme veine perforante incontinente.

Les auteurs soulignent l'extrême facilité du diagnostic dès l'inspection vu la localisation, la forme, la multiplicité fréquente et la distribution caractéristique, souvent symétrique des hernies.

La présence en même temps de varices, de la brèche aponévrotique (résultat de l'examen palpatoire ) et du flux veineux (résultat de l'examen doppler) peuvent donner lieu à des erreurs de diagnostic potentiellement graves comme nous l'avons vu dans le cas de la sclérothérapie non appropriée.

## THERAPIE CHIRURGICALE

Par le passé, de nombreuses techniques chirurgicales ont été proposées qui avaient pour but la fermeture de la brèche aponévrotique mais la zone d'intervention est constituée par une loge musculotendineuse inextensible qui constitue un compartiment à haute pression (5) .

La suture directe de la brèche aponévrotique comportait l'apparition d'un syndrome compartimental (4 - 5) et on est ainsi tenté de couvrir la zone de l'hernie en utilisant des patches artificiels (mesh de teflon - 3-) ou naturels comme des morceaux de périoste tibial (1) prélevés de la face tibiale médiane ou de morceaux autoplastiques de fascia large (2) .

La seule thérapie rationnelle semble, de toute façon, l'agrandissement de la brèche aponévrotique (1), ce qui élimine la cause des symptômes dus à un véritable syndrome canaliculaire comme dans le cas de l'éminence du nerf péroné superficiel qui souvent s'accompagne de symptôme de claudication intermittente atypique avec paresthésie du dos du pied.

## THERAPIE ELASTOCOMPRESSIVE

Pour ce qui est de notre expérience, la thérapie élastocompressive avec mi-bas de contention de seconde classe s'est révélée valable. Une telle indication n'existe évidemment qu'en cas de symptomatologie liée aux effets de l'hernie car elle ne satisfait certes pas les exigences esthétiques avancées par les patientes.

## BIBLIOGRAPHIE


1 - Boriani S.: Il trattamento chirurgico dell'ernia muscolare della loggia tibiale anteriore. Arch. Putti , 30 : 333 - 342, 1980

2 - Hartzell J.B. : The use of living fascia transplant to repair a hernia of the tibialis anticus muscle. J.A.M.A. 107 : 492 - 493 , 1936

3 - Ludington L.G. , Wodwar E.R. : Use of teflon mesh in the repair of muscolo-fascial defects . Surgery, 46 : 364 -373 , 1959

4 - Miniaci A. , Rorabeck C.H. : Compartment syndrome as a complication of repair of a hernia of the tibialis anterior . J. Bone Joint Surg. 68/ A : 1444 - 1445 , 1986.

5 - Ottaviani C. , Ferranti S. , Bacchi O. : Sindrome compartimentale della loggia anteriore della gamba . Annali S.O.T.I.C. , IV : 145 - 149 , 1986.

6 - Reneman R.S. : The anterior and the lateral comprtmental syndrome of the leg due to intensive use of the muscles. clin. Orthop. 113 : 69 -80 , 1975.

7 - Vin F. , Schadeck M. : La maladie veineuse superficielle . Masson p. 85 -86 , 1991

8 - Zeiss J. , Ebraheim N.A., Woldenberg L.S : Magnetic Resonance Imaging in the diagnosis of Anterior Tibialis Muscle Herniation . Clin. Orthop. 244 : 249 , 1989 .

*Phlébologie 92.* Eds P. Raymond-Martimbeau, R. Prescott, M. Zummo.
John Libbey Eurotext, Paris © 1992, pp. 6-8

# Varices des membres inférieurs : plaidoyer pour une cartographie dynamique quantifiée

Christian Daniel, Marc Lefebvre-Vilardebo, Jacques Launay

*2, rue de la Réunion, 92500 Rueil-Malmaison, France.*

L'anatomie veineuse est complexe et plus encore l'anatomie variqueuse du fait de développements de circuits hémodynamiques très variables d'un individu à l'autre.

La décision d'une stratégie thérapeutique adaptée à chaque patient implique donc une exploration complète et attentive du réseau superficiel, mais également du réseau profond qui interfère notablement sur la pathologie veineuse superficielle.

L'expérience montre que les récidives variqueuses sont essentiellement dûes à deux causes: les erreurs d'indication et les erreurs de réalisation. Les erreurs d'indication sont liées à une mauvaise analyse de l'arbre variqueux et de ses racines. Les erreurs de réalisation relèvent fréquemment des mêmes causes, liées à des variations qui deviennent de véritables pièges anatomiques.Le repérage de ces variations s'avère indispensable pour tenter de réduire les erreurs ou insuffisances de traitement.

L'examen complet d'un sujet variqueux, qu'il soit clinique ou ultrasonique, doit aboutir à la découverte de tous les points de fuite et de tous les trajets de reflux (axes saphéniens et troncs stratégiques).

En dehors du marquage pré-opératoire sur le patient lui-même (écho-marquage), la description rédactionnelle de ces éléments est difficile, imprécise, et s'avère vite insuffisante pour la bonne compréhension de l'utilisateur.

L'utilisation d'un shéma des jambes, vu sous plusieurs incidences, se révèle de façon évidente être une solution élégante, simple et précise pour transmettre les données de l'examen.

Dans le cadre d'un suivi phlébologique à long terme, il convient de minimiser les variations de calibre veineux, possibles sources d'erreurs par majoration ou même création de reflux intermittents . Afin de retrouver les mêmes conditions d'examen, le shéma doit comporter : la température ambiante, le jour du cycle pour les femmes, les traitements hormonaux et phlébotoniques en cours, la date et l'heure de l'examen (matin ou soir).

Ce shéma, ou CARTOGRAPHIE, est réalisé après un examen clinique préalable, répertoriant dans un premier temps les varices visibles et refluant cliniquement. L'écho-Doppler Duplex va affiner ce schéma anatomique, en :

1) Vérifiant l'intégrité des troncs veineux profonds:

On recherchera d'éventuelles séquelles de thrombose ( obstruction ou reflux valvulaire résiduel), mais également d'autres anomalies des voies profondes (veine double, veine atrésique, avalvulation ou hypovalvulation primitives ).

2) Localisant les points de fuite significatifs :

- Crosse saphène interne, saphène externe (localisation, calibre).

- Perforantes, repérées par rapport au sol. Leur caractère (centré sur les axes saphéniens ou excentré), et leur anatomie (directe ou indirecte) doivent être précisés. Leur traitement n'est en effet pas univoque.

- Varices périnéo-crurales.

- Veines jumelles, par l'intermédiaire d'une perforante gémellaire. Les veine jumelles, veines de stase en dehors de la marche, posent en effet le problème de leur traitement au point de résurgence variqueuse et (ou) de leur terminaison poplitée .

3) Quantifiant les reflux :

Celle-ci est souvent effectuée " à l'oreille ", mais cette méthode ne permet pas d'appréciation standardisée. Aussi, nous retenons la profondeur du reflux sur la courbe Doppler. Cependant, il faut reconnaître la grande variabilité de la mesure d'un examinateur à l'autre, qui dépend de l'angle d'incidence de la sonde, du niveau d'enregistrement, voire du matériel utilisé, et qui entraîne un manque de précision et de reproductibilité. La durée de l'onde de reflux est encore plus difficile à interpréter, elle ne semble pas uniquement liée à la distension variqueuse et à l'incontinence valvulaire, mais également au tonus musculaire et à l'importance des varices sous-jaçentes.

Il n'existe donc pas de méthode actuellement assez fine et reproductible pour une quantification réelle et surtout standardisée des reflux.

C'est pourquoi il faut, au sein d'une même équipe, utiliser les mêmes termes ou les mêmes sigles, correspondant à des situations spécifiques. On peut représenter sur la cartographie le sens des flux et leur importance relative par:

- 1 flèche pour les reflux mineurs ou intermittents,
- 2 et 3 flèches pour les reflux importants et majeurs.

En fait, le terme de "quantification" doit avant tout donner une indication de traitement prioritaire. Les reflux représentés par 1 flèche bénéficieront préférentiellement d'un traitement médical, les autres relevant plutôt d'une attitude interventionniste (sclérose ou chirurgie).

4) Recherchant les variations anatomiques: notamment en précisant l'anatomie de la région saphéno-fémorale et saphéno-poplitée. La connaissance de l'anatomie de cette région est particulièrement indispensable en cas d'intervention chirurgicale envisagée: elle doit notamment indiquer le mode de terminaison de la saphène externe, car l'implantation poplitée n'est pas la seule possibilité. Il convient également de préciser le niveau d'abouchement (la mesure la plus fiable étant par rapport au pli poplité), et la face d'abouchement de la saphène dans l'axe profond.

Tous les renseignements anatomiques sont les bienvenus pour simplifier le geste chirurgical dans cette région particulièrement riche en dangers de dissection.

5) Recherchant les troncs stratégiques: saphènes antérieures, bifidités saphéniennes (veines postérieures de cuisse ). Les troncs les plus importants à repérer en Echo-Doppler sont les troncs non palpables ou sous-aponévrotiques.

6) Notant les branches variqueuses maîtresses qui peuvent assurer des relais entre les différents territoires .

7) Mesurant le calibre (indication ou non d'une sclérothérapie ?) et appréciant la structure pariétale.

Le regroupement de toutes ces données sur un shéma des jambes correspond à une CARTOGRAPHIE variqueuse DYNAMIQUE et QUANTIFIEE . Cette cartographie doit être légendée pour une bonne compréhension par l'utilisateur des sigles utilisés par l'explorateur. Un tel résultat d'examen est facile à mettre en oeuvre au sein d'une équipe entraînée, mais il apparait évident que l'idéal est une uniformisation des modalités de l'examen ultrasonique et de l'expression de ses résultats, afin que des praticiens non habitués à travailler entre eux puissent en tirer le maximum de renseignements, pour le bénéfice des patients. Cette uniformisation implique une harmonisation des appellations et des méthodes de quantification des reflux... Peut-être même sera-t-il possible dans l'avenir, d'y ajouter une prédictibilité des résultats de sclérothérapie?

Ces CARTOGRAPHIES DYNAMIQUES QUANTIFIEES ont été testées sur plus de 700 patients en pré et post-thérapeutique. Celles-ci ont toujours été facilement interprétées par l'utilisateur, permettant un suivi satisfaisant par plusieurs praticiens (Angéiologue, Phlébologue, Chirurgien Vasculaire). Cette expérience nous a montré la bien meilleure précision de cette technique par rapport à une description rédactionnelle sans schéma.
Ces cartographies permettent de répartir les méthodes de traitement et d'en préciser les séquences. Elles donnent une indication prioritaire de traitement des reflux hauts et importants et, à l'inverse, elles mettent facilement en évidence les segments veineux et notamment saphéniens sains ou peu altérés, susceptibles d'être conservés.

Cette méthode de bilan peut donc permettre de répondre aux préoccupations actuelles de traitement des varices :

-Efficacité maximale de chaque stratégie thérapeutique .

-Diminution des incidents ( notamment sur le plan esthétique ) ou des accidents thérapeutiques .

-Conservation des segments sains.

-Suivi phlébologique préçis grâce au contrôle de l'efficacité des gestes thérapeutiques effectués.

REFERENCES

Cornu-Thénard A., Boivin P., Parpex P., Malin J.P., Shadeck M., Valty J. (1986): Essai d'une quantification clinique des varices par l'épidémiologie, la thérapeutique et l'informatique. Phlébologie, 39, (3), 661-676.

Garde C. (1991): La cartographie des varices, Phlébologie, 44 (3), 667-669.

Lemasle P., Baud J.M., Bouilly P. (1990): De la difficulté de transmettre les données du bilan écho-Doppler dans le cadre de la maladie variqueuse. Ebauche de standardisation de la méthode. Artères et Veines, Vol IX, N°8, 715-721.

## The anatomic basis for the unreliability of the doppler examination under valsalva maneuver

J. Leonel Villavicenco, MD, FACS

Uniformed Services University of the Health Science - Bethesda - Maryland

Doppler ultrasound examination is extensively used in the assessment of venous reflux in the lower extremities. In association with Valsalva maneuver, Doppler ultrasound is useful in detecting competence of the greater and lesser saphenous veins as well as to assist in the assessment of incompetent perforators. However, there are some pitfalls in this examination due to the anatomic variation of valves in the veins of the pelvic region. The observation of patients with overt dilatation and varicosities of the greater saphenous vein and absent sapheno-femoral Doppler reflux, prompted us to study the valvular distribution in the external iliac, common femoral, superficial femoral and greater saphenous veins in 47 human cadaver specimens (12 paired and 23 individual specimens). The external iliac vein had one valve in 27% of the specimens. 75% of the specimens presented at least one valve in the common femoral vein segment, above the sapheno-femoral junction at a mean distance of 2.5 cm above the junction. There was an ostial valve in 100% of the greater saphenous veins studied. A second valve was located at an average distance of 4.5 cm distal to the junction. The mean number of valves present in the entire length of the superficial femoral vein was 3.5. Duplication of the superficial femoral vein was found in 20% of the specimens. The duplicated vein contained at least one valve. The knowledge derived from these anatomic findings was correlated with Doppler examination of patients with primary varicose veins and served as the basis for establishing guidelines for the interpretation of the Doppler venous examination under Valsalva maneuver at the sapheno ilio-femoral region.

*Phlébologie 92.* Eds P. Raymond-Martimbeau, R. Prescott, M. Zummo.
John Libbey Eurotext, Paris © 1992, pp. 10-12

# Duplex scanner and color doppler evaluation of the venous and arterial diameters in healthy subjects

Anna Rita Todini, Pier Luigi Antignani, Sergio Pillon, Annamaria Izzo, Mauro Bartolo

*Department of Angiology (Pr. M. Bartolo), s. Camillo Hospital, Rome, Italy.*

Summary

The AA have estimated, using the duplex scanner or the color doppler, the diameter of arteries and the deep veins ones of lower limbs included the abdominal aorta, the inferior vena cava and the iliac vessels. The map of the vessels has been effected in clinostatic, orthostatic and sitting position both in warm and in cold season.

In the 10% of patients the diameter of veins has resulted equal to that of arteries in clinostatic position. In 90% of cases the venous diameter has resulted superior to the arterious one of a percentage that varies from the 10% to 21%.

We have considered as limit of venomegaly (12 subjects) the venous diametre superior of the 13% to the arterious one. Augmentations of venous diameter has been observed in orthostatic position during the warm season.

Introduction

There are, in literature, few measurations of diameters of arterious and venous vessels in normal subjects. They are been noticed both in autopsy and during the artheriography (in vivo). The introduction of method by means of ultrasounds with imaging duplex scanner and color doppler has allowed us the morphological and dynamic study of arteries and veins and therefore a measuration of diameters in real time with the margin of mistakes that are in all instrumental methods.

The echographic observation more and more frequent in a conditions of megaveins has urged us to try to establish the diameters of a normal vein comparing them even to the comitans artery one and subsequently to establish the limit of a condition of venomegaly.

In the years 42-45 Leriche had described the megadolicoarteries and, as an accessory report, the megaveins; Callum and Lea Thomas have compared more recently the diameters and the lenght of megadolicoarteries with those ones of healty subjects but even Lea Thomas has denied, with a phlebographic method, the association of megaveins and megadolicoarteries.

In a recent study of 1989 executed on 1221 peripheral artheriographics compared with a group of normal subjects, we have extrapolated a group of patients affected by arteriomegaly. We have submitted them to an echographic study of veins extending the observation even to the families and we have noted an association of megaveins and megadolicoarteries even as a familiar condition.
Our contribution repers to the venous district considering even the arterious one as a means of comparison whom there are already a few systemic studies.

## Materials and methods

50 subjects (28 M and 22 F; average age 39,5 years) have been submitted to an echographic finding of deep veins of lower limbs included the abdominal aorta, the inferior cava vein and the iliac veins and arteries.
There are been measured the diameters of vessels in clinostatic and orthostatic position (for the vessels of the limbs) and sitting one for vessels the legs, twice in the same subjects both in warm and in cold season. The venous diameters have been compared with those of the corresponding arteries and detected both in longitudinal and translateral sense contiguous and bilateral. The inferior vena cava under the renal veins has been compared with the aorta at same level; the iliac veins one centimeter under the aortic bifurcation and 2 centimeters under the iliac bifurcation compared with the iliac arteries in the same district; the femoral superficial vein at the third of thigh, the popliteal vein at the average third of the tibial and the peroneal ones, 1 centimeter from the outlet and at the ankle.
The test has been executed by means of duplex scanner Autosector V, with a probe of 10 MHz and a multifrequence probe from 3-7 MHz and color doppler Acuson with a probe of 7 MHz.
We have identified the following possibilities of grouping:
A) veins and arteries of the same diameter and with are exiding of venous diameter till the 12%;
B) the vein is splaied beyond the 12% and normal artery (venomegaly);
C) the vein and the artery are splaied (arteriomegaly and venomegaly);
D) the vein is normal and the artery is splaied ( arteriomegaly);
As arterious diameters of reference mark we have utilised the Callum ones and our remarks have been affected in the field of arteriomegaly.

## Results

In clinostatic position in the 10% of cases, the diameters of veins has resulted equal to that of arteries except small variants that are not significant as regards to the external iliac veins where the diameter of vein has resulted larger than the arterious one.
In the 90% subjects the venous diameter has resulted larger than the arterious one of a percentage that represent the 6% of the total presented a diameter superior to 13% that has been considered arbitrarily by us a limit for venomegaly.
In orthostatic position in all the patients there are been an increase of venous diameter as regards as the clinostatic position with a percentage that varies from 8,4% to 48%.
During the summer season in 91% of the cases the increases in clinostatic position have not been superior to the 10% on the average while in orthostatic

position they have all been superior to the 28% as regards to the remarks effected in cold season. The greater differences of venous diameter have been noticed as regards to popliteal, common femoral and external iliac veins.
The comparisons between the diameter of inferior vena cava and the abdominal aorta have not been considered reliable because the diameter of the two vessels was comparable only in longitudinal section and in lateral decubitus. In any case in all subjects the diameter of vena cava has resulted inferior to the aorta one.

## Discussion

In these two groups there are also 7 subjects equal to the 14 % of the total where the vein is smaller than the artery that shows a localized ectasy.
During summer season in 91% of subjects we have found a dilatation of 10% in clinostatic position, while in orthostatic position we have found an increase of diameter of 28%.
From the echographic remarks reported and from the data extrapolated by our group of healty subjects we can draw important deductions, some clinical and instrumental.
The first data already known is represented by the check of a diameter of venous vessels greater than the arterious one of which it is the nearest.
In second place, there has been checked the presence of a venomegaly in the 24% of the subjects that presented a diameter superior to the 13% as regards to the arterious one.
The third data is that of a condition of arteriomegaly in the 14% of subjects that is distrectual at the limit of aneurysmal dilatation lacking of symptoms and in the presence of a venous dilatation more general. The most important functional data is represented by the fact that the remarks affected in the warm season show a venous dilatation above all orthostatic, a condition that can explain the aggravation of symptomatology that evinces in phlebostatic patients during the summer period and that can be due to the increase of a parietal stress with istangic secondary resentment.
We note the frequent presence of a venomegaly that is a condition fairly frequent (24%) and that we detect by means of the advencements of instrumental methods and in a particular way by the echographic ones.

## References

1) Bartolo M., Todini A.R. (1991): Gli aneurismi venosi e le megavene. Min. Angiol, 16, 137-9
2) Callum K.G., Lea Thomas M., Browse N.L. (1983): A definition of arteriomegaly and the size of arteries supplying the lower limbs. Br. J. Surg. 70,524-27
3) D'Andrea V., Malinovsky L., Cavallotti C., Bartolo M., Todini A.R., Malinovska V. (1991): Morfologia della parete vasale nella vasomegalia. Atti del XVIII Congr. di Microscopia Elettronica, Padova, 24-28 Settembre
3) Heffez A. (1951): Apport de nouveaux cas de dolichomègavaisseaux. Etude analytique et synthétique du problème. Arch. Mal. Coeur, 44, 1119-1124
4) Lea Thomas M. (1971): Arteriomegaly. Br. J. Surg., 58, 690-694
5) Leriche R. (1943): Dolicho et mègaartère. Dolicho et mègaveine. Presse Med., 38, 354-355
6) Todini A.R., Antignani P.L., Bartolo M. (1988): Nuovi spunti nosografici in patologia venosa sulla base delle più recenti tecniche duplex scanner. Atti V Congr Naz Soc di Flebologia Clinica e Sperimentale. Ed Monduzzi, Bologna, pag.625-8

*Phlébologie 92.* Eds P. Raymond-Martimbeau, R. Prescott, M. Zummo.
John Libbey Eurotext, Paris © 1992, pp. 13-14

# Anatomie veineuse du pied : pièces diagnostiques et phlébectomiques

P.L. Choukroun

*141, avenue Émile Zola, 75015 Paris, France.*

Comme tout le membre inférieur, le pied est drainé par deux réseaux veineux :

- L'un profond, valvulé, satellite des artères, draine 90 % du retour veineux.
- L'autre superficiel est peu ou pas valvulé, aboutissant aux saphènes.

Les deux réseaux sont très richement anastomosés entre eux.

LE RESEAU PROFOND

Il naît des veines collatérales des orteils et aboutit au réseau interosseux lequel se dédouble en :

- Un réseau dorsal donnant les veines pédieuses sous aponévrotiques aboutissant, au dessus du cou de pied, aux veines tibiales antérieures.
- Un réseau plantaire donnant naissance aux veines plantaires interne et externe dont l'union donne les veines tibiales postérieures.

LE RESEAU SUPERFICIEL est dorsal et plantaire.

a)- Le réseau superficiel dorsal : les veines dorsales superficielles des orteils ne sont individualisées nettement qu'à partir de la 2ème phalange.
Elles donnent les veines interosseuses superficielles dorsales, convergeant vers l'arcade veineuse dorsale, sous cutanée, de BRAUNE.
Celle-ci se continue par les Veines Marginales. Selon les Auteurs, les dénominations sont différentes :

- La Veine Marginale Interne (Rouvière) est appelée aussi veine dorsale interne (Cruveilhier) ou portion pédieuse de la saphène interne (Poirier). Elle est pré-malléolaire.
- La Veine Marginale Externe (Rouvière) ou dorsale externe ou portion pédieuse de la saphène externe. Elle est rétro-malléolaire.

b)- Le réseau plantaire, commence aux veines plantaires des orteils qui se drainent vers les veines interdigitales formant l'arcade veineuse plantaire sous-cutanée de BRAUNE qui se poursuit par la Semelle Veineuse Plantaire de Lejars (1890).

- Histologiquement, la semelle est constituée de veines flexueuses de 1/2 à 1 mm de diamètre, pouvant s'écraser contre l'aponévrose plantaire.

- Localisation : la plus grande richesse du réseau est située en deux zones :
  . l'une antérieure, juste en arrière des orteils (phase digitigrade du pas).
  . l'autre talonnière (phase taligrade du pas) où se trouvent les veines hémisphères dirigées en arrière vers le tendon d'Achille.

- Anastomoses de la semelle veineuse :
  . en arrière vers les veines achilléennes,
  . en avant vers l'arcade plantaire profonde,
  . latéralement vers les veines dorsales,
  . en profondeur par les veines perforantes adipeuses dont une est constante dans le ler espace.

L'ANATOMIE FONCTIONNELLE permet d'expliquer les mécanismes de vidange par deux phénomènes synergiques mais légèrement décalés entre eux, dans le temps :

. L'écrasement veineux plantaire.
. La pompe valvulo-musculaire du mollet.

Ainsi, l'aponévrose plantaire superficielle ne s'arrête pas au calcanéum mais se continue par le tendon d'Achille, et donc le triceps sural et le tendon soléaire réalisant le système suro-achilléo-calcanéo-plantaire : 3ème coeur de Starling.
En cas de pied creux avec tendon d'Achille court, un syndrome de la loge postérieure de jambe par surtension du système suro-achilléo-calcanéo-plantaire peut entraîner une contracture du soléaire écrasant le paquet vasculo-nerveux.

L'INNERVATION SUPERFICIELLE DU PIED peut être schématisée ainsi :

- Partie interne du pied (3 premiers orteils et moitié interne du 4ème) par le nerf musculo-cutané, branche de bifurcation externe du S.P.E.
- Partie externe (moitié du 4ème et le 5ème) par le nerf saphène externe né du S.P.I. au creux poplité.

Il existe une anastomose constante entre les deux territoires.

## CONCLUSION

1/- La phlébectomie des veines dorsales superficielles du pied peut être entreprise sans risque de spoliation sanguine au retour veineux étant donné la richesse des anastomoses. Le problème est d'éviter la blessure des nerfs superficiels.

2/- Le nerf saphène externe est un piège phlébectomique constant lors des phlébectomies ou de la saphénectomie externe, particulièrement dans la région rétro-malléolaire externe.

*Phlébologie 92.* Eds P. Raymond-Martimbeau, R. Prescott, M. Zummo.
John Libbey Eurotext, Paris © 1992, pp. 15-17

# Mise au point d'une classification anatomo-clinique de référence des varices des membres inférieurs

C. Miranda*, M. Fabre*, P. Meyer**, J. Marescaux***

** Service Central de Microscopie Électronique ; ** Service de Biostastistiques et informatique ; *** Service de Chirurgie A, Faculté de Médecine, 67085 Strasbourg Cedex, France.*

## INTRODUCTION

Il est très difficile de comparer les données de la littérature en ce qui concerne l'évaluation de l'efficacité des différentes thérapeutiques proposées en pathologie veineuse pour la raison suivante : alors que l'évolution clinique de la maladie variqueuse est bien connue (1), les critères d'évaluation du stade clinique sont variables et par ailleurs ils ne sont jamais corrélés aux caractéristiques histopathologiques de cette affection; pour cette raison, nous avons cherché dans ce travail à mettre au point une classification anatomoclinique de référence des varices des membres inférieurs.

## PATIENTS, MATERIEL et METHODES

Un groupe témoin A de 10 sujets sains a été comparé à un groupe B de 57 patients porteurs d'une insuffisance saphène interne (SI) et classés selon le degré de leur pathologie variqueuse en un des quatre stades cliniques suivants :

Stade I - Dilatation tronculaire de la SI modérée, égale ou inférieure à 7 mm à l'échographie.

Stade II - Dilatation veineuse supérieure à 7 mm et/ou dilatations majeures des collatérales, sans aucune répercussion cutanée.

Stade III - Identique au stade II + signes cutanés d'insuffisance veineuse chronique.

Stade IV - Identique au stade III + ulcère de jambe ouvert ou cicatrisé.

Un fragment proximal et un fragment distal ont été prélevés.

Des coupes semifines transversales des parois veineuses ont été examinées séparément par deux personnes, avec confrontation ultérieure des résultats. Les différents paramètres étudiés ont été:

1) l'épaisseur totale de la paroi veineuse, de l'endoveine et de la média, mesurée à l'aide d'un oculaire gradué et exprimée en µm. Etant donnée l'inconstance des couches élastiques interne et externe, nous avons adopté, comme limites séparant les tuniques de la paroi veineuse, respectivement la plus interne et la plus externe des couches musculaires lisses circulaires de la paroi, cf fig.A, entre ces deux limites se trouve la média, en dedans l'endoveine, en dehors l'adventice.

2) la structure pariétale avec étude du rapport tissu conjonctif/fibres musculaires : - structure "équilibrée" lorsque les deux tissus sont présents en quantité équivalente; - "musculaire" lorsqu'il y a prédominance des myocytes sur le conjonctif et - "conjontive" lorsque c'est l'inverse du cas précédent.

3) l'aspect cytologique des myocytes de la média (normaux, atrophiques, hypertrophiques).

4) la présence ou l'absence de l'endothélium, de la couche limitante élastique interne et des faisceaux musculaires de l'adventice.

## RESULTATS

a) La comparaison entre les épaisseurs de paroi veineuse totale du segment supérieur d'une part et de l'inférieur d'autre part ne met pas de corrélation en évidence; il importe en conséquence de les considérer séparément.

b) L'analyse de la variance sur l'épaisseur totale à un facteur à 5 modalités (témoins et 4 stades) ne permet pas de conclure à un modèle linéaire dont le stade serait le facteur qualitatif.

Tableau 1 - Etude des épaisseurs. Répartition des épaisseurs en µm de la paroi des segments supérieur (S.S) et inférieur (S.I) des cas témoins et pathologiques. Les chiffres entre parenthèse correspondent au nombre de prélèvements observés.

| | Témoins | Stade I | Stade II | Stade III | Stade IV |
|---|---|---|---|---|---|
| S.S. | 62.9±16.6(5) | 67.5±10.0(14) | 69.2±10.3(13) | 64.2± 9.4(16) | 59.5±10.0(14) |
| S.I | 53.3±17.1(5) | 61.5±11.4(11) | 48.2±11.4(11) | 68.4± 9.8(15) | 66.1±10.6(13) |

c) La recherche de liaison entre le stade et les éléments histologiques de la paroi veineuse, structure de la média et de l'endoveine, aspect des myocytes de la média, ceci pour les deux segments, n'a pas permis de découvrir de liaison (test de Chi 2).

d) Cependant en considérant une définition clinique de la maladie en deux stades (I+II) et (III+IV) c'est à dire avec ou sans signes cutanés d'insuffisance veineuse, il apparait que l'épaisseur de la paroi du segment inférieur dans les stades sévères est supérieure à celle des stades moins sévères ($p<0.05$).

e) L'observation de la structure histologique de l'endoveine et de la média montre que les aspects musculaire (fig.B), équilibré (fig.A) et conjonctif (fig.C) peuvent exister, quel que soit le stade clinique considéré et le segment examiné; il faut cependant remarquer que la structure musculaire et équilibrée est retrouvée plus fréquemment que la structure conjonctive. Il apparait que la structure conjonctive est surtout présente au segment inférieur dans les stades sévères.

Tableau 2. Structure de la média des segments supérieurs et inférieurs des veines saphènes internes normales et variqueuses (les chiffres indiquent le nombre de cas dans chaque catégorie: musculaire, conjonctif, équilibré).

| | Segment supérieur = 57 cas | | | Segment inférieur = 50 cas | | |
|---|---|---|---|---|---|---|
| Témoin/stade | Musc. | Conj. | Equil. | Musc. | Conj. | Equil. |
| Témoins | 0 | 0 | 5 | 0 | 0 | 5 |
| Stade I | 6 | 3 | 5 | 3 | 3 | 5 |
| Stade II | 4 | 0 | 9 | 3 | 3 | 5 |
| Stade III | 5 | 5 | 6 | 1 | 4 | 10 |
| Stade IV | 4 | 4 | 6 | 3 | 6 | 4 |

f) L'étude de la relation entre le stade clinique (deux stades) et l'aspect cytologique des myocytes de la média du segment supérieur fait apparaitre une liaison significative ($p<0.02$) : les formes atrophiques et hypertrophiques sont plus nombreuses dans les stades sévères (III et IV) qu'en absence de signes cutanés d'insuffisance veineuse.

g) Dans l'étude des caractères cytologiques des myocytes en fonction de la structure de la média, nous observons que les myocytes normaux se trouvent préférentiellement dans les tissus de types musculaire et équilibré. Dans la média à structure conjonctive, la présence de myocytes normaux est rare, alors que les anomalies cytologiques (atrophie fig.C hypertrophie fig.B) y sont plus nombreuses ($p=0.02$ média du segment supérieur, $p=0.01$ média du segment inférieur). Cette même étude effectuée sur les témoins montre que la structure de la média est toujours équilibrée et que les myocytes y sont d'aspect normal (fig.A).

h) La recherche de la liaison entre aspect des myocytes (normaux et anormaux) des veines témoins et variqueuses montre une liaision significative pour les deux segments ($p=0.043$ et $0.034$ respectivement par le calcul des probabilités de Fisher).

i) L'étude histologique des autres couches pariétales (endothélium, limitante élastique interne, adventice) ne montre pas de caractéristiques liées à la maladie variqueuse.

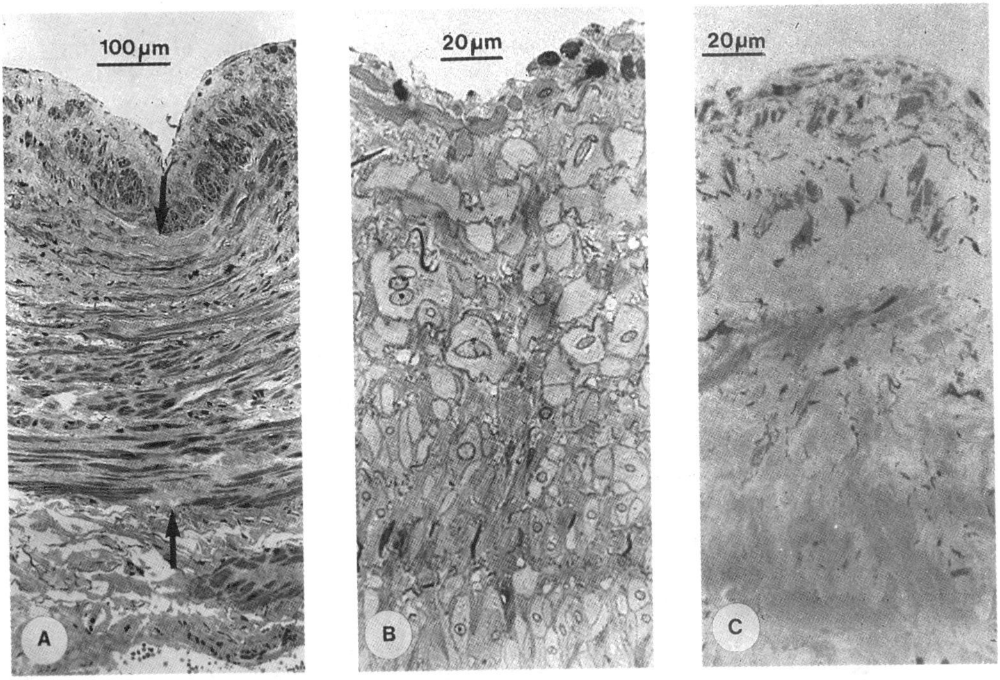


Figure A - Veine témoin : Structure de la paroi. Les flèches indiquent les limites de la couche média.
Figure B - Veine variqueuse Stade III : Structure de l'endoveine. Prédominance du tissu musculaire sur le tissu conjonctif. Myocytes hypertrophiques.
Figure C - Veine variqueuse Stade IV : Structure de l'endoveine et de la média. Prédominance du tissu conjonctif sur le tissu musculaire. Myocytes atrophiques.

DISCUSSION

La maladie variqueuse est considérée actuellement comme une affection métabolique du tissu veineux; elle se caractérise par une dysplasie pariétale : désorganisation fibreuse des tuniques et raréfaction des myocytes, atrophiques ou hypertrophiques (2) plus évidente dans les cas tardifs de la maladie (3). Au niveau ultrastructural les altérations, typiques mais non spécifiques, touchent la substance intercellulaire et les myocytes contractiles de la média qui se transforment dans un type dit métabolique à activité autolytique (4).

Nous n'avons pas pu mettre en évidence une liaison statistiquement significative entre les quatre stades cliniques et les aspect histologiques observés. On note la présence d'altérations histologiques graves dans certaines formes cliniques bénignes et dans certaines formes sévères une structure pariétale normale, ce qui suggère l'existence de deux formes de la maladie variqueuse. Ces considérations devraient amener à nuancer l'attitude thérapeutique vis à vis de la maladie veineuse, puisque certaines parois variqueuses restent encore musculaires même dans des stades tardifs et sont vraisemblablement susceptibles de réagir aux phlébotoniques, tandis que d'autres parois vasculaires sont précocement fibreuses n'ont aucune chance de réagir à ces traitements. Notre dossier clinique ne nous a toutefois pas permis de définir de critères spécifiques pour chacune de ces formes histopathologiques.

CONCLUSION

Cette étude ne met pas en évidence de liaison biunivoque entre la classification clinique en 4 stades et l'histologie. Cependant les donnée recueillies et analysées nous laissent penser que le modèle actuel de la maladie variqueuse est à reconsidérer et qu'il faut distinguer les veines à réaction fibreuse de celles dont la paroi reste musculaire. Ces observations pourraient inciter à reconsidérer l'attitude thérapeutique vis à vis de cette affection.

BIBLIOGRAPHIE


1. Widmer, L.K., Vreny Kamber, Leu, H.J. (1978) : Dokumentation und Einteilung. Venenkrankheiten : 17-31 Hans Huber Verlag. Bern Stuttgart Wien

2. Bouissou, H., Julian, M., Pieraggi, M.Th., Louge, L.(1988) : Vein morphology. Phlebology, 3, Suppl.1 : 1-11.

3. Leu, H.J., Vogt, M., Pfrunder, H. (1979) : Morphological alterations of non-varicose and varicose veins. Basic Res. Cardiol. 74 : 435-444

4. Seydewitz, V., Stemmer, R., Staubesand, J. (1985) : Aperçu de l'ultrastructure de la média et de la biochimie de la substance intercellulaire de la paroi des veines variqueuses. Phlébologie, 38 : 333-346.



* Ce travail a été réalisé grâce à un contrat INOV.

## Surgical anatomy of the saphenofemoral junction: Findings of 271 dissections

Lawrence L. Tretbar, M.D. FACS

Univ. of MO Kansas City School of Medicine

Incompetent saphenofemoral junctions (SFJ) of 271 legs were operated under local anesthesia. Their size, number of tributaries and anatomic variations were noted before vasocontriction. The incision measure 3-5 cm in length and was placed in the flexion crease of the inguen. In 6% the SFJ was above this level, in 5% below.

The greatest diameter of the saphenous overlying the junction measured from 5 mm to 2 cm depending on chronicity of incompetence.

The number of tributaries varied from 1 to 6. Bifurcation or trifurcation of the tributaries occurred within 1 cm of the saphenous. There was at least 1 tributary in all dissections and was used to identify the junction. The classical three tributaries were present in only 70% of the cases.

Anterior lateral or posterior medial branches were found within 2 cm of the SFJ in only 12%.

A branch of the pudendal artery crossed the SFJ anteriorly in 4% and was less than 1 mm in diameter. No other arterial branching was seen.

*Phlébologie 92.* Eds P. Raymond-Martimbeau, R. Prescott, M. Zummo.
John Libbey Eurotext, Paris © 1992, pp. 19-21

# Étude anatomique du carrefour saphéno-fémoral. Plaidoyer pour la crossectomie élargie saphène interne

M. Lefebvre-Vilardebo

*Centre de Chirurgie Esthétique des Varices, 66, avenue Victor Hugo, 75116 Paris, France.*

Depuis longtemps, de nombreux auteurs (2,4) ont mis en évidence l'importance de la dissection de la veine fémorale (VF) autour de la crosse de saphène interne (SI) lors d'une crossectomie avec ou sans éveinage. Cette attitude était dictée, après réinterventions pour récidives variqueuses du territoire SI, par l'analyse rétrospective des collatérales du carrefour saphéno-fémoral (CSF) reconnues responsables. Certes, la néogénèse veineuse existe et peut maintenant être dépistée lors du bilan (échographie, varicographie, phlébographie rétrograde), orientant vers la sclérothérapie. Mais les constatations opératoires, lors des réinterventions pour récidives inguinales après crossectomie a priori correcte, incriminent dans la très grande majorité des cas des veines "histologiquement vraies" non disséquées lors de l'intervention primaire. Il s'agit donc bien de veines laissées en place, initialement incontinentes ou non. Mais peu d'études ont jusqu'à présent essayé d'apprécier le risque de récidives en fonction de l'anatomie du CSF. Une étude personnelle précédente (3) portant sur 150 CSF avait confirmé la très grande fréquence des collatérales de la VF au niveau et jusqu'à 3 cm sous la crosse. Ainsi seulement 57,3 % des CSF ne présentaient aucune collatérale. La variabilité anatomique veineuse étant immense, il convenait d'étayer plus largement ces bases statistiques afin de déterminer la fréquence des "carrefours à risques".

## MATERIEL ET METHODES

422 patients consécutifs (soit 600 SI dont les 150 de l'étude initiale) opérés sous anesthésie locale pour crossectomie avec éveinage SI ont fait l'objet d'une étude per-opératoire du CSF. La dissection de la VF a été réalisée de 1 cm au-dessus de la crosse jusqu'à 2 cm en dessous (la dissection sur 3 cm a été abandonnée après 150 patients en raison des risques iatrogènes lymphatiques potentiels et des premières conclusions anatomiques (3)). Aucune collatérale de la crosse, superficielle ou sous-aponévrotique, ne pouvant être méconnue après visualisation des faces latérales de la VF, seules les collatérales de la VF (ou se jetant au niveau de l'appareil valvulaire ostial saphénien) ont été dénombrées.

## RESULTATS

Seulement 366 CSF (61%) ne s'accompagnaient d'aucune autre collatérale de la VF.

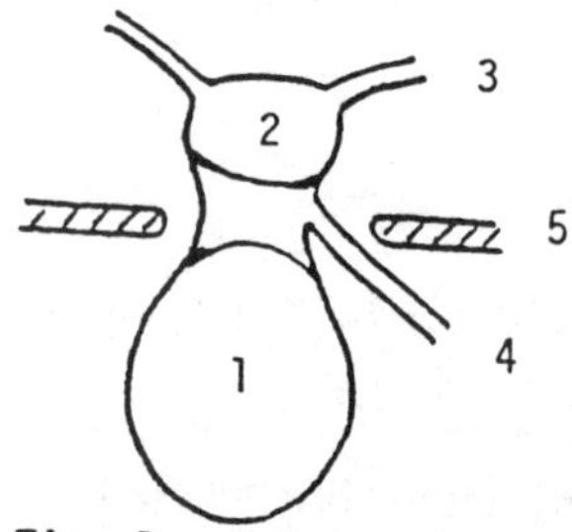


Fig. 1. 1 Veine fémorale,
2 Saphène interne,
3 Collatérale superficielle
4 Collatérale sous-aponévr.
5 Aponévrose

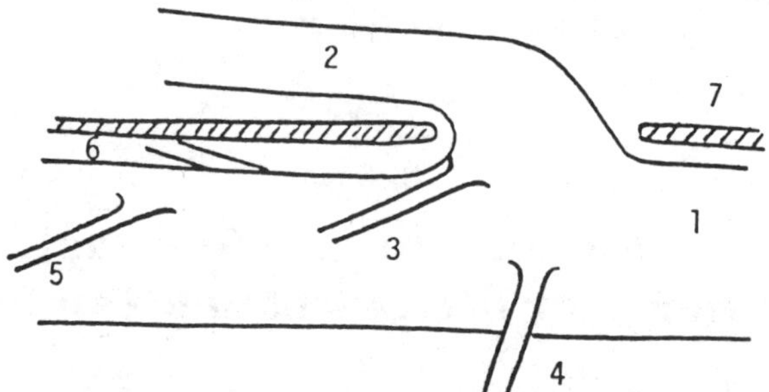


Fig. 2. 1 Veine fémorale, 2 Saphène interne
3 CA, 4 CI, 5 CAI, 6 CAE, 7 Aponévrose

Ces collatérales, toutes sous-aponévrotiques, ont été répertoriées en 4 groupes (Fig. 1 et 2) : 91 collatérales internes de la VF sur la longueur de l'abouchement de la crosse (CI = 15,2%), 37 collatérales implantées dans l'aisselle de la crosse (CA = 6,2 %), 72 collatérales antéro-internes (CAI = 12 %) et 38 collatérales antéro-externes (CAE = 6,3 %) de la VF en dessous de la crosse. Plusieurs collatérales peuvent coexister sur une même VF, et la disposition anatomique peut varier d'un côté à l'autre chez un même patient. En raison de leur topographie, toutes ces collatérales sont connectées à un territoire superficiel, au moins partiellement.

Les collatérales antéro-internes étaient assez régulièrement réparties de 0,5 cm à 2 cm sous la crosse et le calibre de 96,7 % d'entre elles étaient compris entre 1 et 3 mm (maximum de fréquence à 2 mm). Les collatérales antéro-externes siégeaient surtout entre 1 et 2 cm sous la crosse, mais leur calibre était beaucoup plus réduit (inférieur ou égal à 1 mm dans 76,6 % des cas). Tous les calibres doivent cependant être considérés comme sous-évalués en raison de la vidange veineuse parfaite liée au Tredelenbourg opératoire.

## DISCUSSION

L'expérience de la chirurgie des récidives de varices de cuisse oriente vers une très grande fréquence de l'origine des reflux dans la région du CSF (2,4). Les collatérales habituellement retrouvées sont en corrélation parfaite avec notre étude anatomique. Celle-ci peut donc être considérée comme un élément prospectif d'appréciation du risque de récidives post-chirurgicales par la détermination des fréquences des "carrefours à risques" (39 %) et des diverses collatérales en cause.

## CONCLUSION

Une crossectomie pour reflux saphénien (avec ou sans éveinage) doit comporter la résection des collatérales de la crosse jusqu'à leurs branches d'origine (1,5). Mais elle doit aussi comporter une section des collatérales antérieures et latérales de la VF jusqu'à 20 mm sous la crosse. Cette crossectomie élargie, parfaitement réalisable sans risque lymphatique majoré, allonge légèrement le temps opératoire, mais permet d'espérer de moindres risques de récidive de cuisse.

REFERENCES


1. Delannoy E., Lagache G., Devambez J., Combemale B., Buffin P.P. - Le point de vue du chirurgien dans le traitement des varices. Phlébologie, 1963, 16, 5-12.

2. Frileux C., Waligora J. - La chirurgie itérative dans les varices essentielles des membres inférieurs. Analyse de 230 observations de récidive post-opératoire. Mém. Acad. Chir., 1967, 93, 270-279.

3. Lefebvre-Vilardebo M. - Le carrefour saphéno-fémoral : étude anatomique et concepts de prévention des récidives variqueuses. J. Mal. Vasc. 1991, 16, 355-358.

4. Olivier C., Epfelbaum R., Di Maria G., Favre M. - Les réinterventions pour varices essentielles des membres inférieurs. Presse Med., 1966, 74, 1355-1360.

5. Tubiana R. - Quelques points de technique dans le traitement chirurgical des varices par crossectomie et stripping. Phlébologie, 1963, 16, 1-4.

## Étude anatomopathologique de la valvule ostiale de la crosse de la saphene interne

Dr. De Simone Juan Gustavo - Dr. Maranz Marlo

Hôpital Française Buenos Aires

La valvule ostiale de la crosse de la saphène interne présente une grande importance fonctionnelle nécessitant l'intégrité absolue de ses éléments composant pour obtenir un bon résultat hémodynamique.

Le but de ce travail est:

1 - Étudier l'anatomie de la valvule ostiale obtenue par dissection de foetus à terme et de cadavres, en analysant notamment leur morphologie normale, leur situation, les rapports topographiques associés à l'étude histologique des valvules et de la paroi veineuse.

2 - L'analyse anatomopathologique de la valvule ostiale obtenue des patients sans pathologie du système veineux et ayant suivi le prélèvement de la saphène interne pour être utilisée comme pontage aorto-coronaire ou fémoro-tibial.

3 - L'étude anatomopathologique de la valvule ostiale sur un groupe de patients porteurs de varices essentielles.

## CORRELATION DES MESURES DE L'EPAISSEUR DE LA PAROI VEINEUSE CHEZ L'INSUFFISANT VEINEUX ENTRE L'ETUDE ANATOMO-PATHOLOGIQUE ET L'ECHOGRAPHIE ASSISTEE PAR ORDINATEUR

Massonneau M*, Thébault B*, Mouren X**, Caillard Ph**, Bahnini A**

* IODP, 326 rue de Vaugirard, 75015 - Paris, FRANCE
** PoliClinique Médicale, hôpital TENON, 75020 - Paris, FRANCE

Huit saphènes internes variqueuses définies par les critères suivants :
- existence d'ectasies cliniques franches avec incontinence ostiale aux manœuvres d'examen,
- incontinences ostiale et tronculaire hémodynamiquement franches (doppler),
- diamètre de la crosse de la saphène interne supérieure à 7 mm (échographie),

ont été explorées par un système informatique d'analyse d'images qui, connecté à un appareil échographique, permet de mesurer en temps réel l'épaisseur de la paroi et le diamètre intraluminal d'une veine. La topographie des points de mesure a été effectuée en relation avec un repère anatomique tel qu'une bifurcation ou une perforante.

L'indication d'un stripping SI ayant été posé, les piéces anatomiques ont été transmises au laboratoire d'anatomo-pathologie pour étude quantitative.

Nous présentons les résultats de cette étude qui montre pour la première fois la possibilité de mesurer et de suivre l'évolution des parois veineuses in vivo.

Les débouchés pour la compréhension et l'expérimentation sont considérables dans la maladie de la paroi veineuse.

*Phlébologie 92.* Eds P. Raymond-Martimbeau, R. Prescott, M. Zummo.
John Libbey Eurotext, Paris © 1992, pp. 23-25

# Complexe veineux du creux poplité et varicose jambière

R. Rettori

*Hôpital Corentin Celton, 37, boulevard Gambetta, 92133 Issy-les-Moulineaux, France.*

La notion de varicose jambière en rapport avec le complexe veineux du creux poplité doit se substituer à celle de varicose dite du territoire de la saphène externe et attribuée classiquement à la seule incontinence de sa crosse ; en effet, il existe à ce niveau un ensemble veineux de topographie variable qui peut être le siège de reflux jouant un rôle primordial dans le développement de varices jambières dont la symptomatologie fonctionnelle est souvent très accentuée. L'identification exacte de ces reflux conditionne la stratégie thérapeutique en particulier chirurgicale. Elle se heurte à la fréquence des variations anatomiques, c'est pourquoi nous avons mis au point une systématisation en 4 plans, sorte de canevas sur lequel peut s'appuyer la clinique, l'imagerie anatomo-fonctionnelle et le traitement. Des schémas animés permettent de les faire apparaître successivement en les analysant.

Le plan tronculaire profond correspond à la veine poplitée qui peut être dédoublée.

Le plan saphéno-aponévrotique comprend la terminaison de la saphène externe dont la crosse croise le nerf sciatique poplité interne par en dedans ou par en dehors et se termine dans la veine poplitée plus ou moins haut au dessus de l'interligne du genou ; des abouchements haut situés, à plus de 5 cm, sont rares mais non exceptionnels ; de plus la crosse saphène externe peut être double ; elle peut aussi être absente. Elle présente régulièrement une collatérale de la convexité plus ou moins importante qui anastomose la saphène externe soit avec le système veineux profond de la face postérieure de la cuisse, soit avec la veine

* Film vidéo NTSC, 16 minutes

Fig. 1 :

Représentation schématique de l'anatomie du creux poplité où le complexe veineux se décompose en 4 plans :

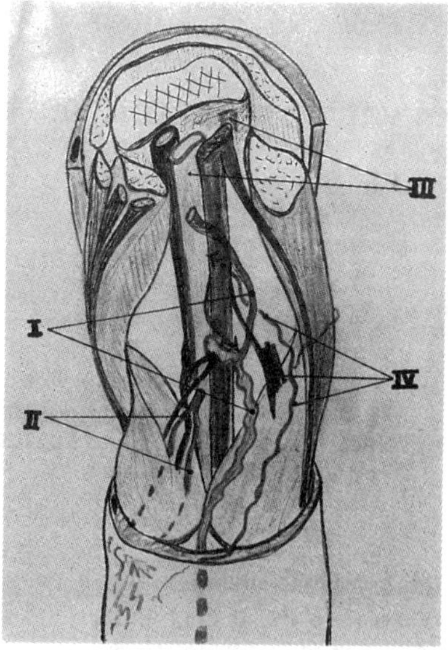


- tronculaire profond (III)
- saphéno-aponévrotique (I)
- musculo-gémellaire interne (II)
- et système nerveux (IV)

fémorale superficielle, soit avec la saphène interne, ce qui correspond alors à la veine de Giacomini.

Le plan musculo-gémellaire interne est constitué par des veines jumelles internes, généralement au nombre de deux, se réunissant en un tronc commun qui s'abouche dans la veine poplitée en dessous de la saphène externe ; il peut aussi s'aboucher au même niveau ou se jeter dans la concavité de la crosse, constituant la "collatérale de la concavité".

Le système externe correspond aux veines jumelles externes qui se terminent dans la veine poplitée ou dans la veine de la fosse poplitée ; cette veine est inconstante. Quand elle existe, elle est connectée avec le réseau superficiel postéro-externe de la région du genou et remonte le long du tendon du biceps crural, perforant le plan aponévrotique dans la bifurcation du nerf sciatique ou parfois en dehors du sciatique poplité externe pour se terminer sur le bord antéro-externe de la veine poplitée, à la partie supérieure du creux poplité. Elle peut suppléer la saphène externe terminale lorsqu'il n'y a pas de crosse.

Ce schéma modal (fig.1) guide parfaitement l'exploration du creux poplité qu'elle soit phlébographique, échographique ou chirurgicale.

Examen non invasif, l'échographie couplée au Doppler, devient plus performante que la phlébographie en donnant sans risque d'incident une image en temps réel dans les différents plans de coupe ; de plus elle permet, en mettant en évidence les reflux, de localiser les points de fuite qui seront d'autant mieux précisés qu'on utilisera le Doppler pulsé.

La figure 2 répond à l'exploration échographique d'un complexe veineux du

Fig.2 :

Echographie d'un complexe veineux du creux poplité avec abouchement du tronc des veines jumelles internes dans la concavité de la crosse saphénienne et volumineuse collatérale de la convexité.

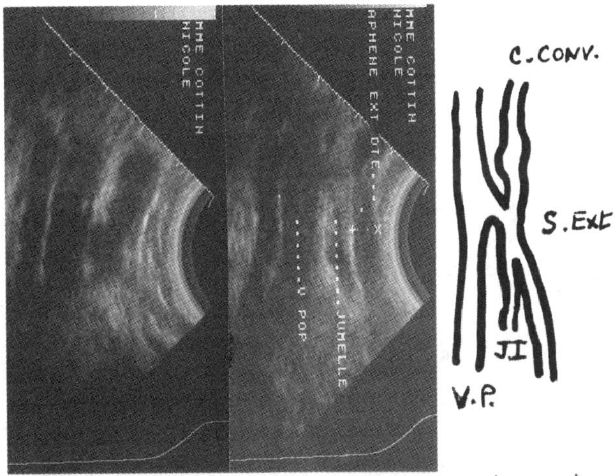


creux poplité sans reflux anormal où le tronc des veines jumelles internes s'abouche dans la concavité de la crosse de la saphène externe, laquelle reçoit par ailleurs une volumineuse collatérale au niveau de sa convexité.

La récidive variqueuse post-chirurgicale après simple crossectomie saphénienne externe est fréquemment due à une incontinence des veines jumelles internes avec reflux par les perforantes correspondantes. C'est ainsi que dans les cas où cette incontinence est majeure, le calibre des veines jumelles internes peut atteindre et dépasser 10 mm ; normalement le reflux mais aussi la stase obtenue avec agrégation érythrocytaire sont visibles en échographie. La guérison peut être obtenue par une réintervention où l'on associe à la résection du tronc des veines jumelles internes et de ses branches d'origine, un éveinage du tronc saphénien externe qui n'a pas été extrait. Dans d'autres cas la récidive est due à un moignon de crosse de saphène externe laissé en place avec sa branche de la convexité qui reflue. Elle peut aussi mais plus rarement dépendre d'une veine de la fosse poplitée (système externe avec participation possible des veines jumelles externes). Ces différents facteurs de récidive peuvent d'ailleurs s'associer.

Il s'avère donc bien qu'une simple crossectomie de la saphène externe associée ou non à un stripping ne peut résoudre le problème que dans un nombre limité de cas ; le plus souvent c'est à une véritable révision du creux poplité qu'il faut procéder, car la grande diversité anatomique du complexe veineux du creux poplité se réflète en pathologie. Or l'examen clinique, même bien conduit avec la recherche systématique du signe de flot gémellaire interne conséquence de l'incontinence valvulaire jumelle interne, selon la technique que nous avons mise au point, ne peut préciser toutes les variantes.

L'examen échographique, couplé avec le Doppler et pratiqué de façon logique en se fondant sur l'analyse anatomique bien codifiée, fournit une cartographie veineuse précise permettant :

- d'affiner les indications opératoires,
- de rationaliser le geste chirurgical,
- et de prévenir les récidives post-opératoires.

*Phlébologie 92.* Eds P. Raymond-Martimbeau, R. Prescott, M. Zummo.
John Libbey Eurotext, Paris © 1992, pp. 26-29

# DUPLEX ULTRASONOGRAPHY ASSESSMENT OF ANATOMICAL VARIATIONS AS A GUIDE TO SCLEROTHERAPY

Pauline Raymond-Martimbeau, Jean-Luc Dupuis

Dallas Non-Invasive Vascular Laboratory, 8226 Douglas, suite 609, Dallas, Texas 75225

The anatomy of the saphenous systems varies somewhat among individuals. Full understanding of these variations is essential for proper patient management. Clinical examination, even when performed by experienced clinicians, does not always give precise information on the intricate vessel topography and morphology. Directional Doppler ultrasound studies have limitations regarding precise location of reflux. Various surgical techniques and phlebography studies have provided important information on the anatomy of venous systems of the lower limb. Davy, Dortu, Fuderer and collaborators, Franco, Gillot, Hobbs, Mercier and collaborators, Perrin, Thiery, Stemmer and Van der Stricht, to name a few, contributed to a better understanding of venous disease, and the causes of post-surgical and sclerotherapeutic relapses. However, reducing the rate of recurrence and complications requires precise pretherapeutic anatomical assessments.

Therefore, it is apparent that it is not logical to continue to sclerose the visible varicosities haphazardly. Anatomical variations described by various invasive studies have proven to be significant advancements in phlebology. Non-invasive venous studies, however, require further investigation. This study was undertaken to determine the degree of usefulness of Duplex scanning as a clinical complementary presclerotherapeutic diagnostic tool.

## Patients , Materials and Methods

### *Study group and pretherapy data*

For this study, 1236 consecutive patients clinically diagnosed with saphenous and primary perforating veins incompetence were identified. Patients presenting with unsystematized reticular and telangiectatic veins were excluded.

A total of 745 incompetent greater saphenous veins, 539 lesser saphenous veins, 192 perforating veins were clinically identified in the patients studied for a total of 1476 veins. A presclerotherapy anamnesis provided data on each patient's sex, age, race, bodyweight, height, personal and family health histories, duration of the disease, relevant concomitant medication and symptomatology.

The varicose veins were examined using inspection, palpation, Schwartz's, coughing, Trendelenburg manoeuvers, pocket unidirectional Doppler and plethysmograph as required. Gray scale Duplex scan was used in all cases, color flow Doppler and magnetic resonance as indicated.

**Duplex scanning material assessment protocol and method**

The ultrasonographic studies were performed with a gray scale high resolution, real time B-mode imager equipped with a 4,8 or 1O Mhz probe and coupled with an integrated 5 Mhz pulsed Doppler. Venous scanning of the greater saphenous vein and perforating veins in their vicinity, was performed with the patient in the reverse Tredelenburg position, and the scanning of the short saphenous vein and perforating veins in their vicinity was performed with the patient in a prone position with the knee flexed. The vessels were followed distally and assessed transversally and longitudinally as needed. The veins were imaged for topography, morphology, luminal and parietal diameter size, compressibility, echogenicity, valvular leaflet movement and coaptation and direction of blood flow.

**Results**

The results obtained were as followed: 35.4% of the 1476 scanned veins had an anatomical variations. Of these variations, 21.4% could not be clinically detected, 23.2% were related to the short saphenous vein, 7.1% to the greater saphenous vein, and 5.1 to the perforating veins.

***The greater saphenous vein***

The anatomical variations of the greater saphenous vein consisted mainly of common termination with tributaries and duplication and triplication of the saphenous trunk. The greater saphenous vein termination in the common femoral vein at the Scarpa triangle was found to be constant in the 91.4% of the unstripped cases. A crescentic shape was present in 76.2% of all cases. A sapheno-femoral valve was visualized in 82.4% of the cases. The upper tributaries, superficial epigastric vein, superficial circumflex iliac vein and external pudendal veins exhibited considerable variability in their terminations. Upper tributaries and the proximal segment of the greater saphenous vein have a common termination in the common femoral vein in 8.4% of cases. The upper tributaries terminated in the greater saphenous vein near the junction in 45.1% of cases, and directly in the common femoral vein in 1.9% of cases. In the remaining cases, the upper tributaries were not visualized. Lower tributaries, the anterior saphenous and posterior or "Cruveilhier vein" termination site on the greater saphenous vein was quite variable. It varied from the mid aspect of the thigh to the Scarpa triangle. The anterior and posterior saphenous accessory vein joining points were inconstant. 84.3% of the greater saphenous veins had a single uninterrupted trunk, 12.2% a double trunk and 3.5% a triple trunk. In the vicinity of the proximal segment of the greater saphenous vein, pudendal arterial pulsations and diameter were assessed in 62.4% of cases. Arterial variable topography was found to be quite extensive.

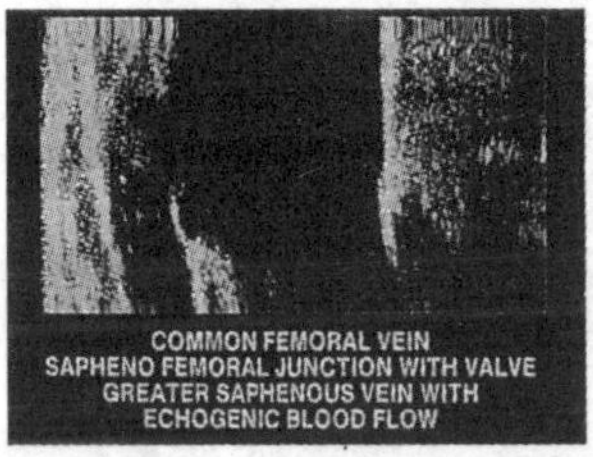


**Fig. 1** - Duplex sonogram. A longitudinal section of the sapheno-femoral junction. Note the crescentic arch of the termination of the greater saphenous vein.

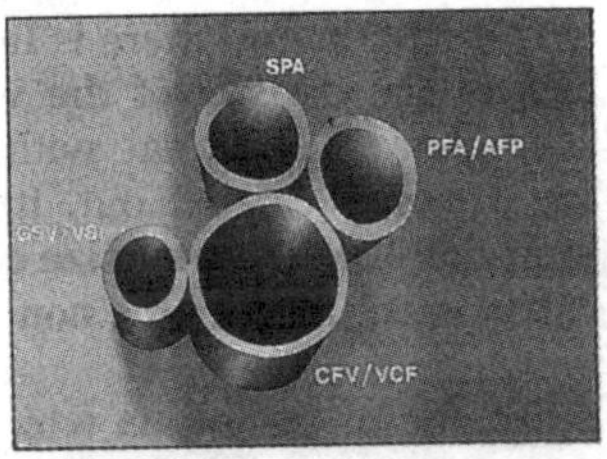


**Fig. 2** - Illustration of a transverse section of the sapheno-femoral junction. SFA, superficial femoral artery. PFA, profunda femoris artery. GSV, greater saphenous vein. CFV, common femoral vein.

***The short saphenous vein***

Anatomical variations of the short saphenous vein consisted mainly of intricate terminations into different veins and at different levels. The short saphenous vein termination into one of the popliteal veins at the popliteal fossa, as described in most anatomical texbooks, was found in only 42.4% of cases. An arched termination was present in 72.5% of cases. A junctional valve was visualized in 36.2% of cases. The short saphenous vein terminated above, at, or below the popliteal crease, irrespective of whether it drains into a popliteal or other vein. It drained into a popliteal vein above the popliteal crease in 12.8% of cases, and below the popliteal crease in 6.6% of cases. In the remaining individuals, it drained into other veins. The following are examples of these other terminations, directly into the superficial femoral vein in 5.6% of cases, into the gastrocnemius veins, especially the medial one in 12.6% of cases, into the profunda femoris vein in 2.1% of cases, into the greater saphenous vein in 2.7% of cases, into multiple veins in 3.5% of cases. In the remaining cases it is somewhat impossible to locate the exact termination site. The short saphenous vein was found to be duplicated in 8.4% of cases, one vein terminating into the popliteal vein at the superior portion of the popliteal fossa and the other into the superficial femoral vein, or through either a perforating vein at the inferior portion of the fossa or into the greater saphenous vein. In 82.7% of cases, a short saphenous vein's tributary previously described by Giacomini, emerged from the short saphenous vein at variable levels to join the greater saphenous vein from the lower aspect of the thigh to the upper aspect, even close to the sapheno-femoral junction. Numerous inconstant small anastomoses between the short and greater saphenous veins were present. In the vicinity of the short saphenous vein, along most of its trunk, arterial pulsations and diameter were assessed in 71.3% of cases. Anatomical variations in the tibial, peroneal, gastrocnemius and small saphenous or "Dujarier" arteries were frequent.

*The perforating veins*

The anatomical variations of the perforating veins consisted mainly in their location and trajectory. Eccentric perforating veins, the ones that are not connected with the saphenous systems, were found in 65.2% of cases. Their location varied from the upper thigh to the lower aspect of the leg. Inconstant perforating veins either in or near the Scarpa triangle were present in 6.3% of cases, either in or near the popliteal fossa in 9.5% of cases. The popliteal fossa perforating vein previously described by Thiery, was present in 5.4% of cases. Perforating veins with an irregular or complexed trajectory, the so-called indirect perforating veins were found in 24.3% of cases. Small perforating veins, of 1 to 2 mm of diameter, responsible for primary incompetence and not detected clinically, were found in 1.9% of cases.

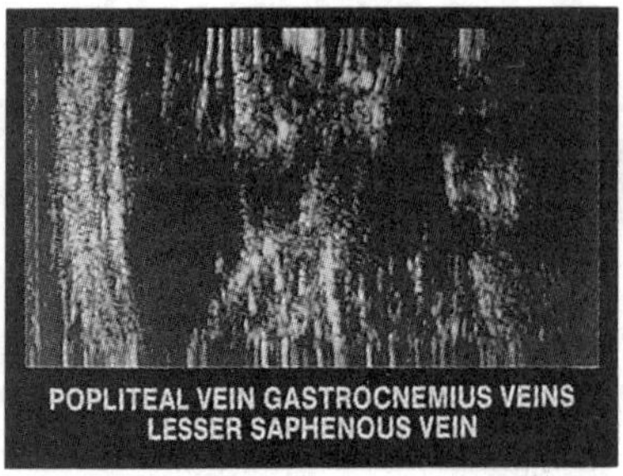


**Fig. 3** - Duplex sonogram. A tranverse section of the popliteal vein, gastrocnemius veins, and the lesser saphenous vein. In: Venous Thromboembolic Disorders (Lea & Febinger), J.R. Leclerc. Philadelphia 1990, p. 419.

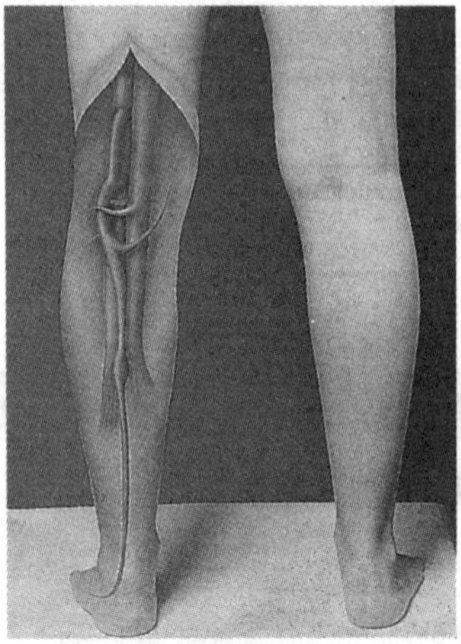

**Fig. 4** - Illustration of a duplicated termination of the short saphenous vein into the popliteal vein and into the superficial femoral vein.

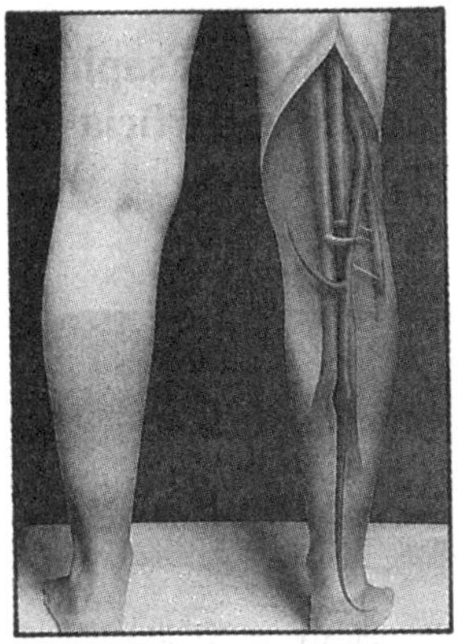

Fig. 5 - Illustration of the termination of the short saphenous vein into the profunda femoris vein.

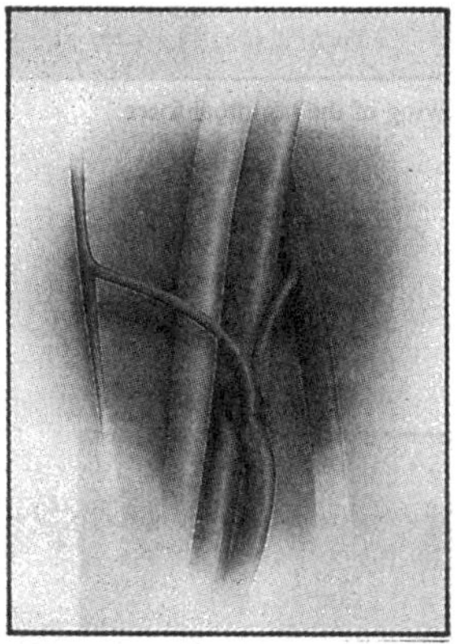

Fig. 6 - Illustration of the termination of the short saphenous vein into the greater saphenous vein.

**Discussion**

The superficial venous system is made of numerous anatomical intricacies. Clinical assessment alone is insufficient for proper presclerotherapeutic diagnosis. Malfunction of the terminating valves of the greater and short saphenous veins is an important cause of venous hypertension and varicose vein formation. The elimination of venous reflux resulting from malfunction of the terminating valve is, however impossible without eliminating the proximal segment and tributaries of the saphenous veins. Variability and intricacies may explain the diversity of clinical manifestations of saphenous malfunction and the appearance of cavernous dilatation after surgical or sclerotherapeutic recurrences and failure.

Therefore, pre and post ultrasonographic assessment may be a key supplement to the clinical examination, and will allow a better evaluation of the diseased veins and their eradication. It is not uncommon to clinically diagnose an enlarged sapheno-femoral junction and to discover at the ultrasonographic evaluation, that the ectasia was formed by an enlarged tributary terminating in acompetent sapheno-femoral junction or in an incompetent enlarged perforator.

In such cases, the pre-imaging programmed injection would not be appropriate. An untreated second incompetent trunk would induce a recanalization of the treated one. Likewise, an intricate short saphenous vein junction injected blindly can result in relapses, exacerbation of venous hypertension and serious complications.

In addition when there are arterial intricacies near the reflux point, injecting away from the risky arterial zone, with a digital compression at the reflux point, if the patient is in a sitting position, or at the reflux point and below the site of injection to sequester the venous segment, if the patient is in a standing position, could eliminate the risk of complication. With these techniques, a cul de sac effect is created, allowing full contact of the agent with the intima at maximum concentration.

Finally, for the injection of the intricate incompetent saphenous termination, an injection under ultrasonographic guidance may be indicated.

In conclusion, the percentage of variable anatomical variations found with Duplex ultrasound is significant. Therefore, ultrasonography is indispensable as a guide to pre and post sclerotherapy of large vessels. This study, however, presents certain limits. Duplex ultrasonography accuracy is not 100%. In quite intricate short saphenous terminations, arterio-venous fistulas and arterial topography, color flow Doppler may be useful to ascertain questionable anatomical and hemodynamic manifes- tations. Other techniques such as magnetic resonance may also be helpful to visualize topography in different planes. Phlebography as a guide to sclerotherapy should be reserved to very specific cases due to its invasive aspect.

## Les veines tricipitales

Claude Gillot

Faculté de médecine de Paris

À partir d'études anatomiques, de phlébographies pré-opératoires et de l'expérience clinique (1300 malades opérés des veines jumelles), se dégagent des notions fondamentales: l'indépendance des trois faisceaux, chacun constituant une unité circulatoire; la richesse en valvules des veines musculaires; les connexions des veines inférieures du soléaire avec les perforantes de Cockett; la répartition transversale des veines moyennes et supérieures du soléaire en quatre pédicules, parfois anastomosés avec la petite saphène; l'existence d'arcades longitudinales intra-soléariennes; la possibilité d'une veine polaire supérieure, tributaire de la poplitée.

Au niveau gémellaire, le fait marquant et la faible densité veineuse habituelle du jumeau externe, réduit à un pédicule gracile; par contraste, le volume des veines jumelles internes, formant souvent deux pédicules, antérieur et postérieur. Par ailleurs les perforantes du jumeau interne sont plus fréquentes, plus dispersées et de plus gros calibre que celles de son homologue externe. Typiquement, la perforante polaire inférieure est le point de départ du pédicule gémellaire principal.

## Varicose en rapport avec le complexe veineux du creux poplité (CVCP) étude anatomo-échographique et incidences sur le traitement chirurgical: a propos de 134 cas

R. Rettori, J. Rinieri, V. Baudin, E. Blin

Hôpital Corentin Celton, Université René Descartes

Basé sur l'étude de 134 CVCP, opérés chez 102 patients, ce travail montre que dans les varices dites du territoire de la saphène externe l'incontinence de sa crosse et ses variations anatomiques ne rendent pas compte de tous les faits observés. L'échographie, qui supplée maintenant la phlébographie, et les constatations chirurgicales ont permis de définir un véritable CVCP qui comprend quatre plans:

- le plan saphéno-apovrénotique avec la crosse particulièrement variable et l'importante collatérale de sa convexité,
- le plan musculo-gemellaire interne avec le volumineux tronc constitué par les veines jumelles internes, lequel peut aussi converger vers la crosse ou même s'aboucher dans sa concavité,
- la plan tronculaire profond avec la veine poplitée, parfois double,
- le système externe avec l'inconstante veine de la fosse poplitée et les veines jumelles externes.

Ce schéma modal explique les variations dues aux phénomènes de substitution et de glissement pouvant se produire lors du développement et guide l'exploration échographique. Conduite méthodiquement, elle affine considérablement les résultats de l'examen clinique et offre pour le traitement, en particulier chirurgical, une cartographie très précise. Grâce à elle, l'intervention de déconnection des varices jambières dépendent du CVCP pourra être conduite correctement, mettant à l'abri des récidives.

## Les varices du système sousdermique latéral-externe des membres inférieurs

Eugenio Brizzio, Juan Desimone, Ricardo Juan Lescano, Mariano Ezequiel Brizzio

Escuela de Flebologia de la Association Medica Argentina

C'est un vrai système, placé à la face latérale externe de la cuisse, la jambe et le pied. Parallèle à la VSI sans connexion directe avec elle.

**Sources du reflux:** V.Saphène antérieur. V.circonflexe iliaque superficielle. Collatérales extrapelviennes de l'hypogastrique. Les V.perforantes incompétentes de la face postero externe de la cuisse.

**Conformation anatomo-histologique:** Sous dermique, adhère à la bandes fibreuses connectives entre le dermis et l'aponévrose superficielle.

**Embryologie:** Persistance du trajet de la V.saphène externe superficielle dominante et son système perforante persistante.

**Connexion:** Branche à la VFP-VFS-V.circonflexe iliaque superficielle-VP-V.peroniennes ant.et post.-V.tibiale antérieur.

**Symptomatologie:** Parestésies de la cuisse, lourdeur du genou, lourdeur et tension soléo-jumeaux.

**Diagnostique:** Examen clinique Doppler varicographie.

**Traitement:** À cause de l'adhérence conjonctive sur les trajets variqueux et les perforantes sur son cours, les traitements avec le mini-stripping et la sclérothérapie ne donne pas de bon résultats, nous avons choisi la varicosectomie par mini-incisions et la déconnexion puntual des perforantes.

# II.
# HISTOLOGIE - HISTOCHIMIE
# *HISTOLOGY - HISTOCHEMISTRY*

*Phlébologie 92.* Eds P. Raymond-Martimbeau, R. Prescott, M. Zummo.
John Libbey Eurotext, Paris © 1992, pp. 35-37

# Morphology of deep stem veins in epifascial varicosis

Ulrich Fuchs, Birgit Puschmann

*Pathologisches Institut der Universität Leipzig, Liebigstr. 26, D-O-7010 Leipzig, Germany.*

Phlebographic, phlebodynamometric, ultrasonographic, and light reflexion findings favour the idea of the possible involvement of the deep veins into the epifascial process of varicosis of the superficial veins. According to Mellmann (1981) the intrafascial deep leg veins are already included in the disease process in an early stage. The phlebographic morphometric and phlebodynamometric findings in deep and perforating veins of the feet and the legs are contemporaneous changes in an existing trunk varicosis of the great saphenous veins and not the consequence of this varicosis (Mellmann 1981). Dilatation of the deep veins, insufficiancy of their valves, and a circulatory circulus vitiosus connecting the deep and the superficial venous system may be found. Patients were carefully selected for morphometric analysis and compared to age and sex matched controls without venous disease. In babies the intima is very thin (fig. 1). In adults without venous disease the width of the intima is increased (fig. 1). In patients with varicosis the width of the intima plaques is further increased (fig. 1). The media of the dilated deep stem veins of the patients with varicosis are thinned (fig. 2). The thicker intima plaques in patients with varicosis and the thinner media in patients with varicosis remembers of the situation in the arterial system where the media under arterial plaques is thinned, too. Comparing the results as to the superficial and the deep system the qualitative changes are similar (fig. 3). However these results does not allow to state how these changes are pathogenetically related with each

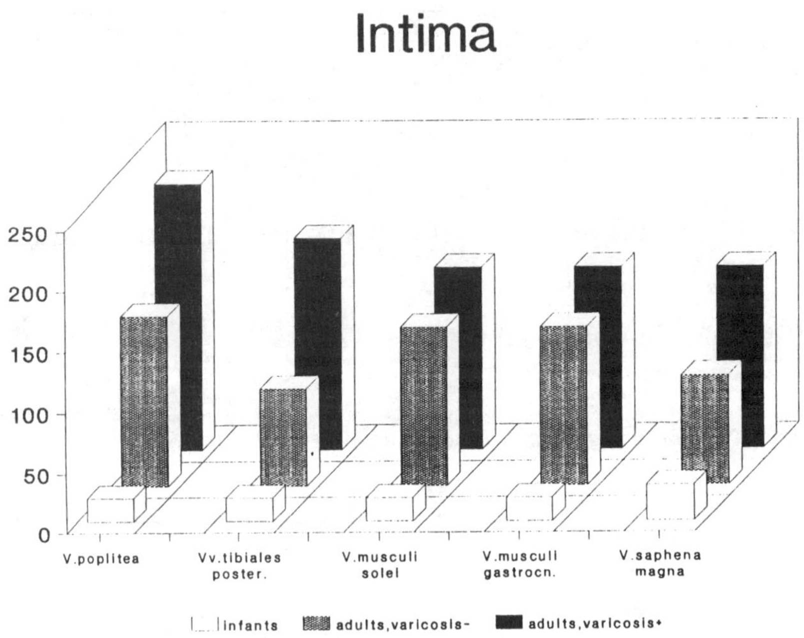

Intima
250
200
150
100
50
0
V.poplitea
Vv.tibiales poster.
V.musculi solei
V.musculi gastrocn.
V.saphena magna
infants
adults,varicosis-
adults,varicosis+


Fig. 1

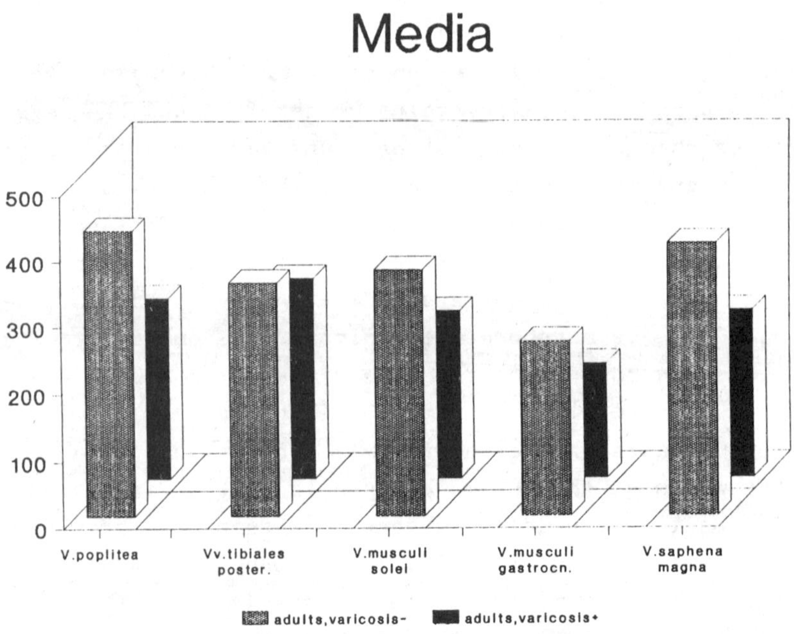

Media
500
400
300
200
100
0
V.poplitea
Vv.tibiales poster.
V.musculi solei
V.musculi gastrocn.
V.saphena magna
adults,varicosis-
adults,varicosis+


Fig. 2

| V. tibialis posterior | | | V. saphena magna | | |
|---|---|---|---|---|---|
| lumen | intima | media | lumen | intima | media |
| ↑ | ↑ | ↓ | ↑ | ↑ | ↓ |

Fig. 3

other. Morphometric analysis of the intima plaques of phlebosclerosis demonstrates for another time phlebosclerosis of the deep veins of the legs to be found in patients with epifascial varicosis.

REFERENCES


Fischer, H., and Siebrecht, H. (1970): Das Kaliber der tiefen Unterschenkelvenen bei der primären Varicosis und beim postthrombotischen Syndrom. Eine phlebographische Studie. Hautarzt 21, 205-211.

Fuchs, U., and Petter, O. (1989): Patho-Histology of the deep veins in varicosis. In Phlébologie 89, ed. H. Davy, R. Stemmer, Vol. 1, p. 19-21.

Fuchs, U., and Petter, O. (1990): Leitvenen der unteren Extremität bei Varicosis der oberflächlichen Venen im morphologischen Bild. Phlebologie und Proktologie 19, 120-123.

Hach, W. (1980): Phlebographische Untersuchungen zum Spontanverlauf der primären Varikose. Phlebologie und Proktologie 9, 162-165.

Mellmann, J. (1981): Morphometrie der Beinvenen und periphere Phlebodynamometrie bei primärer Varikose. Phlebologie und Proktologie 10, 65-120.

Wienert, V. (1984): Die Beinveneninsuffizienz. Stuttgart, New York: Schattauer.

*Phlébologie 92.* Eds P. Raymond-Martimbeau, R. Prescott, M. Zummo.
John Libbey Eurotext, Paris © 1992, pp. 38-40

# THE ROLE OF VASA VENORUM IN THE GENESIS OF VARICOSE VEINS

SERGIO B.CURRI

Center of Molecular Biology,via G.Cagliero 10,20125 Milan (Italy)

The data on the distribution, density and architectonical behaviour of the "vasa vasorum" are very scarce in the literature. Arteries of middle caliber have been examined with morphological methods using the endoluminal injection of contrast stains (Lang,1961; Lefebvre et al.,1989) only in physiological conditions. There is a lack of data on the microangiotectonic of the vasa venorum in pathological conditions. Their changes in venous insufficiency are up to date not known and their pathogenetic significance neglected.
Aim of our study was to examine the morphological patters of the vasa venorum of varicose veins and firstly of the v. saphena magna for a better understanding of their possible significance in the development of the venous insufficiency.

## MATERIAL AND METHODS

157 samples of v. saphena magna obtained by saphenectomy in 112 female (m.a.39+/-8.7 y.) and 45 male patients (m.a.47+/-12.3 y.) have been examined in serial sections stained with Haematoxylin-Eosin,van Gieson, Alcian blue-P.A.S., Weigert Elastin and Masson's trichrome by means of optical microscopy (800-1000 x). Transversal segments of the whole veins wall have been reconstructed and the microangiotectonic of the smallest blood vessels followed outside (periangium) and inside the venous adventitia, media and intima. The observed fields have been digitalized (mod.Capiflow system: Curri et al.,1992) in Mallory's stained sections and the smooth muscle cells / connective tissue ratio quantitatively determined using a recently developed method of computerized imaging (Curri,1991).

## RESULTS

In physiological conditions the capillaries of the vasa venorum are localized in the adventitial layer and don't penetrate in the media. In the varicose saphena magna there are a massive proliferation of new formed capillaries which push one's way in the sclerotic media to rejoind the residual islets of smooth muscle cells.These capill-

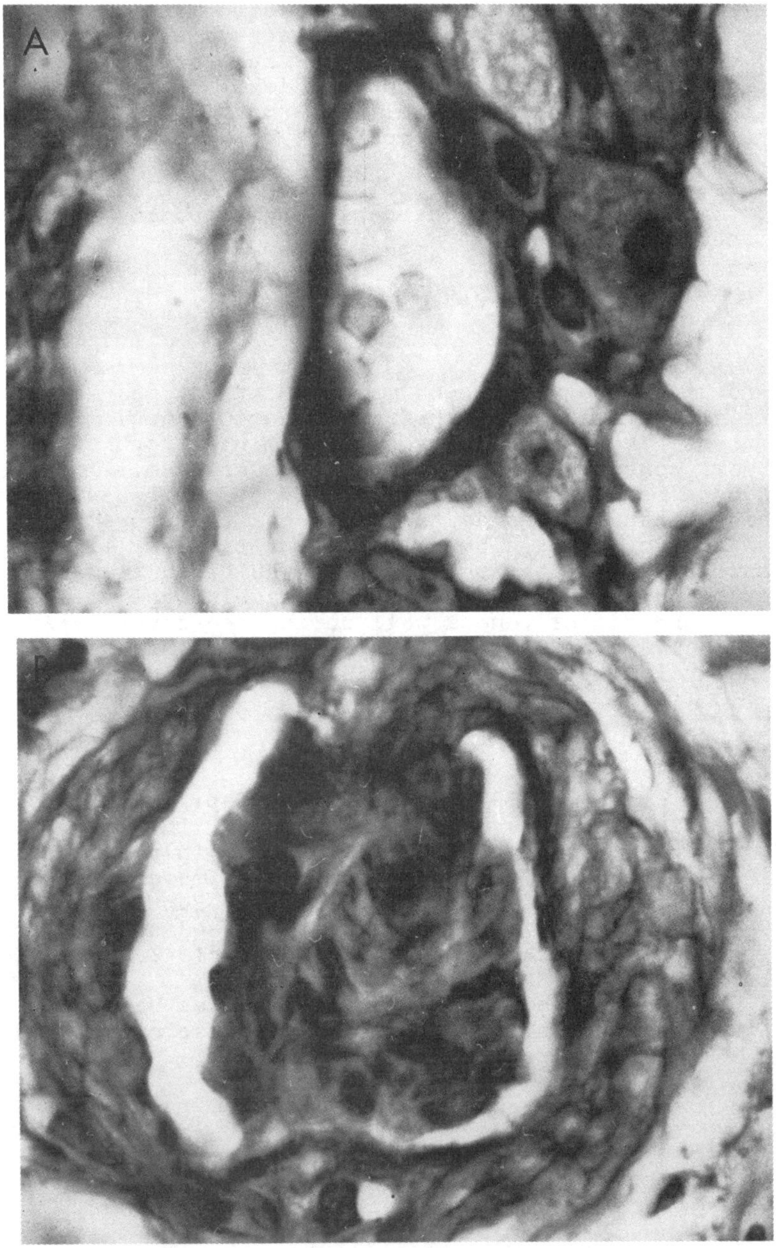

Fig.1A-B .In A: Abnormal dilated, newformed capillary (CAP) near the residual islets of smooth muscle cells (m) in the media of a varicose saphena magna.In B: Endoarterious polypoid blocking device with pathological changes (sclerohyalinosis, degenerated smooth muscle cells) of the vasa venorum. Alcian Blue-P.A.S., 800 x.

aries and small adventitial venules are dilated (Fig.1A) and their fragility is responsible for microhaemorrhages inside the wall Endothelial swelling and bloodfull microvessels are common findings. The ratio smooth muscle cells/connective tissue is altered and proportional to the severity of the wall sclerosis.
A surprising finding was the presence of typical endoarterious,polypoid blocking devices in the smallest periadventitial arteries (Fig.1B). These devices undergoes to a precocious sclerosis. Their function of fine regulation of the capillary blood flow in the vasa venorum is therefore altered.

## CONCLUSIONS

The vasa venorum of the v. saphena magna and their main branches undergoes to severe changes of their microangiotectonic during the varicose process. The failure of the endoluminal trophic way for tachytrophic wall constituents as the smooth muscle cells of the media is followed by a reactive, abnormal proliferation of newformed capillaries which penetrate inside the media and therefore in the thickened and sclerotic intima. The dilation and the fragility of these anarchic capillaries and the sclerosis of the blood flow regulating devices must be considered as the morphological signs of a segmentary trophic failure of the venous wall during the development of varicosis. The vasa venorum play therefore an important and up to date not recognized role in the pathogenesis of varices.

## REFERENCES


Curri,S.B. and Allegra,C. (1992): A Modified Capiflow Tecnichs for Microangiological and Histochemical Purposes. In Proc.17th Eur. Conf. Microcirculation, London-UK 5-10 July.(In press).

Curri,S.B.1990: Computeration of Thermographic Images. In Proc.5th Eur.Congr. Thermology, Cesena (Forli') 23/26 Sept.,pp.23-28.

Lang,J. (1961): Ueber die Vascularisation der Wand und des Eibaugewebes mittelgrosser Gefaesse des Unterschenkels.Z.Anat.Entw.Gesch. 122,482-517.

Lefebvre,D.,Hammoudi,S. and Bastide,G. (1989): Les Vasa vasorum,acteurs ou temoins des lesions vasculaires.Angeiologie 41,131-135.

# The venous valve

Sidney Rose, F.R.C.S.

Structure and function in health and disease. The normal histology of the venous valve as seen in light, scanning and transmission electron microscopy is described. Several questions are posed with regard to valve physiology and pathology. For example, does the valve merely play a passive role in the venous return or does have some degree of active participation? What is the mechanism of valvular incompetence in varicose veins? Is is a primary lesion or is it secondary? Its involvement as part of the varicose process is discussed? What are the future prospects of valve transplant surgery?

*Phlébologie 92.* Eds P. Raymond-Martimbeau, R. Prescott, M. Zummo.
John Libbey Eurotext, Paris © 1992, pp. 42-44

# Activité enzymatique lysosomiale dans la maladie veineuse

A.M. Sarteel Delvoye, G. Forzy

*Consultation de pathologie vasculaire et laboratoire de biologie, CH. Saint-Philibert, 115, rue du Grand But, 59160 Lomme, France.*

Les enzymes lysosomiales seraient de bons marqueurs de la dégradation tissulaire de la paroi veineuse. Les lysosomes sont des organites intercellulaires, contenant une quarantaine d'hydrolases d'activité maximale à pH 5. Leur activité a été mise en évidence en 1949. Ces hydrolases sont capables de dégrader les polysaccharides et les proteines. Leur dysfonctionnement serait lié soit à une augmentation anormale de l'autophagie soit à des lésions membranaires entrainant la libération d'hydrolases dans le milieu extracellulaire et la circulation. Il faut citer les travaux de SEYDEWITZ, SVEYCAR, ZWILLENBERG, STAUBESAND, HAARDT, ADNET, THULESIUS, LEU VOGT, ROBERT et surtout ceux de NIEBES et BOUVIER qui nous ont inspiré ce travail. Nous envisagerons un rappel anatomopathologique rapide, les données cliniques et biologiques et les corrélations pharmacologiques.

## 1) Données anatomopathologiques dans la maladie veineuse

On observe un élargissement des espaces intercellulaires tant au niveau de l'intima que de la media. Au niveau de l'intima des bourrelets scléreux en feston vont parfois complètement rétrécir la lumière et favoriser les phénomènes de thrombose. Au niveau de la media, le tissu scléreux est dense, les fibres musculaires sont désorganisées, les fibres élastiques sont fragmentées ( Pr Creusy ).

Mais en fait c'est surtout en microscopie électronique que NIEBES et ZWILLENBERG ont observé des fibres collagènes gonflées, des fibres élastiques immatures et non compactes, des fibres musculaires étriquées et déformées, des glycoproteines et proteoglycanes de structure anormale et enfin l'apparition de vacuoles intracellulaires de structure anormale.

## 2) Données cliniques et biologiques

### a) le parallèlisme évolutif

Les enzymes lysosomiales sont retrouvées à des concentrations dosables dans le sérum des sujets sains et à des concentrations largement augmentées ches les patients variqueux et ceci proportionnellement à la gravité des lésions. Le parallélisme évolutif évoqué par NIEBES a été confirmé par les travaux de SCHLEBUSCH. Par ailleurs THULESIUS a observé des augmentations apparaissant de façon préliminaire à l'incontinence valvulaire et une normalisation des taux après stripping.

b) nos résultats chiffrés

Le dosage de l'arysulfatase a été effectué par une technique spécifique à notre laboratoire. Le taux est exprimé en unité internationale par litre à 37°c. Les sujets témoins n = 10 ont une valeur à 45 UI/litre ± 0.05. Parallèlement ont été recherché l'hématocrite , les plaquettes, la fibrinémie, la viscosité apparente sanguine et plasmatique, la créatinine, la vitesse de sédimentation, les orosomucoides et enfin l'hydroxiprolinurie en mg de créatinine sur les urines du jour.; ont été éliminés les patients présentant un processus inflammatoire, cicatriciel, rhumatismal, hépatique ou diabétique.

Les taux ont été dosés sur 2 années 1985-1986. On constate une nette augmentation de l'activité lysosomiale + 84% chez les sujets présentant une varicosité simple, + 160% s'il existe une hypodermite associée, + 47% chez des patients présentant une récidive post stripping. Notre but était de pouvoir prévoir et contrôler une récidive variqueuse mais cette étude s'est révélée difficile et astreignante dans le temps car il faillait contrôler les patients avant stripping, quelque temps après ,puis régulièrement à chaque consultation. Nous avons comparé nos résultats à ceux des différents auteurs: NIEBES (1971-1987), KREYSEL (1983), MARESCAUX (1987), VON HAUSTEIN (1988), ces taux varient dans des limites larges de + 30% à 160% selon le stade évolutif de la maladie veineuse, l'enzyme étudiée et surtout la technique de dosage des différents laboratoires. Car à l'inverse de nous, HAYER (1991) (n = 47) montre que la gravité de la varicose est bien correlée avec le taux sérique enzymatique de la béta acetyl glucosaminidase et la béta glucuronidase et non avec celui de l'arylsulfatase.

3) Correlations pharmacologiques

Dès 1950, RODNEY mettait en évidence une diminution des taux enzymatiques lysosomiales circulantes dans le sérum des patients traités par les flavonoïdes et ceci fut confirmé par NIEBES sur des tissus veineux humains. Si au stade de la varicose simple, l'amélioration clinique se traduit par une diminution des signes subjectifs, le dosage des enzymes lysosomiales a pour avantage d'objectiver les effets des traitements veinoprotecteurs.
Des études sériques ont été réalisées avec différentes molécules : SCHULLER (1982) avec une diosmine d'hémisynthèse - 25%, KREYSEL (1982) avec la veinostasin -30%, SARTEEL-FORZY (1985) avec la troxerutine - 40%, MARESCAUX (1987) avec une autre diosmine d'hémisynthèse -40%. Ces études étaient significatives avec l'arylsulfatase.
Parallèlement des études de chimie physiologique réalisées par WATTIAUX (1990)montrent que les flavonoïdes tels que le Quercitine et le Koempferol ont un effet direct de stabilisation sur les membranes des lysosomes, tandis que les proanthocyanidines les protègent grâce à leur propriété de piège à radicaux libres.

Conclusion
Si l'augmentation des activités enzymatiques croit avec la gravité des lésions lors de l'évolution de la maladie variqueuse, l'application d'un traitement capillaroportecteur objective une régression de ces taux. L'intérêt des veino-cappilaroprotecteur serait donc lié à un effet de stabilisateur de membrane et de protecteur vis à vis des radicaux libres.

BIBLIOGRAPHIE

BOUVIER C.A., NIEBES P.1984 :Différence structurale histochimique et chimique entre veine normale et varIqueuse. La veine et le capillaire: de la théorie aux explorations Lab Servier, Ed Paris, 1, 51-66

HAARDT B :1986, Comparaison histochimique des profils enzymatiques de veines saines et de veines variqueuses.
Phlébologie, 39(4), 921-931

HAYER M, et al 1991 : lysosomial enzymes and severity of saphen varicosis , Clin Chim Acta , 203, 343-348

KREYSEL H.W., NJSSEN H.P. et al 1983 A possible role of lysosomial enzymes in the pathogenesis of varicosis and the reduction in their serum activity by Vanustasin
Vasa, 12, 4,377-382

MARESCAUX J., MAAMMER M. et al.1987 ,Modification des enzyrnes lysosomiales par la diosmine d'hémisynthèse, étude clinique comparative. Phlèbologie, 40, 4, 1043-1055

NIEBES.P.1988: Etude de la dégradation du tissu conjonctîf dans les veines variqueuses, corrélation entre l'activité d'enzymes lysosomiales et l'état variqueux. Artàres et Veines, 7, 5, 457-460

SARTEEL-DELVOYE A.M, FORZY .G 1985 : Prévention de l'évolutivité de la maladie varriqueuse par la troxérutine@ Actua. Angiol, 10, 4,25-29

SARTEEL-DELVOYE A.M.,FORZY G. et al. 1986 :Terrain variqueux :hémorhéologie, altération métaboliques du conjonctif, inflamation, prévention par la Troxérutine@ Phlebology 85, Proceding of the First United Kingdom Meeting of the Union Internationale de Phlébologie. John Libbey & Company Ltd

SCHLEBUSCH.H.1977 :Laboratories finding in the serum of women with varicosis of different degre of severity. New Trends in Veinous Disease, Han Hubert, Bern, 257

SCHULLER S., NISSEN H.P. et col. 1982 :Influence de la diosmine d'hémisynthése sur les varices primaires et le métabolisrne des mucopolysaccharides. Folia Angiol(Pisa), 7, 9,30-31

THULESIUS 0. et al. 1977: Studies on venous wall elasticity valvular function and lysosomal enzymes in primary venous insufficiency. New Trends in Veinous Disease, Han Hubert, Bern, 242

VON I-IAUSTEIN U.F., HERMANN K. et al.1988: Lysosomale IEnzyme und N-Prokollagenpeptid bei Varikosiso Dermatol. Mon-schr, 174, 476-479

WATTIAUX.R 1990 :Comment répondre à une agression enzymatique? Implication pharrnacologiques Art et Vein, 9, 49-52

## Recherche d'une corrélation entre les stades cliniques et l'aspect histologique des varices

J.M. Coget, J.P. Millien

C.H.U. de Lille, Service du Professeur Lekieffre

Certains auteurs pensent que les complications variqueuses n'apparaissent qu'avec certains aspects histologiques des varices. Certes, les impressions peuvent être difficiles à objectiver, si bien que les auteurs ont repris systématiquement 100 dossiers de patients:

- 50 sans complication;
- 50 avec complication:
- cutanée,
- sous-cutanée,

pour pouvoir comparer les deux groupes et ainsi juger des corrélations possibles entre les aspects cliniques et les aspects histologiques de la varicose.

## *Le dysfonctionnement des lysosomes dans la maladie veineuse.*

*SARTEEL-DELVOYE A.M.    FORZY G.*

*Consultation de pathologie vasculaire et Laboratoire Biologie du C. H. SAINT-PHILIBERT 59160 LOMME.*

*Les enzymes lysosomiales seraient de bons marqueurs de la dégradation tissulaire de la paroi veineuse. Les auteurs ont dosé chez 54 patients l'arylsulfatase (UI/l à 37°C) et montrent une augmentation de son activité(+84%) chez les sujets présentant une varicose simple, +160 % si une hypodermite est associée, +47 % chez les patients présentant une récidive post-stripping.*
*La comparaison avec les travaux d'autres auteurs montre que ces taux varient dans des limites larges de +30 % à 160 % selon l'enzyme, la technique de dosage et les stades évolutifs de la maladie veineuse.*
*Les corrélations thérapeutiques montrent une régression de -25% à -40% du taux enzymatique selon le capillaroprotecteur utilisé.*
*Les auteurs évoquent un effet de stabilisation de membrane de ces molécules.*

*Phlébologie 92.* Eds P. Raymond-Martimbeau, R. Prescott, M. Zummo.
John Libbey Eurotext, Paris © 1992, pp. 46-48

# Primary defect in α-adrenergic responsiveness in patients with varicose veins

Sanja Schuller-Petrovic, Brigitte Blöchl-Daum*, Michael Wolzt*, Kornelia Böhler, Hans-G. Eichler*

*Clinic of Dermatology and * Division of Clinical Pharmacology, University of Vienna, Währinger Gürtel 18-20, A-1090 Vienna, Austria.*

Varicose veins are the most common vascular condition, affecting 20% of the population (Tolins, 1983), with a high familial incidence. It is widely perceived that varicose veins are associated with some "congenital weakness" in the vein wall, but the nature of this primary defect is poorly understood. Several pathophysiologic hypotheses have been proposed including biochemical defects in the collagen structure of the vein wall (Andreotti & Cammelli, 1979) or the skin (Andreotti & al, 1985), separation of vascular smooth muscle cells by fibrous infiltration (Rose, 1986), or presence of arterio-venous shunts (Haimovici, 1987).
We wondered whether a functional defect involving a reduction in venous tone would be associated with the development of varicose veins. We asked, when we have a primary defect in the wall of veins, and when the predisposition to primary varicosis is inborn, is there a functionally defect of the α-adrenergic receptor? Is the venous tone pathologic?

## MATERIAL AND METHODS

We thought that a primary defect in the vein wall would affect not only varicose veins but also other not varicose veins of the same person. So we compared the response of hand veins to local infusions of noradrenalin in patients with varicose veins and in healthy control subjects. Action of endogenous noradrenalin on vascular α-adrenergic receptors (Bülbring & Tomita, 1987) is an important determinant of venous tone. Hand veins appeared to be a suitable model for the study of a primary venous defect because they do not stand the hydrostatic pressure that normally loads lower limb superficial veins. Therefore the findings are not confounded by secondary changes that may arise when varicosities have developed. Studies were conducted in patients with varicose veins and in healthy control subjects. The patient group was composed of 21 subjects (8 men and 13 women) who were from 27-65 years old. All patients had unilateral or bilateral primary varicose veins involving the near saphenous trunk. Secondary varicose veins were excluded. All patients had at least one parent with varicosities. The control group contained 21 healthy subjects (8 men, 13 women) who were from 24-60 years old. None of the control subjects had varicosities or a first-degree relative with varicose veins.

The dorsal hand vein technique as modified by Aellig (1981) was used because it permits complete dose-response studies of venous constriction without confounding reflex alterations.
The diameter of a superficial hand vein is measured with a linear variable differential transformer (Eichler & al, 1987) mounted directly on the back of the hand. The central core of the transformer positioned over the summit of the vein under investigation moves as venous diameter changes. This leads to changes of the voltage, which are proportional to alterations in venous diameter. These changes can be recorded continously. A dose-response curve to a vasoactive substance can be performed in each subject.
In our study noradrenaline, an α-adrenoceptor selective agonist, was used to produce vasoconstriction of the hand vein. In patients, responsiveness to noradrenaline was also studied on varicose veins. The dose range was 0,3-775 ng noradreanline/min (Anterenal, Hoechst). Total infusion of each dose lasted at least 6 min, the cuff was inflated for 2 min. at the end of each infusion period. This time period was sufficient to ensure that the signal from the linear variable differential transducer had plateaud. Increasing contractions of noradrenaline (two-fold to three-fold dose increments) were infused in a sequential manner; the infusion rate was kept constant at 0.3 ml/min. Each dose response curve consisted of at least nine observations.

## RESULTS

The central finding of this study was a decreased venous responsiveness to noradrenaline in patients with varicose veins. On average, the patients required significantly higher doses of noradrenaline for half maximal venoconstriction. The geometric mean of the ED 50 was 2.5 times higher than in the control group. The ED 50 in varicose veins was not significantly different from ED 50 on the hand veins of the same patients (Fig.1).
There were no significant differences in the Emax (maximal response) for noradrenaline on hand veins between the two study groups, or between the Emax in hand veins and varicose veins in the patient group. The maximal veno-constriction was not altered in the patient group. The varicose veins fully retain their ability to constrict in response to pharmacologic stimulation.

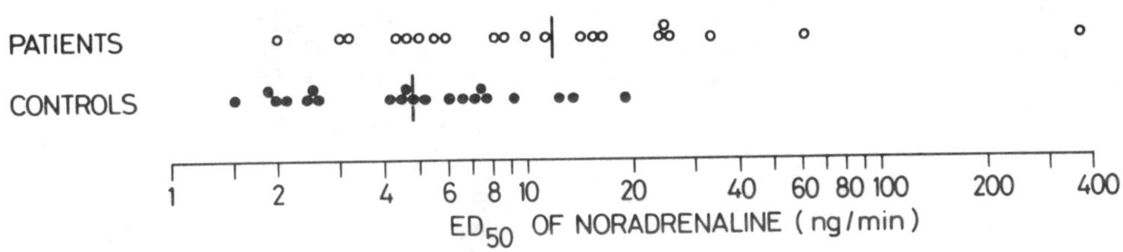


Fig.1. Noradrenaline dose that produced half-maximal response ($ED_{50}$) on hand veins of individual patients with varicose veins (n= 21) and healthy control subjects (n = 21) as determined by the dorsal hand vein compliance technique. Vertical lines represent the geometric means.

## DISCUSSION

The objective of our study was to directly compare venous responsiveness to noradrenaline in patients with varicose veins and control subjects. The two groups in this study were watched for age, sex, smoky habits, number of pregnancies, and diameter of the vein under study; all subjects were drugfree. In conclusion, we have shown that patients with varicose veins as a group are characterized by a low degree of venous α-adrenergic receptor responsiveness. Stimulation by endogenous noradrenaline of vascular α-adrenergic receptors play an important role in venous constriction and in maintaining venous tone (Bülbring & Tomita, 1987). On the basis of our present findings it appears to be conceivable that a low degree of venous α-adrenergic responsiveness with an impaired regulation of venous tone may be one of the factors involved in the pathogenesis of varicose veins. This would be in keeping with the concept that the priamry defect in varocisities is associated with the vein wall rather than primary valvular insufficiency (Rose, 1986, & Watts, 1986).
On the basis of our present findings it appears to be conceivable that a low degree of venous α-adrenergic responsiveness with an impaired regulation of venous tone may be one of the factors involved in the pathogenesis of primary varicosis.

## REFERENCES

Aellig W.H. (1981): A new technique for recording compliance of human hand veins. Br. J. Clin. Pharmacol. 11, 237-243.

Andreotti, L. & Cammelli, D. (1979): Connective tissue in varicose veins. Angiology, 30, 798-805.

Andreotti, L., Cammelli D. & al. (1985): Biochemical analysis of dermal connective tissue in subjects affected by primary uncomplicated varicose veins. Angiology 36, 265-270.

Bülbring, E. & Tomita, T. (1987): Catecholamine action on smooth muscle. Pharmacol. Rev. 39, 49-96.

Eichler, H.G., Hiremath, A. & al. (1987): Absence of age-related changes in responsiveness to nitroglycerin in vivo in man. Clin. Pharmacol. Ther. 42, 521-524.

Haimovici, H. (1987): Role of precapillary arteriovenous shunting in the pathogenesis of varicose veins and its therapeutic implications. Surgery 101, 515-522.

Rose, S. (1986): What causes varicose veins? (Letter). Lancet 1, 320-321.

Tolins, S.H. (1983): Treatment of varicose veins. Am. J. Surg. 145, 248-252.

Watts G.T. (1986): Varicose veins are caused by defective valves in the veins. Lancet 1: 31-32.

*Phlébologie 92.* Eds P. Raymond-Martimbeau, R. Prescott, M. Zummo.
John Libbey Eurotext, Paris © 1992, pp. 49-51

# A comparison of smooth-muscle derived proteolytic enzymes in normal and varicose veins

T.A. Lees, D. Mantle*, D. Lambert

*Department of Surgery, The Medical School, University of Newcastle upon Tyne, Framlington Place, Newcastle upon Tyne, NE2 4HH, England and * Department of Neurochemistry, University of Newcastle upon Tyne, UK.*

## INTRODUCTION

The aetiology of primary varicose veins remains obscure, though a primary abnormality of vein wall smooth muscle, rather than a primary abnormality of the venous valves, has been implicated (Rose and Ahmed 1986). Svejcar ***et al*** (1963) have suggested that abnormalities in the content of smooth muscle within the varicose vein wall may due to altered collagen metabolism and have also demonstrated an increased hexosamine content in varicose veins. Based on this they proposed a hypothesis that varicose veins may be due to an inherited abnormality of collagen metabolism.
This study has attempted to evaluate alterations in the smooth muscle protein turnover in the varicose vein wall by determining the activity of a representative range of proteolytic enzymes responsible for the various stages of muscle protein degradation.

## MATERIALS AND METHODS

Vein wall samples were taken from the proximal long saphenous vein (within 5cm of the saphenofemoral junction) in 17 patients with primary varicose veins and 17 patients with a normal long saphenous vein undergoing coronary artery bypass grafting. Veins were frozen immediately and stored at -40$^{O}$C. 300mg samples were taken and washed in 0.9% saline in order to remove all surface blood and these were then homogenized using an Ultra-Turrax homogeniser in 50mM Tris/acetate buffer pH 7.5 (1:10 weight:volume). Assays were carried out for the following enzyme types as previously described using 7-amido-4-methyl coumarin (AMC) based fluorigenic substrates (Mantle ***et al.***,1992): alanyl and arginyl aminopeptidase; dipeptidylaminopeptidases 1, 2, and 4; proline endopeptidase and collagenase. Briefly the enzyme sample (0.1ml supernatant) was incubated with the appropriate assay medium (total volume 0.3ml) for 1 hour at 27$^{O}$C and the reaction terminated by addition of 0.6ml ethanol. The fluorescence of the liberated AMC was measured by reference to a fluorescence standard ($\lambda_{ex}$ 380nm, $\lambda_{em}$ 440nm). Assay blanks were run in which enzyme was added to the medium immediately before addition of ethanol. Assay conditions were modified for samples with high enzyme activity such that the extent of substrate utilization never exceeded 15%.

## RESULTS

The activities of each of the 7 enzymes expressed as median and range are shown in Table 1 below for the two groups of varicose veins and normal veins. The probabilities of the difference between the activities of the two groups are also given (Mann-Whitney U-test).

**Table 1. Enzyme activities in normal and varicose veins expressed as median and range in nmol substrate hydrolysed/hour/ml of extract**

| | COLL | ALA-AP | ARG-AP | PRO-END | DAP-1 | DAP-2 | DAP-4 |
|---|---|---|---|---|---|---|---|
| Normal | 26.8 (11.7-45.0) | 112.5 (86.4-187.2) | 158.4 (100.8-315.9) | 167.4 (55.8-275.4) | 17.8 (6.8-31.5) | 36.9 (9.9-81.0) | 35.1 (15.3-39.6) |
| Varicose | 37.8 (17.1-53.6) | 109.8 (32.4-162.0) | 223.2 (79.2-380.7) | 213.3 (129.6-307.8) | 15.8 (6.8-35.6) | 97.7 (30.6-147.6) | 34.7 (19.8-40.5) |
| p | 0.119 | 0.272 | 0.326 | 0.022 | 0.840 | 0.002 | 0.750 |

COLL = Collagenase, ALA-AP = Alanyl aminopeptidase, ARG-AP = Arginyl aminopeptidase, PRO-END = Proline endopeptidase, DAP = Dipeptidylaminopeptidase.

Only diaminopeptidase-2 demonstrated a significantly higher level of activity in varicose veins compared to normal (Mann-Whitney U test $p < 0.01$). There was a trend of higher levels of arginyl aminopeptidase, though this did not reach statistical significance, and proline endopeptidase ($p < 0.05$) in varicose veins. There was no significant difference in the levels of the other 4 enzymes between the 2 groups.

## DISCUSSION

Varicose veins have in the past been attributed to descending valvular incompetence (Ludbrook 1963). King in 1950 suggested that venous dilatation was not due to primary valvular incompetence but to a haemodynamic alteration in blood flow brought about by a chemical stimulus. Rose and Ahmed (1986) using a combination of light and electron microscopy demonstrated a decreased quantity of smooth muscle in the "blow-outs" of varicose veins. They stated that 60% of varicose veins occur below a competent saphenous valve indicating a primary vein wall abnormality rather than a valve defect and that the cause of the changes in vein wall constituents should be sought in an investigation of the enzyme systems involved in maintaining tissue equilibrium in the vein wall. Svejcar ***et al.***, (1963) demonstrated a lower content of collagen in varicose veins and "potential varicose veins" compared to normal, though contrary to the findings of Rose and Ahmed found that varicose veins contained relatively more muscle than normal venous segments. They also demonstrated a higher hexosamine content in varicose veins, and proposed the hypothesis that varicose primary varicose veins are caused by abnormal collagen metabolism.

These studies suggest that there may be an alteration in the turnover of one or more constituents of the vein wall, in particular the smooth muscle. This study has measured the activity of a number of representative enzymes responsible for muscle protein degradation in order to assess if there is altered muscle catabolism in the varicose vein wall. The results suggest that primary varicose veins are associated with increased activity of specific proteolytic enzymes in keeping with an alteration in the muscle turnover, although the precise role of these enzymes in the disease process remains to be determined.

## REFERENCES


King, E.S.J. (1950): The genesis of varicose veins. *Aust. NZ. J. Surg.* 20, 126.

Ludbrook, J. (1963): Valvular defect in primary varicose veins. Cause or effect? *Lancet.* 2, 1289.

Mantle, D. Delday, M.I. Maltin, C.A. (1992): Effect of clenbuterol on protease activities and protein levels in rat muscle. *Muscle and Nerve.* In Press

Rose, S.S. Ahmed, A. (1986): Some thoughts on the aetiology of varicose veins. *J. Cardiovasc. Surg.* 27, 534-43.

Svejcar, J. Prerovsky, I. Linhart, J. kruml, J. (1963): Content of collagen, elastin and hexosamine in primary varicose veins. *Clin. Sci.* 24, 325-330.

**L'importance des anticorps anti-phospholipides dans la pathogenesis des patologies vasculaires.**

Paolo Detullio, Fabio Arena, ^Attilio Manfredi.
Divisione di Chirurgia Generale. USL 6. Borgo Val di Taro (PR)
^Cattedra di Chirurgia Generale. Università degli Studi di Parma. Parma (ITALY).

Des differentes anticorps qu'on peut relever dans le serum des patients avec LES, les anticorps anti-phospholipides, ont etè object de particulier attention , ayant etè evidencè une etroite association entre leur presence et l'apparition des thromboses veineuses et/ou arterielles, avortements appelants et thrombocytopenie. L'interet est augmentè dés que on a observè que ces associations n'interesse pas seulement patients avec LES, mais peuvent paraitre dans autres conditions morbides ou aussi en façon isolée. Les auteurs observation la pathogenesis de ces situation pathologiques, soulignant de plus que la valutation de ceux malades dois etre completè par un "screening" immunologique complet.

*Phlébologie 92.* Eds P. Raymond-Martimbeau, R. Prescott, M. Zummo.
John Libbey Eurotext, Paris © 1992, pp. 53-55

# The antiphospholipid syndrome (APS) among 120 patients with deep vein thrombosis

M. Ojiro*, M. Takenoshita**, R. Toshinaga**, H. Shimazu**

** Dept. of Surgery, Kagoshima Prefectural Hospital, 1-18, Nase, Kagoshima Prefecture, Japan. ** First Dept. of Surgery, Faculty of Medicine, Kagoshima University, 1-35-8, Sakuragaoka, Kagoshima, Japan.*

The hypercoagulable state of blood is one of main causes of deep vein thrombosis(DVT). The surgical operation, cancer and abnormal hormonal situation(delivery, steroid, pill, etc.) which have the hypercoagulable state of blood, have been revealed as main risk factors of DVT. However unexplained DVT which couldn't be detected any other causative and risk factors, has remained in 20—40% of DVT cases.

We had examined the hemostatic abnormalities caused to protein C, protein S, AT—III and abnormal plasminogen. But, even these abnormalities only couldn't explain all of unexplained DVT. Recently the acquired thrombogenic factor, namely lupus anticoagulant(LAC) and the anticardiolipin antibody(ACA) have been attracted as a causative factor of thrombosis. Although many studies of these inhibitors have been reported on systemic lupus erythematosis(SLE), on DVT these factors have not yet been studied sufficiently. We studied LAC and ACA in the blood of DVT patients in order to clarify the incidence and the chracteristic clinical findings of DVT with these factors.

## Material and Method

On 120 chronic DVT patients(male 34 and female 86) who were recognized by the ascending phlebography, the fresh blood had been collected in 1/10 volume of a 3.8% trisodium citrate solution and the plasma was stored at —20°C until assay. LAC was measured by the diluted prothrombin time method. LAC positive was evaluated by more than three times prolongation of the ratio of normal PT to 50% diluted PT.

IgG—ACA and IgM—ACA were measured by anticardiolipin ELISA kit(Cheshire Diagnostics Limited). Over 20 Gpl unit/ml of IgG and IgM—ACA was evaluated as positive. APS was diagnosed the patients with LAC or IgG—ACA. The patients with these factors and the control group who couldn't be detected any these factors were compared with clinical findings.

## Result

LAC was found in 40 cases of 120 DVT patients(33.3%), IgG—ACA was 16 cases(13.3%) and IgM—ACA was 23 cases (19.2%). The correlation between these factors was not recognized. 48 patients were diagnosed as APS(40.0%). Although female patients are much more than male, the DVT patients with APS were 17 of 34 male(50.8%) and 31 of 86 female (36.6%), the incidence of

APS in male patients was higher than in female.
The age of patients with LAC, IgG—ACA and APS was relatively younger than the control group. However no significant difference was recognized. (Table 1, 2)

| | Male | Female | Total |
|---|---|---|---|
| **DVT** | 34(28.3%) | 86(71.7%) | 120 |
| **LAC** | 16(41.1,37.5) | 24(28.1,62.5) | 40(33.3, —) |
| **IgG—ACA** | 2( 5.9,12.5) | 14(16.3,87.5) | 16(13.3, —) |
| **IgM—ACA** | 6(17.6,26.1) | 17(19.8,73.9) | 23(19.2, —) |
| **APS** | 17(50.8,35.4) | 31(36.6,64.5) | 48(40.4, —) |
| **Control** | 15( —,24.6) | 46( —,75.4) | 61( —, —) |

Table, 1. *The frequency of male and female DVT patients with LAC, IgG—ACA, IgM—ACA and, APS(the incidence in male, female and total, incidence in several factors;%)*

| | Male | Female | Total |
|---|---|---|---|
| **LAC only** | 13 | 14 | 27 |
| **IgG—ACA only** | 1 | 5 | 6 |
| **IgM—ACA only** | 2 | 9 | 11 |
| **LAC+IgG—ACA** | 0 | 4 | 4 |
| **LAC+IgM—ACA** | 2 | 4 | 6 |
| **LAC+IgM—A+IgM—ACA** | 1 | 2 | 3 |
| **IgG+IgM—ACA** | 0 | 2 | 2 |
| | 19(55.9%) | 40(46.5%) | 59(49.2%) |

Table 2, *The number and correlation of LAC, IgG—ACA, and IgM—ACA among 120 DVT cases(male 34 and female 86 cases)*

On the site of thrombosis , although the incidence of thrombus in left lower limb is more than in right side, the DVT with APS had relatively higher incidence of right limb with thrombus than control group (22.9% vs.16.9%) and the axillary vein or portal vein thrombosis was recognized in LAC and ACA positive group. Especially the pulmonary embolus had significant high incidence in APS group compared with control group(16.7% vs.3.3%, $p<0.05$). (Table 3)

| | left | right | both | pulmo. em. | |
|---|---|---|---|---|---|
| **LAC** | 29(72.5) | 8(20.0) | 3( 7.5) | 7(17.5) | |
| **IgG—A** | 10(62.3) | 5(31.3) | 1( 6.3) | 1( 6.3) | |
| **IgM—A** | 16(69.6) | 4(17.4) | 3(13.0) | 3(13.0) | |
| **APS** | 34(70.8) | 11(22.9) | 3( 6.3) | 8(16.7) | ]* |
| **Cont.G** | 37(77.1) | 8(16.7) | 3( 6.3) | 2( 3.3) | ] |

*p<0.05

Table 3, *The number and incidence of the site of thrombosis in lower limb and pulmonary embolus*

The other causative and risk factors except LAC and ACA were sought in the DVT patients with these factors, 52.1% of APS patients couldnt be discovered any other etiologies.(Table 4)

| | LAC | IgG—ACA | IgM—ACA | APS |
|---|---|---|---|---|
| **unknown** | 22(55.0%) | 7(43.8%) | 11(47.8%) | 25(52.1%) |
| **postsurgery** | 7 | 5 | 4 | 9 |
| **cancer** | 7 | 3 | 2 | 9 |
| **abn.hormon** | 6 | 3 | 7 | 9 |
| **others** | 2 | 4 | 0 | 2 |
| | 40 | 16 | 23 | 48 |

Table 4, *The causative and risk factors in DVT patients with antiphosphlipid antibodies*

In these APS patients, the abnormality of AT—III, protein C, protein S and plasminogen was recognized in one, 3, 4 and one cases respectively.

## Discussion

LAC and ACA have been found to be strongly associated with venous and arterial thrombosis. Although a close correlation between LAC and ACA had been shown in the past time, LAC is not identical to ACA. LAC is an autoantibody directed against regatively charged phospholipid, but ACA is antibody to the complex of antiphospholipid cofactor and phospholipid. The pathogenic mechanism binding these inhibitors in vivo has not been clarified yet, though these factors damage thrombomodulin on endtherial cells and then inhibit the activation of protein C.

Although many studies of these factors on SLE and spontaneous abortion have been reported, the investigation on DVT has not been sufficient. Furthermore, the unexplained DVT accounts for 20—40% of them. We had investigated protein C, S AT—III and plasminogen in order to clarify the cause of unexplained DVT. Although 29 of 133 DVT cases had been detected these abnormalitics(21.8%), the unknown cause of DVT still remained. From this study, LAC and ACA were detected in 59 of 120 DVT cases(49.2%)and APS was 48 cases(40.0%). Over 50% of DVT patients(LAC 55.0% and APS 52.1%) who were detected these factors couldn't be sought any other causative and risk factors. We do not know whether this frequency is high or not, though Ben—Tal has reported 4 cases of 107 patients with thrombophilia(3.8%). This discrepancy may be due to the assay method for LAC. However in the half of male patients, the cases with an unusual site of thrombosis and the recurrence case, LAC and APS were recognized. Especially the patients with LAC and APS had significant high incidence of pulmonary embolus. Therefore the unexplained DVT, male patients and an unusual site of thrombosis should be examined these factors in company with protein C, S AT—III and plasminogen.

## Reference

1) Hughes, G.R.V., et al.(1986), The anticardiolipin syndrome, J. Rheumat tol, 13;486—489,

2) M. Ojiro, et al.(1989) Abnormalities of protein C, protein S, antithrombin—III and plasminogen in patients with deep vein thrombosis. Phlebologie '89, A. Davy. R. Stemmer eds, ©1989. John Libbey Eurotext Ltd. ;493—495,

3) O. Ben—Tal, et al.(1989), The relative frequency of hereditaly thrombotic disorders among 107 patients with thrombophilia in Israel.

Thrombosis and Haemostasis, 61;50—54

*Phlébologie 92.* Eds P. Raymond-Martimbeau, R. Prescott, M. Zummo.
John Libbey Eurotext, Paris © 1992, pp. 56-58

# Analysis of the smooth-muscle content of the normal and varicose vein wall *via* analytical electrophoresis

T.A. Lees, D. Mantle*, D. Lambert

*Department of Surgery, The Medical School, University of Newcastle upon Tyne, Framlington Place, Newcastle upon Tyne, NE2 4HH, England and Department of * Neurochemistry, University of Newcastle upon Tyne, UK.*

It has been suggested that varicose veins arise from an altered level of smooth muscle content within the vessel wall, rather than from primary valvular incompetence, although previous data has been contradictory (Svejcar ***et al.***, 1963, Rose and Ahmed 1986).
In order to confirm and further elucidate the nature of this muscle abnormality we have compared the smooth muscle protein fractionation patterns from normal and varicose vein samples via analytical SDS-polyacrylamide gel electrophoresis (SDS-PAGE); in particular we have compared the staining intensities of the smooth muscle derived protein myosin (heavy chain) gel band between normal and varicose veins to quantify the smooth muscle content within the vessel wall.

## MATERIALS AND METHODS

Venous samples were obtained from 16 patients with primary varicose veins and 16 patients with normal veins undergoing reversed autogenous vein arterial bypass grafts. In each case the sample was taken from the proximal 3cm of the long saphenous vein and stored at -40$^{o}$C. In addition sequential sections were taken of a single varicose long saphenous vein stripped from the thigh. The muscle portion of each sample(100mg) was solubilized via homogenization (1:20 weight/volume) in 50mM Tris/acetate buffer pH7.5 containing 10% SDS and 5% 2-mercaptoethanol using an Ultra-Turrax homogenizer, and boiled for 5 minutes. Following centrifugation (2000rpm for 10min) sample supernatants (50microl) were analysed by SDS-polyacrylamide gel electrophoresis following the method of Laemli (1970), with a 4% stacking gel and 5-10% linear acrylamide gradient separating gel. Gel slabs were subsequently stained with Coomassie Brilliant Blue (Mantle ***et al.***, 1983). Following transfer of fractionated proteins onto nitrocellulose (Towbin ***et al.***, 1979) the protein band corresponding to myosin heavy chain, molecular mass approximately 205 KDa, was identified using a monoclonal anti-myosin antibody (Sigma) with band visualization via a second antibody linked to peroxidase. Following identification of the myosin heavy chain band, its staining intensity was measured for each band using a scanning densitometer. The intensity levels for the normal and varicose vein bands within each gel were compared as a measure of the difference in the levels of myosin, and therefore smooth muscle content, between the two groups (Nicholson ***et al.***, 1989).

## RESULTS

The staining patterns for fractionated venous wall muscle proteins from 4 normal veins (lanes 6-9) and 4 varicose veins (lanes 2-5) are shown in Fig. 1, with a myosin standard in lane 1. The identity of the myosin heavy chain band* has been further confirmed following immunoblotting on nitrocellulose.

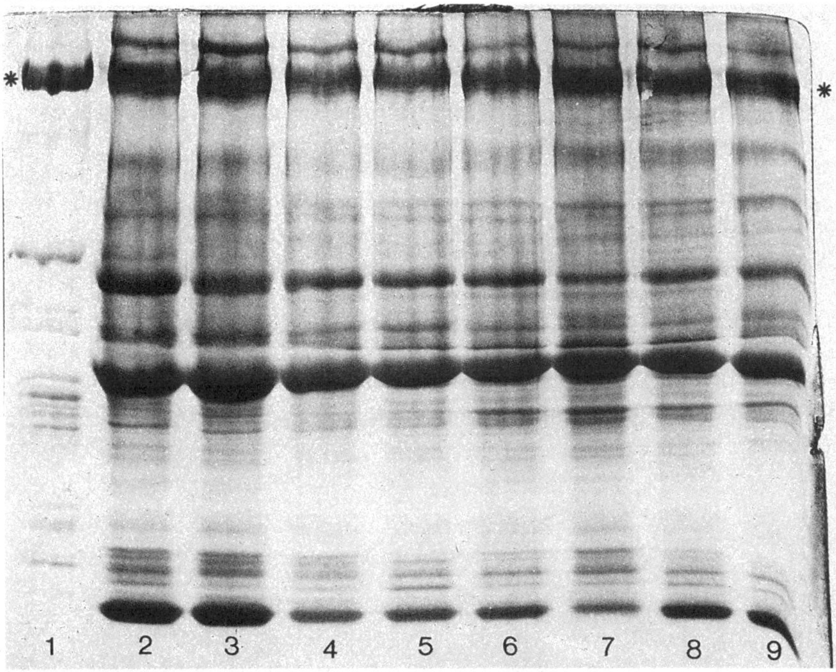


**Figure 1. Electrophoretic staining pattern for myosin standard protein (lane 1), 4 varicose veins (lanes 2-5) and 4 normal veins (lanes 6-9)**

The staining intensities (595nm) of the myosin heavy chain band from 16 varicose and 16 normal samples are shown in Table 1; each gel corresponds to a separate experiment comparing 4 normal and 4 varicose veins.

**Table 1. Staining intensities (mean ± SD) in absorbance units (AU) of myosin heavy chain band in normal and varicose veins.**

| | NORMAL (A.U.) | VARICOSE (A.U.) |
|---|---|---|
| GEL 1 | 0.38 ± 0.11 | 0.45 ± 0.05 |
| GEL 2 | 0.32 ± 0.04 | 0.38 ± 0.06 |
| GEL 3 | 0.28 ± 0.08 | 0.28 ± 0.05 |
| GEL 4 | 0.49 ± 0.08 | 0.61 ± 0.09 |

There was no significant difference in the staining intensities of the myosin heavy chain band between normal and varicose veins ($p>0.05$, Mann-Whitney U test).
The staining intensities for the samples obtained from 4 varicose sections and 4 "normal" sections of one long saphenous vein stripped from the thigh were $0.42 \pm 0.04$ and $0.45 \pm 0.03$ respectively (No significant difference, $p>0.05$, Mann-Whitney U test).

## DISCUSSION

Svejcar ***et al.***, (1963) on the basis of gravimetric analysis, found a higher content of smooth muscle in varicose vein wall compared to normal, whereas Rose and Ahmed (1986), on the basis of light and electron microscope morphological analysis, found a reduced content of smooth muscle in varicose vein wall compared to normal. We have attempted to resolve these conflicting findings by quantifying the smooth muscle content of normal and varicose vein samples, via an alternative biochemical approach, by determination of the level of the smooth muscle-derived protein myosin following SDS-PAGE fractionation.
Our findings have demonstrated that there is no significant difference in the level of smooth muscle derived myosin in vein wall samples between normal and varicose veins and therefore these results suggest that there is also no difference in the quantity of smooth muscle between these two groups. There was no significant difference in the level of myosin between "normal" and varicose sections of a single varicose long saphenous vein stripped from the thigh which also indicates that there is no regional alteration in the smooth muscle content of the vein wall in areas of venous dilatation.

## REFERENCES


Laemmli, U.K. (1970): Cleavage of structural proteins during the assembly of the head of the bacteriophage T4. *Nature*. 227, 680-85.

Mantle, D. Hardy, M.F. Lauffart, B. McDermott, J.R. Smith, A.I. Pennington, R.J.T. (1983): Purification and characterization of the major aminopeptidase from human skeletal muscle. *Biochem. J.* 211, 567-573.

Nicholson, L. Davison, K. Falkous, G. *et al.* (1989): Dystrophin in skeletal muscle - Western blot analysis using a monoclonal antibody. *J. Neurol. Sci.* 94, 125-137.

Rose, S.S. Ahmed, A. (1986): Some thoughts on the aetiology of varicose veins. *J. Cardiovasc. Surg.* 27, 534-43.

Svejcar, J. Prerovsky, I. Linhart, J. kruml, J. (1963): Content of collagen, elastin and hexosamine in primary varicose veins. *Clin. Sci.* 24, 325-330.

Towbin, H. Staehelin, T. Gordon, J. (1979): Electrophoretic transfer of proteins from polyacrylamide gels to nitrocellulose: procedure and some applications. *Proc. Natl. Ad Sci.* 76, 4350-4356.

*Phlébologie 92.* Eds P. Raymond-Martimbeau, R. Prescott, M. Zummo.
John Libbey Eurotext, Paris © 1992, pp. 59

# The mucopolysaccharide content of venous ulcers, its distribution and function related to dressing type

Kevin F.M. Patrick, Stephen I. White*, Douglas Queen, Elaine Johnson, Michael J. Lydon

*ConvaTec Wound Healing Research Institute, Clwyd, UK. * Department of Dermatology, Clatterbridge Hospital, Merseyside, UK.*

Hyaluronic acid (HA), is a linear polymer of repeating N-acetylgluosamine-glucuronic acid disaccharides, and belongs to the class of polysaccharides known as Glycosaminoglycans. HA is known to occur in the early stages of wound healing and to be involved in the formation of granulation tissue. Other mucopolysaccharide are also known to occupy the wound matrix in the later stages of healing wound. Our current work, using biopsy material from patients with venous ulcers, has demonstrated the presence of HA together with other mucopolysaccharide in the wound matrix of venous ulcers. The current study has examined the mucopolysaccharide content of venous ulcers under a variety of treatment regimes, including dry dressing control, polyurethane film and hydrocolloid dressing. The findings to date suggest that dressing type may influence the deposition and relative proportions of mucopolysaccharide present with the wound matrix of venous ulcers.

*Phlébologie 92.* Eds P. Raymond-Martimbeau, R. Prescott, M. Zummo.
John Libbey Eurotext, Paris © 1992, pp. 60-61

# Immunohistochemical investigations of the dermatoliposclerotic skin

W. Vanscheidt, H. Laaff, A. Lauber, J. Weiss, E. Schöpf

*Department of Dermatology, University Hospital, D-78 Freiburg, Germany.*

There is conflicting evidence for an increase in number of capillaries of the skin in chronic venous insufficiency (1,2,6,12).
Immunohistochemical investigations of dermal capillaries with the proliferation marker ki 67 revealed that a proliferation of dermal capillaries does not occur (12).
Therefore deformation causes tufting of capillaries and gives the false impression of an increased number of dermal capillaries due to the visible capillary loops.
This deformation is liable to involve the surrounding pericytes either. Immunohistochemical investigations of the capillary pericytes with Anti-Vimentin and anti-actin-monoclonal antibodies showed a disruption of cytosceletal-proteins (5).
One of the consequences of this finding could be a loss of con tractibility and an increased capillary permeability. By this way morphological alterations of the pericytes could contribute to an increased capillary leakage in chronic venous insufficiency.
Due to this increased capillary permeability fibrinogen is deposited around the capillaries which can be shown immunfluorescencehistologically (4,10). Recent publications have shown that a diffusion block for oxygen by pericapillary fibrin cuffs is rather improbable (7).
Fibrinogen is transformed to fibrin. Stabilisation of the deposited fibrin by the fibrin-stabilizing factor (F.XIII a) is essential as the next step to pericapillary fibrosis.
By means of anti-F.XIII a antibodies the F.XIII-deposition in the vicinity of dermal capillaries could be indeed be visualized which in our opinion is a further step to dermatoliposclerosis and explains the increased frequency of decreased F.XIII-activities in venous leg ulcer patients.

**References:**


Burnand, K.G., Whimster, I. et al.: The relationship between the number of capillaries in the skin of the venous-ulcer bearing area of the lower leg and the fall in foot vein pressure during exercise. Br. J. Surg. 68:297-300, 1981.

Burnand, K.G., Clemenson, G. et al.: The effect of sustained venous hypertension on the skin capillaries of the canine hind limb. Br. J. Surg. 69:41-44, 1982.

Coleridge, Smith PD, Thomas, P., Scurr, J.H., Dormandy, J.A.: Causes of venous ulceration - a new hypothesis. Br. Med. J. 296: 1726-1727, 1988.

Falanga, V., Moosa, H.H., Nemeth, A.J., Alstadt, S.T.P., Eaglstein WH: Dermal Pericapillary Fibrin in Venous Disease and Venous Ulceration. Arch. Dermatol. 123:620-623, 1987.

Laaff, H, Vanscheidt, W., Weiss, J,Schaefer, H.E., Schöpf, E.: Immunohistochemical investigation of pericytes in chronic venous insufficiency. VASA 20:323-330,1991.

Mourad, M.M., Barton, S.P., Marks, R.: Changes in the endothelial cell mass, luminal volume and capillary number in the gravitational syndrome. Br. J. Dermatol. 121:447-461, 1989.

Michel, C.C.: Oxygen diffusion in oedematous tissue and through pericapillary cuffs. Phlebology (1990), 5, 223-230.

Moyses, C., Cederholm-Williams, S.A., Michel, C.C.: Haemoconcentration and accumulation of white cells in the feet during venous stasis. Int. J. Microcirc: Clin Exp. 5: 311-320 (1987).

Partsch, H.: Zur Pathogenese des venösen Ulcus cruris. Hautarzt (1985) 36: 196-202.

Vanscheidt, W., Laaff, H. Wokalek, H., Niedner, R., Schöpf, E.: Pericapillary fibrin cuff - a histological sign of venous ulceration. J. Cutan Pathol. 17:266-268, 1990.

Vanscheidt, W., Hasler, K., Wokalek, H., Niedner, R., Schöpf,E.: Factor XIII-deficiency in the blood of venous leg ulcer patients. Acta Derm. Venereol. 71:55-57, 1991.

Vanscheidt W, Laaff H, Weiss JM, Schöpf E: Immunohistochemical investigation of dermal capillaries in chronic venous insufficiency. Acta Derm. Venereol. 71:17-19, 1991.

*Phlébologie 92.* Eds P. Raymond-Martimbeau, R. Prescott, M. Zummo.
John Libbey Eurotext, Paris © 1992, pp. 62-63

# Immunohistochemical investigations of the endothelium of capillaries in dermatoliposclerotic skin

W. Vanscheidt, V. Hach-Wunderle, R. Niedner, E. Schöpf

*Department of Dermatology, University Hospital, Freiburg i. Br., Germany and William-Harvey-Klinik, Bad Nauheim, Germany.*

Increased adherence of white blood cells in the microcirculation of the dependent leg could be shown (1) . Dermatoliposclerotic skin contains significantly more white cells than healthy skin (2). Capillary loops also contain significantly more white blood cells in the dermatoliposclerotic skin than in healthy controls (Table 1).

One reason of white cell trapping is certainly a decreased blood flow due to venous hypertension. Alterations of endothelial adhesion molecules could contribute to white cell trapping in the microcirculation of the lower limb.

In order to evaluate possible changes of endothelial adhesion-molecules the endothelium of capillaries was investigated with a monoclonal antibody against ELAM-1 and ICAM-1. Healthy controls and lipodermatosclerotic skin were compared. In preliminary investigations no significant changes could be observed in dermatoliposclerotic skin.

| Group | N | Age | Quotient |
|---|---|---|---|
| 0 | 22 | 30.77 | 1.91 |
| 1 | 38 | 54.31 | 15.28 |
| 2 | 32 | 49.65 | 15.25 |
| 3 | 10 | 65.10 | 24.18 |

0= Healthy controls
1= Lipodermatosclerosis
2= Non-venous leg ulcers
3= Venous leg ulcers

**Table 1** : Quotient of white cells in capillary loops/total number of capillary loops in healthy skin, lipodermatosclerosis, non-venous leg ulcer edges and venous leg ulcer edges.

After occlusion of the upper extremity white cell trapping could be proved in 30 patients with venous leg ulcers (Table 2) compared to 30 control patients. Since hemodynamic reasons for white cell trapping in the upper extremity are rather improbable, these data give indirect evidence for a systemic change in white cell rheology in leg ulcer patients.
From our data we conclude that activation of white blood cells seems to contribute to white cell trapping rather than endothelial changes.

| | $WRQ_2-WRQ_1$ (%) | $PCV_2-PCV_1$ (%) |
|---|---|---|
| Venous leg ulcers (n=30) | -17.7 (*) | 19.5 n.s. |
| Healthy controls (n=30) | -12.8 (*) | 19.7 n.s. |

**Table 2:** Percentage decrease of the ratio WBC/(RBC x $10^{-3}$) during venous occlusion, indicating retention of white blood cells($WRQ_2-WRQ_1$); increase of packed cell volume(PCV) during venous occlusion ($PCV_2-PCV_1$), * = $p < 0.05$ (Mann-Whitney), n.s.= non-significant

**References**

Coleridge Smith, P.D., Thomas, P., Scurr, J.H., Dormandy, J.A.: Causes of venous ulceration - a new hypothesis. Br. Med. J. 296:1726-1727, 1988.

Scott, H.J., Coleridge Smith, P.D., Scurr, J.H.: Histological study of white blood cells and their as sociation with lipodermatosclerosis and venous ulceration. Br. J. Surg. 78:210-211, 1991.

*Phlébologie 92.* Eds P. Raymond-Martimbeau, R. Prescott, M. Zummo.
John Libbey Eurotext, Paris © 1992, pp. 64-67

# A possible theory explaining the pathobiochemical background of varicosity

Gy. Acsády, I. Lengyel, F. Solti

*Cardiovascular Surgical Clinic of Semmelweis Medical University, 1122 Budapest, Városmajor u. 68, Hungary.*

SUMMARY

Is it possible to come to a closer understanding of the pathogenesis of varicosity through bio- and histochemical examination of extirpated varix preparations? With this question in mind we have examined 137 patients. The biochemical composition of varicose vein sections was compared with that of the "normal" vein portions in the same patients. We have examined the intensity of the oxydative phosphorilation of glucose, the glycosaminoglycan and collagen content and the activity of the endothelial plasminogen, cathepsins and glycosydases. Our results suggest that the histomorphological changes characterising varicosity arc rather consequences than causes of the biochemical changes observed by us, which are as follows:

- decreased oxydative phosphorilation
- qualitative and quantitative changes of interstitial matrix
- collagen accumulation
- decreased plasminogen activity
- increased activity of cathepsins and of lysosomale origin glycosydases.

During the last five years a complex clinical and biochemical examination has been started with the aim to make an approach to the problem of the development of varicosity. Data of the physical constitution and medical case history of 137 patients have been collated with certain biochemical and histological characteristics of their exstirpated varicose saphena magna. The data of the physical constitution and medical case history can be seen on Table 1. The biochemical and histological characteristics determined in the tissue of the exstirpated varicose veins are summarized on Table 2. As it was visible even to the naked eyes, the exstirpated veins were constructed by varicose, blown out portions and by normal ones, alternatively. The varicose and the normal portions were separated from each other and in case of the laboratory examinations, the normal sections served as control (own blank) for the blown out portions of the same vein. The results of the comparison are demonstrated by the first figure.
Fig. 1. Our diagram illustrates the histomorphological and pathobiochemical changes taking place in the blown out sections of the varicose veins, as compared to the morphologically normal portions of the same exstirpated specimens, expressed in percentage.

*Table 1* Data of physical constitution and medical case history (Phlebological Data Sheet)

The patient's
Name
Identity number
Occupation
Date of hospitalization

Beginning of varicose complains
Has been the limb in question traumatized? yes not
Body weight
Do passage problems (obstipation) exist?
Anticipient treatment:
Number of deliveries:
Does varicosity occur in the family?
Concomitant diseases: diabetes mellitus, etc.
Surgical interventions before:
What kind of medication is going on?

Varicosity involves
- one side: right left
- both sides.
Has been sclerotization carried out? yes no
Did deep venous thrombosis occur? yes no

Type of the existing venous disease:
1. primare varicosis
   - did thrombophlebitis occur? yes no
2. recidive: primare varicosis
3. postthrombotic varicosis with recanalized deep veins
4. recidive postthrombotic varicosis with recanalized deep veins
5. arterio-venous varicosis
6. recidive varicosis
7. angiodysplasic varicosis
8. recidive angiodysplastic varicosis
9. non-recanalized femoropopliteal deep vein occlusion
10. non-recanalized ileofemoral deep vein occlusion
11. non-recanalized vena cava inferior occlusion
12. reocclusion after deep vein reconstruction
13. status after reconstruction of vena cava inferior
14. venous hemangiome
15. Klippel-Trenaunay syndrome
16. other malformations of the venous or arteriovenous system
17. status after Paget-Schroetter syndrome
18. vena cava superior syndrome

Results of functional tests:
- the deep venous system is open
  occluded
  opinion cannot be formed

No. of phlebography:
Date and type of surgical intervention:

Laboratory results:
Blood group:
Rh:
etc.
Result of histopathology

*Table 2* Substances determined in the wall of exstirpated saphena magna:

1. Substances referring to the remodellation of the vessel wall:
   - 1.1. mass of smooth muscle cells (microscopic estimation),
   - 1.2. collagen content (microscopic estimation and HYPRO determination).
2. Parameters in connection with the changes of tissue respiration:
   - 2.1. $O_2$ consumption,
   - 2.2 $CO_2$ production.
3. Metabolites and other compounds referring primarily to the actual state of carbohydrate metabolism (oxidative phosphorylation):
   - 3.1. Cytochrome oxydase activity,
   - 3.2. Succinate dehydrogenase activity,
   - 3.3. Lactate content,
   - 3.4. Hexosamine content,
   - 3.5. Sulphate content,
   - 3.6. β-D-glucuronidase activity.
4. Activity of other enzymes:
   - 4.1. Cathepsin activity,
   - 4.2. Plasminogen activity.

The columns growing significantly above the level of the horizontal line representing the "normal" values, from the left to the right in an order of succession are the following: collagen, lactate and hexosamin content, and the activity of beta-glucuronidase and cathepsins as well. The columns not reaching the "normal" level, represent the mass of the smooth muscle cells, the oxygen consumption of the vessel wall, and the activity of cytochrome oxidase, succinate dehydrogenase and plasmine, respectively. A plausible interpretation of these essentially interrelated pathobiochemical changes can be summarized as follows:

Fig. 2. Under the influence of certain opening signals the respiratory parameters (oxygen consumption and carbon dioxide production) of the vessel wall changes to a hypoxibiotic manner. As a consequence of the hypoxibiosis, the oxidative phosphorilation, which is one of the main energy producing processes, has been b locked up at the level of lactate production. Lactate accumulation in the venous wall has several deleterious consequences, among the others:

- the rate of ATP resynthesis decreases significantly, therefore, even the vital functions of the cells, demanding high energy supply (e.g. of the smooth muscle cells of the media) are paralysed, and because of this reason they are gradually perishing.

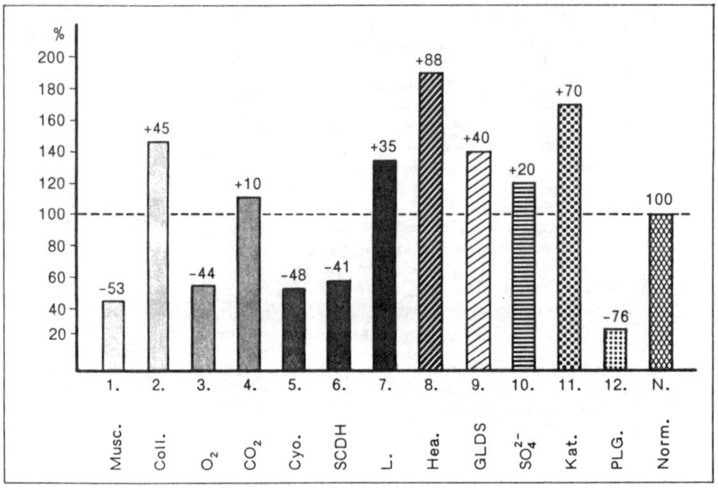


*Fig. 1*

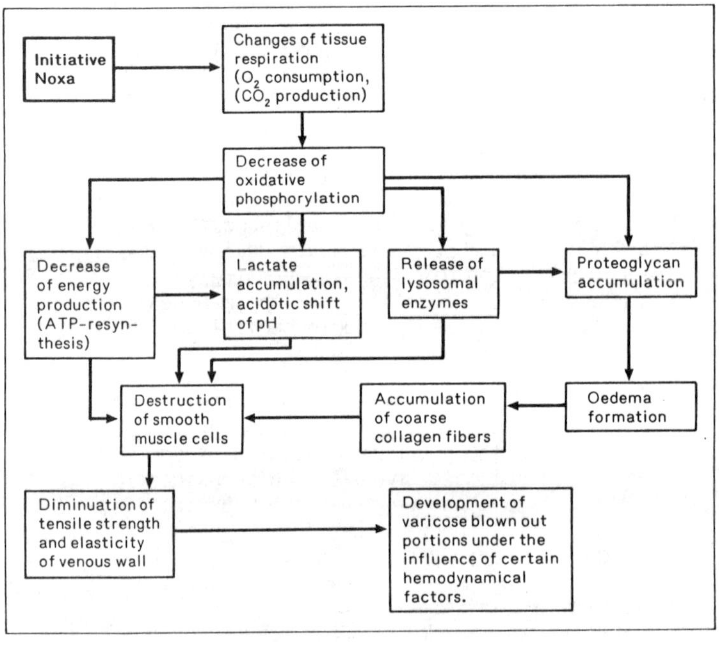


*Fig. 2.*

- The Ph of the vessel wall tissues shifts into acidotic directions. On the one hand, it increases the muscle cell degradation, as well as the release of the lysosomal enzymes from these necrotizing cells.
- On the other hand setting free the lysosomal enzymes, the cathepsins, nucleases, glycosidases, aryl-sulphatases, lipases, phosphatases, etc., the degenerative histological changes develop more quickly and perfectly.
- As a side product of the jammed oxicative glucoxe metabolism, proteoglycans (or otherwise acid mucopolysaccharides) appear and accumulate in the intercellular space. The proteoglycans themselves, have several infavourable effects, e.g.:
- because of their extraordinarily high water binding capacity, they cause oedema formation;
- they insert a specific attractive influence on the collagen production cells (e.g. fibrolasts), consequently the oedematous vessel walls become interwoven by immature, coarse and broken up collagen bundles:,
- because of their bipolar electrical charge, proteoglycans act as an ion exchange resin, transforming basically the extracellular ion millieau.

As a common consequence of these resultants, that is of the histomorphological and pathobiochemical changes, the tensile strength and the elasticity of the venous walls decreases opening free way before the development of varicosity.

Finally, at the end of our report we mention that specimens for microscopic examinations were taken from the blown out and from the "normal" section of the same exstirpated varicose vein.

On each of the two histomorphologically different portions three various histotechnical procedures have been carried out parallely:

i.) the hemalaun technique, in order to demonstrate smooth muscle cells;

ii.) the orcein method, representing collagen and elastine fibers, and

iii.) a special fluorescent immuno-histochemical procedure, whic is indicative for certain pathobiochemical changes.

In case of the first two methods, the histological changes have to be taken into consideration, according to the usual evaluation of the morphological pattern. In case of the immunohistochemical procedure, however, primarily the touching up of the colours are important, because these are the symptoms of certain pathobiochemical changes.

REFERENCES


1. Acsády, Gy. Lengyel I. Solti F.: Krampfaderleiden - Eine Theory zur pathobiochemischen Entstehnung. Vasomed Aktuell, 2, 14-17, 1990.

2. Acsády, Gy. Lengyel I. Solti F.: Histochemical examination of the structural changes in varicose veins. Phlebologie und Proktologie 19: 200-204, 1990.

3. Rose SS, Ahmed A.: Some thoughts on the aetiology of varicose veins. J Cardiovasc Surg 27: 534-543, 1986.

4. Niebes P.: Determination of enymes and degradation products of glycosaminoglycan metabolism in the serum of healthy and varicose subjects. Clin Chim Acta 42: 399-408, 1972.

5. Niebes P.: Influence des flavonides sur le métabolisme des mucopolysaccharides dans la paroi veineuse. Angiologica 9: 226-234, 1972.

6. Knapp W. Holubar K. Wick G. (Eds): Immunofluorescence and Related Stainig Techniques. New York, American Elsevier, 1978.

7. Rose NR, Bigazzi PE (Eds): Methods in Immunodiagnosis. 2nd ed. John Wiley et Sons, New York, Chichester, Brisbane, Toronto, 1984.

*Phlébologie 92.* Eds P. Raymond-Martimbeau, R. Prescott, M. Zummo.
John Libbey Eurotext, Paris © 1992, pp. 68-70

# Biological differences between arterial and venous smooth muscle cells. Cell migration on different extracellular matrices *in vitro*

Shigeo Takebayashi, Shiro Jimi

*The 2nd Department of Pathology, School of Medicine, Fukuoka University, 45-1, 7-chome Nanakuma Jonan-ku Fukuoka, 814-01 Japan.*

The artery has more sclerotic properties than the vein. Because of the differences in vivo, we previously reported intrinsic differences between arterial smooth muscle cells (ASMCs) and venous smooth muscle cells (VSMCs) in vitro and in vivo (TAKEBAYASHI, 1989). 1) Contents of cyclic AMP in ASMCs at confluence were higher than those in VSMCs. 2) Those levels in both ASMCs and VSMCs increased dose-dependently when exposed to prostaglandin $I_2$ or arginin vasopressin, but ASMCs caused significantly higher productions in comparison with VSMCs. 3) Cell growth of ASMCs were greater than that of VSMCs when cultured with normal growth medium or with hyperlipidemic-platelet-poor plasma. 4) Enzymic-histochemistries of Mg-ATPase and adenylate cyclase, which were related to energy production, in ASMCs were stronger than those in VSMCs, but in AMPase, esterase, ACPase and ALPase there were no differences between ASMCs and VSMCs. In addition, we reported that compositional differences of collagen phenotypes between in the artery and the vein. Proportion of collagen type I (C-I) and type III (C-III) was 50% and 50% in aorta, but 70% and 30% in the vena cava (SHIRAISHI et al, 1980). Moreover, in contrast to phlebosclerosis type V collagen (C-V) increased in sclerotic intimal lesions of the aorta. To perform further studies of biological differences between ASMCs and VSMCs, migration activities in both SMCs on different extracellular matrix (ECM) were examined using a Boyden-chamber method.

**MATERIALS AND METHODS:** ASMCs and VSMCs were derived from the media of the aorta and the vena cava in young swains respectively. Passage of those cells used in the studies was 3 to 10. The passage number in both ASMCs and VSMCs were always coincided in each assay. C-I, III, IV and V were prepared from placenta, and fibronectin (FN) was produced form bovine fibrinogen (type I, SIGMA) described previously (SAKATA et al, 1992). Membranes of Trarswell inserts (pore size: 8μm, Coster) were coated with each substrate in a concentration of 1mg/ml. After drying the membranes were washed throughtly with PBS. The inserts were set in a 24-well plate and were kept in 600μl DMEM contained 5% platelet-deficient serum (PDS). SMCs in a density of $1x10^4$/100μl of 5% PDS containing DMEM were placed onto the upper membrane of the inserts. The cells were allowed to adhere to the membrane for 2 hours at 37°C. Two units/ml PDGF or 1nM TGFβ were added into lower chambers of the inserts, and the cells were then incubated for 6 hours. After the end of incubation the cells were fixed, and then stained with hematoxylin. The number of cells in the filter was determined by counting the number of nuclei in 10 high-power fields. Synthesis of fibronectin and laminin in SMCs was analyzed by immunofluorescent antibody techniques.

**RESULTS:** Both ASMCs and VSMCs could synthesize FN, but their productions were varied when cultured on different ECM. FN bounded on culture dish prevented the cellular FN synthesis (Fig.1 and Table1). Cells on C-III synthesized large amounts of FN, while cells on C-I, C-IV and C-V produced less FN. Similar results were obtained in VSMCs (Table1).

Cell migration activities of ASMCs without stimulations were significantly greater than those of VSMCs, even in the case of membrane coated by different ECM. The highest activity in both cells was noted in coated membrane with FN. The activity on C-IV followed next in ASMCs, but not in VSMCs. C-I, C-III and C-V maintained lower levels of migration in both cells. Cell migrations of ASMCs on any of ECM were enhanced by PDGF, but not in VSMCs except for on FN which was slightly activated (Fig.2). When stimulated by TGFβ, ASMCs immigrated greatly into the filters as compared with VSMCs. The migration activities of ASMCs on FN, C-IV and C-V were stimulated at greater levels than those on C-I and C-III. VSMCs had less responses to TGFß for cell migration except for FN case.

**DISCUSSION:** Our current series of experiments are undertaken in order to clarify the question, how come that the aorta becomes atherosclerotic easily, while the vena cava remains unchanged in human in same aged individuals. We have been reported that the many biological differences between the aorta and the vena cava: constitutional differences of collagen phenotypes in normal tissue and different cellular responses under the various pathological conditions. After denudation of endothelial cells from the aorta or the vena cava in rabbits, hyperlipidemic diet was thereafter loaded to the animals. Marked intimal thickening was developed in the aorta, but not in the vena cava. Many lipid accumulation was found in the denuded area than that of undenuded area in the aorta. However, the denuded area of the vena cava showed very mild intimal thickening. No deposition of lipid was found in the involved intima. These differences on atherogenesis in the aorta and the vein might be come from the differences in intrinsic characteristics between ASMCs and VSMCs.

Our conclusions of these studies are as follows: 1) Both ASMCs and VSMCs produced FN and laminin in variable amounts when cultured on different substratums. SMCs on C-III synthesized the largest amount of FN, while the

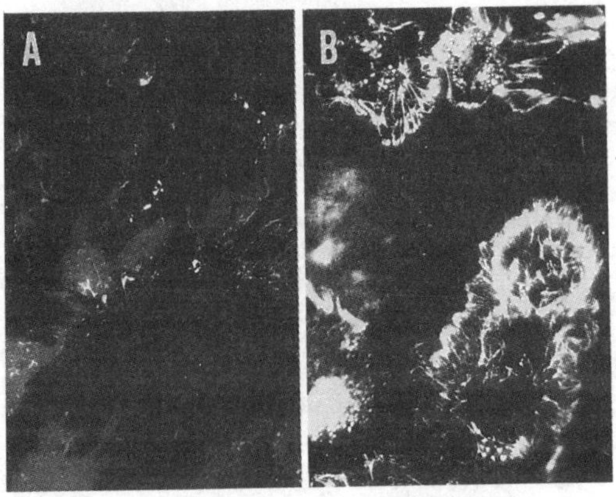

Fig 1. FN localization in ASMCs cultured on FN (A) and C-III (B)

Table 1. Degrees of FN and laminin synthesis in ASMCs and VSMCs by immunofluorescent techniques

| | | Coated substrates | | | | |
|---|---|---|---|---|---|---|
| | | FN | C-I | C-III | C-IV | C-V |
| ASMC | fibronectin | − | ± | ++ | + | + |
| | laminin | − | ± | ± | ± | ±~+ |
| VSMC | fibronectin | −~± | + | +++ | + | + |
| | laminin | − | ± | + | ± | + |

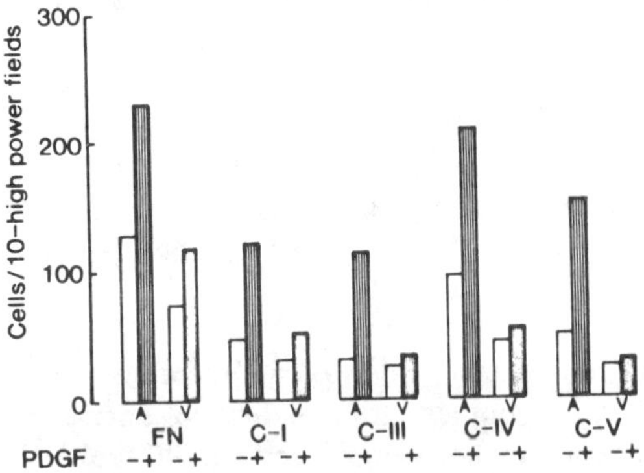



Fig 2. Effects of coated substrates on migration activities stimulated by PDGF (A: ASMCs, V: VSMCs)

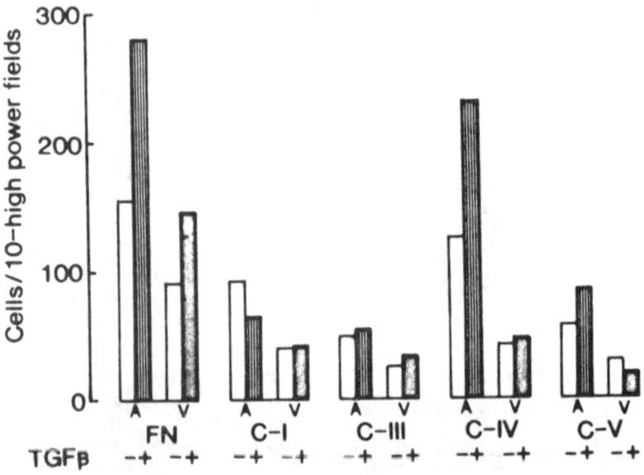



Fig 3. Effects of coated substrates migration activities stimulated by TGFβ (A: ASMCs, V: VSMCs)

smallest amount of FN synthesized was noted in the substratum of FN. 2). Cell migration activity stimulated by PDGF or TGFß were significantly greater in ASMCs than VSMCs. 3) SMCs on FN revealed the highest migration in any case, while C-III caused the lowest cellular activity. Thus, suppression of FN productions may play an important role of activation of cell migration. 3) Intrinsically, VSMCs have lower activities in many biological properties than ASMCs. Those characteristics must form the basis of any discussion on atherogenesis.

## REFFERENCES

TAKEBAYASHI, S. (1989) Phlebologie 89, 56-58

SHIRAISHI, M. , SEGAWA, M. & TAKEBAYASHI, S. (1980) J. Erectron Microscopy 29, 139-143

SAKATA, N., JIMI, S., TAKEBAYASHI, S. & MARQUES, M. A. (1992) Exp. Mol. Pathol. 56, in print

# III.
# PHYSIOPATHOLOGIE / *PATHOPHYSIOLOGY*

# A. Physiopathologie veineuse / *Venous pathophysiology*

*Phlébologie 92.* Eds P. Raymond-Martimbeau, R. Prescott, M. Zummo.
John Libbey Eurotext, Paris © 1992, pp. 75-78

# The anatomy and physiology of the venous system of the lower extremities

John R. Pfeifer

*Institute for Vein Disease, 22250 Providence Drive, Suite 700, Southfield, Michigan, 48075 USA.*

I am indebted to the excellent summary on the physiology of venous flow in the lower extremity provided by Norman Browse and his colleagues in "Disease of the Veins". That discussion provides the framework for much of this brief presentation.

The venous system of the lower extremity is composed of muscle sinusoidal veins, deep veins, and superficial veins in descending order of importance.[8] In considering the anatomy and physiology of the venous system of the lower extremity, we must view the superficial and deep veins as two separate compartments with intercommunication between the two. The deep and superficial venous systems have a single outflow tract. This entire system is aptly described as the "peripheral heart".[1]

**The peripheral heart compared to the central heart:**

- Superficial Veins (compartment) - left atrium
- Communicating Veins - Mitral Valve
- Deep Veins (Compartment) - Left ventricle
- Venous outflow tract - Aorta

**Components of the Peripheral Heart[1]**

The deep veins (compartment) are separated from the superficial veins (compartment) by the deep fascia of the leg.

**Deep Veins (chamber or compartment)**

| Site | Relation to muscles | Effect of musc. Contraction |
|---|---|---|
| **Below Knee**<br>Soleal sinuses gastrocnemius veins (Main chamber) | within muscle | more affected by muscle contraction |
| **Named veins**<br>Anterior & posterior tib. v. & peroneal v. (act as outflow tract from foot) | between muscles | less affected by muscle contraction |
| **Knee Level & Above**<br>Popliteal V. and S.F.V. (outflow tract from deep chamber) | Passes thru "thigh pump" in Hunter's Canal. | Protected from much of force of contraction of thigh muscles. |

Although the superficial veins have smooth muscle in the vessel wall, the deep veins do not. Deep veins act as a passive reservoir for blood, and expand and contract only in response to factors such as:

1. Internal venous pressure.
2. External pressure on the veins by muscle contraction.
3. Posture (hydrostatic pressure). Thus, active contraction of the ***deep vein wall*** has minimal effect on the capacity of the deep vein compartment.[7]

**Superficial Veins (chamber or compartment)**

This includes the network of venules and veins in the skin and subcutaneous tissue. These veins empty into the deep system and ultimately the popliteal vein.

**Communicating (perforator) Veins**

Communicating veins are so-called because they connect the superficial venous system (compartment) with the deep venous system (compartment).[1] They are sometimes called perforating veins because they pierce the deep fascia. They have been referred to as "blow-outs".

Communicating veins run a variable length and course under the deep fascia and may have as many as three valves. Some are short and direct. Some run between or into the muscle and their significance is unknown.

The communicating veins consist of:

1. **Two large connectors between superficial and deep systems**

These are the two main superficial veins (long and short saphenous) which drain directly into the deep system which is the pump outflow tract. (LSV → Sapheno-femoral junction. SSV → sapheno-popliteal junction).

2. **50-100 Small unnamed communicating veins**

Associated with small arteries and are the vena commitantes of the arteries. They play no significant role in the venous pump.

Schafer studied the communicating veins of the lower extremity and identified 150 perforating or communicating veins in each lower limb.[4]

**Location of Communicating Veins**

| | |
|---|---|
| ▸ Thigh | 60 |
| ▸ Popliteal fossa | 8 |
| ▸ Leg | 55 |
| ▸ Foot | 28 |

90 (60%) are vena commitantes of arteries which perforate the fascia and are of no significance to the venous pump. Many of these are paired (1 artery - 2 veins) (Only in the foot are veins found perforating the fascia by themselves[5].)

60 (40%) are wide perforating veins and connect the saphenous and superficial system with the deep system.

The point of perforation of the fascia is usually over the inter-muscular system.[5]

**Valves**

One-way valves are located in the deep venous system, the saphenous system, and the communicating veins. Valves assure that venous blood flows from the superficial venous system into the deep venous system (muscle pump) and then proximally towards the heart. Flow from the superficial system to the deep system is via the saphenous veins or via the communicating veins. Venous blood flow from the superficial system via the saphenous veins flows through the popliteal or common femoral vein. Valves in the proximal long and short saphenous veins prevent reflux from the deep to the superficial veins. Venous blood may also travel from superficial to deep veins via the communicating veins. (Directly into the deep system). The communicating veins also have valves to prevent reflux from the deep to the superficial system, except in the foot where blood may flow in either direction. In the communicating vein, the valves are located in the part of the vein which is deep to the fascia.

**Outflow Tract**

The deep vein (popliteal, superficial femoral, v. and common femoral vein,) constitute the outflow tract from the calf pump. These are large diameter veins with no resistance to flow. The common femoral vein and popliteal vein do ***not*** lie within the muscle pump. They lie unsupported in the loose connective tissue of the vascular bundle.

**The Physiology of Muscle Pump**

1. **The calf muscles and muscles of the deep posterior compartment**
   - This results in increased pressure in the deep compartment.

- The main chamber is the large veins within the gastrocnemius and soleus muscles. Here the intra muscular pressure (reaches 200-300 mm Hg (while in the thigh, it reaches 115 mm Hg).

2. **All intra muscular veins are completely compressed**

3. **Blood is squeezed out of the deep compartment (veins)**
   - Flow is towards the heart in the outflow tract.
   - Valves determine direction of flow.
   - Closure of valves in the perforating veins, prevent reflux of blood to the superficial system.[8]
   - Closure of valves in the deep veins below the calf prevent reflux of blood distally.
   - The closure of the deep vein valves interrupts the column of blood, so there is not one long column from the right heart, but a series of short columns.

4. **The output of the calf pump is delivered to the thigh pump**
   - Less efficient than the calf pump.

5. And then to the great veins of the abdomen.

6. At the end of muscle contraction, with the cessation of exercise, capillary inflow gradually replenishes blood in the deep veins and returns venous pressure to the pre-exercise level.[8]

7. **Diastole in the leg muscle pump**
   The deep muscle pump chamber is refilled by:
   a) Arterial inflow - the greatest contribution to filling.[7]

   b) Flow from the superficial compartment veins.

   c) Flow from the distal deep veins.
   Blood thus flows from the superficial compartment to the deep compartment when the calf muscle relaxes.

8. **Moment of deep calf muscle relaxation**
   - Veins in muscle are empty and unfilled.
   - Pressure = 0.
   - Superficial veins are full and subject to hydrostatic pressure, plus remnant of cardiac generated pressure.
   - The gradient between the deep and superficial compartment is 100-110 mm Hg so blood flows from superficial to deep v. via the communicating veins.
   - This empties superficial compartment and reduces its pressure. (e.g. foot vein pressure during exercise falls by 60-80%). This reduction in pressure is essential for preservation of healthy skin and subcutaneous tissue. If subcutaneous veins are subjected to persistent high pressure, the result is ultimate cell death.

**Purpose of Calf Pump Activity**

1. Ensures venous return from the lower limbs during exercise.
2. Reduces superficial venous pressure and eliminates damaging effect of hydrostatic pressure in the lower extremity, particularly below-knee.[7] e.g. Posterior tibial vein pressure drops in ambulation from 80 mm Hg to 40 mm Hg and even further in the great saphenous vein.

***Thus, the function of the muscle pump which most determines the health of the skin of the leg, is the capacity to lower venous pressure in the superficial veins of the ankle.***

***An efficient musculo-venous pump is necessary to the good health of the skin of the lower leg.***

Ludbrook[7]

Ludbrook has nicely summarized the action of the muscle pump in the following way:

"When we are in the prone position with legs on same level as heart, blood flows evenly along all vessels, superficial and deep towards heart, propelled by relatively small vis-a-tergo coming through the capillaries.

When we stand up, the beautifully intricate and efficient calf pump is the main mechanism. It has been aptly termed the "peripheral heart" because not only does it propel the contained venous blood up to the heart on systole, but in diastole, it sucks in the venous blood from the subcutaneous tissue of the ankle region via the ankle perforating veins. So the flow from the whole of the skin and subcutaneous area of the ankle region is inwards and up to the deep veins".[7]

**The Influence of Pressure on Venous Return**

There is very small pressure differential between the small veins of the foot and the femoral vein, and between the femoral vein and the right atrium when the body is at rest and in the horizontal posture.

This small pressure difference is part of the ***hydrat.lic*** pressure gradient and is related to the resistance of veins to blood flow.

When we then assume upright posture, we create an additional ***hydrostatic*** pressure gradient resulting from the pressure of the column of blood extending from the right atrium. (Note: If we are motionless and upright, the veins collect blood from the capillaries and transport it passively to the heart. In this situation, all energy comes from the contraction of the left ventricle.[8])

The actual pressure within a vein in the lower extremity is the sum of the hydraulic and hydrostatic pressure.[7]

Thus, the venous pressure is lowest when we are supine, and during exercise. Pressure is highest when standing and when the pump fails.

**The Effect of Respiration on Venous Return**

Movement of the diaphragm during respiration affects the resistance of the venous outflow tract from the lower extremities and changes intra-abdominal and intra-thoracic pressure. Inspiration increases abdominal pressure and ***obstructs venous return from the lower extremities.*** At the same time, intra-thoracic pressure decreases so the pressure gradient between abdomen and thorax rises, ***increasing blood flow from intra-abdominal veins to intra-thoracic veins.***

At the end of inspiration, intra-abdominal pressure falls. This results in increase of venous blood flow from the lower limbs to the abdomen. As there is still a positive gradient between abdomen and thorax, the flow from abdomen to thorax continues. In the upper limbs, venous flow into the thorax relates to the positive and negative intra-thoracic pressure of respiration.[1]

**The Effect of Incompetent Communicating (Perforating) Veins - (ICPV)**

Flow in ICPV is in ***both*** directions. Outward during calf muscle contraction and inward (superficial to deep) during relaxation. In patients with uncomplicated primary varicose veins, the ***net*** flow is inward (superficial to deep). If there is severe damage to the deep veins, the flow is primarily outward.[2] ICPV does not contribute to venous hypertension if the patient has only superficial incompetence.[3] ICPV can produce skin changes and even ulceration in the presence of competent popliteal valves.

***"It may well be that there is a range of ICPV, starting from those that have no hemodynamic significance, and ending with the ones of severe significance"***

Nicolaides & Summer[2]

***"The absence of venous hypotension during exercise is the ultimate cause of almost all venous pathology"***

Browse et al[1]

**References**


1. Browse N.L., Burnand K.G., Thomas M.L. Diseases of the Veins, Arnold, 1988.
2. Nicolaides A.N., Summer D.S. Investigation of Patients with Deep Vein Thrombosis and Chronic Venous Insufficiency, Med-Orion, 1991.
3. Bjordal R.I. Pressure Patterns in the saphenous system in patients with venous ulcers. Acta Chir Scand. 137:495, 1971.
4. Schafer K., Course, Structure, and Passage through Fascia of Perforating Veins. May R, Partsch H, Staube and, J. (eds). Perforating Veins, Urban & Schwarzenberg, 1981, pp. 37-45.
5. Pirner F. Uber die Bedeutung, Form und Art der Klappen in den Venae Communicantes der unteren Extremitat., Anat Anz. 103, 450 (1956).
6. Bjordal R.I., Circulation Patterns in Incompetent Perforating Veins of Calf: May, R., Partsch, H., Staubesand, Jr. Perorating Veins. Urban and Schwarzenberg, 1981. pp. 71-88.
7. Ludbrook J., Applied Physiology of the Veins; Dodd, H. Cockett, F.B. The Pathology and Surgery of the Veins of the Lower Limb, Churchill Livingstone, 1976, pp. 50-55.
8. Summer D.S., Applied Physiology in Venous Problems; Bergan J.J., Yao, JST (eds): Surgery of the Veins, Grune and Stratton, 1985, pp. 3-23.

*Phlébologie 92.* Eds P. Raymond-Martimbeau, R. Prescott, M. Zummo.
John Libbey Eurotext, Paris © 1992, pp. 79-81

# The venous pump of the human foot

Francesco Pollice*, K.P. Robertson**

* *Department of Cardiovascular Surgery, University of Bari, Italy.* ** *Mayo Clinic, Rochester, MN, USA.*

The venous plexus of the sole of the human foot operates by weight bearing on the foot and acts in conjunction with the muscle pump further up the leg.[1]Neither toe nor ankle movements can empty the venous plexus in the non-weight-bearing foot.Thus,external compression on the sole of the foot is necessary to stimulate the venous return in immobilized patients.Passive activation of the venous plexus of the foot by the pneumatic foot pump has been reported to reduce pain and swelling in the lower leg during the post-operative period following surgery on the lower leg and knee.[5]However the mechanism for the clinical finding of oedema reduction is not known.Primary oedema preventing mechanisms are:increased hydrostatic pressure;decreased colloid osmotic pressure in the interstitial space;and,increased flow.To explain oedema reduction in the lower leg by the pneumatic foot pump,one or more of these three parameters should be influenced in the lower leg.The effect of the pneumatic foot pump on the intramuscular and subcutaneous interstitial fluid hydrostatic pressures in the lower leg has been investigated in this study.

## SUBJECTS AND METHODS

Six healthy control(mean age 26 years)and 12 patients(mean age 31 years)with medial tibial syndrome without oedema in their lower legs were investigated.The range of age in both groups was 18-65 years. The patients had a routine intramuscular pressure recording because they were suspected of suffering from chronic compartment syndrome.They volunteered to participate in the present study which was performed immediately following a pressure recording that showed normal results.Intramuscular pressures in different muscles of the lower leg were recorded during activation by the pneumatic foot pump with the subject at rest.The foot-pumping devices is non-invasive and consists of an inflatable pad secured to the sole of the foot and a pneumatic generator that produces pulses which artificially activate the venous plexus by external compression for 4 s twice a minute.The pneumatic foot pump has been developed to mimic the action of weight bearing.[1,5]The ergometer was used to control the ankle position and the amount of work performed during active plantar flexion.The subject lay supine with both feet in a moccasin attached to the foot ergometer.Venous stasis was applied on the thigh of each subject for 5 min by a tourniquet pressure of 8kPa(60mmHg).Venous stasis was used to create a volume load of the lower leg,to increase interstitial hydrostatic pressures and to decrease the compliance of the tissues.

## INTRAMUSCULAR PRESSURE

This was recorded unilaterally by a teflon catheter with four side holes near its tip.[6]Each catheter was connected to a transducer(Siemens Elema 746,Sweden)with a displacement of $0.57\times10^{-6}$ml mmHg$^{-1}$ and an ink recorder(mingograph 82).The compliance of the total pressure recording system was $83\times10^{-6}$ml mmHg$^{-1}$.The function and location of each catheter were tested by external compression and by an active muscle contraction:toe flexion(m.flexor digitorum);ankle plantar flexion(m.tibialis posterior);and ankle dorsi flexion(m.tibialis anterior).Each catheter was infused by $25x10^{-3}$ml during 1min only during the initial period following insertion.No pressure reading were taken in the following 10min.Non-infusion technique was used for the remaining period.

STUDY PROTOCOL

The subjects were divided into three groups.In the first group pressures were recorded in the flexor digitorum longus muscle of four patients and three controls.In the second group pressures were recorded in the anterior tibial muscle in four patients and three controls.In the third group pressures were recorded in the posterior tibial muscle of four patients.In all three groups pressures in the muscles and subcutaneously 7cm proximal of the basis of the medial malleolus were recorded simultaneously. Pressures during pump activation were first recorded with the subject at rest and with both feet attached to the ergometer and without venous stasis of the leg.Following 5min of venous stasis,the first procedure was repeated.Then the pneumatic pump was detached from the foot and pressures were taken during repeated active muscle contractions.Finally,pressures during pump activation and venous stasis were also recorded when the foot and ankle joints could move freely.Pressure values are given as means with one standard deviation.Significance testing was performed by the use of the Student's t-distribution.Significance was accepted when $P<0.05$.

RESULTS

The shape of the intramuscular pressure response in the lower leg following activation of the pneumatic foot pump may be divided into two phases:the first phase was a pressure peak which lasted for a maximum of 0.3-0.4s,the second phase lasted for more than 3s.This finding was observed in all experiments.The amplitude of the initial pressure peak was not included in the calculations of the pressures results.Only the mean amplitude of the second long-lasting phase peak amplitude of the first phase was between 1.5 and 2.5 times higher than the amplitude of the second phase.Intramuscular pressures were between 0.4 and 1.0 kPa(3.0-7.5mmHg)in the three muscles before the start of the test.

TABLE 1.PRESSURE RECORDINGS IN THE LOWER LEG WITH AND WITHOUT VENOUS STASIS USING THE PNEUMATIC FOOT PUMP WITH THE ANKLE JOINT MOBILE AND IMMOBILIZED.

| | No stasis | | | | Stasis | | | |
|---|---|---|---|---|---|---|---|---|
| | Immobile | | Mobile | | Immobile | | Mobile | |
| Ankle joint | kPa | SD | kPa | SD | kPa | SD | kPa | SD |
| M. tibialis anterior | 0 | | 0.08 | 0.03 | 0 | | 0.1 | 0.05 |
| M. flexor digitorum | 0.17 | 0.05 | 0.16 | 0.07 | 0.48 | 0.1 | 0.43 | 0.1 |
| Subcutaneously | -0.05 | 0.16 | — | | -0.03 | 0.1 | — | |

A pressure amplitude in the anterior tibial muscle could be recorded during pneumatic activity only when the ankle joint was unfixed.A slight flexion of the ankle joint was visible when the pump was activated with a moving foot.When venous stasis was applied to the leg,the intramuscular pressure amplitude during pump activation increased form 0.17(SD=0.05)kPa(1.3mmHg)to 0.47(SD=0.1)kPa(3.6mmHg) ($P<0.001$)in the flexor digitorum muscle.Activation of the pneumatic pump had no effect on pressures in the posterior tibial muscle.The interstitial fluid hydrostatic pressure decreased following an active plantar flexion of the ankle joint during venous stasis,but not following activation of the pneumatic pump.Subcutaneous pressures were between 0 and 2.5mmHg initially.The amplitude of the pressure oscillations became less negative or even positive during pump activation when venous was applied (Table 1).

DISCUSSION

This study shows that compression of the sole of the human foot by the pneumatic foot pump creates oscillations of interstitial fluid hydrostatic pressure in muscle and subcutaneous tissues in the lower leg.The interstitial fluid hydrostatic pressure decreased following three active muscle contractions during venous stasis,but not following activation of the pneumatic pump.Possible mechanisms for the pressure oscillations and possible explanations for oedema reduction are discussed.The increased pressure in the flexor digitorum muscle when the ankle and knee joints of the subject were immobile may be explained in the following way:compression of the sole of the foot does not only empty the venous plexus, but also compresses and deviates the tendon of the flexor digitorum muscle which results in a passive stretch of the muscle belly.Compression may possibly also stretch other tendons that pass the longitudinal arch of the foot.It has been shown that stretching of muscle tissue increases intramuscular pressure[4,2]. The duration of the intramuscular pressure increase in this study corresponds with the compression tissue.This finding supports the explanation that pressure oscillations in the lower leg are caused by intermittent passive muscle stretching.This is a possible explanation for the oedema reduction in the lower leg which has been reported following treatment by compression of the sole of the foot by the foot pump[5]. This explanation is also supported by animal experiments,which have shown that lymph flow is increased by pulsations of the interstitial fluid hydrostatic pressure[3]. The effect of the foot pump on lymph flow remains to be investigated.A small pressure amplitude could be recorded in the anterior tibial muscle only when the ankle joint was free to move.This may be because the toes were immobilized by the moccasin and could not be flexed.Therefore the tension increase of the flexor digitorum muscle gave a minimal flexion of the ankle joint,which was observed during the investigation.This resulted in a passive stretch of the anterior tibial muscle until a new tension equilibration between the extensor and flexor muscles was reached.The amplitude of the initial short-lasting pressure peak was not included in the pressure values in Table 1,because this study did not prove whether it was an effect of the venous blood ejection from the foot through the lower leg or an effect of the initial passive stretch of the muscle,or something else.The increased amplitude of the pressure oscillations during venous stasis depended on the decreased compliance of the tissues.Whether the magnitude of the intramuscular pressure oscillations in the present study was high enough to empty partially intramuscular veins and thereby decrease capillary pressures during venous stasis,is unclear.However,intramuscular pressure decreased following active muscle contractions during venous stasis,but not after activation by the foot pump.The amplitude of subcutaneous pressure oscillations during pump activation were negative and smaller than the intramuscular oscillations.They may be secondary to the decreased muscle volume during passive muscle stretch and/or skin movement artifacts exerted by the pump device.It is concluded that passive compression of the sole of the foot by the pneumatic pump gave oscillations of the interstitial fluid hydrostatic pressure in the lower leg.The mechanism for this is intermittent passive muscle stretch. Active muscle contractions compared to the activation of the foot pump are more effective in reducing interstitial fluid hydrostatic pressure during venous stasis.Complementary studies are necessary to establish the effectiveness of the foot pump as an oedema-reducing device in the early postoperative and post-traumatic periods.

REFERENCES

1. GARDNER A.M.N. & FOX R.H.:The venous pump of the human foot.Preliminary report.Bristol Medico-Chirurgical J.,Uly, 109-112, 1983.

2. GERSHUNI D.H.,YARN N.C.,HARGENS A.R.,LIEBER R.L.,O'HARA R.C. & AKESON W.H.:Ankle and knee position as a factor modifying intracompartmental pressure in human leg. J.Bone Joint Surg,66A, 1415-1420, 1984.

3. HARGENS A.R. & ZWEIFACH B.W.:Contractile stimuli in collecting lymph vessels.Am J Physiol,223, H57-H65, 1977.

4. KIRKEBOE A. & WISNES A.:Regional tissue fluid pressure in rat calf muscle during sustained contraction of stretch.Acta Physiol Scand 114, 551-556, 1982.

5. MacEACHERN A.G.,FOX R.H.,GARDNER A.M.N. & LING R.S.M.:The venous foot pump. J Bone Joint Surg, 68B, 667, 1986.

6. STYF J. & KORNER L.:The microcapillary infusion technique for measurement of intramuscular pressure during exercise. Clin Orthop, 207, 253-263, 1986.

*Phlébologie 92.* Eds P. Raymond-Martimbeau, R. Prescott, M. Zummo.
John Libbey Eurotext, Paris © 1992, pp. 82-84

# Physiology of the muscular veins

Leon Thiery

*Institut Moderne, Koningin Fabiolalaan 57, 9000 Gent, Belgium.*

To understand the physiology of the muscular veins,an analysis of their construction is required.
The M.Triceps is threefold : 1 soleus and 2 gastrocnemial.
The gastrocnemial (medial and lateral) are situated side by side in the proximal half of the leg. Distaly they become a thick and strong tendon fixed on the heelbone.
The contraction of the gastrocnemial muscles can only have an effect on the upper part of the leg, squeezing simultaneously the proximal part of the soleus.
When walking, the Triceps becomes of paramount importance : plantar flexion, elevation on the forefoot and forward propulsion of the body weight.
The features of gastrocnemial and solear veins are special and unique. Their disproportionately large diameter in relation of blood volume flowing and the location deep in the core of the muscle, suggest a specialised function.
These veins, collecting blood from capillaries and venules, have a thiny and elastic wall and they adapt easily to any volume change without major internal pressure variation.
Gastrocnemial veins do have many valves, sometimes we found normal solear veins to be valveless.
Venous capillaries and precapillary venules have an autonomous opening and closing rythm (August Krogh - Nobel 1920 "vasomotion") Controled by environmental tissue pressure (Rodbard "capillaron"). They have no inherent contractility since the walls have no muscles. Probably it is inaccurate to believe that this "flow of life" is dependent on an arterio-venous pressure gradient as suggested by Starling. It might be more simple to liken the capillary bed to a long sponge inducing fluid in one end, what causes it to swell, and let it seep at the other end (A.M.N. Gardner and R.H. Fox).
When muscle veins get distended and valveless, their total volume being many times the norm, the intramuscular tissue pressure will increase seriously, disturbing vasomotion and capillary flow.
This results in muscle damage and atrophy.
We found anatomical pathological proof of fibrosis, atrophy and neuromyositis.
Millions of capillaries converge blood into intramuscular veins and muscle contraction squeezes it into the deep "through channels".

(for the gastrocnemial veins only the popliteal vein).
Activating the foot-pump sends blood in the distals deep veins of the leg.
While walking, the distal part of the soleus pushes it upwards and finaly the combined gastrocnemial + solear contraction (forward propulsion) thrusts the total volume into the popliteal vein.
Ludbrook proved (1956) that the pressure inside the calfmuscle approaches arterial pressure.
We noted that a single contraction of the calf in standing position, ejects 60% of the blood, whereas the thigh ejects only 20%.
The explanation is that the greater part of the blood is situated in the calf veins and thus totaly ejected by contraction.
The other 40% is situated in "intermuscular veins" where pressure rise is not so important (we controled this by videophlebography).
Intramuscular pressure in the thigh is not so high as in the calf but strong enough to overcome the hydrostatic pressure barrier.
Only 20% is ejected because most of the blood is in intermuscular veins. Intramuscular sinuses are unique for the leg and calf and do not exist elswhere.
When walking, the volume drops with 65% in the calf and only 15% in the thigh. The reduction of only 15% is due to the upsurge from the popliteal vein and surely the result of a reflux from the above out of the femoral vein.
Reflux of contrast from the femoral vein occurs in normal individuals when injected in the groin in upward position.
Only by combined valsalva are the valve leaflets snapped together thightly. This is highly important for the diagnosis of femoral valve incompetence.
When exercising the loss of blood in het lower limb is higher than the potential inflow from the microcirculation.
So it seems that, in normal activity, the venous pumps(and most of all the calf pump) are significant in conserving central blood volume, the pooling function being supplementary.
We can epitomize : the veins of the vastus tibialis muscle are the main chambers of the calf pump and are useful in pooling and conserving the blood volume flowing in from the capillaries.
As a matter of fact, the distention of these veins will first alter and later disrupt the calf pump function.
Anyway, the muscle contraction always remains more than powerful enough to empty the muscular veins anytime.
Our previous assumtion that muscle damage is the key issue for pump trouble, has proved to be incorrect.
On videophlebography we never found a residue, but after each contraction we saw the blood "fall" back from the deep veins into the muscular veins.
Pump disfunction is a matter of avalvulation rather than muscular insufficiency.
But we found another mechanism implicated in pump disfunction : the external compression of the gastrocnemial vein in the popliteal space by one of the branches of the posterial tibial nerve.
The entrance in the popliteal vein is so tight that muscle contraction empties only part of the contents of the gastrocnemial veins.
An adenoma of the prostate hinders urinating. A residue builds up and the bladder distends.
Here the mechanism is simular : distention, residue, avalvulation and eventualy thrombosis may develop.
Selective phlebography shows the compression area, not the origin.

Conclusion :

1. Muscular veins are specific in the calf
2. Calf muscle contraction ejects blood at a force equal or higher than arterial pressure.
3. Medial gastrocnemial veins are often distended while lateral remain normal.
4. Distal solear veins seem to dilate more commonly missing the combined contraction of gastrocnemial muscles.

*Phlébologie 92.* Eds P. Raymond-Martimbeau, R. Prescott, M. Zummo.
John Libbey Eurotext, Paris © 1992, pp. 85-87

# Quantitative study on cutaneous biopsies of the lower limbs in patients with chronic venous failure before and after compression therapy

Roberto Lio*, Clelia Miracco*, Giuseppe Botta, Carla Ruggieri, Simonetta Massi, Sergio Mancini

*Institute of General Surgery, * Institute of Pathological and Histological Anatomy, University of Siena, Bracci Avenue, 53100 Siena, Italy.*

ABSTRACT

The authors have examined 20 punch biopsies of lower limbs in patients affected by chronic venous failure, before and after compression therapy. Each specimen was fixed in 10% formalin and processed for routine staining. Final sections were studies by means of a semiautomatic image analyzer and the following parameters were evaluated: volume fraction of elastic fiber, collagen, of the vascular surface and the areas occupied by interstitial oedema. Throughout a semiquantitative method, the perivascular lymphomonocytic inflammatory infiltrate of the dermis and possible deposits of haemosiderin were evaluated.

KEY WORD: Varicose veins, Microcirculation, Elastocompression.

## INTRODUCTION

In patients affected by chronic venous failure of the lower limbs the various purposes of elastocompression are, reducing edema and maining the therapeutic affect obtained.

Recently Curri and Annoni (1) have qualitatively evaluated changes in cutaneous microcirculation in subjects with long-term I.V.C., saphenectomized before and after compression therapy and have emphasized the morphological differences 3 months after such treatment.

In the present study we quantitatively evaluated vascular-tissue modifications which have arisen 1 month after compression therapy in patients with I.V.C. its first stage.

## MATERIALS AND METHOD

Twenty cutaneous punch biopsies of the lower limbs of 10 patients affected by idiopathic chronic venous failure, non saphenectomized, before and after compression therapy with an elastic bandage or elastic stocking protracted for 30 days.

Biopsies were fixed in 10% formalin, paraffin included and processed for the following stins: Hematoxiylin-eosin, PAS (for highlighting possible mucopolysaccharides and/or thickening of the basement membranes), Weigert Van Gieson-Mallory (elastic fibers, collagen), Perls (haemosiderin deposits).

The sections were observed at Light Microscopy and processed on a semiautomatic image analyzer (Ibas-Kontron). To examine the entire dermal surface, a Weibel grid (2) was repeatedly applied as many times necessary in order to occupy the whole area. Five microscopical fields were usually sufficient for each biopsy (250X). We counted the incident points on the various structures to be analyzed and divided them by the total number of points on the grid in order to calculate the area percentage occupied by the following structures: elastic fibers, collagen fibers, vessels, an interstice expressed as possible oedema, haemosiderin deposits.

The parameters used for quantitative analysis are:

1) elastic fiber volume fraction (Vv elastic fiber)
2) collagen fiber volume fraction (Vv collagen fiber)
3) vascular surface volume fraction
4) volume fraction occupied by interstital oedema.

Contemporaneously a semiquantitative analysis was carried out to evaluate cellular components which include inflammatory cells, siderophage and fibroblasts, assigning to each of these a number according to a scale from 0-3.

All the obtained values were statistically analyzed by Student's T Test: values of p inferior or equal to 5% were considered to be significative.

RESULTS

In the patients examined the vascular-tissue modification, observed at microscopy, resulted to be of little entity compared to those observed by other Authors (1) in more severe cases of chronic venous stasis.

In the papillary dermis a modest vessel neoformation of capillary and venular type with occasional vascular ectasias and discreet interstitial oedema was observed; few inflammatory elements were presents, focal and incostant were the deposits of haemosiderin.

Such findings have been of even less relevence in the deeper part of the dermis.

No modifications of the epidermis were observed with the exception of focal areas of spongiosis. Special staining techniques for elastic and collagen fibers have pointed out no major modifications.

Qualitative observation of the biopsies at microscopy carried out after compression therapy has emphasized a slight reduction of interstitial oedema at the dermal surface, an apparent reduction in vessels and a slight increase in elastic components and collagen.

However, analysis of quantitative data has not revealed statistically significant differences between biopsies carried out both before and after treatment.

These results with respective significativity values are listed in table 1.

TABLE 1

| % | before treatment M | DS | after treatment M | DS | |
|---|---|---|---|---|---|
| % interstitial oedema | 53 | +5.6 | 52.5 | +4 | n.s. |
| % collagen | 31 | +6.5 | 32 | +4 | n.s. |
| % elastic fibers | 11.6 | +2.3 | 13 | +3 | n.s. |
| % inflammatory infiltrate | 5 | +1 | 1.5 | +0.5 | n.s. |
| % vascular oedema | 4.4 | +4.7 | 2.2 | +1.9 | n.s. |
| % haemosiderin deposits | 0.5 | +0.5 | 0.2 | +0.2 | n.s. |

## CONCLUSIONS

The present quantitative study shows how treatment with compression protracted only for 30 days, not associated to saphenectomy, does not significatively modify the cutaneous histomorphometric aspect in patients with chronic venous failure in its first stage. Infact, the morphological differences qualitatively observed before and after treatment do not reach statistical significativity.

It is likely that compression therapy protracted for a longer period of time associated to saphenetomy, can make the difference between the two groups more significative.

## REFERENCES


CURRI S.B.; ANNONI F.: "Modificazioni del microcircolo cutaneo da elastocompressione nella insufficienza venosa cronica" Centro Documentazione W.Pabisch.

MERLEN J.F.; COGET J.M.: "Rétentissement micro-vasculo-tissulaire de l'insuffisance veineuse circulatoire" Coll. de Bagnoles de l'Orne, mai 1977 (Collection R. e C.)

CURRI S.B.: "Le microangiopatie", II Ed., Idb Ed., Milano 1986

MERLEN J.F.; COGET J.M.: "Influences de la compression sur la microcirculation". Sociétè Francaise de Phlebologie 13/12/1985

MERLEN J.F.; COGET J.M.: "Action e reaction des tissus à la compression". Phlebologie 34,3,365-373,1981

*Phlébologie 92.* Eds P. Raymond-Martimbeau, R. Prescott, M. Zummo.
John Libbey Eurotext, Paris © 1992, pp. 88-90

# How is skin blood flow altered in venous disease

S.K. Shami, S.J. Chittenden, J.H. Scurr, P.D. Coleridge Smith

*University College and Middlesex School of Medicine, London, UK.*

## Introduction

Abnormalities in skin blood flow may be important in the pathogenesis of venous ulceration. Studies using LASER Doppler fluxmetry, (Belcaro 1988, Cheatle 1991a, Cheatle 1991b) Positron emission tomography (Gowland Hopkins 1983), and labelled albumin (Lindemayr 1972) have shown increased blood flow in the lipodermatosclerotic (LDS) skin of patients with chronic venous insufficiency. It is not known if the increased flux seen in LDS skin using LASER Doppler fluxmetry is due to increased concentration of moving blood cells (CMBC), an increase in the speed of the red cells, or both. Furthermore, it is not known whether this abnormality is confined to the area of LDS or extends beyond it.

The aims of this study were to determine if the increased flux in LDS skin is due to increased CMBC, speed of red cells or both, and if increased flux is present in clinically normal skin in the same limb.

## Patients and methods

Twenty patients with LDS and 15 normal control subjects were studied in the supine position in a temperature controlled chamber set at 22°C and 30% relative humidity. They were allowed to acclimatise for a period of 20 minutes before readings were taken. A LASER Doppler probe was placed on the area of deepest pigmentation in the patient group and 5 cm proximal to the medial malleolus in the control subjects. Once a stable LASER Doppler flux was obtained, recording proceeded for a period of not less than five minutes. Following this the skin temperature at the same site was recorded. The procedure was repeated, placing the LASER Doppler probe on the dorsum of the foot.

The LASER Doppler signals were accessed via a 15-way 'D' connector on the Perimed fluxmeter and fed into an analog-digital converter card on an IBM-compatible computer. For each recording period, the mean values for flux, CMBC, and cell speed were calculated. The results were analysed using the Mann-Whitney U test.

## Results

The results are displayed in the table below and showed that the skin temperature and the LASER Doppler flux were significantly higher in patients with LDS compared to normal controls in both the gaiter area and the dorsum of the foot. However, neither the CMBC nor speed of the red blood cells were significantly different in patients with LDS compared to normals over the dorsum of the foot. In the gaiter area, both the CMBC and the speed of the red cells were significantly higher in patients with LDS compared to normal controls.

| | Flux in AU Median (IQR) | CMBC in AU Median (IQR) | Speed in AU Median (IQR) | Skin temp. in °C Median (IQR) |
|---|---|---|---|---|
| Dorsum of foot | | | | |
| Controls | 55 (36-66) | 8.7 (3.8-10.8) | 8.6 (5.1-15.1) | 29.5 (26.7-30.7) |
| LDS | 73 (59-127) | 5.5 (4.7-8.7) | 15.4 (9.9-19.3) | 31.1 (30.4-32.1) |
| **p Value** | **p=0.03** | **p=0.78** | **p=0.07** | **p=0.002** |
| **95% CI of diff.** | **59.1 to 2.3** | **1.8 to -4.2** | **8.9 to -1.7** | **4.2 to 0.9** |
| Gaiter area | | | | |
| Controls | 49 (32-58) | 3.9 (2.7-6.8) | 14.2 (6.4-20.4) | 28.0 (27.0-30.3) |
| LDS | 132 (66-289) | 8.1 (5.2-13.4) | 22.7 (16.1-26.4) | 31.1 (29.6-32.4) |
| **p Value** | **p=0.001** | **p=0.02** | **p=0.01** | **p=0.001** |
| **95% CI of diff.** | **190 to 26.6** | **6.4 to 0.5** | **16.7 to 1.7** | **4 to 1.3** |

Table 1. LASER Doppler flux, concentration of moving blood cells (CMBC), and speed of red cells in the dorsum of the foot and the gaiter area in patients with lipodermatosclerosis (LDS) and in normal controls.

## Discussion

Convoluted and enlarged capillaries have been described in the edges of venous ulcers using capillary microscopy (Piulachs 1956). Further away from the edge of the ulcer, the capillaries appeared more normal. This was confirmed in more recent work (Fagrell 1979), where capillaries in patients with chronic venous insufficiency were found to be widely dilated and coiled. Enlarged capillaries have also been shown in histological studies of skin biopsies from areas of LDS (Whimster 1956). These changes are thought to be the result of chronic venous hypertension, and may account for the increased blood flow in LDS skin. However, one might expect that the speed of the blood cells in such capillaries would be slower than normal, since flow velocity is inversely proportional to the cross sectional area of the vessel. This is the opposite of our results.

In summary, these results indicate the presence of a hyperdynamic circulation in the microcirculation of LDS skin and show that both the CMBC and the speed of moving red blood cells are significantly increased in LDS skin compared to normal skin. They also show that this hyperdynamic circulation is not just confined to liposclerotic skin but also affects distant areas of clinically normal looking skin.

## References


Belcaro, G., Rulo, A., Vasdekis, S., Williams, M.A., and Nicolaides, A.N. (1988) Combined evaluation of postphlebitic limbs by Laserdoppler flowmetry and transcutaneous PO2/PCO2 measurements. *VASA*, **17**, 257-261.

Cheatle, T.R., Coleridge Smith, P.D., and Scurr, J.H. (1991a) Skin microcirculatory responses in chronic venous insufficiency: the effect of short-term venous hypertension. *VASA*, **20**, 63-69.

Cheatle, T.R., Stibe, E.C.L., Shami, S.K., Coleridge Smith, P.D., and Scurr, J.H. (1991b) Vasodilatory capacity of the skin in venous disease and its relationship to transcutaneous oxygen tension. *Br. J. Surg.*, **78**, 607-610.

Fagrell, B. (1979) Local microcirculation in chronic venous incompetence and leg ulcers. *Vasc. Surg.*, **13**, 217-225.

Gowland Hopkins, N.F., Spinks, T.J., Rhodes, C.G., Ranicar, A.S.O., and Jamieson, C.W. (1983) Positron emission tomography in venous ulceration and liposclerosis: study of regional tissue function. *Br. Med. J.*, **286**, 333.

Lindemayr, W., Loefferer, O., Mostbeck, A., and Partsch, H. (1972) Arteriovenous shunts in primary varicosis? A critical essay. *Vasc. Surg.*, **6**, 9-13.

Piulachs, P.O. (1956). *Ulcers of the Legs*. Springfield, Illinois, Charles C Thomas, 166-167.

Whimster, I. (1956) Cited by Dodd and Cockett in Pathology and Surgery of the veins of the lower limb. Edinburgh, Churchill Livingston

*Phlébologie 92.* Eds P. Raymond-Martimbeau, R. Prescott, M. Zummo.
John Libbey Eurotext, Paris © 1992, pp. 91-93

# Distensibilité et contraction veineuse : abord clinique et paraclinique

Ph. Griton, X. Mouren, Ph. Caillard, J.R. Dumas, J.F. Van Cleff, M. Cloarec

*Polyclinique (Service du Pr. M. Cloarec), Hôpital Tenon, 20, rue de la Chine, 75020 Paris, France.*

La distensibilité d'un vaisseau s'exprime par ses possibilités de distension à la fois en longueur (allongement du segment considéré) et en largeur (augmentation de surface et de section portant sur le calibre et le volume intérieur et extérieur)

On voit que la distensibilité en longueur se prête à la mobilité des segments de membre par exemple et peut-être au jeu de la pompe musculaire, alors que l'augmentation de calibre intérieur de la veine se prête d'abord à l'augmentation du débit sanguin. Ce phénomène concerne surtout la voie principale de retour du membre, c'est-à-dire l'axe veineux profond lors de l'afflux sanguin qui accompagne l'exercice musculaire, et, plus tardivement, le réseau superficiel. En effet, on sait que le réseau superficiel des saphènes joue lors de l'effort maximum le rôle d'un shunt de dérivation dès que l'axe profond est totalement engorgé, shunt du mollet par la saphène externe entre le pied et la veine poplitée avec une dérivation possible par la veine de Giacomini, shunt de tout le membre par la saphène interne entre le pied et la veine fémorale commune. Ce rôle de shunt de sécurité a été bien mis en évidence chez des athlètes de haut niveau qui ont perdu leurs performances à la suite d'un stripping inopportun.

Mais l'augmentation du calibre veineux a une autre application qui concerne le réseau superficiel des membres : sa dilatation lors de l'élévation de la température centrale se prête à la régulation de l'homéothermie.

L'analyse de la distensibilité veineuse fait apparaître successivement trois phénomènes distincts : les deux premiers sont physiologiques, le dernier pathologique. De surcroît, les lésions anatomopathologiques de la maladie variqueuse réduisent l'efficacité des mécanismes physiologiques de retour veineux. en réduisant la distensibilité.

La première phase de la distensibilité est un simple remplissage qui fait appel à la seule extensibilité de la veine ou compliance. L'extensibilité d'un tissu est la propriété qui lui permet de subir passivement des déformations. Plus un corps est extensible, c'est-à-dire souple, moins il est élastique. La compliance est l'extensibilité d'un vaisseau.

La compliance d'une veine normale est élevée. Partant d'une veine aplatie, de section normalement elliptique, l'augmentation de volume sanguin aboutit à la formation de canaux cylindriques au prix d'une légère élévation de pression. Cette élévation de pression est nécessaire pour surmonter la résistance de la paroi, très faible dans une veine normale à compliance élevée, mais surtout la pression externe des tissus environnants, dont on sait qu'elle n'est jamais très éloignée de la pression qui règne dans les veines. L'extensibilité ou compliance veineuse est liée, semble-t-il, aux fibres musculaires. Elle serait donc plus importante dans le réseau superficiel que dans le réseau profond et pourrait être développée par l'entraînement, notamment chez les sportifs.

Parvenue à ce stade de veine remplie, la distensibilité se poursuit aux dépens de la seule élasticité pariétale. L'élasticité est la qualité qui permet la distension temporaire des tissus avec retour à l'état antérieur dès la cessation des forces de distension. La veine, de structure très hétérogène, doit son élasticité surtout au collagène et à un moindre degré aux fibres élastiques. Les veines profondes seraient donc plus élastiques que les veines superficielles. Mais cette élasticité reste faible, bien moindre que celle de l'artère. Par ailleurs la présence de protéines proches des corps plastiques, comme les hexosamines poly-saccharides, et la survenue de phénomènes de tension pariétale limitent encore cette élasticité veineuse, mais en réduisant les risques de rupture. La perte de la distensibilité veineuse, extensibilité et surtout élasticité, occasionne un sérieux préjudice au retour veineux. C'est ce qu'on observe chez le post-phlébitique lorsque la phlébographie montre une reperméation complète, alors que la rhéopléthysmographie montre un syndrome restrictif plus ou moins sévère suivant le degré d'atteinte pariétale. Il en va de même chez le vieillard veinoscléreux.

Demeurée jusqu'ici dana le domaine physiologique, la distensibilité veineuse, à la faveur des lésions anatomopathologiques pariétales progressives se poursuit à la longue au delà de l'élasticité dans un domaine pathologique voisin des corps plastiques. A l'inverse des matériaux élastiques, les matériaux plastiques ne répondent pas rigoureusement, ni immédiatement, ni complètement à une distension. Par définition les corps plastiques retrouvent mal leur dimension initiale. Cette déformation permanente s'accentue avec la répétition de la distension. C'est en apparence ce à quoi on assiste dans la maladie variqueuse avec la survenue progressive, sur de nombreuses années, d'un étirement résiduel définitif du tissu pariétal, tant en longueur, varices serpigineuses, qu'en largeur, dilatations tronculaires et ampullaires ... Et il y a lieu de remarquer que la paroi variqueuse se rapproche d'autant plus des corps plastiques qu'on y rencontre précisément de plus grandes quantités d'hexosamines polysaccharidiques.

Contrairement à la distensibilité qui est passive, la contraction, phénomène inverse, est active. Il faut distinguer deux types de contraction : la veino-constriction et le tonus veineux.

La veino-constriction dépend des nerfs sympathique. Le chirurgien constate une veinoconstriction lorsqu'au cours d'une intervention il effleure une veine dilatée qui se contracte en un véritable spasme veineux comme celui qui survient après une injection I.V. de certains sclérosants, hydroxypolydodecan, salicylate... La veinoconstriction s'observe aussi bien sur des veines saines que sur des saphènes variqueuses et même sur de très grosses ampoules dilatées et réputées à tort flasques. Les recherches actuelles semblent mettre également en évidence des contractions veineuses espacées et de faible amplitude qui pourraient jouer un rôle dans les mécanismes du retour sanguin.

Le tonus veineux, contraction isometrique, paraît dépendre également du système sympathique par le biais surtout des récepteurs alpha. Mais il est aussi sous commande mécanique : la dilatation veineuse déclenche d'abord une constriction myogènique mais aussi une réponse isometrique avec élévation de la tension pariétale. Cette réaction prédomine sur les veines collectrices des membres et limite les augmentations de calibre veineux en accélérant la vitesse circulatoire dans la veine. Chez le variqueux il semble que ce soit le tonus veineux qui soit le premier atteint et en particulier la contraction isometrique. La mise en orthostatisme s'accompagne d'un remplissage très rapide sinon immédiat du réseau pathologique. Ce phénomène est particulièrement significatif lorsqu'on observe la turgescence des saphènes chez le prévariqueux. De même, l'hyperdistensibilité douloureuse observée en rhéopléthysmographie prévariqueuse ne serait-elle pas le premier témoignage de la défaillance du tonus veineux ? On peut concevoir que chez les jeunes la dissociation des faisceaux musculaires et la désorganisation des structures normales par des masses de collagène amorphe puissent perturber la mise en tension de la paroi et la réaction isometrique normale du tonus veineux.

Bibliographie

1 AELLIG WH. "Pharmacologie de la veinoconstriction chez l'homme" Phlebologie 83. Vol I. Medical Media Internat. Iuc édit. Bruxelles I984. 65-72.
2 GRITON Ph. "la maladie variqueuse. Conception schématique et méthode d'examen" 2° édit Pil édit. Paris I98I.
3 LEMAIRE R. "les mécanismes physiologiques de la veinomotricité" Phlébologie 83. Vol I. Médical Media Internat. Iuc. edit Bruxelles I984. 53-64.
4 LEMAIRE R. "le tonus veineux" in "circulation veineuse périphérique" I vol. Sandoz édit. Rueil Malmaison I976. 29-45.
5 LEMAIRE R. "les structures motrices responsables de l'écoulement veineux" J.Mal Vasc I4, 2, I989, 95-99.
6 NIEBES P. "la paroi veineuse" in "Précis des maladies des vaisseaux" Cl.OLIVIER et J.F.MERLEN. Masson édit. Paris I983, 8-11.
7 VAN HOUTTE P.M. "les veines (physiologie normale) in "Précis des Maladies des vaisseaux" Cl.OLIVIER, J.F.MERLEN. Masson édit. Paris I983. 20-23.
8 VAN HOUTTE P.M. "control of venous function" International Angiology. Minerva Medica. Supplement to issue N°3. III. janv-mars I984. 40-45.

*Phlébologie 92.* Eds P. Raymond-Martimbeau, R. Prescott, M. Zummo.
John Libbey Eurotext, Paris © 1992, pp. 94-96

# Vasodilatory capacity in venous disease

S.K. Shami, T.R. Cheatle, J.H. Scurr, P.D. Coleridge Smith

*University College and Middlesex School of Medicine, London, UK.*

## Introduction

Recent studies have reported a reduced hyperaemic response to ischaemia and heating of the liposclerotic skin in patients with chronic venous insufficiency. (Cheatle 1991a, Cheatle 1991b, Tanner 1989) The capacity of the microcirculation to vasodilate is important not only for tissue repair after injury, but is also relevant to research into the pathogenesis of skin damage and ulceration in venous disease. Stimuli such as heating and ischaemia result in vasodilatation of skin capillaries through a number of mechanisms, and so impairment of vasodilatation in response to these stimuli does not necessarily denote an abnormality of capillary function.

The aim of this study was to determine if the vasodilatory capacity of liposclerotic skin of patients with chronic venous insufficiency was impaired to a direct method of stimulating the capillaries. Pilocarpine causes vasodilatation by stimulating the vascular endothelium to secrete acetlycholine which in turn results in the release of endothelium derived relaxation factor (EDRF), a potent vasodilator.

## Patients and methods

Thirty patients with LDS with chronic venous insufficiency, and twenty normal controls with no history or clinical evidence of arterial or venous disease were studied. A Perspex chamber was attached to area of deepest pigmentation in patients with LDS and 5 cm proximal to the medial malleolus in normal controls using double-sided sticky tape. A LASER Doppler probe was placed in the central hole of the chamber so than the tip was in contact with the skin. A 1% solution of pilocarpine was placed in the chamber within the capsule. Once a stable resting basal flux was obtained from the LASER Doppler fluxmeter, pilocarpine electrophoresis was commenced by passing a one milliamp current through the platinum wire in the chamber. This resulted in vasodilatation usually within 5 minutes, and reached a peaked in 5-10 minutes. The percentage rise in blood flux was calculated and results were analysed using the Mann-Whitney U test.

## Results

The results show that the basal LASER Doppler flux is significantly higher (p=0.004) in patients with LDF compared to controls. The percentage rise in LASER Doppler flux in patients with LDS is significantly lower (p=0.001) than in normal controls. However, the peak LASER Doppler flux following pilocarpine electrophoresis is not significantly different in the two groups (p=0.5). These results are shown graphically in Fig 1.

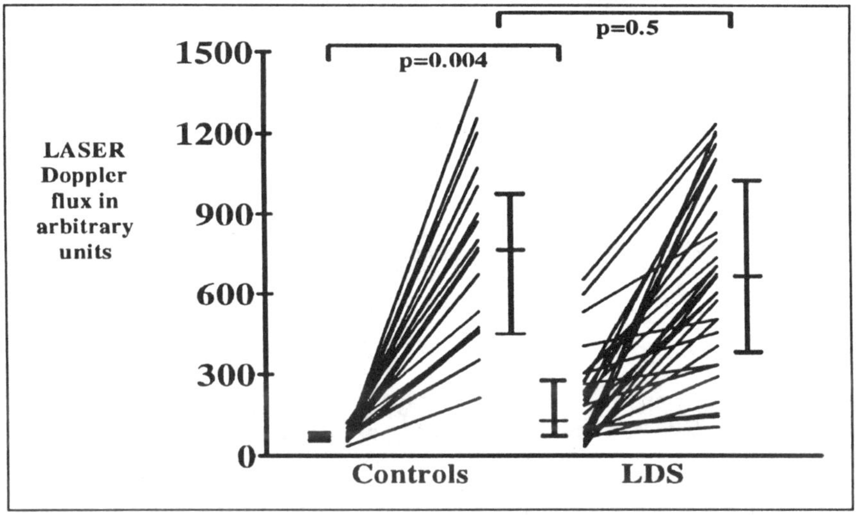


**Figure 1** LASER Doppler flux before and after pilocarpine electrophoresis in the gaiter area in controls and patients with LDS. (Error bars: medians and interquartile ranges, statistics used: Mann-Whitney U test).

## Discussion

Hyperaemia in response to injury is necessary for dealing with the increased metabolic demands of tissue repair. Hyperaemia is mediated by a number of interrelated factors including local metabolic needs, local reflexes, and distant reflexes and hormones. A reduced hyperaemic capacity is associated with poor healing in diabetic leg ulceration, and may be similarly important in venous ulceration.

The basal skin blood flow in the gaiter area was significantly higher in the patients with LDS compared to normal controls. Similar findings using LASER Doppler fluxmetry have been reported by a number of other workers.(Belcaro 1988, Cheatle 1991a, Cheatle 1991b) The increased blood flow in LDS may be the result of chronic inflammation or increased metabolic requirement of the skin.

The results of this study also show that the peak blood flow in the skin following a direct vasodilatory stimulus is the same in patients with chronic venous insufficiency and in normal controls. This is contrary to the findings of the authors quoted above, who have used indirect methods of vasodilatation such as heating or ischaemia. Thus the explanation of the contradictory results may be the stimulus applied. The stimulus used in this study is one acting directly on the skin capillaries. Therefore, impairment of the vasodilatory response to heating and ischaemia, but not pilocarpine suggests compromise or damage of the indirect pathway of vasodilatation.

In conclusion, this study has shown that the ability of the capillaries to vasodilate is not impaired in LDS skin if a direct vasodilatory stimulus is used.

## References

Belcaro, G., Rulo, A., Vasdekis, S., Williams, M.A., and Nicolaides, A.N. (1988) Combined evaluation of postphlebitic limbs by Laserdoppler flowmetry and transcutaneous PO2/PCO2 measurements. *VASA*, **17**, 257-261.

Cheatle, T.R., Coleridge Smith, P.D., and Scurr, J.H. (1991a) Skin microcirculatory responses in chronic venous insufficiency: the effect of short-term venous hypertension. *VASA*, **20**, 63-69.

Cheatle, T.R., Stibe, E.C.L., Shami, S.K., Coleridge Smith, P.D., and Scurr, J.H. (1991b) Vasodilatory capacity of the skin in venous disease and its relationship to transcutaneous oxygen tension. *Br. J. Surg.*, **78**, 607-610.

Tanner, R., Cherry, G.W., Hale, C., Ryan, T.J. (1989) Impaired hyperaemic response in the microcirculation in patients with venous leg ulcers. *Brit. J. Dermatol.*, **121**(Suppl.34),45.

*Phlébologie 92.* Eds P. Raymond-Martimbeau, R. Prescott, M. Zummo.
John Libbey Eurotext, Paris © 1992, pp. 97-100

# Varicous veins wall alteration are implied in the genesis of this disease

F.C. Rada, N. Tudose, Patricia Cristodor, I.O. Rada, T. Nicola, M. Hancu

*Timisoara University of Medicine and Pharmacy, str. Siret 6, Timisoara, 1900 Romania.*

An increase of pressure in veins lumen may occur in several situations. Such venous hyperpression generally leads to dilatation of veins in the affected teritory. Some of the higher increases in the venous blood pressure may be simplified by the graphic aspect of pressional variations in shank, in orthostatic position in patients with post-thrombotic syndrome and chronic venous failure (CVF). Most of these patients develop trophic disturbances, especially (and begining with) the inner sides of shank. In less than 1/3 of them the presence of varicous venous dilatations can be noted, but such lesions never come to the aspect and volume of primary (giant) varicous veins without any involvement of profound venous system or of perforating veins.

## MATERIAL, METHOD

We have studied preoperatorily the pressure values in shank varicously dilated veins in 15 patients (9 females, 6 males, age: 18-60 ); in 5 patients in pudendal veins teritory and in 5 on the external region of thigh (without any phlebographical connection to the saphenal system) and in 5 patients in veins tributary to saphena magna (inner saphena affluents without ostial failure).

In other 15 persons (8 males, 7 females, age: 40-70) we observed pressure values on the varicously relapsed veins with the same location: 2 cases with pseudohaemoangioma located on the place of incision for ligation and saphena magna stripping, 6 cases with unsystematized venous dilatation on the postero-external aspect of the thigh (in wich we did not identify perforant veins failure towards the profound system) and 2 cases with varices in the superior 1/3 of the thigh (pudendal).

Symultaneously, we have followed the morphological changes in primary varicous veins, in relapsed varicous veins, comparatively to a group of normal veins (taken from 5 corpses) and to veins from the collateralizated venous flow in patients with postphlebitic syndrome (the veins were taken from suprapubian level of the thigh) and with shank trophic alteration (we did not find in the literature any mention about trophic changes in thigh).

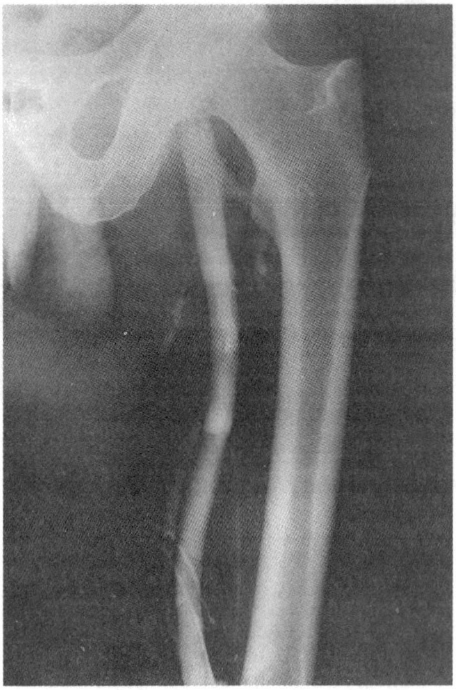

fig 1

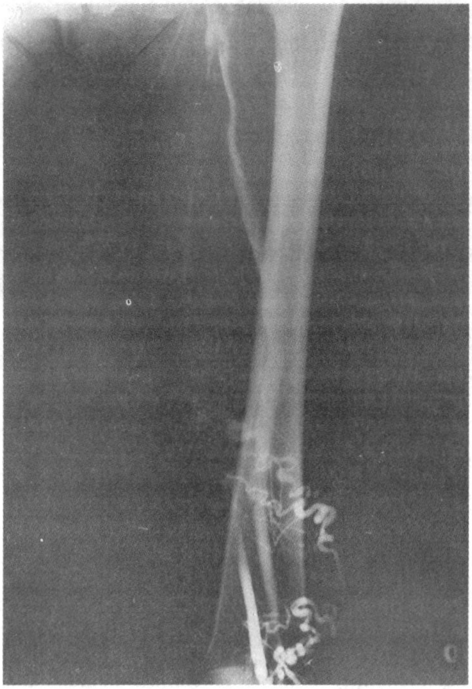

fig 2

fig 3

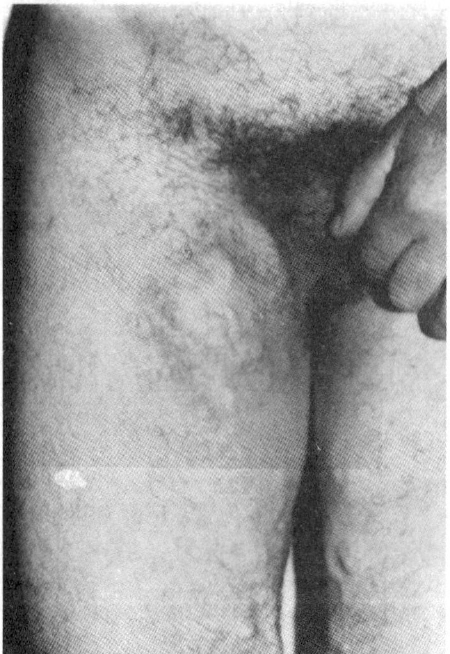

fig 4

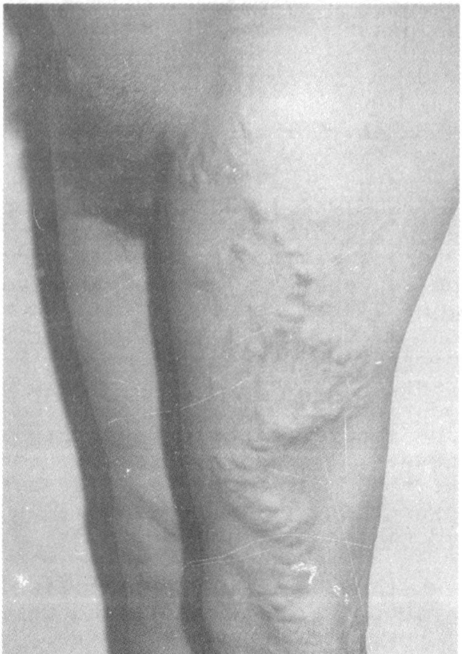

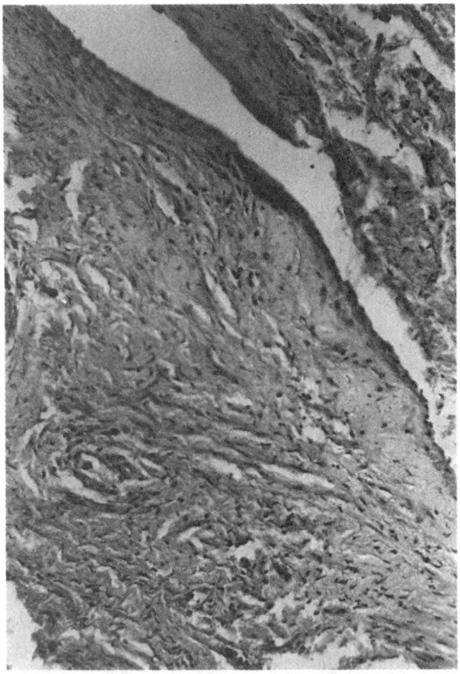

fig 5

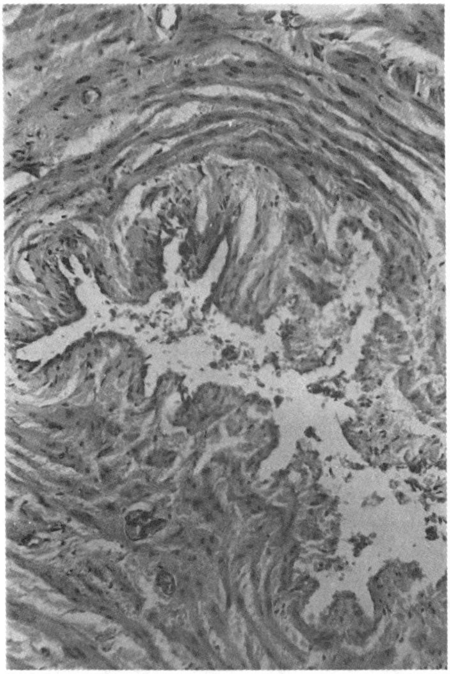

fig 6

fig 7

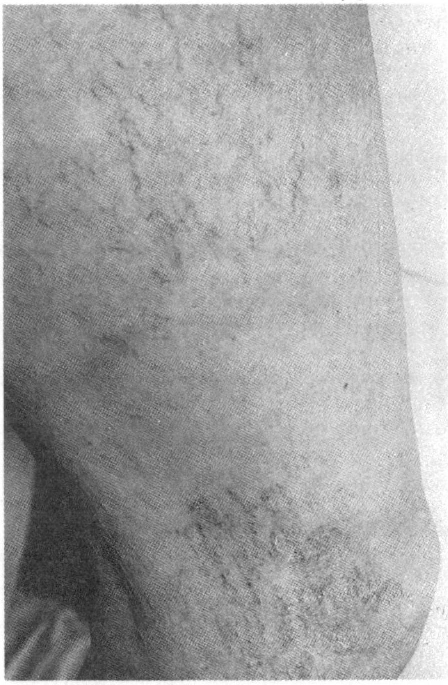

fig 8

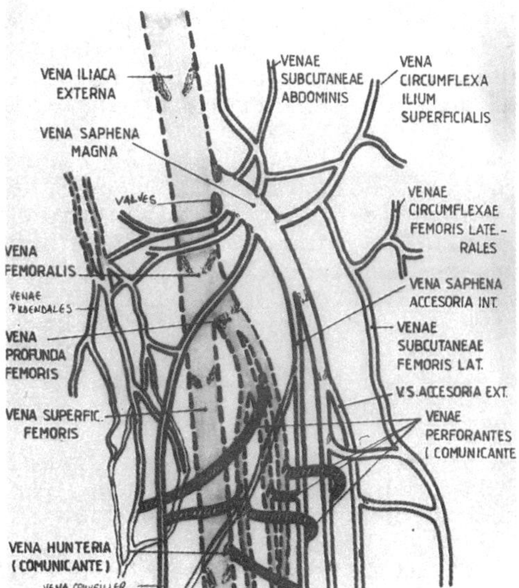

RESULTS are shown in the figures.

## DISCUSSION

The morphological presence of fibronecrotic changes in the walls of varicously dilated veins cannot be considered a surprize, or a novelty. This aspect is known from a long time, being noted by many authors, but it has been interpreted in different ways. Most authors considered that the main factor responsable for such varicous dilatations consists in pressure increase in the profound venous system and perforant veins valvules' failure. The presence of trophical alteration on the inner region of shanks is not a convincing enough factor, even if these lesions heal quickly in recumbency. A clinical counterargument consists in the presence of unsystematized winding monstruous varicous dilatations from the inner saphena ostium to the upper region of foot without any shank trophical alterations (but in the presence of failing perforant veins). We do not intend to discuss in this article aspects concerning lymphatic participation in those syndromes (we intend to do this with another oportunity), nor the causes leading to trophical alterations in shanks. In a small percentage of shank varices, identified by Duplex exploration to be 10-20 %, we noted the failure of inner saphena ostial valve in thigh. Surgical techniques trying to recalibrate inner saphena in the vicinity of the place where it flows into the common phemural vein and to make the ostial valve functional again were of good intention (having in mind the preserving of venous material in the idea of future eventual coronary bypass). Though, these techniques omitted other possibilities of back flow especially through perforating veins which may become insufficient and generate venous varicous dilatations at this level. They also consciously omitted the evolutive varicous potential in the absence of any pressional increase, due to morphological changes in venous walls. Secondary to the observations we've made which we briefly explained above we are not sustaining that hypothesis. On the contrary.

The presence of morphological alterations in the varicous veins walls: large, prolonged veins, intradermal varices without pressional rising or any connection to teritories of high pressure values makes us question the truth of the mainly mechanicist argument (increase in intraluminal pressure). A raise in venous intraluminal pressure) should have led to frequent muscular fibres hypertrophy in the venous intima. Such aspects have been noted sporadically and were insignificant. It is well known that only a part of the vertical pressure risings of blood column in profound veins which do not undergo varicous dilatations (raisings caused by the height of blood column, without interposition of continent valves) leads also to an increase in lateral pressures which are passed to the walls of veins involved in this process. Morphological changes do not seem to correspond to pressional values which are supposed to lead to varices development.

Parietal alterations in venous varicous walls are extremely polymorph, ranging from muscular and elastic fibres degeneration and ablonged vessels, to intraparietal calcification processes.

We should also mention the hereditary factor which usually is either neglected or difficult to enhance (in many nations it is considered a sin for a child to see one's parent's thighs).

## LEG COMPRESSION INCREASES BLOOD CELL VELOCITY IN VENOUS DISEASE

*A. Abu-Own, S.J. Chittenden, J.H. Scurr and P.D. Coleridge Smith*
Department of Surgery, University College and Middlesex School of Medicine, London, UK

The reasons for the efficacy of leg compression in the treatment of venous disease are not clear. We have used LASER Doppler fluxmetry to assess the effects of external compression on the skin microcirculation. Nine patients with lipodermatosclerosis (LDS) due to chronic venous insufficiency (CVI) and 15 control subjects were studied supine in an environmental chamber at 22°C. Following an acclimatization period of 15 minutes the LASER probe, incorporated in a plastic bag, was applied to the lower leg underneath a blood pressure cuff. Pressures were applied in increments from 10 to 100 mmHg. A computer data logging system recorded LASER Doppler flux (LDF), blood cell velocity (BCV) and concentration of moving blood cells (CMBC).

In the supine position, 20 mmHg compression resulted in an increase in BCV and LDF in patients with LDS and in normal controls, but 80 mmHg caused a fall. No significant change in CMBC was seen. Our study suggests a method of establishing best compression in the treatment of chronic venous insufficiency and may help explain how compression treatment works.

*Phlébologie 92.* Eds P. Raymond-Martimbeau, R. Prescott, M. Zummo.
John Libbey Eurotext, Paris © 1992, pp. 102-103

# Calf perforating veins and venous disease

S. Sarin, J.H. Scurr, P.D. Coleridge Smith

*Department of Surgery, University College and Middlesex School of Medicine, The Middlesex Hospital, London, W1N 8AA, UK.*

Outward flow in medial calf perforators is thought to be an important causative factor in the development of venous ulceration. This premise is based upon anatomical and radiologic studies which suggest that inward flow is the norm. However, ligation of outward flowing, ie 'incompetent' perforators is not associated with improved venous function nor does it reduce ulcer recurrence. Therefore, the role of medial calf perforators in the initiation or promotion of venous disease is not understood. More importantly, there is little information as to the normal flow characteristics across the entire spectrum of venous disease. The aim of this study was to define the direction of blood flow in perforating veins of the calf in normal limbs and also in those limbs with venous disease.

Both lower limbs of 57 patients (32 female and 25 male, median age 56 years (IQR 40-62)) were examined by duplex ultrasonography. In 10 patients there was no evidence of venous disease. In 60 legs we found superficial venous insufficiancy (SVI), complicated by lipodermatosclerosis (LDS) in 29. In 15 limbs there was Deep Venous Insufficiancy (DVI). Finally, 19 limbs had no venous disease but there was contralateral venous disease (CVD). With the limb in a dependent position, medial calf perforating veins were identified using duplex scanning. The direction of blood flow in the medial calf perforators was assessed during compression of the foot and calf, by a precalibrated cuff which inflated to 60 mmHg within 1 sec and then deflated.

**RESULTS**:

163 perforators were identified and exhibited a bi-modal distribution, 50 between 15-19 cm above the medial malleolus and 31 in the range 30-34 cm.

| | **Foot Compression** | | **Calf Compression** | | |
|---|---|---|---|---|---|
| **Pathology**(No of Perforators) | **Inflow** | **Outflow** | **InFlow** | **Outflow** | |
| **Normal** (29) | 23 | 6 | 22 | 7 | |
| **Normal-CVD** (20) | 19 | 1 | 11 | 9 | |
| **SVI** (43) | 40 | 3 | 23 | 20 | |
| **SVI+LDS** (44) | 40 | 4 | 25 | 19 | |
| **DVI** (27) | 17 | 10 | 5 | 22 | |
| **Total** (163) | 139 | 24 | 86 | 77 | $\chi^2$ $p<0.001$ |

Conventional teaching suggests that compression of the foot results in an increase in pressure within the deep veins of the foot and calf which manifests as outward flow through an 'incompetant' perforator. In contrast, we have found that compression of the foot usually results in inward flow. We have shown in addition that blood flow, following compression of the foot, even within perforating medial calf veins of normal limbs can be in either direction. This phenomenon appears to extend across the spectrum of venous disease and is more common in those limbs with DVI. However, within any one perforator, the direction of blood flow was consistently unidirectional provided that the conditions generating the flow were the same. By altering the local conditions, compressing the calf proximal to the perforating vein, it was possible to direct blood flow in the opposite direction in a further third of all perforators which implies that those perforators did not have functioning anatomical valves. We would suggest that the definition of 'incompetent' perforator needs to be carefully re-evaluated. Under the conditions of this study, demonstration of outward flow within medial calf perforators does not confer abnormality but rather is a variation of normal. The direction of blood flow within medial calf perforators can be both inwards or outwards even in normal limbs and changes with site of compression. Outward flow therefore, is not pathognomic of abnormality.

*Phlébologie 92.* Eds P. Raymond-Martimbeau, R. Prescott, M. Zummo.
John Libbey Eurotext, Paris © 1992, pp. 104

# Le circuit veineux amortisseur (C.V.A.) et la relation avec l'apparition des troubles trophiques des membres inférieurs

Dr Ermenegildo Alejo Enrici, Buenos Aires, Argentina

Le C.V.A. est un secteur bien défini des territoires veineux de la jambe, siege de variations physiopathologiques quand existe une insuffisance valvulaire. On dit
qu'il est amortisseur parce que fonctiounant comme tel, il neutralise les hyppertensions qui, á son niveau, se créent avec l'inversion du flux. Devant son dérèglement total, il cesse de remplir sa mission créant un empéchement circulatoire de telle importance qu'il arrive á travers diverses étapes á se convertir en responsable de la production de troubles trophiques de la face interne du teirs inférieur de la jambe.

Il est constitúe par la saphéne interne, la veine de Leonard, l'arc anastomatique inférieur, et les "perforantes" directes internes, supérieure moyenne inférieure et la quatriéme "perforante" que nous avons descrite en 1976.

Les trois premiéres unissent la veine de Léonard au paquet veineux tibial postérieur. La troisiénce située dans la zone rétromalléolaire atteint au niveau superficiel la terminaison de ladite veine et le début de l'arc anastomatique inférieur. Celui ci borde par en dessons le malléole interne et s'unit par devant á la saphéne interne avec laquelle il ferme le circuit.

Il recoit dans sa convexite la quatriéme "perforante" qui a une double origine: la semelle veinéuse de Lejars et la veine plantaire interne.

Ce circuit qui, quand il est atteint de defaillances partielles, agit en les compensant, peut arriver á devenir insuffisant d'une facon totale et, en quatre étapes, donne naissance á l'hypodermie indurée caracteristique de l'insuffisance veineuse chronique sur la face interne de la jambe.

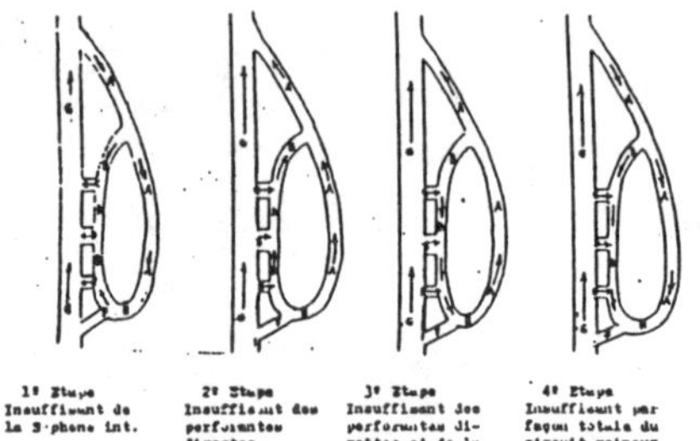

1º Etape Insuffisant de la Saphene int. — 2º Etape Insuffisant des perforantes directes. — 3º Etape Insuffisant des perforantes directes et de la veine de Leonard. — 4º Etape Insuffisant par facon totale du circuit veineux amortisseur.

A. Saphene interne. B. Veine de Leonard. C. Perforante directe superieure. D. [illegible] E. Perforante directe inferieure. F. Quatrieme perforante [illegible] profonde. H. Arc anastomotique inferieur.

* Profesor Titular de Flebologia y Linfologia, Universidad Católica Argentina. Aramburu 352 (1640) Martinez, Provincia de Buenos Aires, Argentina. Te: 798-5613.

## B. Physiopathologie des ulcères / *Ulcers pathophysiology*

*Phlébologie 92.* Eds P. Raymond-Martimbeau, R. Prescott, M. Zummo.
John Libbey Eurotext, Paris © 1992, pp. 107

# Fibrin cuffs and mucopolysaccharide deposition in the vasculature of venous ulcers

Kevin F.M. Patrick, Stephen I. White*, Elaine Johnson, Douglas Queen, Carolyn McCully, Michael J. Lydon

*ConvaTec Wound Healing Research Institute, Clwyd, UK. * Department of Dermatology, Clatterbridge Hospital, Merseyside, UK.*

The presence of fibrin cuffs has been forwarded as a cause of the reduced flow of oxygen and other nutrients to the tissues of the dermis and epidermis, resulting in cell death and subsequent formation of venous ulcers. In a clinical study using punch biopsy material obtained from the periculcer area of patients treated with various wound treatments, our findings although demonstrating the presence of perivascular fibrin cuffs also showed the presence of mixed perivascular lesions containing fibrin and/or other mucopolysaccharide moieties. Mixed lesions of this type have been reported in the blood vessel walls of patients with renal pathology. Our current study assesses the presence of mucopolysaccharide moieties in the vasculature of human venous ulcers their relationship to fibrin cuffs and their effects upon the wound healing process.

*Phlébologie 92.* Eds P. Raymond-Martimbeau, R. Prescott, M. Zummo.
John Libbey Eurotext, Paris © 1992, pp. 108-110

# Leucocyte trapping in venous hypertension. A myth ?

P. Rashid, M.C. Stacey, Y. Vandongen, S.E. Hoskin

*University Department of Surgery, Fremantle Hospital, Alma Street, Fremantle, Western Australia.*

## INTRODUCTION

Leucocyte trapping has been proposed to occur in the microcirculation in patients with chronic venous ulceration[1-3]. It has also been suggested that subsequent leucocyte degranulation, is responsible for endothelial damage, the leakage of fibrinogen, skin hypoxia and eventually, ulceration.

The major difficulty with these studies, however, is that the patients studied have not had venous pressure measurements to confirm the presence of ambulatory venous hypertension. The measurements of leucocyte trapping have also been performed only with the leg dependent and not during or after exercise which is the time when a difference in venous pressure occurs.

The aim of this study was to determine whether leucocyte accummulation occurs in patients with ambulatory venous hyperter sion and past venous ulceration. We also aimed to relate changes in skin transcutaneous oxygen measurements to position, exercise and venous pressure measurements in the limb.

## METHOD

Sixteen patients with current or recently healed venous ulceration were studied. Only patients with proven venous ulcers were studied. The assessment of ulcer aetiology included a history and general examination and the following investigations; full blood picture, erythrocyte sedimentation rate, serum urea, creatinine and electrolytes, liver enzymes, blood glucose level, Rheumatoid factor latex fixation test, Rheumaton factor, Auto-antibody screen, Ankle/Brachial Doppler Index (A/B Index), and Photoplethysmography (PPG). An A/B index of <0.9 was considered to indicate arterial compromise, A venous refilling time of <25 seconds on PPG was considered to indicate significant venous reflux.

Venous pressure measurements were recorded after cannulating the long saphenous vein as it crossed anterior to the medial malleolus, or if not available, a dorsal foot vein. After cannulation (2 inch 18G ANGIOCATH™) the patient was transfered to a motorised tilt table. A 3 way tap was connected to the Angiocath to allow blood to be withdrawn at specified intervals and the remaining port was used to connect to a pressure transducer (HEWLETT PACKARD™ STERILE MEMBRANE TRANSDUCER

DOMES - 1295A), which relayed the tracing to a monitor (HEWLETT PACKARD™ 78342A) and pen chart recorder (YOKOGAWA™ LR8100 - Multichannel). A control sample of venous blood via the three-way connecting tap was collected. This sample was collected for full blood picture and differential white cell count.

Two transcutaneous oxygen probes, (TCM2®, Radiometer, Copenhagen), calibrated at 45°C were placed on the patient's skin, 7 to 10 cm above the medial malleolus and at a control position on the chest. An acclimatisation period of 15 minutes was allowed for the probes to reach a steady state.

After acclimatisation, baseline measures of all the parameters were taken with the patient supine at rest. After this was completed, with the patient still at $0^0$, the patient was asked to perform the ankle flexion exercise for 3 minutes while the recordings continued. At the end of the exercise phase, a sample of blood was taken.

After a rest period of 5 minutes readings were repeated. At the end of this period, the motorised tilt table was activated to tilt from $0^0$ to $80^0$ (Tilt time = 2 minutes). Venous pressure (V/P) and $Tcp0_2$ recordings continued through this time. When $80^0$ was reached, a repeat blood sample was taken as were the V/P and $Tcp0_2$ readings. Recordings continued for 1 minute post-tilting. When this was completed and after a short rest period, the patient was asked to perform the ankle flexion exercise for 3 minutes while the standard recordings were made. At the conclusion of the exercise phase, blood was again taken and a post-exercise recording was made. After this, the patient was tilted back to $0^0$. The same readings were again taken and the final blood sample collected.

RESULTS

In all 16 patients, dorsal foot vein pressures were raised with tilting and remained high during and immediately following exercise ($p<0.05$, Wilcoxon paired rank test). The level of changes were consistent with known changes (Fig. 1). The measurement of Tcp02 leg/chest ratio did not however, show any change with tilting or with exercise, in the supine or erect positions ($p>0.05$).

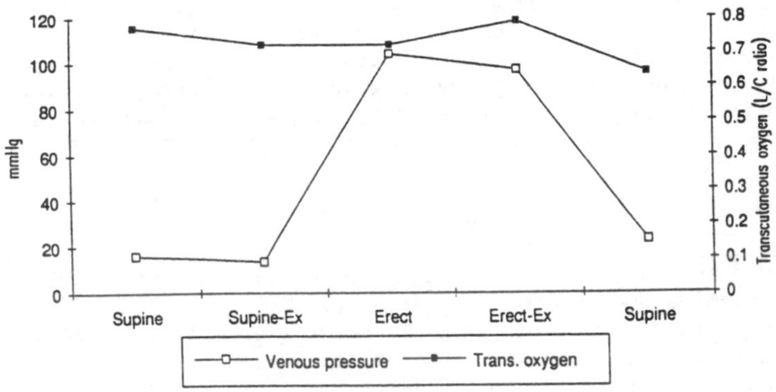


Figure 1. Venous Pressures and Transcutaneous Oxygen Measurements in Different Positions and with Exercise (Median Values)

Leucocyte count recordings were unchanged when the patient was tilted to addition, in the erect position. With exercise in the erect position, there was an increase in the number of leucocytes in the venous blood ($p=0.0004$). When the leucocyte count is corrected against the erythrocyte count (WC/RC ratio) to correct for changes in flow, there was no demonstrable difference ($p=0.12$). (Table 1).

TABLE 1. LEUCOCYTE COUNT AND LEUCOCYTE/ERRYTHROCYTE RATIO IN DIFFERENT POSITIONS AND AFTER EXERCISE

| | WCC ($x10^9/_1$) | WCC/RBC Ratio |
|---|---|---|
| Supine | 5.55 | 1.28 |
| Post exercise Supine | 6.1 | 1.38 |
| Erect | 6.15 | 1.38 |
| Post exercise Erect | 6.85 | 1.44 |
| Supine | 6.9 | 1.48 |

## DISCUSSION

The results of this experiment confirm the venous pressure changes known to occur with a change in posture. If skin hypoxia is central to venous ulceration, then, activation of the calf muscle pump in the erect position in venous ulcer patients, should cause a reduction in $TcpO_2$. This was not the case, in fact, we found no difference in $TcpO_2$ levels. The reason for this could be that hypoxia is not the ultimate cause of venous ulceration or more likely, that insufficient time was provided for hypoxia to become apparent. What is clear though, is that short term venous hypertension does not appear to be directly implicated in skin hypoxia. Longer term venous hypertension involves the presence of oedema.

The finding that leucocyte count in venous blood from the leg does not reduce with postural change and, the increase found with exercise in the erect position, would conflict with the findings of Coleridge-Smith and co-workers. After correcting for possible differences in flow rates of the different blood cells, these results do not support the hypothesis that intravascular leucocyte trapping occurs in ambulatory venous hypertension. It is therefore unlikley that this is the mechanisms by which ambulatory venous hypertension leads to venous ulceration.

## REFERENCES

Coledrige-Smith P D, Thomas P R S, Scurr J H, Dormandy J A.1988: "Causes of venous ulceration: a new hypothesis." *Br Med J* 296: 1726-7.

Scott H J, McMullin G M, Coleridge-Smith P D, Scurr J H 1989: "Aetiology of venous ulceration - current views". *Phlebology*, 4: 217-222.

Thomas P R S, Nash G B, Dormandy J A 1988: "White Cell accummulation in Dependent Legs of Patients with Venous Hypertension: a possible mechanism for trophic changes in the skin". *Br Med J*, 296: 1693-1695.

*Phlébologie 92.* Eds P. Raymond-Martimbeau, R. Prescott, M. Zummo.
John Libbey Eurotext, Paris © 1992, pp. 111-113

# Pathogenesis of venous stasis panniculopathies

Sergio B. Curri

*Center of Molecular Biology, via G. Cagliero 10, 20125 Milan, Italy.*

Single biopsies of the skin, hypoderma and muscle performed at various zones of the lower limbs (thigh, knee, legs) and of the breast adipose tissue (supero-lateral quadrant) in 378 patients suffering from venous stasis or insufficiency have been shown a peculiar pathology of the fat tissue (Curri 1976-1992). The changes are characterized by the succession of four stages: 1st, capillaro-venular dilation, microaneurisms, endothelial injury with abnormal permeability and oedema; 2nd, structural narrowing of the fat lobule and regressive changes of the fat cells; 3rd, hyperplasy and hypertrophy of the periadipocitary and pericapillary reticular fibers; 4th, differentiation of connective fibers from the hyperplastic reticulum, progressive liposclerosis with formation of the pathognomonic "painful subcutaneous nodules" (Ryan and Curri,1989), arteriolosclerotic changes of the smallest arteries and of the endoarterious blocking devices (Curri and Merlen.1986). This venous stasis panniculopathy have been differentiated from the localized adiposity and classified as "Panniculosis", to emphasize their pathogenetic differences in comparison with the inflammatory "Panniculitis" and the dys- or neoplastic "Panniculomes" (Curri,1990).
Two formes have been identified: a) the oedematous-fibrosclerotic panniculopathy of the lower limbs and b) the oedematous-fibroplastic panniculopathy of the female breast (Ryan and Curri, 1989.
The clinical and instrumental patterns of these two panniculopathies have been previously described (Curri,1991).
Continuing these studies, the fat tissue taken from liposuction samples of various body regions (abdomen, thighs, knees, glutea) taken from the same patient have been examined.

## MATERIAL AND METHODS

The histological sections stained with Haem.-eos., Azan-Mallory, Alcian-Blue-P.A.S. and silver impregnation acc. to Gomori have been examined using a "Capiflow" mod. method (Curri,1992). The mean diameter of 100 capillaries and 100 fat cells for every body region of the same subject (comprehensively 18 female patients,m.a. 32+/-

7.9 y. and 58 fat samples) was calculated using the Random Line Measurements software of the computerized instrument.The data have been submitted to analysis of variance and linear regression.

## RESULTS

The histomorphological findings on liposuction material confirm the previously described patterns on the presence of two distinct changes of the adipose tissue: 1) the localized adiposity, in which the fat cells are hypertrofic, but devoid of pathological alterations; 2) the venous stasis panniculopathy in their four stages. The "pure" forms 1 and 2 have been rarely observed. The most frequent findings (about 80%) are the "mixed forms" in which the panniculopathic process provoked by the stasis at microcirculatory level develop on the previously hypertrophic fat cells. The Capiflow measurements show in all cases of "mixed forms" a more or less dilation of the capillaries and small venules.The mean diameters of capillaries, venules and fat cells of the thigh, knee and abdomen are reported in Fig. 1.

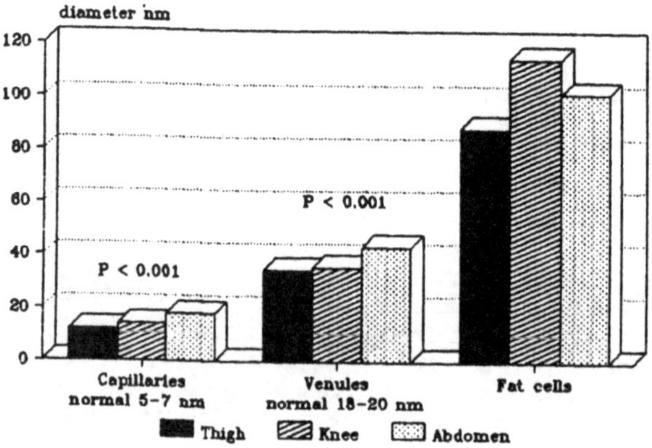


**Fig.1.** Diagrammatic representation of the mean diameter of capillaries,venules and fat cells in the venous stasis panniculopathy.

The regression analysis show in the patients with pure form of localized obesity a significant relationship ($P < 0.001$) between the diameter increase of the smallest venules and the fat cells diameter (Fig.2).

## CONCLUSIONS

The decreased blood flow velocity, the capillary-venular stasis with endothelial injury and increased permeability must be considered as the main responsible for the development of a specific disease of the adipose tissue. This panniculopathy is an abiotrophic-regressive process and not an inflammatory disease. As emphasized with Ryan (1989),the chages are initially focal and can be easily missed.

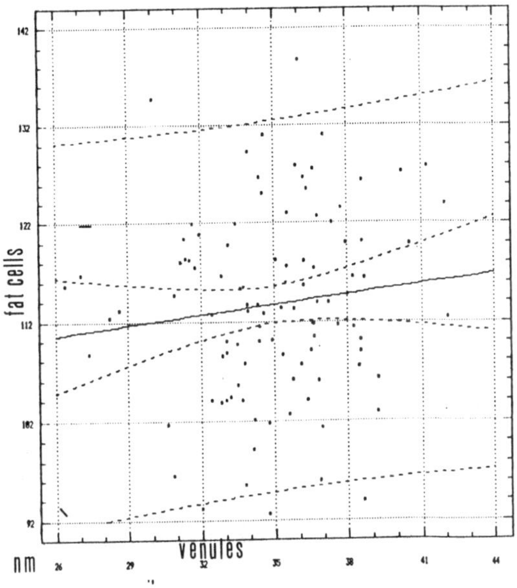


**Fig.2.** Linear regression of venular and fat cells diameter.

Eventually they produce a mosaic pattern of fibrosis in the subcutaneous tissue of different body regions, including the female breast. Venous stasis and lipoedema seems to be the first pathogenetic moment. Therefore, the skin changes as the "quilt skin", "mattress skin" and "orange-rind skin" are secundary and late phenomena which develop after the comparison of the painful subcutaneous nodules.
More attention must be given from the phlebological point of view to this up to date neglected fat pathology.

## REFERENCES


Curri,S.B. (1990): Inquadramento nosografico e classificazione delle pannicolopatie da stasi,*Flebologia* 1:15-29.

Curri,S.B. (1991): *Las Panniculopatias de estasis venosa-Diagnostico clinico e instrumental*,pp.1-211.Barcelona: Hausmann-Devallagraf S.A.

Curri.S.B.: (1992): *La Pannicolopatia mammaria da stasi*,pp.13-328. Milan: IdB Publ.

Curri,S.B. and Allegra,C. (1992): A modified Capiflow Technics for Microangiological and Histochemical Purposes. In *Proc.17th Eur. Conf.Microcirculation*,London-UK 5-10 July (in press).

Curri,S.B. and Merlen,J.F. (1986): Troubles microvasculaires du tissu adipeux,*J.Mal.Vasc.*11,303-309.

Ryan,T.J. and Curri,S.B. (1989):*Cutaneous Adipose Tissue*,Clinical Dermatology vol.7.nr.4,pp.1-163.Philadelphia:J.B.Lippincott Company.

## Microcirculatory aspects of venous ulcers

*PD Coleridge Smith,*
*Department of Surgery, University College and Middlesex School of Medicine, London, UK.*

Patients with substantial venous insufficiency due to incompetence of deep or superficial veins may suffer venous ulceration. The main physiological abnormality is persistently raised venous pressure in the superficial veins of the leg during ambulation. This does not cause a reduction in blood flow to the leg; measurements suggest that the flow to all tissues is increased in patients with chronic venous insufficiency (CVI). It has been suggested that delivery of nutrition to the skin fails in patients with CVI, due to deoxygenation of the venous blood (stasis), increased arteriovenous shunting of blood or diffusion barriers between capillaries and the tissues. None of these has been demonstrated by objective measurement.

More recently the destructive mechanisms inappropriately deployed by phagocytes during critical ischaemia (release of oxygen free radicals and proteolytic enzymes) have been suggested as a likely cause of pathogenesis of venous ulceration. White cells become trapped in the microcirculation of the leg during periods of raised venous pressure. Macrophages and T-lymphocytes may be found surrounding the capillaries in the skin from the legs of patients with CVI, though direct data has yet to be obtained that these play a causative role in venous ulceration.

*Phlébologie 92.* Eds P. Raymond-Martimbeau, R. Prescott, M. Zummo.
John Libbey Eurotext, Paris © 1992, pp. 115-117

# Cutaneous responses in elderly people with varicose leg ulcers

Francesco Pollice*, K.P. Robertson**

** Department of Cardiovascular Surgery, University of Bari, Italy. ** Mayo Clinic, Rochester, MN, USA.*

Leg ulcers are common and increase in frequency with age causing considerable distress and morbidity. Their treatment is expensive and time consuming,but little is known about their aetiology or why they are so resistant to healing especially in elderly people.The nociceptive function of C-fibres appears to be important in wound healing and repair.When nociceptors in the skin are stimulated these fibres conduct impulses centrally resulting in the conscious experience of pain.They also stimulate axon collaterals causing neuropeptide release and vasodilatation-the neurogenic arm of the inflammatory response.[1] This response decreases progressively with age.[2] The nociceptive system of primary afferent unmyelinated nerves probably prevents damage from repetitive minor injuries which would otherwise go unnoticed.There is also growing evidence that they have a'trophic' role mediated by the neuropeptides they contain acting as growth factors for epidermal cells and fibroblast.[3] Diabetic patients with leg ulcers and neuropathy also have impaired neurogenic vascular responses.[4] We wondered whether dysfunction of primary afferent unmyelinated nerves played a part in the aetiology or resistance to healing of varicose ulcers in old people.We therefore measured C-fibre dependent and independent microvascular skin responses in 15 patients with chronic varicose ulcers and compared them with age-and sex-matched controls.

## PATIENTS AND METHODS

Cutaneous nociceptive C-fibres were stimulated by electrophoresis of 10% acetylcholine from the outer chamber of a small(3cm diameter)Perspex capsule applied to the skin.The injection ports acting as electrodes for the passage of an electrophoretic current of 0.5mA for 150s in the arm and 1mA for 150s in the foot.This resulted in a ring-shaped axon reflex vasodilator response.The spread of this vasodilatation depends on an intact system of C-fibres and was measured by the probe of a laser Doppler flowmeter placed at the centre of the capsule.Because the magnitude of the flare response could be affected by changes in microvessel structure or reactivity,the ability of vessels to dilate in response to direct chemical stimuli independent of nerves was measured.This was done in two ways:be electrophoresis of acetylcholine from a second,inner chamber directly beneath the probe of the laser Doppler flowmeter and also by direct electrophoresis of nitroprusside solution(1% solution in distilled water).Measurements were made on the volar surface of the forearm of the non-dominant hand and on the dorsum of the foot.Topical preparations or creams were withheld for 48h before testing and the skin was carefully cleaned using an alcohol swab.Any thickened or lichenified skin was avoided.The patient lay supine in a room where the ambient air temperature was maintained at a constant 24°C.Skin temperature was maintained between 30° and 34°C using a warmair heater if necessary.Patients were examined clinically and electrophysiologically by measurement of distal motor latencies to exclude peripheral vascular disease or distal axonal neuropathy.Particular attention was paid to pin-prick sensation-all subjects had intact sen sation to pin prick but no attempt was made to grade their responses.Diabetes was excluded by blood-sugar estimation.Patients prescribed non-steroidal anti-inflammatory agents,angiotensin-converting enzyme inhibitors or antihistamines were not studied.We studied 15 patients with typical varicose ulceration of the legs which had remained unhealed for at least 12 months.All 15 ulcers were sited above the medial malleolus of the ankle,12 showed varicose eczema,10 patients had bilateral ulcers and 15 had some evidence of venous hypertension affecting both legs.Five subjects had a previous history of deep venous thrombosis.Five were men and ten women;ages ranged from 51 to 89 years [mean 77.3,standard deviation (SD),10 years].They were compared with 15 healthy control subjects of the same age and sex(age range 51-89 years,mean 77.9,SD 11 years).Statistical analysis was by means of paired t tests using the SPSS statistical package.

RESULTS

The results are shown in Table I and II.They demonstrate the blood flux in skin over the foot-dorsum (Table I)and forearm(Table II)at rest,following induction of the axon reflex flare and after direct electrophoresis of acetylcholine and nitroprusside.There was no difference in resting cutaneous blood flow between ulcer and control groups:mean bloodflux 2.4(0.8)mV and 2.6(0.9)mV,respectively.The maximum increase in Doppler flux readings after induction of a neurogenic axon reflex flare and following direct chemical stimulation with acetylcholine is shown in Table II.Neurogenic axon reflex flare is markedly reduced in patients with varicose ulcers when compared to controls($t=6.88, p<0.001$),whilst the direct, non-neurogenic action of both acetylcholine and nitroprusside was unchanged in ulcer and control groups. These changes are confined to the foot,since in the arm the axon reflex flare and direct vascular reaction were similar in both leg-ulcer patients and controls.

Table I.

| | Varicose Ulcer Mean (SD) | Control Mean(SD) |
|---|---|---|
| Resting | 2.4(0.8) | 2.6(0.9) |
| Axon relfex | 0.6(0.9)* | 9.4(3.7)* |
| Direct ACH | 23.0(6.7) | 25.1(8.0) |
| Direct NP | 20.6(3.5) | 22.0(5.9) |

*$t = 6.88$, $p < 0.001$.

Table II.

| | Varicose Ulcer Mean (SD) | Controls Mean (SD) |
|---|---|---|
| Axon reflex | 9.9(5.2) | 9.3(3.8) |
| Direct ACH | 27.0(7.0) | 23.7(6.8) |
| Direct NP | 19.5(0.9) | 20.7(2.5) |

DISCUSSION

This study shows that old people with varicose ulcers have reduced neurogenic inflammatory responses as measured by the spreading vasodilator response to chemical stimulation.This response is directed through polymodal nociceptors.Dysfunction of these fibres has previously been recorded in diabetic patients with symptomatic large-fibre neuropathy.Our patients,however,had intact sensation to pin prick and there was no electrophysiologic evidence of large-fibre neuropathy.It would therefore appear that these patients have impaired C-fibre function isolated to the lower limb in the absence of a generalized neuropathy.This may be due to reduced numbers of C-fibres,decreased neuropeptide levels at cutaneous nerve terminals or impaired release of neuropeptide on axon collateral stimulation.It is not due to impaired function of the microvasculature as this reacted normally to direct chemical stimulation independent of neural mediation.It could be argued that the oedema or skin thickening due to lipodermatosclerosis seen in limbs with venous hypertension decreased the amount of acetylcholine from subcutaneous electrophoresis and so reduced the amount of chemical available to initiate the axon reflex flare.There was a slight delay in the onset of vasodilation induced both by the axon reflex and direct chemical stimulation in the foot compared to the arm.This has also been observed in normal subjects(unpublished results) and may reflect differences in skin thickness between arm and foot.Measurements were taken on the dorsum of the foot well away from the ulcer site and care was taken to avoid thickened skin or areas of oedema. Furthermore,the direct chemical reactions to both acetylcholine and nitroprusside were similar in both ulcer and control groups;if structural changes in the skin of ulcer subjects did affect the technique, one would expect these results to be reduced.The degree of vasodilatation following direct electrophoresis of acetylcholine and nitroprusside was greater than that after the induction of the axon reflex. This suggests that at the dose used the axon reflex was a weaker stimulus than the direct electrophoresis of acetylcholine or nitroprusside.It is possible that increased pressure in the venous circulation rendered the blood vessels more rigid and less likely to dilate in response to an axon reflex already diminished by increased age.However,our studies were conducted with the patient supine on a couch, in this condition pressures in cutaneous vessels are low.Substance P and and neurokinin A are the principal neuropeptides contained in C-fibres and both stimulate fibroblast division in cell culture.[3] Substance P is depleted in skin during the healing of experimental wounds in rats.These findings have led some authors to speculate that neuropeptides may be epidermal growth factors.Our results would support this view.The direct,chemical effect of acetylcholine on the microvasculature is dependent on an intact endothelium.Its vasodilator effect probably being mediated through the release of endothelial-derived relaxing factor.[5] The action of nitroprusside is independent of nerve or endothelium and works by relaxation of vascular smooth muscle.[6] Venous hypertension causes the microvasculature to become attenuated with tortuous and dilated capillaries often with deposits of fibrin around their outer walls.[7] In our patients with leg ulcers,resting blood flux and microvascular dilation response to direct electrophoresis of acetylcholine and nitroprusside were similar to those of the control group.This would suggest that the changes in capillary structure are either isolated to a small area around the ulcer or not translated into a demonstrable effect on microvascular function.This study suggests that C-fibres and the neuropeptides they contain have a role in the multiple pathogenic mechanisms of varicose ulceration.The decrease in function of peripheral C-fibres with age may partially explain the increased incidence and resistence to healing of leg ulcers in elderly people.Wounds resistant to healing have already been successfully treated by applications of platelet-derived growth factor[8] and epidermally derived growth factor.The manipulation of the nocifensor system which C-nerve fibres comprise,perhaps by topical treatment with neuropeptides such as substance P,may speed up the healing of chronic skin ulcers.

REFERENCES

1. LEMBECK F.Sir Thomas Lewis' nocifensor system histamine and substance P containing primary afferent nerves.In:Bousfield D,ed.Neurotransmitter in action.173-179, 1988.

2. ADRON M.,HELME R.D.:Vascular responses in ageu skin.Age Ageing (Suppl.2),19-20, 1990.

3. NILSSON J.,VonEULER A.M.,DALSGARD C.J.:Stimulation of connective tissue cell growth by substance P and substance K. Nature 315: 61-63, 1985.

4. WALMSLEY D.,WALES J.K.,WILES P.G.:Reduced hyperaemia following skin trauma:evidence for an impaired microvascular response to injury in the diabetic foot.Diabetalogia. 32: 736-739,1989.

5. FURCHGOTT R.F.,ZADWADZKI J.V.:The obligatory role of endothelial cells in the relaxation of atrial smooth muscle by acetylcholine. Nature 288: 373-376, 1980.

6. FLEISCH J.H.,HOOKER C.S.:The relationship between age and relaxation of vascular smooth muscle in the rabbit and rat.Circ.Res. 38:243, 1976.

7. FAGRELL B.:Microcirculatory disturbances-the final cause for venous leg ulcers? Vasa 11:101-103, 1982.

8. KNIGHTON D.R.,FIEGEL V.D.,AUSTIN L.,BUTLER E.L.,CIRESI K.F.:Classification and treatment of chronic non healing wounds:successful treatment with autologous platelet-derived wound healing factors. Ann. Surg. 264: 322-330, 1986.

*Phlébologie 92.* Eds P. Raymond-Martimbeau, R. Prescott, M. Zummo.
John Libbey Eurotext, Paris © 1992, pp. 118-120

# Ulceration in venous and lymphatic disease

A.B.D. Chant, S.E. Clift*, N. Bishop*, C.J. Ranaboldo

*Department of Vascular Surgery, Southampton University hospitals, Southampton, S09 4PE, UK and*
** Department of Mechanical engineering, University of Bath, Bath, BA2 7AY, UK.*

## INTRODUCTION

Varicose veins, venous thromboses and oedema are all associated with venous ulceration. Treatment of so-called "venous hypertension" however does not always prevent or heal ulceration. This paper explores a new biomechanical theory of ulceration which argues that tissue pressure and tissue tension are the common factors in ulcer formation. It will also suggest a reason why lymphoedemamatous patients tend not to ulcerate.

Evidence exists (Chant 1990) that in oedematous states tissue pressure rises from negative to positive values and that in venous disease especially in the vertical position, tissue pressure is greatly increased. The geometry and tissue compliance of the gaiter region suggests that the Laplace type relationship between pressure volume and skin tension can only be maintained if skin tension rises. Such a rise in tension could cause ischaemia (Chant 1992) and just as with pressure sores, starting in the subcutaneous, tissues break down and skin ulceration follows rapidly after (Kchanh 1984).

The extensibility of skin however varies with its physical state (Mourad 1988), the skin of patient with healed ulcers being stiffer for example than that of well hydrated skin. It would seem therefore that, in engineering terms, this is a complex non linear relationship capable of analysis by computer modelling.

## METHODS

Using published values in the biological literature normal mechanical parameters a linear elastic computer based method of stress analysis (Zienkiewicz 1997) was used to predict the stress distribution likely to be found in differing geometric conditions.

Using the ANSYS finite-element package, two simple models were set up.

(a) A radial symmetric distribution of bone fat and skin, expected in a simple situation such as the thigh (Fig IA)).

(b) A very asymmetric geometric model (Fig IB) of the ankle, with a comparatively low soft tissue/hard tissue ratio.

**RESULTS**

Figure II shows the contours of a maximum principle tensile stress in the skin layer for the two models. The stress patterns for model (a) in fig II(A), are as expected, radially symmetric. This presents an interesting contrast to the asymmetric pattern shown in fig II(B) for model (b). Clearly the load distribution in the tissues are very complex.

**CONCLUSIONS**

These preliminary models suggest that tissue pressure and skin tension are abnormally distributed in the gaiter area. Such an uneven distribution could well account for the unpredictability in the sitting and healing of ulcers. The computer model which we have constructed appears capable of describing the biomechanical mechanisms involved. By focusing our attention away from venous hypertension towards tissue pressure and skin tension, the theory will hopefully allow well known theories of ulceration (Browse 1982, Scott 1989) to be looked on in a new light. It seems that ischaemia and white cell trapping may well be consequences of raised tissue pressure rather than the prime cause ulceration.

**Fig I.**

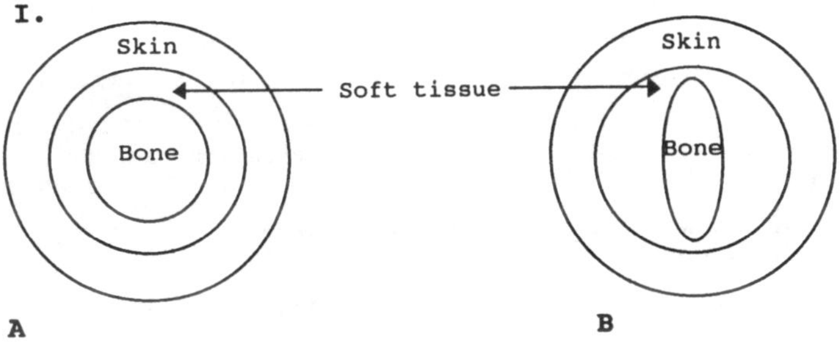


**Fig I.** Geometrical arrangement for simple finite element models

(A) radial symmetrical geometry.
(B) Asymmetric

Fig II.

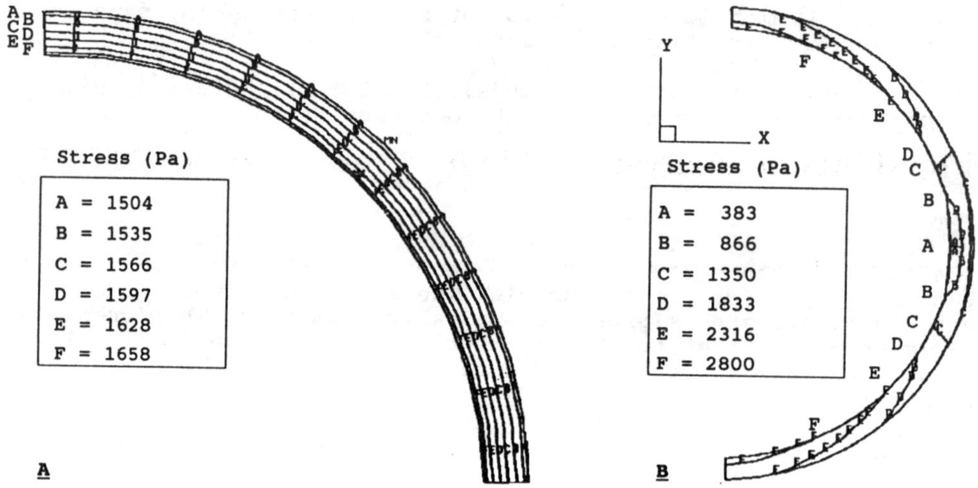


**Fig II.** Maximum principle tensile stress for models (a) and (b).

REFERENCES

Browse, N.L., Burnand, K.G. (1982): The cause of venous ulceration. *Lancet*. 11, 243-354

Chant, A.D.B. (1990): Tissue pressure, posture and venous ulceration. *Lancet*. 336, 1050-1051.

Chant, A.D.B. (1992): Hypothesis: Why venous oedema causes ulceration and lymphoedema does not. *Eur J Vasc Surg*. In-press.

Kchanh,M., Madsen, B.L., Barth, P.W., et al. (1984): An in depth look at presure sores. *Plastic and reconstructive surgery*. 74, 745-754.

Mourad, M.M., Edwards, C., Marks, R. (1988): Skin extensibility and the gravitaional syndrome. *Bioeng Skin*. 4, 199-215.

Scott, H.J., Mullin, G.H., Coleridge-Smith, P.D., Scurr, J.H. (1989); Aetiology of venous ulceration. *Phlebology*. 4, 217-222.

Zienkiewicz, Q.C. (1997): The finite element method. McGraw-Hill 1977.

*Phlébologie 92*. Eds P. Raymond-Martimbeau, R. Prescott, M. Zummo.
John Libbey Eurotext, Paris © 1992, pp. 121-123

# Haemodynamic analysis of 92 ulcers of a complex nature

J.P. Kuiper, A.J.M. Brakkee

*University Hospital, Dept. of Dermatology, Postbus 9101, 6500 HB Nijmegen, The Netherlands.*

We are speaking about an ulcer as being of a complex nature when more than one vascular system is involved. In other words, when not only venous symptoms are present, but also clinical signs of arterial obliterative disease and/or symptoms of arteriolar- microangiopathic origin can be found. Ulceration of a combined venous- and lymphoedematous origin have been excluded.

During the last 6 years 92 patients with a complex ulceration were diagnosed on clinical grounds and analysed using non-invasive techniques, such as strain gauge and photoplethysmography for determining the functioning of venous pumps, and heat transport measurements in combination with Laser Doppler technic for the assessment of skin microcirculation. (fig. 1,2 and 3) Futhermore segmental Doppler arterial pressure measurements have been used for screening the arterial macrocirculation.

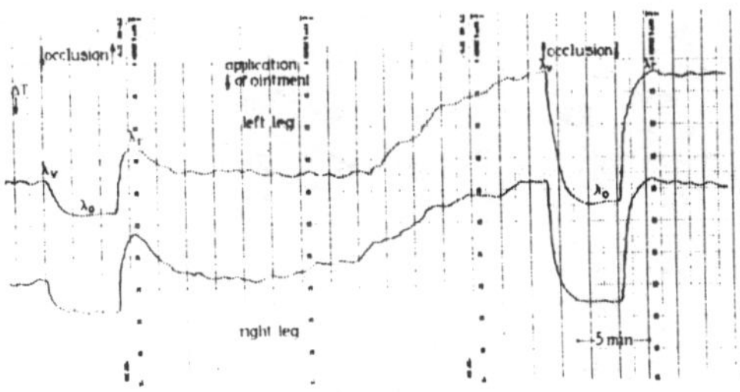


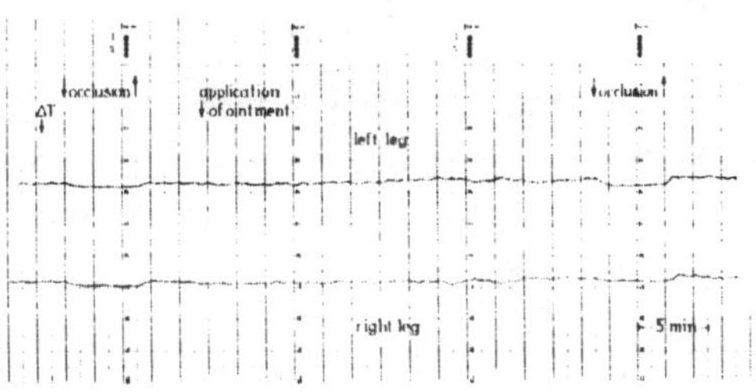


fig 1. skin blood flow - normal pattern (heat transport)

fig 2. skin blood flow - abnormal pattern, found in patients with Martorell-type ulcers (heat transport)

Of these 92 patients, 16 patients had to be hospitalized and treated during bedrest, because even a mild compression treatment could not be tolerated (ankle pressure <50-60 mmHg), and reconstructive surgery was impossible or unsuccessful because of the widespread involvement of the arterial macrocirculation (7 cases ended with amputation).

76 patients showed, besides a slight mild occlusive disease (distal ankle pressure >100-110 mmHg) a more pronounced symptomatology of a disturbed microcirculation. In almost all of these 76 patients the typical pigmented little scarves, as discribed by Martorell, have been found, located round the ulcer or at the not yet ulcerated contralateral site. These so-called P.P.P.'s (pigmented pretibial patches) also known as "shin spots" can be understood as a typical sign of microangiopathy. Moreover in all of these 76 patients the functional signs of a more or less reduced skin flow reactivity could be found.

Therapeutically in about 2/3 (52/76) of these ulcers a mild compression under ambulatory conditions has been used successfully. However in about 1/3 (24/76) of the cases a hospitalization was unavoidable, dispite a still acceptable systolic ankle pressure of more than 100-110 mmHg. More than a half (13/24) of these hospitalized patients needed high doses of corticosteroids (40-50 mg daily) in order to stop progressive spreading of microinfarction, leading to a threat for amputation, due to an enormous enlargement of the ulcers. Almost all these patients (10/13) showed positive anti-nuclear factors, making suggestable a diagnosis of vasculitis ulcer.

It is very notable that although almost all of these 76 ulcers showed some typical clinical features of Martorell's ulcer, not one case could be diagnosed as a true "ulcus hypertonicum" (Martorell) if holding stricktly to the original criteria as presented by Martorell in 1945. In our opinion the explanation for this striking fact must be found in the use of modern diagnostic means. Compared with the era of 1945-50 when Martorell classified the ulcers merely on typical clinical grounds, nowadays the more advanced investigative procedures are much more sophistocated, allowing us to diagnose even the slightest disturbance of venous and/or arterial macro-circulation.

Moreover, due to the increasing National Health Care concern with hypertension screening procedures, already nowadays and surely in future, it will be nearly impossible to find any patient with a fresh untreated severe hypertension, which Martorell claimed to be mandatory for these typical ulcer patients.

Keeping this in mind the real existence of Martorell's ulcer is open to question. We have to make a choice... no Martorell's ulcers diagnosed at all ... or changing and revising the original criteria of Martorell, and choosing for more functionally orientated criteria.

Although the use of the term Martorell's ulcer has lost its rational basis, yet, after loosening and changing the original criteria and for historical reasons Martorell's name must remain for this special type of ulceration. And surely it seems wise to avoid the term "hypertensive ischemic ulcer".

In our department, speaking about ulcers of a complex nature, we still diagnose and select these

Martorell-type ulcers as a distinct group, particularly for therapeutic reasons.

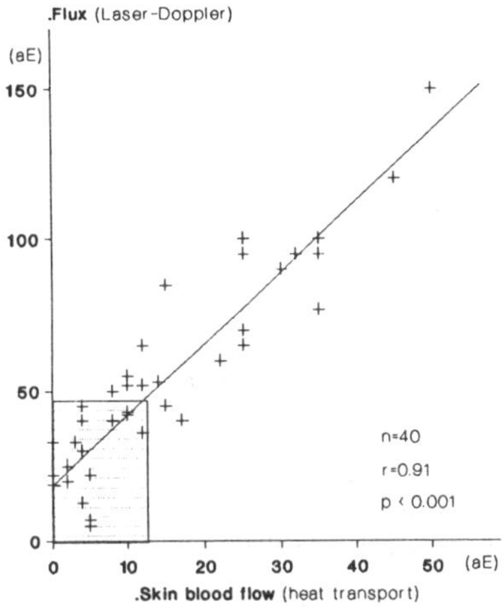


Fig. 3: Correlation of simultaneous measurement of skin blood flow by heat transport and Laser-Doppler-Fluxmetrie. In the shaded area the typical flow pattern of Martorell-type ulcers can be found.

**References:**


1. Alberdi,J.M.Z.: Hypertensive ulcer: Martorell's ulcer. Phlebology 1988, 3, 139-142.
2. Hensel,H. Bender,F.: Fortlaufende Bestimmung der Hautdurchblutung am Menschen mit einem elektrischen Wärmeleitmesser.
   Pflügers Arch. ges. Physiol. Bd. 263 (1956), S. 603/14.
3. Hines,H.A., Farber,E.M.: Ulcers of the leg due to arteriosclerosis and ischemia occuring in the presence of hypertensive disease. (Hypertensive-ischemic ulcers).
   Proc. Staff Meet Mayo Clinic 21: 337-346 (1946).
4. Kuiper,J.P., Brakkee, A.J.M.: Ulcus Hypertonicum.
   Proc. 1X int. Congr. Angiology, vol. 1V. Roma: Minerva Medica, 1976; 7-8.
5. Martorell,F.: Hypertensive ulcer of the leg. Angiology 1:133 (1950).
6. Melin,H.: An atrophic circumscribed skin lesion in the lower extremities of diabetics.
   Acta Med. Scand. 176, (Suppl. 423) 1964.
7. Merlen, J.F.: Phlebology 1983, page 368.
8. Schnier, B.R., Sheps,S.G. and Juergens, J.L.: Hypertensive Ischemic Ulcer: A Review of 40 Cases. Amer. J Cardiol 17:560-565 (Apr.) 1966.
9. Song Chang,W., Chelstrow, L.M., Levitt,S.H., Haumschild, D.J.: Effects of temperature on blood circulation measured with the Laser-Doppler method. I. J. Radiation Oncology Biol. Phys., Bd.17 (1989), S. 1041/47.
10. Staak, W.J.B.M. van de, Brakkee, A.J.M., Rijke-Herweijer, H.E. de: Measurements of the thermal conductivity of the skin as an indication of skin blood flow.
    J. Invest. Dermatol., Bd. 51 (1968).

## Venous ulceration in relation to the amount of venous reflux and calf muscle pump ejection

D. Christopoulos, A.N. Nicolaides

B2 Surgical Clinic, Hippokrateion Hosp, Thessaloniki, Greece and Vascular Unit, St. Mary's Hospital Medical School, London W2, U.K.

Venous disease is the result of increased rate of venous filling because of reflux or impaired calf muscle pump ejection. Both factors have been measured with air-plethysmography (APG-1000) and related to the incidence of venous ulceration in 250 limbs with superficial or deep venous disease, classified according to venography and Duplex scanning.

The magnitude or reflux (range 2-30 ml/sec) correlated well with the incidence of ulceration irrespective of the site of reflux (in the deep or superficial veins). The measurements were repeated after abolition of venous reflux with tourniquets or surgery. There was a clear separation between superficial and deep venous incompetence. Also the results of venous surgery have been demonstrated.

The measurements of calf muscle pump ejection (ejection fraction EF) showed that a good ejection capacity (EF>40%) reduced to half the incidence of ulceration in limbs with severe reflux and that a poor ejection (EF<40%) (because of deep venous obstruction) was responsible for ulceration in limbs with minor reflux.

*Phlébologie 92.* Eds P. Raymond-Martimbeau, R. Prescott, M. Zummo.
John Libbey Eurotext, Paris © 1992, pp. 125-127

# Skin hypoxia and pericapillary fibrin cuffs are not present in the dog model of venous hypertension

P. Rashid, M.C. Stacey

*University Department of Surgery, Fremantle Hospital, Alma Street, Fremantle, Western Australia.*

## INTRODUCTION

Venous ulceration and lipodermatosclerosis develop as a consequence of long term ambulatory venous hypertension. The exact mechanism by which ulceration occurs is still not known. Skin hypoxia is thought to occur as a result of the venous hypertension, and to subsequently cause ulceration. However, the mechanism of this hypoxia development is uncertain (Browse, Burnand et al 1988). An interstitial diffusion barrier to the transfer of oxygen caused by pericapillary fibrin has been proposed to be the underlying abnormality.

The initial observation of fibrin deposition in the pericapillary zone was made in humans (Burnand, Whimster et al 1981), much of the later work was based on a dog model. .Venous hypertension induces a fibrinogen leak (Burnand, Clemson et al 1982; & Leach, Browse 1985), fibrinogen is then converted to fibrin, and the ability of the tissue to breakdown fibrin is functionally deficient (Browse, Burnand 1982 and Northeast, Gajraj et al, 1989). It has also been suggested that white blood cells become 'trapped' in the capillaries and degranulate, thus, damaging the capillary wall, facillitating the fibrinogen leak (Thomas, Nash et al 1988) The presence of pericapillary fibrin has never been convincingly demonstrated in this model, nor has the possible effect of hypo-oxygenation resulting from the femoral A-V fistula.

The purpose of this study was to determine if the induction of sustained venous hypertension reduced transcutaneous oxygen levels and whether any reduction was due to pericapillary fibrin or other effects of venous hypertension. The phenomenon of white cell trapping in venous hypertension was also to be investigated.

## METHOD

9 medium sized dogs were anaesthetised using standard inhalational agents (Halothane/ Nitrous Oxide/ Oxygen). Measurements of both limbs included Arterial doppler pressures, dorsal foot vein pressures, Transcutaneous measurement (Tcp02, Radiometer TCM 2 & 3, Copenhagen) of both legs and a control central chest point (Transcutaneous oxygen results are expressed as a ratio of leg/chest to accommodate for systemic changes in oxygenation.). Dorsal foot venous blood was taken for White cell count and a biopsy of healthy skin from each leg was performed. Skin sections were divided for routine H&E histology, as well as,

staining with a fibrin sensitive stain, Maritus Scarlet Blue (MSB) and Fibrin Immunoflourescence (I/F).

Following this, a 1 centimetre side-to-side common femoral arteriovenous fistula was fashioned in one limb (the other remained as a control). The recordings of venous and arterial pressures and Tcp02 were repeated, under general anaesthesia at 1, 8 and 16 weeks. Skin biopsies and dorsal foot vein blood samples were also taken at these times. Statistical analyses were performed using the Wilcoxon Rank test for paired data.

RESULTS

Venous hypertension was induced and sustained in all the fistula limbs of the dogs (Fig. 1). Arterial doppler pressures were reduced at the 1 and 8 week follow-up ($p=0.028$ and $p=0.017$, respectively). By 16 weeks, there was no difference ($p=0.16$) in arterial pressure between the legs.

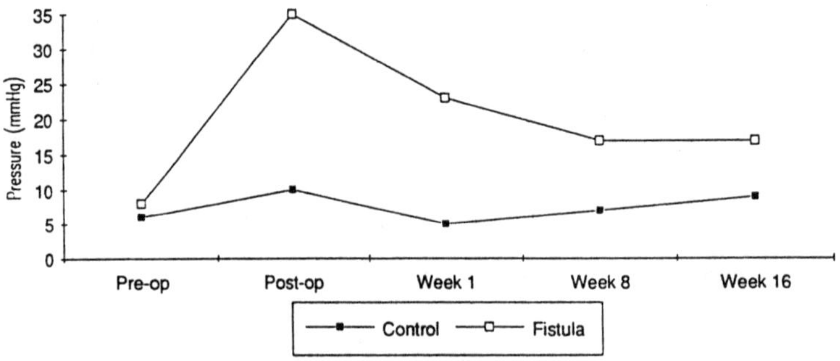


Figure 1. Dorsal Foot Vein Pressures in Control and Fistula Limbs

There was a reduction in transcutaneous oxygen level in the fistula leg, immediately after forming the fistula $p<0.05$, however, there was no difference in Tcp02 between either leg at subsequent visits (Fig. 2). Further evaluation of 10 dogs showed that the immediate Tcp02 reduction did not occur with venous hypertension alone.

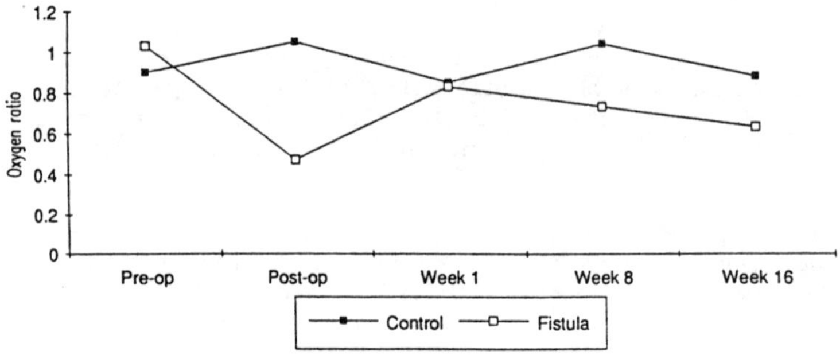


Figure 2. Transcutaneous Oxygen Ratios in Control and Fistula Limbs

The histopathology sections were examined with no knowledge of the limb of origin. All H&E sections from the fistula leg confirmed that more capillaries were visible and venules were hypertrophied, as had been previously shown. There was, however, no fibrin detected in any of the sections examined by MSB or I/F.

Dorsal foot vein sampling for white cells also failed to show a difference between the legs (p=0.81).

DISCUSSION

This study has demonstrated that using this model for 16 weeks, sustained venous hypertension does not induce skin hypoxia. Skin hypoxia in venous ulceration is therefore not likely to be due to haemodynamic effects of venous hypertension. Although previous studies using this model have demonstrated a greater amount of fibrinogen in lymphatic fluid and an abnormality of fibrinolysis in limbs with sustained venous hypertension, there was no evidence of pericapillary deposition after 16 weeks. Clearly this could just be due to the duration of the study being too short.

Relating data from this model to the human condition of venous ulceration is clearly fraught with error, because of the differences in the type of venous hypertension. In this model there is sustained venous hypertension, whereas in venous ulceration the venous hypertension is intermittent and of course this model is in a quadruped. These findings offer some support for the concept of pericapillary fibrin causing a diffusion barrier to oxygen, since there was no skin hypoxia evident in the absence of pericapillary fibrin deposits.

The data on white cell content of venous blood in this model are not directly contributory to the situation of venous ulceration. However, in this study there was no reduction in white blood cells in venous blood in the presence of sustained venous hypertension alone.

REFERENCES

Browse N L, Burnand K G 1982: "The cause of venous ulceration" *Lancet,* 2: 243-54.

Browse N L, Burnand K G, Lea Thomas M 1988: "Diseases of the Veins" *Pathology, Diagnosis and Treatment* Edward Arnold Publ.

Burnand K G, Whimster I, Clemenson G, Lea Thomas M, Browse N L 1981: "The relationship between the number of capillaries in the skin of the venous ulcer bearing area of the lower leg and the fall in foot vein pressure during exercise" *Br J Surg* 68: 297-300.

Burnand K G, Clemenson G, Whimster I, Gaunt J, Browse N L 1982: "The effect of sustained venous hypertensionon the skin capillaries of the canine hindlimb" *Br J Surg* 69: 41-44.

Leach R D, Browse N L 1985: "Effect of venous hypertension on canine hind limb lymph" *Br J Surg* 72: 275-78.

Northeast A D R, Gajraj H, Burnand K G, Browse N L 1989: "Reduced tissue fibrinolysis in a model of hind limb venous hypertension" *Br J Surg* 76: 1337

Thomas P R S, Nash G B, Dormandy J A 1988: "White cell accumulation in dependent legs of patients with venous hypertension: a possible mechanism for trophic changes in the skin" *Br Med J* 296: 1693-5.

## Bacteriological spectrum in crural ulcer

S. Fontanyi, L. Bartalits, M. Csösz

Department of Surgery "A", Péterfy S. Hospital, Budapest, Hungary

The healing tendency of crural ulcer depends mostly on quality and degree of infection. Definitive surgical correction seems to be more reliable after healing. Crural ulcer bearers are mostly extrahospital patients. So, rebandaging as rare as possible is to be endeavoured. The orientation about quality of infection is therefore indispensable.

**Method:** Swabbings for bacterio-antibiograms at each dressing.

**Material:** 857 bacterio-antibiograms from 224 patients /in 32 associated POAD/ have been examined, monitoring treatment.

**Result:** Swabbings in %: pure 58, mixed 18, sterile 4, mycoticl. Frequency of Gram + and - germs, sensitivity to 36 antibiotics /3. generation of Cephalosporins including/ and sequence of effectiveness of antibiotics has been established.

**Practical considerations:** The infection extended in 1/3 of cases to the surround of ulcer. So, after excluding idiosyncrasy aimed dosage has been started, in some refractory cases topically too, as a component of a complex therapy.

**Further components:** 10% Aluminiumchloride-hydroxide gel and gel-compress, veno-active drugs, vitamins, individualized-graduated compression therapy basin on venous pressure measured non-invasively by TPM /Toe-Plethysmometry/.

*Phlébologie 92.* Eds P. Raymond-Martimbeau, R. Prescott, M. Zummo.
John Libbey Eurotext, Paris © 1992, pp. 129-131

# Leg ulcers and infections

G. Lipari, E. Baggio, E. Butturini, E. Fiorini, F. Zusi, S. Girardi, P. Stancampiano, F. Refatti, G. Rosa, R. Vecchioni

*Surgical Department (Head : Pr. R. Vecchioni), University of Verona, Italy.*

## *INTRODUCTION*

The need to understand the importance of microorganisms in a leg ulcer is often felt by doctors dealing with this problem.

Generally, however, there is a tendency to base treatment on an empirical application of theoretical considerations, with no foundation in reproducible observation. There is, moreover, a deurth of publications concerning bacterial or micotic over-infection of leg ulcers and their influence on the healing process.The reason is probably the difficulty, if not impossibility, of identifying homogeneous groups of patients for reliable comparative studies.

| LEG ULCERS | | |
|---|---|---|
| *CAUSE* | *INCIDENCE (%)* | *INCIDENCE (%)* |
| Venous Insufficiency | 70 - 90 | 57 |
| Arterial Insufficiency | 5 - 20 | -- |
| Mixed | -- | 27 |
| Post-traumatic | 2 | -- |
| Rheumatic diseases | -- | 9* |
| Others | 0.05 - 2 | 7 |
| Rheumatoid arthritis | 5 | 3* |
| | (Browse 1988) | (Baggio, 1990) |

TABLE 1

It must not forgotten that, despite the absolute prevalence of ulcers related to venous stasis (2), many lesions are attributable to a variety of factors, arterial ulcers, venous ulcers, mixed ulcers, neuropathic ulcers, ulcers from local micrɔangiopathies, as Martorell's, diabetic, from vasomotor alterations (Raynaud's), and ulcers in connective tissue disease . Table 1 sets out recent data from the literature, and our experience of various types of ulcer togheter with the relevant percentages (1).

A leg ulcer can be determined by many different possibly concomitant variables, so that diagnosis and treatment can become complicated. In addition, there are general factors which can vary considerably from individual to individual.

Thus, from a scientific point of view, it is very difficult to evaluate the real incidence of a single factor. The main problem is to ascertain whether the flora colonising the ulcer is pathogenic, and thus if it slows the healing process. Ryan (7) considers that some micro-organism on the surface of the lesion can, indeed, give rise to antagonism preventing subsequent colonisation by possibly more virulent micro-organisms.

On the whole, however, the literature is inconclusive as to the existence of a relationship between an over-infection and the speed of healing.

Some authors consider that there is no such relationship. Others conclude that even limited quantities of germs have a considerable effect on healing, and also that selective antibiotics can accelerate healing (3-4-5).

Against this background, we set out to study to what extent the speed of healing is affected by specific local antibiotic treatment.

### *MATERIALS AND METHODS*

We sought to subdivide patients into groups with at least a broad similarity in terms of prospects of healing. Concomitant arterial disease being one of the major negative prognostic factors, we selected one group (A) of 20 phlebopatic patients with peripheral arterial disease (evaluated by clinical and Doppler examination). Patients with extremely variable areas of ulceration were recruited, to evaluate any differences in the speed of healing according to the initial size of the lesions. Group A was further divided into subgroups A1 and A2, subgroup A1 being treated with specific local antibiotic treatment based on an antibiogram evaluation. This was combined with our routine treatment , namely cleansing and mechanical curettage of the ulcer, a non-stick ganze dressing and adhesive, low-stretch bandage.

Another 20 patients without peripheral arterial disease divided into subgroups ( B1 and B2). These were treated identically to subgroups A1 and A2 respectively.

| BACTERIAL FLORA | | |
|---|---|---|
| | *BROWSE, BURNAND, THOMAS* | *BAGGIO, LIPARI* |
| Stafilococcus Aureus | 51 | 41 |
| E. Coli | 6 | 6.7 |
| Stafilococcus Fecalis | 31 | 4.5 |
| Proteus Mirabilis | --- | 2.3 |
| Pseudomonas Aeruginosa | 19 | 18.1 |
| Stafilococcus Intermedius | --- | 4.5 |
| Streptococcus Group "B" | 16 | 4.5 |
| Stafilococcus Epidermidis | 19 | --- |
| Providencia | --- | 2.3 |

TABLE 2

### *RESULTS*

A first finding of our study is that all leg ulcers have microbial flora, often with more than one micro-organism (one species in 34.8% of ulcers, two species in 43.5%, more than two in 21.7%).

Our experience is consistent with that of other Authors in terms of the species of germs involved. Table 2 lists the types and percentages of bacteria according to Browse, Burnard and Thomas (2), and in our data. We consider this to be of wholly statistical interest, there being no direct correlation in our series between speed of ulcer healing and the type of germ involved.

The comparison between groups treated with local antibiotics and those not is summarised in table 3.

### *DISCUSSION AND CONCLUSIONS*

These results, togheter with our experience as a whole, prompt the following considerations:

1) Arterial disease prolongs ulcer healing time;

2) Certain rare ulcers are accompanied by major infection, necessitating antibiotic therapy Melaney's synergic bacterial

| RESULTS (40 patients - 10 per group) | | | | |
|---|---|---|---|---|
| | **Arterial disease** | **Arterial disease with antibiotics** | **No arterial disease** | **No Arterial disease with antibiotics** |
| Mean area (cm2) | 7.3 (3-28) | 6.2 (2-32) | 4.1 (1.5-13) | 3.1 (1-10) |
| Mean healing time (months) | 7.0 (4-18) | 7.5 (3-14) | 4 (2-10) | 4.5 (3-10) |
| Mean healing speed (months/cm2 | 2.2 | 2.5 | 0.38 | 0.46 |

TABLE 3

gangrene, major lynphangitis);

3) The frequent presence of several bacterial species means that antibiotic therapy must be based on an antibiogram;

4) Appropriate antibiotic therapy reduces the possibility of a skin graft on an ulcer being rejected;

5) Persistent infection does not seem to prolong ulcer healing time;

6) Over-infection can, however, worsen symptoms and quality of life.

In conclusion, antibiotics do not significantly accelerate healing of trophic leg ulcers. In some cases, however, antibiotics can improve the patient's quality of life, or are an indispensable preparation for skin grafts.

## *REFERENCES*


1] BAGGIO E., MARAFETTI G., LIPARI G., GIRARDI S., ROSA G.
Chronic Venous insufficiency and coexisting arterial disease
in: Die akute und chronisch venose Insuffizienz, Ed. Schattauer 1990, pag. 67

2] BROWSE N.L. BURNAND K.G., THOMAS M.L.
Diseases of the Veins, Edward Arnold Ed. 1988.

3] FERRARA F.
Sull'utilita' della terapia antibiotica locale nel trattamento delle piaghe da varici
Min.Cardioang. 30:41, 1982

4] HANSSON C.,FAERGMANN J., SWANBACK G.
Fungal Infections occurring under bandages in leg ulcer patients
Acta Derm Venereal (Stockh.) 67: 341 - 345, 1987

5] HOPKINS N.F.G., JAMIESON C.W.
Antibiotic concentration in the exudate of venous ulcers: A measure of local arterial insufficiency
Br. J. Surg. 1982 69:676

6] NEGUS D.
Leg Ulcers, Butterworth-Heinemann Ed. 1991

7] RYAN'T.J. WILKINSON D.S.
Disease of the veins and arteria-leg ulcers
in Rook A., Wilkinson D.S., Ebling F.J.G. Champion R.H., Burton J.L.
Textbook of Dermatology, Blackwell Scientific Publications, 1986 - 1201

*Phlébologie 92.* Eds P. Raymond-Martimbeau, R. Prescott, M. Zummo.
John Libbey Eurotext, Paris © 1992, pp. 132-134

# Bacteria and venous ulcer healing

M.C. Stacey, A. Halbert, A. Jopp-McKay

*University Department of Surgery, Fremantle Hospital, Alma Street, Fremantle, Western Australia.*

## INTRODUCTION

Bacteria can be cultured from more than eighty percent of leg ulcers (Cesham & Platt 1987). The commonest isolates are Staphylococcus aureus, Pseudomonas aeruginosa and enterobacteria, with many ulcers having multiple coexistent species (Kontiasnein & Rinne 1988). Although the prevalence of these organisms is well documented, their clinical significance remains uncertain. Even abundant bacterial growth upon venous ulcers may not be accompanied by signs of inflammation (Friedman & Gladstone 1969).

Early quantitative bacteriological studies reported an increased likelihood of ulcer healing with bacterial counts below 1,00,000 organisms per ml (Bendy, Nuccio et al 1964) or 1,000,000 organisms per gram of tissue (Lookingbill, Miller et al 1978). In contrast, reports published more recently have claimed ulcer healing to be independent of any bacteria present (Eriksson, Eklund et al 1984; Gilchrist & Reed 1989)

The aim of the study was to determine the effect of colonizing bacteria on venous ulcer healing.

## METHODS

Swabs were taken at the first visit from eighty-four consecutive new patients with venous leg ulceration seen in the Fremantle Hospital Leg Ulcer Clinic during an 18 month period. These patients had proven venous ulceration and no other aetiological factors.

The ulcerated legs were dressed weekly using Viscopaste (Smith and Nephew), Acoband (Auspharm),or Kaltostat dressings (Faulding Pharmaceuticals), and two layers of elastocrepe bandage plus Tubigrip stockingette (Seton). The dressing used was treated as a covariant when analysing ulcer healing times.

Ulcer size was measured in two perpendicular diameters at each visit. The time to total limb healing was recorded and patients were classified as treatment failures if all ulcerated areas on the affected limb were not healed by six months, or if admission to hospital became necessary due to progressive ulcer extension or cellulitis. Irrespective of culture results, patients did not receive antibiotics unless cellulitis supervened.

RESULTS

There were 84 patients (36 males and 48 females) with 102 ulcerated lower limbs in the study. The median age was 70 years (range 21-92). Two patients (two ulcerated limbs) did not continue attending the clinic and were withdrawn.

Organisms were cultured from 83 ulcers (Table I) Twenty-two ulcers yielded a single species only and 61 ulcers were colonized with multiple species. Two of the 65 patients with colonized ulcers developed cellulitis and were treated with antibiotics.

TABLE 1. ORGANISMS CULTURED FROM 100 VENOUS ULCERS

| ORGANISM (S) | | NUMBER OF ULCERS | ORGANISM (S) | NUMBER OF ULCERS |
|---|---|---|---|---|
| STAPHYLOCOCCUS AUREUS | | 48 | ANAEROBES | 17 |
| STREPTOCOCCAL SPECIES | | 13 | OTHER | |
| LANCEFIELD GROUP | A | 4 | CANDIDA ALBICANS | 1 |
| | B | 4 | FUSARIUM | 1 |
| | G | 4 | MYCOBACTERIUM CHELONEI | 1 |
| | D | 1 | STAPHYLOCOCCUS EPIDERMIDIS | 6 |
| GRAM NEGATIVE ORGANISMS | | 51 | MIXED SKIN FLORA | 3 |
| PSEUDOMONAS AERUGINOSA | | 21 | NO GROWTH | 17 |
| PROTEUS MIRABILIS | | 3 | | |
| KLEBSIELLA PNEUMONIAE | | 1 | | |
| MIXED COLIFORMS | | 28 | | |

Using Cox regression, colonized ulcers were of larger initial size (6.2cm$^2$ range 0.3 to 261); than uncolonized ulcers (1.7cm$^2$, range 0.4 to 18.5; p<0.001 - size corrected for duration) and of longer duration (10 months, range 0.5 to 504) than uncolonized ulcers (4 months, range 1 to 16; p<0.01). Ulcers colonized with anaerobes (p<0.001), beta-haemolytic streptococci (p<0.01), Pseudomonas

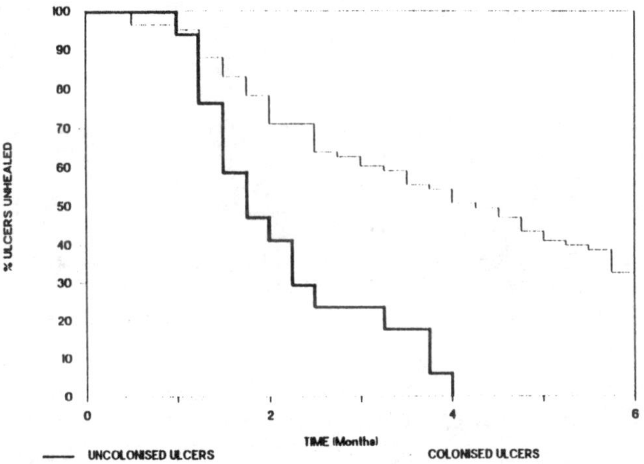


Figure 1. Time to Total Healing of Colonized and Uncolonized Ulcers

aeruginosa alone ($p=0.002$) and mixed coliforms ($p=0.002$) were larger than uncolonized ulcers. Ulcers colonized with anaerobes ($p<0.001$), beta-haemolytic streptococci ($p=0.003$), Pseudomonas aeruginosa alone ($p=0.04$) and Staphylococcus aureus plus coliforms ($p=0.009$), had a longer duration than uncolonized ulcers.

Seventy-two of the 100 ulcerated limbs completely healed in less than six months. There were 28 treatment failures, with 23 limbs incompletely healed at 6 months and 4 patients (5 limbs) requiring hospital admission (2 patients with cellulitis and 2 due to increase in ulcer size). Colonized ulcers also had a significantly longer healing time than uncolonized ulcers ($p<0.001$) Fig.1. Ulcer healing time was significantly prolonged in limbs culturing. Staphylococcus aureus only ($p<0.001$), staphylococcus aureus and coliforms ($p=0.03$), mixed coliforms ($p=0.03$), Beta-haemolytic streptococci ($p<0.01$) and anaerobes ($p<0.001$). The only colonized ulcers in which healing time was not significantly affected were the small numbers with Staphylococcus aureus plus Pseudomonas aeruginosa ($p=0.132$), Pseudomonas aeruginosa alone ($p=0.08$) and normal skin flora ($p=0.06$).

## DISCUSSION

Eighty-three percent of venous ulcers in this study were colonized with bacteria. In keeping with other recent studies, the most frequently isolated organisms were Staphylococcus aureus, mixed coliforms and Pseudomonas aeruginosa. We cultured anaerobes from 17% of 100 ulcerated limbs, while the reported incidence of anaerobic colonization of ulcers varies from 5 to 60%.

We have found bacterial colonization of leg ulcers to be associated with delayed ulcer healing. Beta-haemolytic streptococci and anaerobes appeared to have the greatest influence on healing, and ulcers colonized with these bacteria had been present longer than uncolonized ulcers, and were of larger size. A significantly delayed healing time, was also a feature of ulcers culturing Staphylococcus aureus and coliforms.

These results indicate that either colonization with bacteria delays venous ulcer healing, or bacterial growth occurs in the presence of other local or systemic factors which adversely affect ulcer healing. To further clarify the pathogenicity of colonizing bacteria, the effect of their eradication on ulcer healing needs to be established.

## REFERENCES


Bendy R H, Nuccio P A, Wolfe E et al. (1964): Relationship of quantitative wound bacterial counts to healing of decubiti: Effect of topical gentamicin. *Antimicrob Agents Chemother* 4: 147-155.

Chesham J S, Platt O J. (1987): Patterns of wound colonization in patients with peripheral vascular disease. *J Infect* 15:21-26

Eriksson G, Eklund A, Kallinger L O. (1984): The clinical significance of bacterial growth in venous leg ulcers. *Scand J Infect Dis* 16: 175-180.

Friedman S A, Gladstone J L. (1969): The bacterial flora of peripheral vascular ulcers. *Arch Derm* 100:29-32.

Gilchrist B, Reed C. (1989): The bacteriology of chronic venous ulcers treated with occlusive hydrocolloid dressings. *Br J Dermatol* 121: 337-344.

Kontiasnein S, Rinne E.(1988): Bacteria in ulcera crurum. *Acta Derm Venerol (Stockh)* 68:240-244.

Lookingbill D P, Miller S H, Knowles R C. (1978): Bacteriology of chronic leg ulcers. *Arch Derm* 114: 1765-1768.

*Phlébologie 92.* Eds P. Raymond-Martimbeau, R. Prescott, M. Zummo.
John Libbey Eurotext, Paris © 1992, pp. 135-137

# A case of ulcer of the dorsum pedis due to non-thrombotic venous insufficiency

Norio Uchida, Masaaki Udea, Hiroya Fukami and Yutaka Yamamoto

*Department of Surgery, Keio University Ise Keio Hospital*

Case : Male, Standstill employment, aged 43

Slow-healing recurrent ulcers were found over the dorsum pedis and toes when he was 27 yeas old, but they were never treated. This patient admitted to our hospital for cellulitis caused by bilateral infected ulcer of the dorsum pedis in May 1990. Severe pigmentation, an ulcer with a moist surface and edema were present on the backs of both feet and the toes.

There were no apparent varicose veins. Pulsations were palpated bilaterally in the femoral, popliteal, posterior tibial, dorsalis pedis and in the radial and ulnar arteries. Conventional urinalysis and blood tests were normal except for leucocytosis. Culture of samples from the ulcers showed growth of Staphylococcus epidermidis. No fungus infection was detected. The patient had no history of diabetes mellitus. Biopsy of the specimens from the ulcers was not performed.

Bilateral antegrade and retrograde phlebography was performed. Vein walls were regular and smooth. There was no evidence of previous thrombosis or recanalization. On phlebography, the patient was found to have no apparent venous valves in the superficial and deep systems of the leg. The retro-grade phlebography revealed a grade 2 or 3 reflux as per Herman and Kistner's classification.

Ambulatory venous pressure recordings were performed and were consistent with deep venous insufficiency.Venous recovery time was abnormally short at 2 seconds on both sides. Continuous-wave Doppler ultrasonography revealed popliteal vein reflux bilaterally.

The above findings led us to a diagnosis of non-thrombotic venous insufficiency,a rare case since ulcers of purely venous origin generally occur in the so-called "gaiter area" and seldom outside this region. Conservative management,i.e.foot elevation and elastic bandage brought about cicatrization of both ulcer and erosion.

The patient continued to wear compressive stockings during the daytime. The skin lesion of the feet didn't deteriorate after December 1990, however, he noticed anal bleeding in April 1991. Barium enema,colonofiberscopy and CT of the abdomen were performed. He was made a diagnosis of anal cancer with liver metastasis. Miles' operation and partial resection of the liver were performed in May 1991. Unfortunately he died of respiratory failure due to lung metastasis on March 17, 1992. Autopsy was refused.

Luke, in 1941, reported the first patient with congenital lower extremity venous valvular aplasia. The Swedish dermatologist,Lodin and coworkers, in the early 1960s,presented 14 patients with almost total lack of deep and superficial vein valves that resulted in chronic orthostatic edema, varicose veins and leg ulcers. Our case resembles their cases and was strongly suspected of venous valve aplasia.

In Japan this kind of case report is rare.

REFERENCES

Herman,R.J.&Neiman,H.L.et al(1980):Descending Venography:A method of evaluating lower extremity venous valvular function. Radiology 137, 63-69.

Kistner,R.L.&Ferris,E.B.et al(1986):A method of performing descending venography.J.Vasc.Surg.4,464-468.

Lodin,A.&Lindvall,N.(1961):Congenital absence of valves in the deep veins of the leg.Acta.Derm.Venereol.Suppl 45.

Luke,J.C.(1941):The diagnosis of chronic enlargement of the leg.Surg. Gynecol.Obstet.73,472-480.

*Phlébologie 92.* Eds P. Raymond-Martimbeau, R. Prescott, M. Zummo.
John Libbey Eurotext, Paris © 1992, pp. 138-140

# Neoplastic diseases associated with leg ulcers

Roland Kaufmann, C. Eberhard Klein, Wolfram Sterry

*Department of Dermatology, University of Ulm, Oberer Eselsberg 40, 7900 Ulm, Germany.*

Chronicity and recidivating courses in leg ulcers are not considered by the physician as being unusual. However, refractory or progressive disease should always lead to think of malignant transformation associated with ulcus cruris. In these cases ulcerated primary tumors mimicking stasis ulcers have to be differentiated from the various forms of neoplasms which rarely may arise in chronic leg ulcers. Non-healing ulcers can also be found with underlying myeloproliferating disorders. It is particularly difficult to recognize these entities when the patient reveals symptoms of chronic venous insufficiency. Moreover, only in few patients the typical clinical aspect of a painful, coarse and exophytic tissue formation at the ulcer margins is noted. Multiple biopsies eventually taken also from the center of the lesions and the consideration that internal malignancies may be associated are clues for an early diagnosis and an appropriate evaluation of therapeutical concepts. Here, we report on nine own patients presenting with refractory leg ulcers associated with local or systemic malignancy (basal cell carcinomas n=5, squamous cell carcinoma n=1, intermediate type carcinoma n=1, essential thrombocytemia n=2). Treatment was based on the histopathological classification of the tumors or the diagnosis of the underlying systemic disease and included surgical excision and local or systemic chemotherapy, respectively.

## *Venous leg ulcers and malignant transformation*

Neoplastic tumors arising in venous leg ulcers are generally considered to be extremely rare [Fischer, 1961; Lidell, 1975; Barr & Menard, 1983; Kaplan, 1987]. However, Barrière et al. (1977) observed 6 own cases and calculated the risk of transformation to be 1 in 300 ulcers. In a review Fischer (1961) found 113 cases of CVI-induced ulcers associated with malignant transformation. Among these, the majority were carcinomas (94 %). Although squamous cell carcinomas are observed by far the most, the potential for transformation also exists for many other cell types under these conditions, leading to a variety of tumors, such as malignant fibroepithelioma [Ebner & Niebauer, 1967], sarcomas [Fischer, 1961; Dawson & McIntosh, 1971] or even malignant melanomas [Guero & Glicenstein, 1987]. Cases, in which clinically and histologically distinct tumor entities develop simultaneously are considered to be of particular interest. Here, the concurrent development of a squamous cell carcinoma and a fibromsarcoma [Knoth & Lanz, 1953], as well as of an osteo- and a fibrosarcoma [Black, 1952] has been reported. We have seen a 74-year old female patient who presented with an intermediate type carcinoma which arose in a three year old venous leg ulcer in medial retromalleolar location.

### *Transformed ulcerated chronic inflammatory lesions simulating venous leg ulcers*

In these observations ulcers developing on other preexisting chronic inflammatory lesions (e.g. fistulating chronic osteomyelitis) and on atrophic scars (e.g. burn wounds) have to be differentiated from stasis ulcers, since they are known to have a per se higher tendency towards malignant transformation [Kaplan, 1987]. For instance, in certain countries such as South Corea lepra represents a common cause of leg ulcers and malignancy arising in such ulcers has frequently been reported [Sane & Mehta, 1988]. We have diagnosed an ulcerated squamous cell carcinoma (SCC) of the leg which developed in a longstanding burn scar of a 53 years old male patient, who finally died from distant metastases.

### *Ulcerated primary neoplasms of the lower limbs and ulcerated cutaneous metastases simulating venous leg ulcers*

Malignant tumors causing ulceration of the leg may arise from epifascial structures, other soft tissues and from the bone. They have to be separated from ulcerated cutaneous metastases of distantly located primaries. Neoplasms which to a certain degree are preferentially localized at the lower limb comprise melanoma, Kaposi sarcoma, fibro- and liposarcomas as well as SCCs [Samitz & Lewis, 1978]. The secondary ulceration of such tumors should not pose problems for the differential diagnosis. However, for instance primarily ulcerated basal cell carcinoma (BCC) mimicking stasis ulceration are likely to be misdiagnosed [Keilig, 1984; Kaufmann et al., 1987]. We have seen five own cases of primarily ulcerated BCCs, of which three were misdiagnosed as venous ulcers refractrory to conventional compression therapy for several years.

### *Hematopoietic malignancies leading to leg ulcers*

Myeloproliferative disease can be associated with "infarct"-ulcers which may appear as having developed on the grounds of vasculitic lesions. In polycythemia vera and essential thrombocythemia, microthrombi are thought to represent the precipitating pathomechanism. We have observed two patients with previously undiagnosed essential (hemorrhagic) thrombocythemia [Kaufmann & Landes, 1984] presenting with leg ulcers as the only symptoms, which had unsuccessfully been treated for years. After internal medication with busulfan, the ulcers healed in both patients for the first time.

### *Therapeutical concepts*

The treatment of neoplasms arising in venous leg ulcers is primarily based on the tumor type. Dermatosurgical removal is indicated in superficial tumors with epifascial location. However, this strategy may pose considerable problems, particularly if the circumference shows severe scarring, atrophy and poor vascularization. An unusual complication has been observed in two patients with SCCs, in which iatrogenic seeding of tumor cells occured per continuitatem to the contralateral leg after cross-leg-flapping [Barriere et al., 1977; Guillet et al., 1979]. Locally advanced subfascial tumors, recurrency following surgery or radiation as well as extremely painful ulcerations as a consequence of curative high dose radiation therapy will eventually require amputation of the involved extremity segment [Albertazzi et al., 1967; Barriere et al., 1977; Civatte et al., 1977; Lanehart et al., 1983; Wiesner, 1983]. Systemic chemotherapy with cisplatin and 5-fluorouracil should be considered in advanced locoregional and metastatic SCC of the skin [Khansar & Kennedy, 1991]. Alternatively, regional chemotherapy by perfusion of the involved limb has been reported with variable success rates in both advanced carcinoma and soft tissue sarcoma, respectively.

## *References*


Albertazzi,F., Leigheb,G. & Visetti,M. (1967): Degenerazione epitheliomatosa di ulcus cruris. *Minerva derm.* **42**, 213-216.

Barr,L.H. & Menard,J.W. (1983): Marjolin`s ulcer, the LSU experience. *Cancer* **52**, 173-175

Barrière H., Litoux, P., Bureau, B., Welin, J., Stalder, J.F. & Roubeix, Y. (1977): La dégénerescence épitheliomateuse des ulceres chroniques de jambes - à propos de 9 observations. *Ann. Derm. vénéreol.* **104**, 497-499.

Black, M.M. & Walkden,V.M. (1983): Basal cell carcinomatous changes on the lower leg: a possible association with chronic venous stasis. *Histopathology* **7**, 219-227.

Black, W. (1952): Neoplastic disease occuring in varicose ulcers or eczema. A report of six cases. *Br.J.Cancer* 6, 120-126.

Civatte, J., Jourdain, J.C. & Degos, R. (1977) Bilatéralisation d' epitheliome spinocellulaire après autogreffe type cross leg. *Ann. dermatol. venereol.* **104**, 662-663

Dawson, E.K. & McIntosh,D. (1971): Granulation tissue sarcoma following long standing varicose ulceration. *J.Coll.Surg.Edin.* **16**, 88-95

Ebner, H. & Niebauer, G. (1967): Maligne Degeneration eines Ulcus cruris unter dem histologischen Bild eines Fibroepithelioma Pinkus. *Z. Hautkr.* **42**, 417-421.

Fischer, H. (1961): Ulcus cruris und maligne Entartung. *Hautarzt* **12**, 548-553.

Guero, S. & Glicenstein, J. (1987) Melanome malin sur ulcere de jambe. *Ann.Chir.Plast.Esteth.* **32**, 288-294.

Guillet, C.F., Woscoff, A. & Casas,J. (1979) Epitelioma secundario iatrogenico por permeacion directa debido a un injerto. *Rev.Arg.Derm.* **60**, 43-45.

Halliday, J.P. (1968): Squamous carcinoma in a venous ulcer. *Med. J. Aust.* **1**, 449-451.

Khansur,T. & Kennedy,A. (1991) Cisplatin and 5-Fluorouracil for advanced locoregional and metastatic squamous cell carcinoma of the skin. *Cancer* **67**: 2030-2032

Kaplan,R.P. (1987): Cancer complicating chronic ulcerative and scarifying mucocutaneous disorders. *Adv. Dermatolg.* **2**, 19-46.

Kaufmann, R. & Landes, E. (1984): Beinulcera bei essentieller Thrombozythämie. *Hautarzt* **35**, 259-262.

Kaufmann, R., Schunter,M., & Weber, L. (1987) Ulcus cruris neoplasticum. *Dermatol. im Bild* **2**, 18-23.

Keilig W., & Keilig, W. (1984): Zwei Basaliome an den Unterschenkeln einer 60 jährigen Frau - eines davon unter dem Bild eines Ulcus cruris. *Hautarzt* **35**: 546-549.

Knoth, W. & W.Lanz (1955): Geschwülste auf dem Boden chronischer Ulcera. *Derm. Wschr.* **131**, 567-578.

Lanehart, W.H., Sanusi, I.D., Misra, R.P. & O'Neal, B.O. (1983): Metastasizing basal carcinoma originating in a stasis ulcer in a black woman. *Arch. Dermatol.* **119**, 587-591.

Lidell, K. (1975): Malignant change in chronic varicose ulceration. *Practitioner* **215**, 335-339.

Sane, S.B., & Mehta, J.M. (1988) Malignant transformation in trophic ulcers in leprosy: a study of 12 cases. *Indian J. Lepr.* **60**: 93-99.

Samitz, M.H. & Lewis, J.E. (1978): Skin tumors of the lower extremtities. *Int. J. Dermatol.* **17**, 558-567.

Wiesner, M. (1983) Ulcus cruris und Spinaliom. *Dermatol Mschr.* **196**, 768-790.

## Secondary malignant degeneration of a chronic leg ulcers

Igarzabal Carlos - Feisilberg Daniel

We wish to report four cases of epithelioma carcinoma developed on chronic venous ulcers of the legs, which is a rather infrequent ocurrence taking place in between 0.5 and 2 % of the carcinomas.

Three of the patients were women. Their ages range from 58 to 81 years. The period free from tumors was 23 years average. In three cases the carcinoma appeared in the lower third of the left leg and in one on the right.

The Clinically, the epitheliomas were erosive vegetative two cases, vegetative in one and ulcerated in the fourth.

Hystopatologically the four of them were semimature epidermoides carcinomas.

The period of development was 5, 10, 12 and 36 months at the time of consultation.

The treatment applied in two cases was infracondilean amputation and these two patients were found to be free of tumors and methastasis three and five years later.

The third case received cobaltotherapy on account of refusing amputation and the fourth male patient developed ganglionary inguinal and cervical methastasis and general poor health condition.

Xrays showed ostheolithic (?) images in three cases and only reactive hyperplasia in one of them.

Control of patients with chronic venous ulcers and varicous complexes of the legs should be continued for an early detection of possible carcinomatous changes poor fovecost due to contiguous bone invasion and even the possibility of ganglionary - regional methastasis and for at a distance as in one of our cases, endangering the health of such patients.

*Phlébologie 92.* Eds P. Raymond-Martimbeau, R. Prescott, M. Zummo.
John Libbey Eurotext, Paris © 1992, pp. 142-158

# Consensus paper on venous leg ulcer by the Alexander House Group

J.A. Dormandy, A. Fronck, M. Hume, H. Partsch, J.P. Van der Stricht, L. Villavicencio

*Département de chirurgie vasculaire, St. George's Hospital, Londres, SW 17, UK.*

H K Breddin, Frankfurt am Main, Germany
N L Browse, London, UK
P D Coleridge Smith, London, UK
A Cornu-Thénard, Paris, France
J A Dormandy, London, UK
U K Franzeck, Zurich, Switzerland
A Fronek, San Diego, USA
M Hume, Boston, USA
J P Kuiper, Nijmegen, The Netherlands
C C Michel, London, UK
L Norgren, Lund, Sweden
H Partsch, Vienna, Austria
C V Ruckley, Edinburgh, UK
G W Schmid-Schönbein, San Diego, USA
U Schultz-Ehrenburg, Bochum, Germany
J H Scurr, London, UK
J P van der Stricht, Brussels, Belgium
W Vanscheidt, Freiburg im Breisgau, Germany
J L Villavicencio, Bethesda, USA
L K Widmer, Basel, Switzerland

## Introduction

No justification is needed for a group of specialists trying to summarize current knowledge about the pathophysiology, investigation and management of venous leg ulcers. It is a very common and still largely neglected condition where ignorance is sometimes matched by dogmatic opinions. This paper is the outcome of the deliberations of twenty specialists in various aspects of venous ulcer disease from the United States and several European countries. The Alexander House Group met initially in May 1990 and again in October 1991 to identify those aspects of venous ulceration where consensus exists between leading experts from Europe and the United States. The participants in these meetings have tried to confine their statements to those areas where there is widespread agreement but, at the same time, they have sought to identify areas where much further research is required.

The Alexander House Group freely recognizes the outstanding contributions of the pioneers in the field of phlebology and acknowledges that many of the conclusions presented here are superimposed on the correct (although sometimes empirical) conclusions of their predecessors. Much of the early research has been summarized in a number of classic textbooks (1 - 4), and the recent publication of further excellent monographs bears eloquent testimony to the continuing renaissance of scientific research into the pathology, diagnosis and treatment of venous leg ulceration (5, 6).

This is a consensus paper which represents the opinion of the vast majority, if not all the participants. Unanimity was not necessarily reached concerning all the opinions and recommendations contained in this paper, but the Alexander House Group hopes that this synthesis will provide a useful discussion document which can form the basis for further investigation of the specific problems.

## Epidemiology of venous leg ulceration

Chronic ulceration of the leg is a common problem in clinical practice and although leg ulcers may have a wide range of causes, the largest subset of cases comprises venous leg ulcers. Large population-based epidemiological studies have been published from Europe and Australasia and reveal a variegated picture. Where reports were confined to active venous leg ulcers, the point prevalences were 0.06% and 1% (7, 8), and where all types of ulcers were reported, the point prevalences ranged from 0.18% to 0.32% (9 - 13). In studies where patients with a history of ulcer disease (active or currently inactive ulceration) were included, the overall prevalence was between 1% and 1.3% (14, 15).

The age and sex structure of the leg ulcer population has been described in detail. A rising frequency in older age groups has been widely reported (7, 11, 14, 16 - 18), with a peak in prevalence for chronic venous ulceration in people aged about 70 years. However, ulcer disease often has its onset in early adult life (11, 14, 16 - 18). The ratio of females to males with venous leg ulcers is approximately 3 : 1, but a major factor in this preponderance of females is their greater longevity (7). Below the age of 40 the point prevalence of chronic leg ulceration is equal between the sexes (7, 14, 18).

The aetiology of chronic leg ulcers has been examined in a number of epidemiological studies but the methods employed and the population structures described are not comparable. Nevertheless, there is relative concordance of data on aetiological factors. Surveys have shown that 57% to 80% of leg ulcer patients have demonstrable venous disease, 10% to 25% have Doppler-verified arterial disease (ankle-arm pressure index $< 0.9$), 10% to 15% have coexisting rheumatoid disease, and 5% to 12% have concomitant diabetes (7, 10, 14, 19). Furthermore, these conditions are not mutually exclusive.

The clinical history of chronic venous leg ulcer disease has been studied extensively and is characterized by alternating phases of ulceration and temporary healing (16, 18, 20). The results of one survey have shown that 50% of leg ulcers treated with compression bandages in the community take longer than 9 months to heal (14), but more favourable results are reported from specialist centres (21 - 23). Because of the recurring cycle of ulcer healing and breakdown, prevalence studies of active ulcers almost certainly underestimate the true number of patients with chronic ulcer disease (24).

## Socio-economic aspects of leg ulceration

One reason for the current wave of interest in leg ulceration is a growing awareness of the socio-economic implications of the condition in the context of more general concerns about health care expenditure.

The pattern of the provision of leg ulcer care varies from country to country. In certain cases the majority of care is provided by community nurses (25), whilst in other lands leg ulcer patients are treated predominantly by doctors. In this second category, in turn, there is variation in the medical specialists involved in leg ulcer care, ranging from dermatologists and vascular surgeons to doctors working in general practice. Furthermore, since chronic leg ulcers have a tendency to recur (16, 20), continuing care is required in order to minimize recurrence and hence costs (17, 18).

Economic data on the actual cost of leg ulcer disease to the health system and the community are limited. Provisional data presented from the Riverside study conducted in London suggest that the nursing costs alone of leg ulceration in Great Britain (population 55 million) amount to between £100 million and £140 million annually (26). This estimate does not take account of costs in addition to the nursing budget. It is, however, clear that the direct cost of treating leg ulcers represents a considerable charge to the community and hospital health care bill (18) and even a small improvement in healing and recurrence rates would produce important savings (27). The indirect costs arising from leg ulcer disease, e.g. time lost from work, permanent disability and early retirement, are even higher (25).

## Macrovascular changes in venous leg ulceration

Ambulatory venous hypertension is the final common pathway leading to venous ulceration in most cases. It arises as a result of incompetence of the valves of the leg veins and the associated phenomenon of venous reflux or retrograde flow (28, 29). While the deep veins, the perforating veins and the superficial veins of the leg may all be involved to a varying extent (17, 30 - 32), incompetence of the valves of the deep or perforating veins of the lower leg is present in the majority of cases of venous leg ulceration (33, 34). In a smaller number of cases the venous pathology is obstruction of the deep veins rather than valvular incompetence. The nature and extent of the macrovascular pathology have been documented in a number of studies which examine the significance of these phenomena in terms of raised ambulatory venous pressure and the causation of venous ulceration (35 - 37).

Raised ambulatory venous pressure is a direct result of the macrovascular venous disease and produces disorganization of the microcirculation which, in turn, causes venous ulceration. The increase in ambulatory venous pressure results from reflux down the veins because of valvular incompetence. The more extensive and the more distal the reflux, the greater the probability that an ulcer will form (38, 39).

## Changes in the microcirculation and in the tissues around venous leg ulcers

Many abnormal phenomena have been observed in the microcirculation and in the tissues surrounding venous leg ulcers. These may be considered conveniently under the heading of morphological findings and physiological findings. A number of hypotheses have been advanced in attempts to link these observed facts to the aetiology of leg ulcers, and although the various hypotheses continue to stimulate fierce controversy, they are not mutually exclusive. They include pericapillary fibrin deposition, localized microvascular ischaemia, white cell adherence, white cell activation, and the activity of inflammatory mediators such as oxygen free radicals, cytokines and proteases. The significance of these various hypotheses lies in the implications they hold for opportunities to develop pharmacological and physical treatments for leg ulceration.

There are many morphological abnormalities of the microcirculation and the tissues associated with venous leg ulceration (40). The distribution of capillary tufts in the skin is heterogeneous around areas of venous ulceration and of lipodermatosclerosis and atrophie blanche associated with venous insufficiency (41 - 43). The capillaries are more tortuous (41, 42, 44 - 46) and the surface area of the capillary endothelium is increased (47). However, the histological impression of capillary proliferation is more apparent than real, being due to capillary elongation and distension (48). It has also been postulated that microvascular thrombosis contributes to the reduction in capillary density (42, 45, 46).

In addition to abnormalities of the capillary network, the capillaries are frequently surrounded by a fibrin cuff (49 - 58) and increased amounts of type IV collagen have also been detected in the capillary basement membrane (40, 59). The architecture of pericytes surrounding the capillaries is also abnormal in that their regular pericapillary alignment is disrupted (60).

Oedema is observed in the tissues around leg ulcers, accompanied by lymphatic microangiopathy, increased permeability and destruction of lymphatic capillaries (61 - 63). The final component of this chronic inflammatory picture is the presence of increased numbers of white cells in the tissues, as observed in skin biopsies taken from the gaiter area of the leg in patients with chronic venous insufficiency (64, 65).

In addition to the morphological abnormalities observed in association with chronic venous leg ulcer disease, a number of functional or pathophysiological abnormalities have been detected. The microcirculatory regulatory mechanisms are disturbed in the skin adjacent to venous ulcers (66 - 69). Lymphatic function in the limbs of patients with chronic venous insufficiency has also been shown to be abnormal (61, 62, 70). The extravascular space around capillaries in the skin near leg ulcers is abnormal and the diffusion of substances out of the capillaries into this space is increased (71, 72). This observation is supported by calculations which suggest that the fibrin cuff is not a barrier to the diffusion of small molecules such as oxygen (73). Despite this finding, measurement of transcutaneous oxygen tension ($tcPO_2$) using probes heated to 44 - 45°C reveals reduced $tcPO_2$ values at the site of leg ulcers in limbs with chronic venous insufficiency (74 - 84). The $tcPO_2$ values recorded in such patients show a strong correlation with the local capillary density (41, 85), and inhalation of oxygen produces an increase in $tcPO_2$ in the ulcer area in patients with leg ulcer disease (86). These observations suggest that local hypoxia is not related to a diffusion barrier but to other abnormalities in the microcirculation.

Perhaps the most interesting microcirculatory observations in leg ulcer patients relate to white cell rheology. Leucocytes have been shown to accumulate in dependent limbs of healthy subjects (87), and to accumulate to a greater extent in the dependent limbs of patients with chronic venous insufficiency. These acute changes are reversible when the leg is elevated (88). The destructive potential of leucocytes has been documented in a variety of situations (89) and may provide a clue to the interaction between macrocirculatory and microcirculatory findings in the pathophysiology of venous leg ulcers (90).

**Risk factors for venous leg ulceration**

In this context, risk factors may be defined as those which can reasonably be assumed to predispose the patient to venous ulcer formation, to complicate its treatment or to increase the likelihood of recurrence. Many risk factors may interact in the individual leg ulcer patient.

Insufficiency of the superficial, perforating or deep veins of the legs is a risk factor for leg ulceration (91). The greater the degree of venous insufficiency, the greater the risk of a venous ulcer developing (92).

Quantification of venous insufficiency is performed using the techniques described below ("The investigation of the venous ulcer patient by the family doctor and the specialist"). The pattern of venous insufficiency is a further determinant of ulcer development. Insufficiency of the superficial veins alone carries a lower risk than insufficiency of the superficial and perforating veins together (35, 36, 93). Previous deep vein thrombosis is a risk factor for leg ulceration (7, 94). The risk of ulceration and recurrence is greater if multiple levels were originally thrombosed, including major proximal veins, but is not so great if thrombosis was limited to the calf veins only (95, 96).

Chronic skin changes secondary to inadequate treatment of chronic venous insufficiency (54, 97) or due to delayed treatment or to failure to control oedema (61, 98) have been suggested as a possible risk factor for leg ulceration. Episodes of local trauma to the skin are also thought to play a contributory part in the development of an ulcer (5).

A number of coexisting conditions also clearly aggravate the clinical situation (17). For example, degenerative arthritis, ankylosis and related musculoskeletal diseases are age-related problems which complicate venous ulcer treatment and predispose to recurrence because they severely limit the ability of the patient to participate actively in ulcer care. The potential for chronic venous ulcer development may also be increased in arterial disease (7, 19). It has been suggested that various neuropathies (including that of diabetes), autoimmune disease, infection, chronic oedema and obesity may predispose to venous ulceration, although there is no clear evidence that they act as primary causes (5, 99 - 101). In addition, effective ulcer care is put at risk if the patient is non-compliant, self-destructive, neglectful, psychotic, mentally defective or disadvantaged in other ways, such as by being homeless (102).

## The investigation of the venous ulcer patient by the family doctor and the specialist

It is often possible for the family doctor to make a working diagnosis as to the cause of leg ulceration. In selected patients, however, a detailed investigation by a specialist is indicated, either to establish the aetiology or to determine the most appropriate treatment in problematic cases. A full clinical history and examination are the first steps required in assessing patients with chronic venous ulceration (18). It is important to identify both the underlying cause and any associated diseases (103, 104) because these will inevitably affect treatment and prognosis.

In patients with venous ulceration the anatomical site and level of any superficial venous incompetence or obstruction can be estimated by physical examination and by continuous wave (CW) Doppler studies using a simple hand-held directional Doppler device (105). Similarly, an arterial cause may be excluded by measuring the ankle pressure using a blood pressure cuff inflated around the distal calf and a CW Doppler device to detect arterial blood flow. However, ankle pressure measurements may not be reliable in diabetics and in such patients toe pressure measurements or digital plethysmography are preferable alternatives (106).

A functional test *and* an anatomical test should be used to obtain a complete picture of the venous abnormality. Various diagnostic tests are available for the assessment of venous ulcer patients (107 - 111). Those most commonly used are listed in Table I which shows comparative ratings with reference to accuracy, portability, requisite training period, cost, quantitative results and test type. Table II provides similar ratings for supplementary tests of microcirculatory function that may be useful in venous disease.

Where appropriate, diagnostic tests should be performed (i) with a narrow tourniquet applied to compress superficial veins, first in the thigh, then in the calf; (ii) with the patient supine and standing; and (iii) with and without exercise.

Invasive tests such as phlebography are not necessary in most venous ulcer patients but may be helpful in chronic or recurrent ulcer disease, especially where surgical procedures are being considered.

**Table I:** Comparison of non-invasive tests of the venous system and phlebography.

| Test | | Accuracy Thigh Obstr. | Thigh Insuff. | Calf Obstr. | Calf Insuff. | Portability | Training period | Cost | Quantitative results | Type | Refs. |
|---|---|---|---|---|---|---|---|---|---|---|---|
| 1. Doppler (CW) | | 1 | 4 | 1 | 4 | 5 | Long | Low | 1 | Functional | 112 |
| 2. Duplex ultrasound | | 5 | 5 | 4 | 5 | 3 | Long | High | 3 | Anatomical & functional | 113-115 |
| 3. Plethysmography | | | | | | | | | | | |
| Air | segmental / whole limb | 4 | 4 | 3 | 4 | 3 | Short | Medium | 5 | Functional | 116 |
| Photo | standard | 1 | 4 | 1 | 4 | 4 | Short | Medium | 3 | Functional | |
| | calibrated | 3 | 4 | 2 | 4 | 4 | | | 5 | | 117, 118 |
| Foot volumetry | | 3 | 4 | 3 | 4 | 0 | Short | Medium | 5 | Functional | 119 |
| Impedance | | 4 | 2 | 2 | 1 | 3 | Short | Medium | 4 | Functional | 120 |
| Strain gauge | | 4 | 2 | 2 | 1 | 3 | Short | Medium | 4 | Functional | 121 |
| Phleborheography | | 4 | 2 | 2 | 1 | 3 | Short | Medium | 0 | Functional | 122 |
| 4.. Phlebography | | 5 | 4 | 4 | 4 | 0 | Long | High* | 2 | Anatomical | 123 |

Scale of 0 - 5 (5 = best) * = invasive

**Table II:** Microcirculatory tests useful in patients with venous disease.

| Test | Accuracy Thigh Obstr. | Thigh Insuff. | Calf Obstr. | Calf Insuff. | Portability | Training period | Cost | Quantitative results | Type | Refs. |
|---|---|---|---|---|---|---|---|---|---|---|
| 1. Transcutan. $PO_2$ | 2 | 2 | 3 | 2 | 3 | Short | Medium | 4 | Functional | 86, 124 |
| 2 Laser Doppler | 1 | 1 | 2 | 2 | 3 | Short | Medium | 3 | Functional | 86, 125 |
| 3. Capillaroscopy | 2 | 2 | 3 | 3 | 0 | Long | Medium | 3 | Functional | 126 |

## Basic (conservative) treatment of venous leg ulceration

The basic (conservative) treatment of venous leg ulceration should conform to the general rules of medical practice in addressing the needs of the patient as a whole rather than focusing exclusively on the leg ulcer (127). Other important factors to be taken into account in this context include the patient's lifestyle, mobility, occupation, obesity and any concomitant diseases (100, 128). General measures for all leg ulcer patients should include advice to elevate the legs at rest above the level of the heart (129, 130). Leg elevation at night can be achieved by propping up the foot end of the patient's bed on blocks 15 - 20 cm high (131). This has the effect of diminishing exudate from the leg ulcer and reducing chronic oedema, the corollary of which is that other skin changes regress at a faster rate and ulcer recurrence after healing is less likely.

### *Compression*

It is generally agreed that ambulant venous leg ulcer patients require compression therapy with bandages or with stockings (17, 53, 130, 132 - 134). These should be capable of exerting a resting pressure of at least 20 to 30 mmHg at the level of the ankle and distal lower leg, based on physiological measurements (133, 135). International comparison is complicated by the fact that a number of different methods are used to measure the compression pressure achieved by stockings or bandages: the Hohenstein technique in Europe, the Hatra method in the UK and the Instrom method in the United States.

The stockings or bandages should be applied so as to produce a pressure gradient, higher at the ankle and lower at the knee (= graduated compression) (136, 137). They should also produce sustained compression (21, 138). The value of specific types of bandages is still being researched an although some theoretical evidence exists to indicate the advantages of inelastic compression (139 - 143), other authors have performed physical measurements supporting the use of elastic compression (144 - 146).

Compression bandages may be harmful or useless if they are not applied in the correct way (147 - 149). They should only be applied by trained, skilled professional personnel (130, 136, 150). Video presentation of compression bandaging technique is a practical adjunct to traditional in-service training (102).

The presence of occlusive arterial disease is not an absolute contra-indication to the use of compression bandaging (151), provided that the compression bandage or stocking exerts only a low resting pressure. Doppler measurements of the ankle systolic pressure should be performed before deciding to use compression bandaging in leg ulcer patients with a suspected arterial component to the aetiology (19, 133). An ankle arterial pressure < 70 - 80 mmHg (or an ankle-arm index < 0.9) should alert clinicians to exercise considerable care if they decide to use any kind of compression (19, 151). Again it should be noted that ankle pressure measurements in diabetic patients may not be reliable (106).

The success of compression treatment depends to a great extent on the compliance and mobility of the patient (133). Walking and exercises should be encouraged (151). Other physical modalities, e.g. ultrasound therapy (152) and intermittent pneumatic compression (153 - 155) may also have a place in the treatment of venous leg ulcers .

### *Ulcer dressing and topical treatment*

It is usual practice to cover ulcers with dressings prior to bandaging the legs. The choice of local dressing to cover the ulcer is a matter of clinical judgement (156). Insufficient comparative clinical trials have been performed to allow firm recommendations to be made on clinical grounds (157). A suitable dressing for venous leg ulcers would have the properties listed in Table III.

The routine use of topical pharmacological agents, such as topical antibiotics, is unnecessary (158 - 162). Topical antibiotics may give rise to sensitivity reactions and their use should be discouraged.

**Table III:** Desirable properties for a dressing for leg ulcers.

A dressing for venous leg ulcers should:

* Reduce ulcer pain and pruritus (163, 165)
* Allow excess fluid and exudate to escape without permitting desiccation (156, 163, 165)
* Not cause an allergic reaction (156, 163 - 165)
* Be easy to change with the least discomfort possible (156, 163, 165)
* Not leave dressing material in the wound when changed (156, 165)
* Be inexpensive, conserve the utilization of skilled professional care and encourage a supervised programme of self-treatment (102, 133, 166)

## Surgical treatment for venous leg ulcers

Surgical treatment for venous leg ulcers may be directed either at eliminating the underlying cause by operating on the veins to correct ambulatory venous hypertension, or at the ulcer itself by skin grafting procedures. In most cases, surgical treatment will not obviate the need for compression therapy (see above).

### *Surgical operations on leg veins*

No single type of venous operation is applicable to all cases of venous leg ulceration, nor should surgery be regarded as an alternative, stand-alone therapy. It must be integrated into a comprehensive plan of management (127) that includes compression therapy, which should be continued post-operatively in most cases, and other supportive measures, as described above in the section on "Conservative treatment".

The choice of a surgical procedure designed to correct a specific venous abnormality is determined by the results of adequate functional and anatomical diagnostic testing as described above (31, 167).

Simple procedures should be done before more complicated operations are attempted. Full correction of insufficiency of superficial veins and/or perforating veins should always be carried out prior to considering surgery for deep venous insufficiency (36, 168). Ligation of incompetent perforating veins may be considered if their location is established precisely, if functional insufficiency is demonstrated by appropriate tests and if the incompetent perforating veins are relatively large (169).

Vein valve transplants (170, 171), valvuloplastics (172, 173) and venous transposition operations (174) for deep venous insufficiency are still under development. These procedures should only be undertaken in specialized centres in properly designed prospective clinical studies (175). Though anatomical imaging may indicate that such procedures are technically feasible, efficacy has not often been associated with post-operative improvements in functional test results (167) . A variety of other operations have been described, such as fasciotomy, popliteal sling and bypass procedures. These need to be evaluated in properly designed studies.

### *Skin grafting for leg ulcers*

Success in healing venous leg ulcers can be achieved both by split-skin grafting (176, 177) and by pinch grafting (178). Skin grafting is seldom required for small ulcers, but for larger ulcers the technique may be cost-effective as a means of achieving shorter healing times. The recurrence rate following skin grafting is not high provided that the procedure is integrated into the general plan for managing the patient's venous disease and is accompanied by appropriate venous surgery and compression therapy (168, 179).

## Sclerotherapy for venous leg ulceration

Sclerotherapy may be used to correct venous hypertension in some patients with venous leg ulcers. In this way it may contribute to ulcer healing. Sclerotherapy must be performed by a trained clinician and be preceded by non-invasive testing.

Injection sclerotherapy together with compression therapy is indicated for the treatment of superficial venous reflux (130, 180 - 182), except in cases involving the saphenofemoral and saphenopopliteal junctions (183, 184). In these cases surgical treatment and subsequent injection sclerotherapy may be used. Sclerotherapy may also be tried for the treatment of perforating veins (185), even in the presence of an open, unhealed venous ulcer.

## Role of adjuvant pharmacotherapy in the management of venous leg ulceration

Systemic pharmacotherapy for venous leg ulceration should only be considered in addition to standard compression therapy (186). The theoretical basis for the use of drugs to treat leg ulcers rests upon their properties which address known abnormalities or risk factors present in patients with this condition. Possible targets for adjuvant pharmacotherapy are listed in Table IV.

An acceptable level of evidence of efficacy for adjuvant drug treatment for venous leg ulceration can only be derived from large well-designed, prospective, randomized, double-blind, placebo-controlled trials using complete ulcer healing as the endpoint (see below). Nevertheless, a variety of medications have been employed as adjuvant therapy in this context: these are listed in Table V together with references to the supporting studies. Most of the agents listed possess mechanisms of action which address one or more of the factors that have been identified in the pathophysiology of venous leg ulceration.

**Table IV:** Potential targets for pharmacotherapy.

* Venous tone
* Haemoconcentration (87, 187)
* Abnormal microvascular regulation (67, 188)
* Abnormal capillary permeability and oedema (71, 72)
* Pericapillary fibrin deposition (51, 189, 190)
* Decreased fibrinolytic activity (51, 189, 190)
* Raised plasma fibrinogen levels (51, 189, 190)
* Abnormal leucocyte function (65, 88)
* Capillary microthrombosis (45)
* Other coexisting diseases (e.g. infection, diabetes, obesity) (191)

**Table V:** Adjuvant pharmacotherapy for venous leg ulcers.

* Fibrinolytic agents (192)
* Fibrinolysis-enhancing agents (193, 194)
* Hydroxyrutosides (195 - 198)
* Pentoxifylline (186, 199, 200)
* Prostaglandin $E_1$ (201, 202)

[* Systemic antibiotics (191)]
[* Diuretics (203)]

Although included in the above list and sometimes used in the treatment of leg ulcers, systemic antibiotics are strictly only relevant in patients with cellulitis (erysipelas) (191). Similarly, diuretics may have a place in the treatment of the leg ulcer patient but are only appropriate when given as a short course in cases with severe oedema (203).

Because of the poor standard of most clinical trials of adjuvant pharmaco-therapy, no definitive evidence of efficacy in healing venous leg ulcers has been presented for any of the agents listed in Table V.

## Clinical trials of treatments to heal leg ulcers

Large gaps remain in our knowledge about venous leg ulcer disease and its treatment. The design of many trials performed in the past has been less than optimal (186) and it is important that new trials of leg ulcer treatment be designed and conducted to the highest standards. The treatment of venous leg ulceration involves many forms of therapy: these include compression bandaging, contact dressings and topical treatments, various surgical procedures, drug therapy and physical treatments. Whilst these different modalities may pose differing problems for clinical trial design, a number of general considerations apply to all trials in this area.

A clinical trial of an ulcer treatment should be prospective, randomized, double-blind (as far as possible) and comparator- or placebo-controlled and should entail a parallel-group design. A cross-over design is not appropriate for healing studies because the baseline for the second study arm is not the same as for the first since ulcer healing will have taken place. Cross-over trials are indicated principally in symptom relief studies in chronic venous insufficiency.

The selection of patients for leg ulcer studies should be guided by the diagnostic methods described above. Major risk factors known to influence ulcer healing should be controlled either by inclusion/exclusion criteria or by stratification. The most important prognostic factors in clinical trials are: (i) the duration of the present ulcer episode; (ii) the ankle-arm pressure index which should exceed 0.9; and (iii) other diseases which impair wound healing (e.g. diabetes).

During ulcer healing studies the patients should be followed up at regular intervals until their ulcer(s) heal(s) completely or until they reach the end of the maximum observation time set for the study (6 months is usually adequate). Ulcers should be documented at each visit by tracing them on to transparent material with a fine, indelible pen. Ideally, all tracings should be made by the same observer.

The primary endpoint for the patient should be complete healing of all ulcers. Secondary endpoints, such as time to healing or change in ulcer area, should also be considered. If the study endpoint is not complete ulcer healing, the endpoint selected should be one of which the patient is aware, e.g. pain, frequency of dressing changes etc., or one which has genuine clinical relevance. Patients who do not respond to therapy should be withdrawn from the study only at the point where it becomes necessary to change the treatment on clinical grounds. In this context it should be remembered that ulcers often become larger before they begin to heal.

All patients should receive standard advice concerning daily activity, other aspects of their treatment and the clinical trial procedures. All non-trial treatments such as dressings, bandages or medications should be controlled and standardized as far as possible.

The study should be analysed on an intention to treat basis, i.e. all available data on all patients enrolled and randomized to treatment should be analysed. Drop-outs from the study for whatever reason are to be regarded as treatment failures because their ulcers were not healed while the patient was participating in the study. A second strict protocol analysis should also be conducted, including data only on those patients who properly fulfilled the study protocol. This allows the validity of the intention to treat analysis to be confirmed.

## Conclusion

The recent resurgence of interest in venous disease and venous leg ulceration has its origins in the epidemiological research of the early 1980s, coupled with a realization of the social and economic burden imposed by leg ulcer disease. Newer methods of studying the venous system and the application of modern research techniques have led to an improvement in our understanding of the pathophysiology of venous disease and leg ulceration. This, in turn, has suggested new approaches to the management of ulcer disease with new types of dressings, bandages, drugs and operations. The challenge for the 1990s is to determine the proper place of each of these modalities in the optimum management of venous leg ulcers. It is the hope of the Alexander House Group that this consensus paper will provide a stimulus for further research to answer these important clinical questions.


## Acknowledgement

The Alexander House Group wishes to acknowledge the support of Hoechst AG in facilitating its discussions, and records its gratitude to Dr. E. Druckrey, Mr. M. Azizi, Dr. H. Boardman, Mr. D. Beattie and Mrs. M. Savage for their organizational skills and for assistance in the preparation of this publication.


# References


1. Bassi G. *Varices des membres inférieurs.* Paris: Editions Doin, 1967.
2. Dodd H, Cockett FB. *The pathology and surgery of the veins of the lower limb.* Edinburgh: Churchill Livingstone, 2nd ed, 1976.
3. Caillé JP, ed. *Phlébologie en pratique quotidienne.* Paris: Expansion Scientifique Française, 1982.
4. Wuppermann T. *Varizen, Ulcus cruris und Thrombosen.* Berlin: Springer-Verlag, 5th ed, 1986.
5. Browse NL, Burnand KG, Lea Thomas M. *Diseases of the veins. Pathology, diagnosis and treatment.* London: Edward Arnold, 1988.
6. Negus D. *Leg ulcers: a practical approach to management.* Oxford: Butterworth/Heinemann, 1991.
7. Baker SR, Stacey MC, Jopp-McKay AG, Hoskin SE, Thompson PJ. Epidemiology of chronic venous ulcers. *Br J Surg* 1991; 78 : 864 - 7.
8. Bobek K, Cajzl L, Capelak V, Slaisova V, Opatzny K., Barcal R. Etude de la fréquence des maladies phlébologiques et de l'influence de quelques facteurs étiologiques. *Phlébologie* 1966; 19: 217 - 30.
9. Cornwall JV, Doré CJ, Lewis JD. Leg ulcers: epidemiology and aetiology. *Br J Surg* 1986; 73: 693 - 6.
10. Cornwall JV, Lewis JD. Leg ulcers revisited. *Br J Surg* 1983; 70: 681.
11. Nelzén O, Bergqvist D, Lindhagen A, Hallböök T. Chronic leg ulcers: an underestimated problem in primary health care among elderly patients. *J Epidemiol Community Health* 1991; 45: 184 -7.
12. Hansson C. Studies on leg and foot ulcers. *Acta Derm Vener* 1988; Suppl 136: 1 - 45.
13. Hansson C, Andersson E, Swanbeck G. Leg ulcer epidemiology in Gothenburg. *Acta Chir Scand* 1988; Suppl 544: 12 - 16.
14. Callam MJ, Ruckley CV, Harper DR, Dale JJ. Chronic ulceration of the leg: extent of the problem and provision of care. *Br Med J* 1985; 290: 1855 - 6.
15. Widmer LK. *Peripheral venous disorders. Prevalence and sociomedical importance. Basel Study III.* Bern: Hans Huber, 1978: 43 - 50.
16. Cantegrel C. Etude sur 1000 ulcères traités en clientèle non-hospitalière. *Phlébologie* 1974; 27: 141 - 4.
17. Stemmer R. Cicatrisation des ulcères de jambe d'origine veineuse. *Phlébologie* 1971; 24: 151 - 64.
18. Tournay R. Ulcères de jambe d'origine veineuse: étiologie-clinique. In: *5me Congrès du Collège français de pathologie vasculaire.* Sandoz éditions, 1971; 3: 252 - 61.
19. Callam MJ, Harper DR, Dale JJ, Ruckley CV. Arterial disease in chronic leg ulceration : an underestimated hazard ? Lothian and Forth Valley leg ulcer study. *Br Med J* 1987: 294: 929 - 31.
20. Callam MJ, Harper DR, Dale JJ, Ruckley CV. Chronic ulcer of the leg: clinical history. *Br Med J* 1987; 294: 1389 - 91.

21. Blair SD, Wright DDI, Backhouse CM, Riddle E, McCollum CN. Sustained compression and healing of chronic venous ulcers. *Br Med J* 1988; **297**: 1159 - 61.

22. Mayberry JC, Moneta GL, Taylor LM, Porter JM. Fifteen-year results of ambulatory compression therapy for chronic venous ulcers. *Surgery* 1991; **109**: 575 - 81.

23. Wallois P. Ulcères et ulcération des membres inférieures d'origine vasculaire. In: Caillé JP, ed. *Phlébologie en pratique quotidienne*. Paris: Expansion Scientifique Française, 1982: 272.

24. Dale J, Callam MJ, Ruckley CV, Harper DR, Berrey PN. Chronic ulcers of the leg : A study of prevalence in a Scottish community. *Health Bulletin* 1983; **41**: 310 - 14.

25. Dale J, Gibson B. Leg ulcers: a disease affecting all ages. *The Prof Nurse* 1986; **1**: 213 - 4.

26. Bosanquet, N. The cost of venous ulcers. In: *Wound management: varicose ulcers*. MCEC Conference Proceedings: Royal Society of Medicine, London (5 - 6 July 1990): 1 - 6.

27. Dale J, Gibson B. The epidemiology of leg ulcers. *The Prof Nurse* 1986; **1**: 215 - 6.

28. Burnand KG, O'Donnell TF, Lea Thomas M, Browse NL. The relative importance of incompetent communicating veins in the production of varicose veins and venous ulcers. *Surgery* 1977; **82**: 9 - 14.

29. Arnoldi CC. Venous pressure in patients with valvular incompetence of the veins of the lower limb. *Acta Chir Scand* 1966; **132**: 628 - 45.

30. Raju S. Venous insufficiency of the lower limb and stasis ulceration. *Ann Surg* 1983; **197**: 688 - 97.

31. Darke SG. Reconstructive surgery for chronic venous insufficiency of the lower limb. In: Greenhalgh RM, Jamieson CW, Nicolaides AN, eds. *Vascular surgery: issues in current practice*. Orlando: Grune & Stratton, 1986: 417 - 34.

32. McEnroe CS, O'Donnell TF, Mackey WC. Correlation of clinical findings with venous hemodynamics in 386 patients with chronic venous insufficiency. *Am J Surg* 1988; **156**: 148 - 52.

33. Raju S, Fredericks R. Valve reconstruction procedures for non-obstructive venous insufficiency: rationale, techniques and results in 107 procedures with 2- to 8-year follow-up. *J Vasc Surg* 1988; **7**: 301 - 10.

34. Feuerstein W. Die Etagenlokalisation postthrombotischer Venenveränderungen. *Wien klin Wschr* 1979; **129**: 293 - 6.

35. Hoare MC, Nicolaides AN, Miles CR, Shull K, Jury RP, Needham T, Dudley HAF. The role of primary varicose veins in venous ulceration. *Surgery* 1982; **92**: 450 - 3.

36. Sethia KK, Darke SG. Long saphenous incompetence as a cause of venous ulceration. *Br J Surg* 1984; **71**: 754 - 5.

37. Shull KC, Nicolaides AN, Fernandes é Fernandes J, Miles C, Horner J, Needham T, Cooke ED, Eastcott FHG. Significance of popliteal reflux in relation to ambulatory venous pressure and ulceration. *Arch Surg* 1979; **114**: 1304 - 6.

38. Bassi G. L'ulcère et les dermatoses pré-ulcéreuses dans l'insuffisance primitive de la saphène externe. *Phlébologie* 1974; **27**: 119 - 22.

39. BjΦrdal R. Flow and pressure studies in venous insufficiency. *Acta Chir Scand* 1988; **Suppl 544**: 30 - 3.

40. Leu HJ. Morphology of chronic venous insufficiency - light and electron microscopic examinations. *VASA* 1991; **20**: 330 - 42.

41. Franzeck UK, Bollinger A, Huch R, Huch A. Transcutaneous oxygen tension and capillary morphologic characteristics and density in patients with chronic venous incompetence. *Circulation* 1984; **70**: 806 - 11.

42. Haselbach P, Vollenweider U, Moneta G, Bollinger A. Microangiopathy in severe chronic venous insufficiency evaluated by fluorescence video-microscopy. *Phlebology* 1986; **1**: 159 - 69.

43. Kellner G, Pavlik F. Zur Histologie des Ulcus cruris. *Wien klin Wschr* 1968; **80**: 123 - 5.

44. Fagrell B. Local microcirculation in chronic venous incompetence and leg ulcers. *Vasc Surg* 1979; **13**: 217 - 25.

45. Bollinger A, Leu AJ. Evidence for microvascular thrombosis obtained by intravital fluorescence videomicroscopy. *VASA* 1991; **20**: 252 - 5.

46. Wenner A, Leu HJ, Spycher M, Brunner U. Ultrastructural changes of capillaries in chronic venous insufficiency. *Exp Cell Biol* 1980; **48**: 1 - 14.

47. Mourad MM, Barton SP, Marks R. Changes in endothelial cell mass, luminal volume and capillary number in the gravitational syndrome. *Br J Dermatol* 1989; **121**: 447 - 61.

48. Vanscheidt W, Laaff H, Weiss JM, Schöpf E. Immunohistochemical investigation of dermal capillaries in chronic venous insufficiency. *Acta Derm Vener* 1991; **71**: 17 - 9.

49. Burnand KG, Whimster I, Naidoo A, Browse NL. Pericapillary fibrin in the ulcer-bearing skin of the leg: the cause of lipodermatosclerosis and venous ulceration. *Br Med J* 1982; **285**: 1071 - 2.

50. Vanscheidt W, Laaff H, Wokalek H, Niedner R, Kowanatzki E, Schöpf E. Untersuchungen zur Bedeutung der perikapillären Fibrinmanschette beim Ulcus cruris venosum. *Phlebol u Proktol* 1989; **18**: 163 - 5.

51. Browse NL, Gray L, Jarrett PEM, Morland M. Blood and vein-wall fibrinolytic activity in health and vascular disease. *Br Med J* 1977; **i**: 478 - 81.

52. Browse NL, Burnand KG. The cause of venous ulceration. *Lancet* 1982; **ii**: 243 - 5.

53. Browse NL. Venous ulceration. *Br Med J* 1983; **286**: 1920 - 2.

54. Burnand KG, Clemenson G, Morland M, Jarrett PEM, Browse NL. Venous lipodermatosclerosis: treatment by fibrinolytic enhancement and elastic compression. *Br Med J* 1980; **280**: 7 - 11.

55. Burnand KG, Whimster I, Clemenson G, Lea Thomas M, Browse NL. The relationship between the number of capillaries in the skin of the venous ulcer-bearing area of the lower leg and the fall in foot vein pressure during exercise. *Br J Surg* 1981; **68**: 297 - 300.

56. Burnand KG. The aetiology of venous ulceration. *Acta Chir Scand* 1988; **Suppl 544**: 21 - 4.

57. Burnand KG, Browse NL. Use of fibrinolytic enhancement in the treatment and prevention of recurrent venous ulceration. *Pract Cardiol* 1983; **9**: 229 - 37.

58. Vanscheidt W, Laaff H, Wokalek H, Niedner R, Schöpf E. Pericapillary fibrin cuff: a histological sign of venous ulceration. *J Cutan Pathol* 1990; **17**: 266 - 8.

59. Neumann HAM, van den Broek MJTB. Increased collagen IV layer in the basal membrane area of the capillaries in severe chronic venous insufficiency. *VASA* 1991; **20**: 26 - 9.

60. Laaff H, Vanscheidt W, Weiss M, Schäfer HE, Schöpf E. Immunohistochemical investigation of pericytes in chronic venous insufficiency. *VASA* 1991; **20**: 323 - 8.

61. Bollinger A, Isenring G, Franzeck UK. Lymphatic microangiopathy: a complication of severe chronic venous incompetence (CVI). *Lymphology* 1982; **15**: 60 - 5.

62. Partsch H, Urbanek A, Wenzel-Hora B. Dermal lymphangiopathy in chronic venous incompetence. In: Bollinger A, Partsch H, Wolfe JHN, eds. *The initial lymphatics*. Stuttgart-New York: Georg Thieme-Stratton, 1985: 178 - 9.

63. Partsch H. Lymphangiopathie bei chronischer Veneninsuffizienz. *Phlebol u Proktol* 1984; **13**: 85 - 9.

64. Scott HJ, Coleridge Smith PD, Scurr JH. Histological study of white blood cells and their association with lipodermatosclerosis and venous ulceration. *Br J Surg* 1991; **78**: 210 - 1.

65. Scott HJ, McMullin GM, Coleridge Smith PD, Scurr JH. Venous ulceration: the role of the white blood cell. *Phlebology* 1989; **4**: 153 - 9.

66. Belcaro G, Rulo A, Vasdekis S, Williams MA, Nicolaides AN. Combined evaluation of postphlebitic limbs by Laserdoppler flowmetry and transcutaneous $pO_2/pCO_2$ measurements. *VASA* 1988; **17**: 259 - 61.

67. Cheatle TR, Stibe ECL, Shami SK, Scurr JH, Coleridge Smith PD. Vasodilatory capacity of the skin in venous disease and its relationship to transcutaneous oxygen tension. *Br J Surg* 1991; **78**: 607 - 10.

68. Cheatle TR, Coleridge Smith PD, Scurr JH. Skin microcirculatory responses in chronic venous insufficiency: the effect of short-term venous hypertension. *VASA* 1991; **20**: 63 - 9.

69. Leu AJ, Yanar A, Pfister G, Geiger M, Franzeck UK, Bollinger A. Mikroangiopathie bei chronischer venöser Insuffizienz. *Dtsch med Wschr* 1991; **116**: 447 - 53.

70. Collins PS, Villavicencio JL, Abreu SH, Gomez ER, Coffey JA, Connaway C, Salander JM, Rich NM. Abnormalities of lymphatic drainage in lower extremities: a lymphoscintigraphic study. *J Vasc Surg* 1989; **9**: 145 - 52.

71. Speiser DE, Bollinger A. Microangiopathy in mild chronic venous incompetence (CVI): Morphological alterations and increased transcapillary diffusion detected by fluorescence videomicroscopy. *Int J Microcirc: Clin Exp* 1991; **10**: 55 - 66.

72. Bollinger A, Jäger K, Geser A, Sgier F, Seglias J. Transcapillary and interstitial diffusion of Na-fluorescein in chronic venous insufficiency with white atrophy. *Int J Microcirc: Clin Exp* 1982; **1**: 5 - 17.

73. Michel CC. Impairment of oxygen diffusion in edema. *Int J Microcirc: Clin Exp* 1990; 9 (Suppl 1): A127.

74. Borzykowski M, Krahenbuhl B. Mesure non invasive de l'oxygénation cutanée en cas d'ulcères chroniques des membres inférieurs. *Schweiz med Wschr* 1981; **111**: 1972 - 4.

75. Neumann HAM, van Leeuwen M, van den Broek MJTB, Berrety PJM. Transcutaneous oxygen tension in chronic venous insufficiency syndrome. *VASA* 1984; **13**: 213 - 9.

76. Partsch H. Zur Pathogenese des venösen Ulcus cruris. *Hautarzt* 1985; **36**: 196 - 202.

77. Cheatle TR, McMullin GM, Farrah J, Coleridge Smith PD, Scurr JH. Three tests of microcirculatory function in the evaluation of treatment for chronic venous insufficiency. *Phlebology* 1990; **5**: 165 - 72.

78. Clyne CAC, Ramsden WH, Chant ADB, Webster JHH. Oxygen tension on the skin of the gaiter area of limbs with venous disease. *Br J Surg* 1985; **72**: 644 - 7.

79. Creutzig A, Wuppermann T, Hanauske U, Wrabetz W, Alexander K. Sauerstoffdruckfelder in Unterschenkelgeschwüren. *Hautarzt* 1985; **36**: 612 - 6.

80. Dodd HJ, Gaylarde PM, Sarkany I. Skin oxygen tension in venous insufficiency of the lower leg. *J Roy Soc Med* 1985; **78**: 373 - 6.

81. Dodd HJ, Gaylarde PM, Sarkany I. Skin oxygen tension in venous disorders of the lower limb. *Br J Dermatol* 1984; **111**: 723.

82. Mani R, Gorman FW, White JE. Transcutaneous measurements of oxygen tension at edges of leg ulcers: preliminary communication. *J Roy Soc Med* 1986; **79**: 650 - 4.

83. Mani R, White JE, Creevy J. Transcutaneous measurement of oxygen and its significance in the healing of leg ulcers treated with an oxygen-impermeable dressing. In: Ryan TJ, ed. *An environment for healing: the role of occlusion.* Royal Society of Medicine ICSS no. 88, 1985: 85 - 92.

84. Mani R, White JE, Barrett DF, Weaver PW. Tissue oxygenation, venous ulcers and fibrin cuffs. *J Roy Soc Med* 1989; **82**: 345 - 6.

85. Franzeck UK. *Transkutaner Sauerstoffpartialdruck in der klinischen Mikrozirkulation.* Bern, Stuttgart, Toronto: Hans Huber, 1991: 66 - 8.

86. Partsch H. Hyperaemic hypoxia in venous ulceration. *Br J Dermatol* 1984; **110**: 249 - 51.

87. Moyses C, Cederholm-Williams SA, Michel CC. Haemoconcentration and the accumulation of white cells in the feet during venous stasis. *Int J Microcirc: Clin Exp* 1987; **5**: 311 - 20.

88. Thomas PRS, Nash GB, Dormandy JA. White cell accumulation in dependent legs of patients with venous hypertension: a possible mechanism for trophic changes in the skin. *Br Med J* 1988; **296**: 1693 - 5.

89. Schmid-Schönbein GW. Leukocyte kinetics in the microcirculation. *Biorheology* 1987; **24**: 139 - 51.

90. Coleridge Smith PD, Thomas P, Scurr JH, Dormandy JA. Causes of venous ulceration: a new hypothesis. *Br Med J* 1988; **296**: 1726 - 8.

91. Nelzén O, Bergqvist D, Lindhagen A. Leg ulcer etiology - a cross sectional population study. *J Vasc Surg* 1991; **14**: 557 - 64.

92. Zbinden O, Morselli B, Jager K, Widmer LK. Long-term evolution of varicose veins - 11-year follow-up. Vth European-American Symposium on Venous Diseases. Vienna, 1990.

93. Widmer LK, Kamber V. Who actually has peripheral venous disease ? In: Widmer LK, ed. *Peripheral venous disorders. Prevalence and sociomedical importance. Basel Study III.* Bern: Hans Huber,1978: 67 - 75.

94. Partsch H. Investigations on the pathogenesis of venous leg ulcers. *Acta Chir Scand* 1988; **Suppl 544**: 25 - 9.

95. Partsch H, Weidinger P, Mostbeck A, Olbert F, Denck H. Funktionelle Spätergebnisse nach Thrombektomie, Fibrinolyse und konservativer Therapie von Bein-Beckenvenenthrombosen. *VASA* 1980; 9: 53 - 60.

96. Stacey MC, Burnand KG, Lea Thomas M, Pattison M. Influence of phlebographic abnormalities on the natural history of venous ulceration. *Br J Surg* 1991; **78**: 868 - 71.

97. Editorial. Diagnosis and treatment of venous ulceration. *Lancet* 1983; **ii**: 247 - 8.

98. Allen AJ, Wright DDI, McCollum CN, Tooke JE. Impaired postural vasoconstriction: a contributory cause of oedema in patients with chronic venous insufficiency. *Phlebology* 1988; **3**: 163 - 8.

99. Ruckley CV, Dale JJ, Callam MJ, Harper DR. Causes of chronic leg ulcer. *Lancet* 1982; **ii**: 615 - 6.

100. Boivin P, Cornu-Thénard A. Ulcères de jambe chez l'obèse: données de la littérature. *Phlébologie* 1988; **41**: 609 - 18.

101. Duchosal H, Alleman H, Widmer LK, Breil H, Leu HJ. Varikosis-Alter-Körpergewicht. Beobachtungen an 2692 Männern und 527 Frauen der Basler Studie II. *Z Kreislaufforsch* 1968; **57**: 380 - 8.

102. Hume M. A venous renaissance ? *J Vasc Surg* 1992; in press.

103. Daniel F, Delauney P. Examen clinique d'un malade atteint d'ulcère de jambe. *Rev Prat* 1975; **25**: 925 - 39.

104. Martinet JD. Diagnostic des ulcères d'origine variqueuse ou post-phlébitique. *Rev Prat* 1975; **25**: 975 - 87.

105. Lagneau P, Fiessinger JN, Cormier JM. La place des examens complémentaires dans l'étude d'un ulcère de jambe. *Rev Prat* 1975; **25**: 943 - 55.

106. Corson JD, Jacobs RL, Karmody AM, Leather RP, Shah DM. The diabetic foot. *Current Problems in Surgery* 1986; **10**: 725 - 88.

107. Bernstein EF, Fronek A. Current status of non-invasive tests in the diagnosis of peripheral arterial disease. *Surg Clin North Am* 1982; **62**: 473 - 87.

108. Fronek A. *Noninvasive diagnostics in vascular disease.* New York: McGraw-Hill, 1989.

109. Vin F, Schadeck M. *La maladie veineuse superficielle.* Paris: Masson, 1991: 113 - 37.

110. Yao ST, Flinn WR, McCarthy WJ, Berger JJ. The role of non-invasive testing in the evaluation of chronic venous problems. *World J Surg* 1986; **10**: 911 - 8.

111. Coleridge Smith PD. Noninvasive venous investigation. *Vasc Med Rev* 1991; **1**: 139 - 66.

112. Barnes RW, Ross EA, Strandness DE. Differentiation of primary from secondary varicose veins by Doppler ultrasound and strain gauge plethysmography. *Surg Gynecol Obstet* 1975; **141**: 207 - 11.

113. Talbot SR. In: Zweibal WJ, ed. *Introduction to vascular ultrasonography.* Orlando/Florida: Grune & Stratton, 1986.

114. Szendro G, Nicolaides AN, Zukowski AJ, Christopoulos D, Malouf GM. Duplex scanning in the assessment of deep venous incompetence. *J Vasc Surg* 1986; **4**: 237 - 42.

115. Bork-Wölwer L, Wuppermann T. Verbesserung der nichtinvasiven Diagnostik der V. saphena magna- und der V. saphena parva-Insuffizienz durch die Duplex-Sonographie. *VASA* 1991; **20**: 343 - 7.

116. Christopoulos D, Nicolaides AN, Galloway JMD, Wilkinson A. Objective noninvasive evaluation of venous surgical results. *J Vasc Surg* 1988; **8**: 683 - 7.

117. Abramowitz HB, Queral LA, Flinn WR, Nora PF, Peterson LK, Bergan JJ, Yao JST. The use of photoplethysmography in the assessment of venous insufficiency: a comparison to venous pressure measurements. *Surgery* 1979; **86**: 434 - 41.

118. Blazek V, Wienert V. Eine optoelektronische Methode zur Erfassung der Vasokonstriktion und Vasodilatation im Bereich der menschlichen Haut nach topischer Anwendung von Pharmaka. *Biomed Technik* 1980; **25**: 261 - 8.

119. Thulesius O, Norgren L, Gjöres JE. Foot-volumetry, a new method for objective assessment of oedema and venous function. *VASA* 1973; **2**: 325 - 9.

120. Wheeler HB, Anderson FA. The diagnosis of venous thrombosis by impedance plethysmography. In: Bernstein EF, ed. *Noninvasive diagnostic techniques in vascular disease.* St. Louis: CV Mosby, 1985: 775.

121. Sumner DS. Strain gauge plethysmography. In: Bernstein EF, ed. *Noninvasive diagnostic techniques in vascular disease.* St. Louis: CV Mosby, 1985: 742.

122. Cranley JJ. Air plethysmography in venous disease, the phleborheograph. In: Bernstein EF, ed. *Noninvasive diagnostic techniques in vascular disease.* St. Louis: CV Mosby, 1985: 730.

123. Lea Thomas M. In: Bergan JJ, Yao JST, eds. *Venous disorders.* Philadelphia: WB Saunders, 1991: 123.

124. Mannarino E, Pasqualini L, Maragoni G, Sanchini R, Regni O, Innocente S. Chronic venous incompetence and transcutaneous oxygen pressure: a controlled study. *VASA* 1988; **17**: 159 - 61.

125. Belcaro G, Rulo A, Candiani C. Evaluation of the microcirculatory effects of Venoruton in patients with chronic venous hypertension by Laserdoppler flowmetry, transcutaneous $PO_2$ and $PCO_2$ measurements, leg volumetry and ambulatory venous pressure measurements. *VASA* 1989; **18**: 146 - 51.

126. Bollinger A, Fagrell B. *Clinical capillaroscopy. A guide to its use in clinical research and practice.* Toronto: Hogrefe & Huber Publishers, 1990.

127. Ruckley CV. Can we help the postphlebitic limb ? In: Greenhalgh RM, Jamieson CW, Nicolaides AN, eds. *Vascular surgery: issues in current practice.* Orlando: Grune & Stratton, 1986: 409 - 16.

128. Muller R. Les ulcères de jambe. *Phlébologie* 1980; **33**: 345 - 62.

129. Delaunay MM. Conduite à tenir devant un ulcère variqueux. *Bordeaux Médical* 1979; **12**: 275 - 8.

130. Tournay R. Du traitement des ulcères de jambes post-phlébitiques ou non. *Vie Médicale* 1951; **32**: 23 - 32.

131. Cranley JJ, Krause RJ, Strasser ES. Chronic venous insufficiency of the lower extremity. *Surgery* 1961; **49**: 48 - 58.

132. Cornu-Thénard A, Lehodey Y, Meninge T. Ulcères de jambe d'origine veineuse: vitesse de cicatrisation de base, conséquences pratiques. *Phlébologie* 1984; **37**: 347 - 54.

133. Cornu-Thénard A, Paris JP, Girouin D. Traitement ambulatoire des ulcères de jambe à l'aide d'une contention permanente par bas élastique. *Phlébologie* 1983; **36**: 77 - 88.

134. Parpex P. Traitement local de l'ulcère de jambe. *Phlébologie* 1986; **39**: 327 - 8.

135. Partsch H. Do we need firm compression stockings exerting high pressure ? *VASA* 1984; **13**: 52 - 7.

136. Sapin G. La compression dans le traitement des ulcères de jambe. *Phlébologie* 1986; **39**: 337 - 40.

137. Stemmer R. Le choix du bas de compression. *Phlébologie* 1982; **35**: 107 - 16.

138. Tennant WG, Park KGM, Ruckley CV. Testing compression bandages. *Phlebology* 1988; **3**: 55 - 61.

139. Partsch H. Besserung der venösen Pumpleistung bei chronischer Veneninsuffizienz durch Kompression in Abhängigkeit von Andruck und Material. *VASA* 1984; **13**: 58 - 64.

140. Bassi G, Stemmer R. *Traitements mécaniques fonctionnels en phlébologie.* Padua: Piccin, 1983.

141. Cornu-Thénard A. Réduction d'un oedème veineux par bas élastiques, unique ou superposés. *Phlébologie* 1985; **38**: 159 - 68.

142. Cornu-Thénard A. La pression est une indication nécessaire mais insuffisante pour apprécier les caractéristiques d'un bas élastique: la courbe d'Hystérésis est obligatoire. *SWISS MED* 1988; **10**: 64 - 6.

143. Van der Molen HR, Tóth LM, Collard JJ, Balmus KJ. Hemodynamic effects of elastic and non-elastic compression. *Experientia* 1978; Suppl **33**: 99 - 108.

144. Chant ADB, Magnussen P, Kershaw C. Support hose and varicose veins. *Br Med J* 1985; **290**: 204.

145. Altenkämper H. Improvement of venous return performance in venous insufficiency with antiembolism stockings. *Tempo Medical* 1986; **11**: 22 - 6.

146. Callam MJ, Haiart D, Farouk M, Brown D, Prescott RJ Ruckley CV. Effect of time and posture on pressure profiles obtained by three different types of compression. *Phlebology* 1991; **6**: 79 - 84.

147. Callam MJ, Ruckley CV, Dale JJ, Harper DR. Hazards of compression treatment of the leg: an estimate from Scottish surgeons. *Br Med J* 1987; **295**: 1382.

148. Kay TWH, Martin FI. Heel ulcers in patients with long-standing diabetes who wear anti-embolism stockings. *Med J Aust* 1986; **145**: 290 - 2.

149. Horner J, Fernandes é Fernandes J, Nicolaides AN. Value of graduated compression stockings in deep venous insufficiency. *Br Med J* 1980; **280**: 820 - 1.

150. Cornu-Thénard A. Un extenseur ... pour une meilleure contention. *Phlébologie* 1981: **34**: 81 - 7.

151. Becker F, David M, Brenot R. La contention élastique chez l'artériopathie. *SWISS MED* 1988; **10**: 107 - 8.

152. Callam MJ, Harper DR, Dale JJ, Ruckley CV, Prescott RJ. A controlled trial of weekly ultrasound therapy in chronic leg ulceration. *Lancet* 1987; **ii**: 204 - 6.

153. Villavicencio JL, Collins GJ, Youkey JR et al. Non-surgical management of lower extremity venous problems. In: Bergan JJ, Yao JST, eds. *Surgery of the veins.* Orlando: Grune & Stratton, 1985: 323.

154. Coleridge Smith PD, Sarin S, Hasty J, Scurr JH. Sequential gradient pneumatic compression enhances venous ulcer healing: a randomized trial. *Surgery* 1990; **108**: 871 - 5.

155. Pekanmäki K, Kolari PJ, Kiistala U. Laser Doppler vasomotion among patients with post-thrombotic venous insufficiency: effect of intermittent pneumatic compression. *VASA* 1991; **20**: 394 - 7.

156. Cornu-Thénard A. Synthèse des nouveautés dans le traitement local des ulcères de jambe. *Phlébologie* 1986; **39**: 329 - 33.

157. Blair SD, Backhouse CM, Wright DDI, Riddle E, McCollum CN. Do dressings influence the healing of chronic venous ulcers ? *Phlebology* 1988; **3**: 129 - 34.

158. Lineaweaver W, Howard R, Soucy D, McMorris S, Freeman J, Crain C, Robertson J, Rumley T. Topical antimicrobial toxicity. *Arch Surg* 1985; **120**: 267 - 70.

159. Bacourt F, Couffinhal JC. Ulcères de jambe. *La Revue de Médecine* 1978; **40**: 2207 - 13.

160. Pin F. Conduite à tenir devant un ulcère de jambe par insuffisance veineuse chronique. *Actualités d'Angéiologie* 1976; **4**: 7 - 28.

161. Vilain R. Le chirurgien et le bacille pyocyanique. *Rev Médecine* 1979; **20**: 2148 - 87.

162. Bazex J, Nougué J, Peyrot J, Janeau D, Bazex A. Réactions cutanées eczématiformes péri-ulcéreuses et à distance au cours des ulcères de jambe. *Rev med Toulouse* 1982; **XVIII**: 171 - 4.

163. Dicrescenzo MC, Enjolras O, Sedel D. Ulcères et ulcérations de jambe. *Gaz méd Fr* 1978; **85**: 4905 - 20.

164. Van der Stricht J, van Bellingen N, Bertrand A. A propos du traitement non allergisant des ulcères variqueux. *Phlébologie* 1985; **38**: 395 - 400.

165. Somerville PG. Utilisation de la membrane amniotique dans le traitement des ulcères chroniques de jambe. *Phlébologie* 1982; **35**: 223 - 9.

166. Harkiss KJ. Cost analysis of dressing materials used in venous leg ulcers. *Pharm J* 1985; **235**: 268 - 9.

167. Bergan JJ, Rudo ND, Harris JP, Yao JST. Reconstructive venous surgery: diagnosis and techniques. In: Veith FJ, ed. *Critical problems in vascular surgery.* New York: Appleton-Century-Crofts, 1982: 185 - 98.

168. Cormier JM. Traitement chirurgical des ulcères de jambe. *Rev Prat* 1975; **25**: 1015 - 27.

169. Negus D, Friedgood A. The effective management of venous ulceration. *Br J Surg* 1983; **70**: 623 - 7.

170. Eriksson I, Almgren B. The influence of the profunda femoris vein on venous hemodynamics of the limb. *J Vasc Surg* 1986; **4**: 390 - 5.

171. Taheri SA, Prendergast DR, Lazar E, Pollack LH, Meenaghan MA, Shores RM, Budd T, Taheri P. Vein valve transplantation. *Am J Surg* 1985; **150**: 201 - 2.

172. Kistner RL. Surgical repair of the incompetent femoral vein valve. *Arch Surg* 1975; **110**: 1336 - 42.

173. Kistner RL, Ferris EB. Technique of surgical reconstruction of femoral vein valves. In: Bergan JJ, Yao JST, eds. *Operative techniques in vascular surgery*. Orlando: Grune & Stratton, 1980: 291 - 300.

174. Queral LA, Whitehouse WM, Flinn WR, Neiman NL, Yao JST, Bergan JJ. Surgical correction of chronic deep venous insufficiency by valvular transposition. *Surgery* 1980; **87**: 688 - 95.

175. Perrin M. *L'insuffisance veineuse chronique des membres inférieurs*. Paris: Medsi/McGraw-Hill, 1990.

176. Lofgren KA, Lauvstad WA, Bonnemaison MFE. Surgical treatment of large stasis ulcer: review of 129 cases. *Mayo Clin Proc* 1965:**40**: 560 - 3.

177. Rettori R, Rolland JM. Place des greffes cutanées dans l'ulcère veineux. *Phlébologie* 1986; **39**: 347 - 54.

178. Poskitt KR, James AH, Lloyd-Davies ERV, Walton J, McCollum CN. Pinch skin grafting or porcine dermis in venous ulcers. *Br Med J* 1987; **294**: 674 - 6.

179. Hardillier J. Traitement chirurgical des ulcères variqueux. *Phlébologie* 1974; **27**: 149 - 52.

180. Fegan WG. Continuous compression technique of injecting varicose veins. *Lancet* 1963; **ii**: 109 - 12.

181. Fegan WG. Injection compression treatment of varicose veins. *Br J Hosp Med* 1969; **2**: 1297 - 8.

182. Tournay R. *La sclérose des varices*. Paris: Expansion Scientifique Francaise, 4th ed, 1985.

183. Hobbs JT. The treatment of varicose veins. A random trial of injection-compression therapy versus surgery. *Br J Surg* 1968; **55**: 777 - 80.

184. Hobbs JT. Surgery and sclerotherapy in the treatment of varicose veins. A random trial. *Arch Surg* 1974; **109**: 793 - 6.

185. Davy A, Ouvry P. Possible explanations for recurrence of varicose veins. *Phlebology*1986; **1**: 15 - 21.

186. Colgan M-P, Dormandy JA, Jones PW, Schraibman IG, Shanik DG, Young RAL. Oxpentifylline treatment of venous ulcers of the leg. *Br Med J* 1990; **300**: 972 - 5.

187. Duruble M, Ouvry P. Haemodilution in venous disease. *Phlebology* 1991; **6**: 31 - 6.

188. Cheatle TR, Shami SK, Stibe E, Coleridge Smith PD, Scurr JH. Vasomotion in venous disease. *J Roy Soc Med* 1991; **84**: 261 - 3.

189. Leach RD. Venous ulceration, fibrinogen and fibrinolysis. *Ann R Coll Surg Eng* 1984; **66**: 258 - 63.

190. Wolfe JHN, Morland M, Browse NL. The fibrinolytic activity of varicose veins. *Br J Surg* 1979; **66**: 185 - 7.

191. Schraibman IG. The bacteriology of leg ulcers. *Phlebology* 1987; **2**: 265 - 70.

192. Partsch H. Treatment of resistant leg ulcers by retrograde intravenous pressure infusions of urokinase. *Phlebology* 1991; **6**: 13 - 21.

193. Layer GT, Stacey MC, Burnand KG. Stanozolol and the treatment of venous ulceration - an interim report. *Phlebology* 1986; **1**: 197 - 203.

194. Belcaro G, Marelli C. Treatment of venous lipodermatosclerosis and ulceration in venous hypertension by elastic compression and fibrinolytic enhancement with defibrotide. *Phlebology* 1989; **4**: 91 - 106.

195. Stegmann W, Huebner K, Deichmann B, Mueller B. Wirksamkeit der O-(beta-hydroxyethyl)-rutoside bei der Behandlung des venösen Ulcus cruris. *Therapiewoche* 1986; **36**: 1828 - 33.

196. Mann RJ. A double-blind trial of oral O, ß-hydroxyethyl rutosides for stasis leg ulcers. *Br J Clin Pract* 1981; **35**: 79 - 81.

197. Wright DDI, Franks PJ, Blair SD, Backhouse CM, Moffatt C, McCollum CN. Oxerutins in the prevention of recurrence in chronic venous ulceration: randomized controlled trial. *Br J Surg* 1991; **78**: 1269 - 70.

198. Leyh F. Therapie des Ulcus cruris venosum mit Mäusedornextrakt und Trimethylhesperidinchalkon. *Therapiewoche* 1988; **38**: 2325 - 31.

199. Weitgasser H. The use of pentoxifylline (Trental 400) in the treatment of leg ulcers: results of a double-blind trial. *Pharmatherapeutica* 1983; **3** (Suppl 1): 143 - 51.

200. Arenas R, Atoche C. Post-thrombotic leg ulcers: safety and efficacy of treatment with pentoxifylline (double-blind study in 30 patients). *Dermatol Rev Mex Seg Epoca* 1988; **32**: 34 - 8.

201. Beitner H, Hammar H, Olsson AG, Thyresson N. Prostaglandin E1 treatment of leg ulcers caused by venous or arterial incompetence. *Acta Derm Vener* 1980; **60**: 425 - 30.

202. Rudofsky G. Intravenous prostaglandin $E_1$ in the treatment of venous ulcers - a double-blind, placebo-controlled trial. *VASA* 1989; **Suppl 28**: 39 - 43.

203. Myers MB, Rightor M, Cherry G. Relationship between edema and the healing rate of stasis ulcers of the leg. *Am J Surg* 1972; **124**: 666 - 8.

# IV.
# MALADIES THROMBO-EMBOLIQUE
# *THROMBO-EMBOLIC DISEASES*

# A. Insuffisance veineuse chronique / *Chronic venous insufficiency*

## Les traumatismes veineux

G. Tuscano

Istituto policattedra patologia chir. cattedra chirurgia vascolare universita Modena

Les traumatismes veineux, même si aujourd'hui ils peuvent être mieux connus et traités, posent de nombreux problèmes diagnostiques et thérapeutiques. Les points qui ont caractérisé la difficulté du traitement sont: le retard diagnostique, la circulation veineuse qui n'accepte pas la chirurgie prothétique substitutive, la crainte d'une augmentation de l'incidence de complications thrombo-emboliques, l'impossibilité d'analyser immédiatement le résultat.

Après un examen attentif des différentes lésions selon la cause, le type et surtout les localisations, l'auteur reporte les principes de technique à adopter et la nécessité des mesures associées à prendre pour diminuer le taux des complications.

*Phlébologie 92.* Eds P. Raymond-Martimbeau, R. Prescott, M. Zummo.
John Libbey Eurotext, Paris © 1992, pp. 164-166

# Deep venous thrombosis of the lower limbs : from the etiopathogenetic research to the evaluation of the outcome. A perspective study of 852 patients

Alfio Moratti, Maria Luisa Cattabiani, Margherita Ieran, Mauro Paolicelli, Salvatore Zaffuto, Carmelo Cosimo di Lecce

*Department of Medical Angiology, Arcispedale Santa Maria Nuova, Reggio Emilia, Italy.*

**INTRODUCTION.** The problems connected with deep venous thrombosis (DVT) of the lower limbs, considering also the high incidence of this disease, have not been completely resolved in terms of: the etiopathogenic aspects, the evaluation of the circumstances that favour or accompany DVT and the importance of the site in relation to the complications. We have used the term idiopathic to distinguish those cases without an immediately evident etiology. The aim of our study, carried out on a sufficiently large number of patients, over a sufficiently long period of time; carefully and homogeneously studied, is to draw a conclusion from the large number studied.

**MATERIALS AND RESULTS.** We considered 852 patients, admitted to our Angiology Department from 1/1/1983 to 31/12/1991, affected by deep venous thrombosis (DVT) of the lower limbs, of which 528 (62%) were male and 324 (38%) female.

**Epidemiological data.** Of these 194 (22.7%) were affected by varicose veins; 59 (6.9%) were overweight; 15 patients were on oestro-progesterones; 133 (15.6%) had a predisposition for varicose veins or generic phlebocholosis; 61 (7.15%) had a history of idiopathic DVT and 32 (3.75%) had suffered from previous embolic episodes; 192 (22.5%) were affected by arterial diseases of the limbs.

Varicosis is the emerging fact. The high number of patients affected by arteriopathy (one in four), does not necessarily indicate a preferential pathogenetic relationship between venous and arterial thrombosis. Further to this our Department receives a certain type of person, one who has chosen this department for specific vascular problems, with the resul that our patients are, in an angiologic sense, preselected. As well, arteriosclerotic disease induces a type and quantity of diseased states that favour venous thrombosis.

**Clinical data.** The 852 patients considered suffered from 932 thrombotic episodes (597 in males and 335 in females), of these 425 (45.6%) were of the right limbs and 505 (54.4%) of the left. No significant difference between the two sexes was found with regard to the side. Out of 597 males, 322 were of the left limbs (53.9%) and 275 of the right (44.6%): out of 335 females, 185 were of the left (55.2%) and 150 (44.7%) of the right.

Etiologic research, also in regard to prevention, has been the fundamental pivot of our study. We have considered two different categories of events: those secondary, due to an evident pathologic state, fundamental to the cause of the thrombosis; and those so-called idiopathic. Idiopathic literally means a pathological state that does not appear to have a specific cause. We will use this term to indicate a venous thrombosis without an obvious origin. It could also simply refer to " our inability to formulate a diagnosis".

**Analysis of etiology.** 454 (48.7%) episodes of idiopathic category came from 410 patients, 260 males and 150 females. A precise diagnosis was possible in 54 cases (11.9%); in these cases the thrombosis has to be considered as **an indicator of a real etiologic cause.** The pathologies identified were:

- 16 neoplasms: 14 males (5 lung, 4 prostate, 3 stomach, 1 bladder neoplasms and 1 myeloma); 2 females, one of the gall-bladder and one of the pelvis.
- 14 connective tissue diseases: 5 males (2 rheumatoid arthritis, 1 Hashimoto's disease, 2 unclassified); among the females 9 events (2 rheumatoid arthritis, 2 rheumatic polymyalgia, 2 Sjogren's syndrome, 1 systemic scleroderma, 1 Hashimoto's disease, 1 lupus erythematodes, with positive anticoagulant antibodies).
- In 8 events the DVT revealed a haemopathy: 1 female with Werlhof's disease and 7 males with Vaquez-Osler's disease.
- In 6 events (4 patients) we found a factor V deficiency; in 3 events a significant deficiency of C and S protein.
- 5 events were related to the single presence of anti-phospholipid antibodies (APA); of these only one 48 year old male was affected by a severe arterial disease of the limbs and supraortic vessels.
- One case was related to Buerger's disease and one to a severe hiatus hernia.

478 events in 286 males and 176 females were related **to a direct and immediately evident cause:** 191 were the effect of a trauma, treated or not with a cast; 138 were the consequence of surgical operations; 24 after an arterial by pass operation of the lower limbs; 83 during the course of an already diagnosed neoplastic disease; 12 in conjuction with a spontaneous haematoma ( Sindrome de la pedrada); 11 after diagnostic or therapeutic microinvasive probes (catheterisms, arthroscopies, arthrocentesis); 7 in conjunction with popliteal pathology; 13 in bedridden patients (5 of which were paretic); 4 due to infections; one during pregnancy and one in a patient affected by an arterio-venous fistula. The number of events cited is greater than the number of thromboses due to a doubling in the classification. In 22 cases DVT was associated with a varicophlebitis.

**Site analysis.** In 879 events (94.3%) the diagnosis was based on instrumental examinations (831 transcutaneous venographies and/or iliac-cavograms; 48 Doppler ultrasonography and/or duplex-scanner analysis): in 53 events the diagnosis was only clinical. The exact site of the thrombosis was found in 826 events (88.6%).

Cava + total venous axis 9; only iliac 10; iliac + total venous axis 55; iliac + femoral + popliteal 2; iliac + femoral + calf veins 1; iliac + calf veins 1; only total venous axis 331; only femoral 22; femoral + popliteal 7; femoral + calf veins 8; only popliteal 8; popliteal + calf veins 87; only calf veins 285.

**Analysis of embolic complications.** Embolic complications occurred in 81 patients (9.5%) out of 852 and 83 embolisms (8.9%) out of 932 events.

<u>In relation to etiology of DVT</u>. 51 embolisms (5.47%) occurred during the course of the thrombosis; 32 (3.43%) were indicators. Of the 32 indicators, 22 during idiopathic DVT, 8 were post-operative and 2 were after a fracture. Of the 51 in course 32 were idiopathic, 11 post-operative and 2 after a trauma.

Pulmonary embolic events occurred in 6 patients without being able to identify the thrombosis, despite a complete phlebogram of the venous axis, including the cava.

<u>In relation to the site of DVT</u>. The exact site of the thrombosis could be found

in 69 patients (for 71 events): cava + total venous axis 2; only iliac 3; iliac + total axis 8; only total axis 37; only femoral 2; femoral + calf veins 1; popliteal + calf veins 8; only calf veins 10. Embolism occurred in 5% of DVT involving popliteal and calf veins and in 3.5% of DVT involving only the calf veins.
Out of 83 embolisms , 36 DVT involved the right limb and 45 the left. Two patients suffered from 2 pulmonary embolisms each.
In relation to previous embolic events. Out of 81 patients suffering from embolism, 4 had previous history of embolism.

**THERAPY.** All these forms were treated with anticoagulant therapy. During therapy there were 80 (8.58%) complications (non fatal)of the total number of events. The complications can be divided into: haemorrhages 60 (19 abdominal wall haematoma, 12 haematuria, 10 haematoma of the limbs, 6 digestive tract haemorrhages, 3 retroperitoneal haematoma, 3 metrorrhagia, 2 epistaxis, 2 strokes, 1 hepatic haematoma, 1 retinal haemorrhage and one haemoptysis); severe allergies 14; 5 significant thrombocytopenia (all asymptomatic); only one case of a significant increase of transaminase. In the most part of the splanchnic haemorrhages we found off a latent focus.

**Relapse analysis.** Out of 852 patients, 91 (10.7%) suffered from a relapse. Out of 932 events, 101 (10.8%) occurred in the follow-up: 65 (64.3%) involved the left leg, 36 (35.6%) the right. Out of 454 idiopathic DVT, the relapses were 24.

**Follow-up.** 736 events (78.75%) in 660 patients were followed-up using the following clinical evaluations: grade 0 - negative subjectivity and objectivity: 164; grade 1 - slight heaviness and evening oedema, without the necessity of elastic support: 321; grade 2 - moderate subjectivity and oedema, use of elastic support: 173; grade 3 - significant subjectivity with evident oedema and/or secondary varices. No cutaneous dystrophy: 50; grade 4 - idem + dyschromia and/or eczema: 21; grade 5 - previous or present history of ulcers: 7.
The 41.6% of the events involving the total venous axis presented a post-phlebitic syndrome of grade 1, and the 35.1% had grade 2. When thrombosis involved only the calf veins we found grade 0 in 36.2% and grade 1 in 45.2%. In DVT involving popliteal vein, 48% had grade 1 and 25.5% had grade 2. Grade 4 and 5 were only in 3.8% of all events.

**CONCLUSIONS. a)** We found a sure ethiological diagnosis in 532 events (57.1%). **b)** Out of 454 idiopathic thromboses, 54 (11.9%) revealed a sure diagnosis with a higher percentage of neoplasms and connetive tissue diseases. **c)** The most part of secondary events were post-traumatic (191, 39.9%), post-operative (162, 33.9%) and neoplastic (83, 17.36%). **d)** The pulmonary embolism incidence rate was relatively low, 8.9%: of these only 5.4% were during therapy, Four patients had previous embolism (4.9%). DVT involving total venous axis caused the most part of pulmonary embolisms (56.6%), whereas the incidence of embolisms in distal DVT, included popliteal localization, was low. **e)** The recurrence incidence rate was low (10.8%). Out of 454 idiopathic events, 24 (5.3%) had a recurrence. **f)** Sequelae in relation to the site. We found only 3.8% of severe post-phlebitis syndrome. Out of the events evaluated as a grade 4, the involvment of total venous axix was 71.4%.

**REFERENCES**

**1)** Cattabiani M.L. et al.(1987): Trombosi venose: 6 anni di esperienza. Atti 4° Congr.Naz. S.I.F.C.S. Napoli 1987,Flebologia '87,Ed;Monduzzi,Bologna 1987,561-566.
**2)** Paolicelli M. et al. (1990): Le flebiti cosiddette idiopatiche. Atti 7° Congr. Naz. S.I.F.C.S. Firenze 1990, Ed. Monduzzi Bologna, 1990, 55-56.

## A rare cause of deep venous thrombosis: thrombophlebitis of a "spontaneous Palma shunt"

G. Menyhei

Dept. of Surgery, University Medical School of Pécs, Hungary

A case report of a 58 years woman is demonstrated who was admitted to our clinic with signs of right iliofemoral thrombosis. The phlebography showed an acute iliofemoral thrombosis on the right side and a chronic thrombotic occlusion of the left iliac vein with collateralisation. The evaluation of the history revealed that a phlebitis of a femoro-femoral suprapubic collateral (so-called "spontaneous Palma shunt") spreading to the opposite common femoral vein was the cause of the deep venous thrombosis. The patient was succesfully treated with thrombectomy.For prevention of a deep venous thrombosis, the author suggests a ligation of the spontaneous Palma shunt when its phlebitis is spreading to the opposite side.

*Phlébologie 92.* Eds P. Raymond-Martimbeau, R. Prescott, M. Zummo.
John Libbey Eurotext, Paris © 1992, pp. 168-170

# Videomicroscopic findings of cutaneous microvessels with changing body positions in CVI

Norbert G. Weindorf, Ulrich Schultz-Ehrenburg*

*Department of Dermatology, Oberhausen * Univ.-Department of Dermatology, Bochum, Germany.*

SUMMARY

Videomicroscopy is mainly applied to observations of the nailfold area. The presented microscopic system with a flexible fibre optic and a built-in CCD camera enables observations of skin areas of all parts of the body. 10 patients with CVI stages I and II and 5 healthy controls were examined in supine, sitting and standing positions. Examination site was the medial malleolar area in clinically unchanged skin. Patients with CVI had larger vessel diameters than the controls, due to the ambulatory venous hypertension, and showed increasing differences with rising hydrostatic pressure. There was a change of the perfusion type in both groups with capillaries prevailing in supine position and venules prevailing in standing position.

## INTRODUCTION

Videomicroscopy is an approved method in clinical angiology, which is mainly applied to observations of the nailfold area where the capillaries run parallel to the skin surface so that the capillary loops can be visualized in their full length. Less often observations have also been done on the lower leg, but the conventional microscopic systems only allowed examination in supine position of the patients.

## METHOD

At the Ruhr University of Bochum we used a new fibreoptic microscope (Scopeman[R]). It is composed of an optical surface probe with a built-in CCD camera connected to a light source, a TV monitor, a video recorder and a video printer. There are 4 interchangeable lenses available which enable a magnification changeable lenses available which enable a magnification from 50 to 400 times. After addition of a thin layer of paraffin oil, the surface probe is directly applied to the skin. So investigation of skin areas of all parts of the body -also including mucous membranes- can be performed easily.

## PATIENTS

10 patients with chronic venous insufficiency (CVI) stages I and II and 5 healthy volunteers were examined in supine, sitting and standing positions in order to measure the behaviour of the cutaneous microvessels of the lower leg under different hydrostatic conditions. Examination site was the medial malleolar area in clinically unchanged skin. The diameter of the 5 largest blood vessels was measured in each position.

## RESULTS

Patients with CVI had larger diameters than the healthy controls (Fig. 1). The difference increased with rising hydrostatic pressure and was nearly twice as much in standing position. The mean vessel diameters of the patients with CVI were 9.4 ± 2.0 μm (6.4 ± 3.1 μm in the controls) in supine position, 15.7 ± 4.0 μm (9.4 ± 1.9 μm in the controls) in sitting position and 19.5 ± 4.2 μm (10.5 ± 3.3 μm in the controls) in standing position.

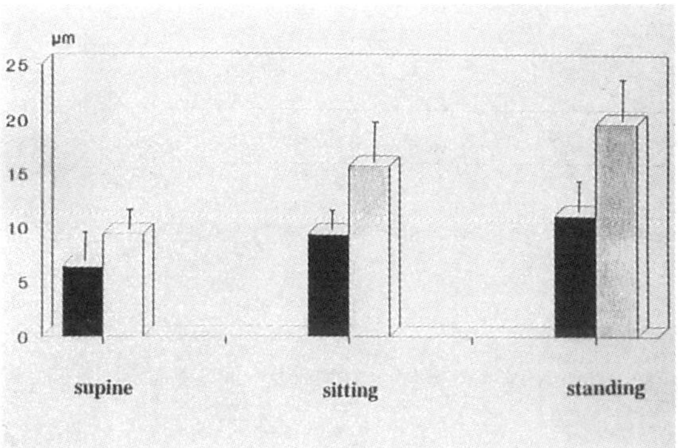


Fig. 1

Mean diameter of the 5 largest blood vessels of patients with CVI stages I and II (□, n= 10) and healthy controls (■, n= 5) in supine, sitting and standing positions.

## DISCUSSION

A main criteria of patients with CVI is the elevated ambulatory venous pressure, which is responsible for dilation of venous vessels. Our study showed that this concernes not only the large veins, but also the smaller vessels like capillaries and venules. The dilation of the microvessels became more obvious with increasing hydrostatic pressure and was largest in standing

position, where the vessel diameter of patients with CVI was nearly twice as much compared with the healthy controls.
There was another interesting finding. The capillaries were well visible in supine position. They almost totally disappeared and venules prevailed in sitting and even more in standing position. A possible explanation for this disappearence of capillaries in standing position could be, that they were not perfused at all or not perfused by erythrocytes but by plasma only. The question which of these two possibilities will be true cannot be answered from our study. Further fluorescence video microscopic studies are necessary.
In conclusion our study shows that the diameter of the micro-vessels increased with rising hydrostatic pressure and that this increase was much higher in patients with CVI than in the healthy controls. These investigations were feasable by the use of a new flexible fibreoptic microscope.

REFERENCES

Bollinger, A. & Fagrell, B. (1990): Clinical capillaroscopy, a guide to its use in clinical research and practice. Toronto: Hogrefe & Huber Publishers.

# DENSITY OF BLOOD, PLASMA AND INTERSTIAL FLUID IN CHRONIC VENOUS INSUFFICIENCY

N. Tiedt
Institute of Pathophysiology, Medical School, O-5010 Erfurt, Germany

Structural disorders in varicous veins may be the reason of changes in the filtration processes through the vessel walls. These changes can be evaluated by the density of blood, plasma and interstitial fluid.

In patients with chronic venous insufficiency (n = 12) and in healthy subjects (n = 10) we analyzed the density using a Chempro-Paar densitometer (Graz/Austria) both in supine and erect position.

In supine position the density was higher in the group of the patients as compared to healthy subjects. The values for plasma density were 1019 g/l and 1018 g/l ($p<0.02$), blood density being 1047.1 and 1046.5 g/l respectively ($p<0.02$). The density of interstitial fluid was estimated to 1010.7 g/l and 1003 g/l. The postural changes elucidate a hemoconcentration with higher blood and plasma densities in erect position, whilst a hemodilution was observed in lying position.

The higher densities in the group of the patients elucidate a better inward filtration of water in erect position after 15 min with about 467 ml as compared to 340 ml, clearly indicating functional changes of the filtration sieve.

*Phlébologie 92.* Eds P. Raymond-Martimbeau, R. Prescott, M. Zummo.
John Libbey Eurotext, Paris © 1992, pp. 172-174

# Combined morphological and physiological examinations in lipodermatosclerosis

Wilfried Schmeller[1], Stefan Roszinski[1], Michael Tronnier[1], Ekkehardt Gmelin[2]

[1] *Department of Dermatology, (Director : Prof. Dr. H.H. Wolff)* [2] *Department of Radiology (Director : Prof. Dr. H.D. Weiss), Medical University of Lübeck, Germany.*

Lipodermatosclerosis - a common finding in patients with chronic venous insufficiency (CVI) - was examined with several different methods.

**Transverse computed tomography (CT)**
CT of the lower legs in patients with CVI reveals marked changes in the connective tissue. In the early stages of CVI, infiltration of the superficial subcutaneous tissue can be observed; in severe cases of CVI, the subcutaneous fat is replaced by extensive fibrosis. These fibrotic areas may extend to the retromalleolar region and the periachillar space. In patients with arthrogenic congestive syndrom (talipes equinus caused by CVI) the Achilles tendon is often enveloped by fibrotic tissue. The extent of these morphological changes corresponds to the degree of CVI (Schmeller et al.,1989).

**Magnetic resonance imaging (MRI)**
In addition, MRI reveals an increased amount of fluid in the ankle joint cavity and liquid infiltration of the connective tissue of the periachillar region.

**Light microscopy**
Biopsy specimens of lipodermatosclerosis show an irregular acanthosis with compact orthokeratosis. In the upper dermis, there are clusters of small vessels with thickened walls, sometimes within edematous stroma. In the deep dermis, there is a thickening and homogenization of collagen fibers. In some patients, areas of granulation tissue are visible, often with a mixed cellular infiltrate. Hemosiderin may appear in bandlike formations in the mid-dermis.

**Electron microscopy**
The vascular changes in areas of lipodermatosclerotic skin are severe, but less pronounced than in ulcer tissue. The small vessels increase towards the ulcer and reveal prominent endothelial cells with numerous organelles. They are surrounded by several basement membranes and amorphous basement membrane-like material (Fig.1), which can be immunhistologically stained with antibodies to both collagen type IV and laminine (Leu, 1991). Under light microscopic examination, an intense pericapillary staining of fibrinogen is apparent, while ultrastructural examination reveals no prominent fibrin deposits. In addition, a pericapillary cuff is formed by pericytes and fibroblasts. Highly activated fibroblasts, thick collagen bundles, irregular elastic fibers, extravasated red blood cells and macrophages with hemosiderin are localized between the numerous vessels. All these morphological changes in the capillaries and pericapillary areas may act to create a diffusion barrier.

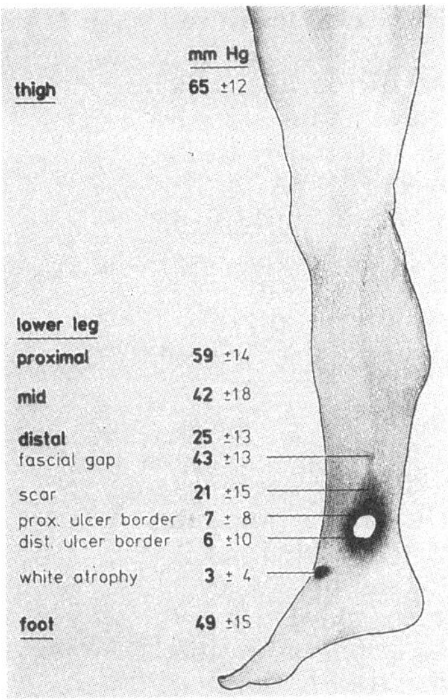


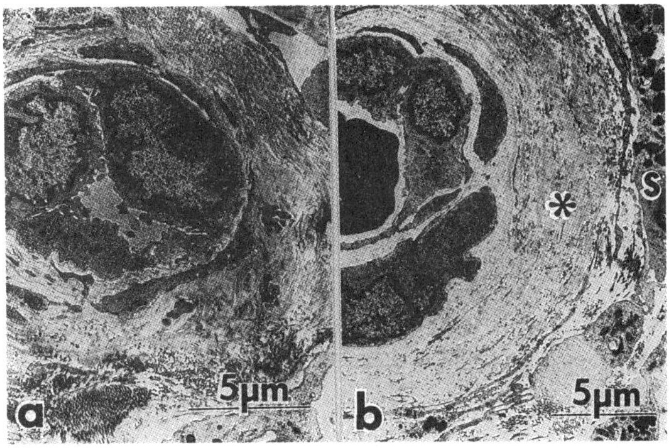


Fig. 1

Transcutaneous oxygen tension in CVI.

Fig. 2

Electron microscopy:
a) Capillary in healthy skin.
b) Cuff of basal membrane like material * around capillary with siderophage (s) in lipodermatosclerosis.

**Transcutaneous oxygen tension ($TcPO_2$)**

$TcPO_2$-values - measured at a temperature of 44° C - show a distinct decrease correlating to increases in the amount of trophic skin changes. In the upper third of the lower leg in healthy individuals and in patients with CVI, average values of 60 mm Hg have been measured. In moderate lipodermatosclerosis, these values decrease to 42 mm Hg and, in severe sclerosis, to 25 mm Hg. At the ulcer edge, $tcPO_2$ has been found to be about 6 mm Hg (Fig. 2).

At an electrode temperature of 37° C, $tcPO_2$-values range from about 3 mm Hg in moderate sclerosis to about 0 mm Hg in extensive sclerosis.
So oxygen diffusion and perfusion in the cutaneous capillary system appear to be drastically reduced in CVI.
Changes from supine to sitting position result in an increase of $tcPO_2$- values in normal skin. In moderate lipodermatosclerosis, there is a slight increase, in severe sclerosis and at the ulcer edge there is no increase at all. This demonstrates the extent of disturbances in the perfusion of sclerotic areas (Schmeller et al., 1990).
Differences in $tcPO_2$ between inflamed and non-inflamed areas have only been found in measurements made at electrode temperatures of 44° C (17 mm Hg in non-inflamed skin, 2 mm Hg in inflamed sclerotic areas), whereas at 37° C the measured values are the same (2 mm Hg). These results suggest a state of maximum hyperemia in inflamed areas, in contrast to regions without inflammation.

**Intra- and subcutaneous oxygen tension**
Intracutaneous oxygen tension has not been documented in CVI up to the present. For the polarographic determination of the $pO_2$, steel shafted needle probes with a

tip diameter of 300 um were used, according to Weiss et al.,1986. Electrodes were inserted step-wise into superficial and deep healthy and sclerotic tissue. Our results in healthy skin show a mean $pO_2$ of about 50 mm Hg in the dermis, which corresponds well with the literature (Baumgärtl et al.,1987), and of about 42 mm Hg in the subcutaneous tissue. In moderate lipodermatosclerosis, mean $pO_2$ is 25 mm Hg (dermis) and 16 mm Hg (subcutaneous fibrosis). In severe lipodermatosclerosis (ulcer edge), dermal values do not differ significantly from those measured in moderate sclerosis.
These results show that local $pO_2$-values in the sclerotic subcutis are, on the average, somewhat lower than in the sclerotic dermis and show a lower $pO_2$-gradient. This could indicate a lower metabolic activity, at lower vascular density, than in dermal tissue.

**Laser doppler flow**
Laser doppler flow shows average values of 20 AU in healthy skin, 147 AU in moderate lipodermatosclerosis and 195 AU at the ulcer edge. The higher flow rates can be attributed to a possibly increased circulation in dermal arterio-venous shunts; on the other hand, $tcPO_2$-values in the same areas are low. This phenomenon has been described as hyperaemic hypoxia (Partsch, 1984). Comparison of inflamed and non-inflamed areas shows large differences in blood flow (45 AU without inflammation, 311 AU in areas with inflammation). Large differences can also be seen in $tcPO_2$-values at the same location at 44$^{o}$ C. Similar results have been observed with flow measurements at different temperatures (Partsch, 1984).

**Conclusion**
The results of these morphological and physiological examinations give a better understanding of the clinical symptoms seen in CVI and explain the problems of ulcer healing in lipodermatosclerotic areas.

**References**

Baumgärtl H, Ehrly AM, Saeger-Lorenz K, and Lübbers DW (1987) Initial results of intracutaneous measurements of $PO_2$ profiles. In Clinical Oxygen Pressure Measurement. Eds Ehrly AM, Hauss J, and Huch R. pp 121-128, Springer

Leu HJ (1991) Morphology of chronic venous insufficiency - Light and electron microscopic examinations. Vasa 20 (4):330-342

Partsch H (1984) Hyperaemic hypoxia in venous ulceration Br J Derm 110:249-251

Schmeller W, Gmelin E, and Rosenthal N (1989) Veränderungen des Retromalleolarraums bei chronisch venösem und arthrogenem Stauungssyndrom. Ergebnisse computertomographischer und magnetresonanztomographischer Untersuchungen. Phlebol Proktol 18:175-181

Schmeller W, and Maack A (1990) Multilokuläre Sauerstoffpartial-druckmessung ("oxygen mapping") an der unteren Extremität Venengesunder und Venenkranker. Akt Dermatol 16:181-186

Weiss C, and Fleckenstein W (1986) Local tissue $pO_2$ measured with "thick" needle probes. In Funktionsanalyse biologischer Systeme. Eds Grote J and Thews G, pp 155-165, Vol 15, Steiner

*Phlébologie 92.* Eds P. Raymond-Martimbeau, R. Prescott, M. Zummo.
John Libbey Eurotext, Paris © 1992, pp. 175-177

# Shank skin pigmentation in the absence of notable venous circulatory disturbances

I.O. Rada, F.C. Rada, Patricia Cristodor

*Timisoara University of Medicine and Pharmacy, str. Siret 6, Timisoara, 1900 Romania.*

SUMMARY

Shank skin pigmentation may be noted in patients with chronic venous failure (CVF) after mannier years of evolution. In 14 patients (8 male, 6 female, age 40-60), we have followed the presence of skin pigmentation with some peculiar aspects on shanks. Pigmentation was billateral. All our patients had an important degree of obesity. In none of them have we noted pathological disturbances in the superficial or profound venous system (by means of phlebography, Doppler, Duplex). The onset of the pigmentation was on the anterior side of the inferior half of shanks and it spread simetrically, centrifugally, up to the supramaleolar region, with thin, spontaneously depilated skin (in the absence of traumatical or postphlebitical history and of varicous dilatations). Microscopical findings in skin with such pigmentation didn't differ significantly from those characteristic to CVF patients. Clinical and morphological findings may justify the belated shank skin cicatrization (in shanks without venous lesions), comparatively with cicatrization in other parts of the body.

After mannier years of evolution, the complication stage of the CVF starts with pigmentations on the inner side of the inferior third of the shank skin. From this regior, pigmentation expands to the medium 1/3 of the inner side to the posterior and than to the anterior side of the shank and finaly, circularly. Simultaneously to extension of the pigmentation, proximally, on the inner side of the shank skin, hypotrophy, thinning out o falling of the hairs and eventually skin ulcuses develop. Ulcuses develop towards profoundness and in surface, respond insignificantly to wound treatment and in some cases may be accompanied by venous varicous dilatations. After special treatements: recumbency, compressive bandage, epitelization of these ulcuses may occur. Usually the healing is difficult to obtain and not lasting (if the patient does not use efficient containment means).

fig 1

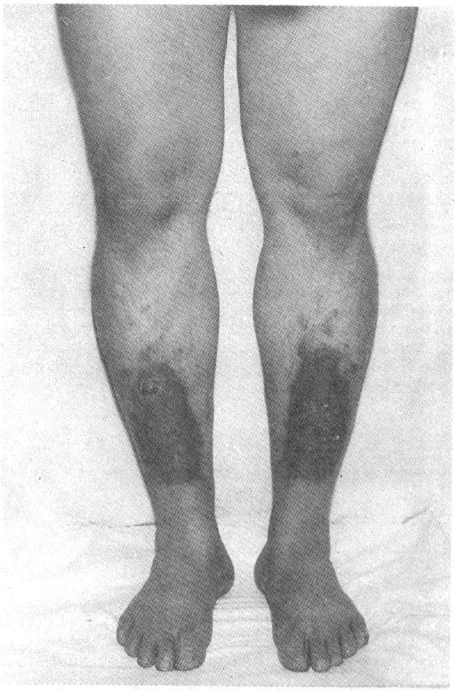

fig 2

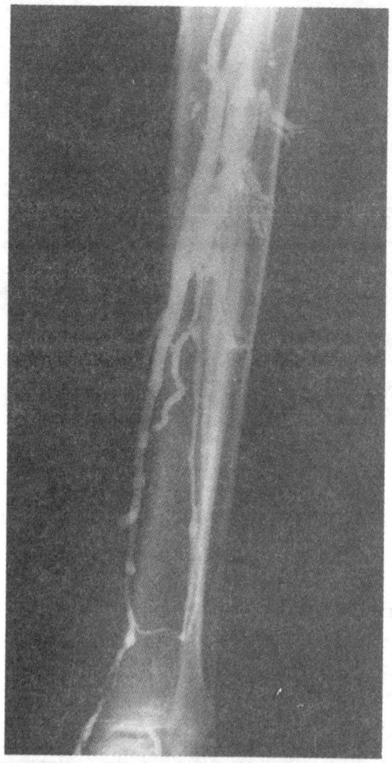

fig 3

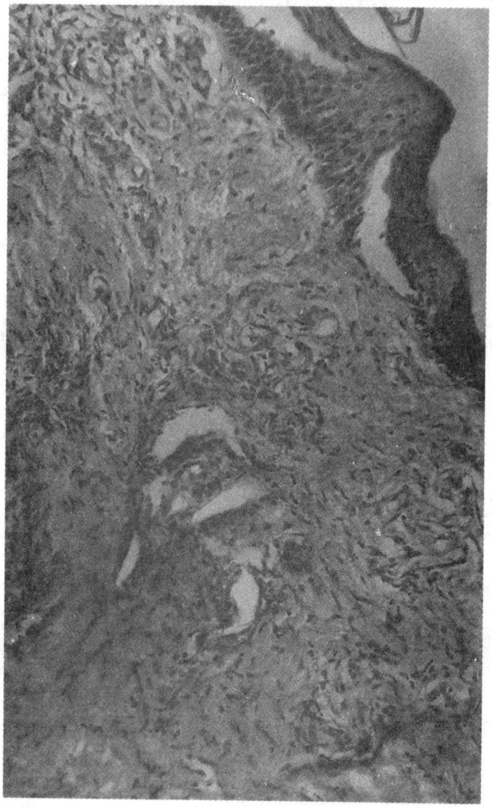

fig. 4

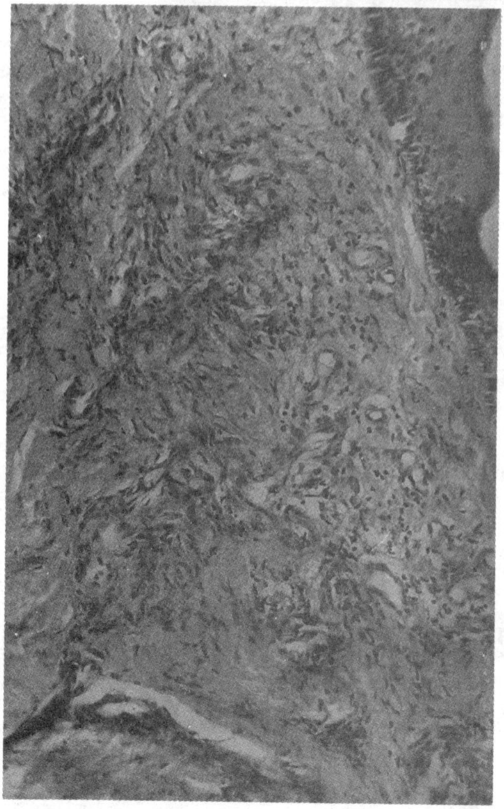

## MATERIAL, METHOD, RESULTS

Simultaneously with cases of CVF, we have followed the presence of reddish-violet pigmentationon on the anterior regions of the shanks in 14 patients (8 males, 6 females, age: 40-60 years) all of them having a II / III or III degree of obesity. The pigmentation was located in the lower 2/3 of the shanks and in 5 cases in superior 1/3 as well. The onset was slow and the evolution insidious. These patients were not having CVF, nor primary varices after being investigated clinically, by Doppler, or phlebography. Their skin was thin, hairless, with rare and and very small ulcerations, healing extremely difficultly by means of treatement used for chronic venous failure patients (recumbency, compressive bandages, local antiseptics, skin grafts, etc.). Local skin morphological changes consist in: polimorphonucle a infiltrate and haemosiderinic loading.

## DISSCUSSION

The fact that wounds in the lower 1/3 of shanks are healing more difficultly than wounds in any other part of the body, even in patients without venous diseases is well-known. The only exceptions is represented by patients having primary lymphedema of inferior limbs, in whom a hyperkeratozic healing occurs in this region, and a smaller number of CVF patients in which relapsed erysipellas or a festering process in the inguinal lymphonodal area occur. In these patients skin is thickening, hairs start to grow and ulcuses heal quickly and for a long period. Simultaneously, the evolution of the edema is worsened by the increase in volume. Together with an improvement in the lymphatic diseases, skin complications reappear (pigmentation, ulcuses). We did not study the involvement of lymphatic system in these patients. In the retromaleollary edema fluid (the edema being clinically insignificant), we found a small amount of proteins (7,9 g / 1000 ml).

We do not discuss here the values of cholesterole (1/3 - 1/2 of those of the plasmatic cholesterole) or of the fats (1/2 - 2/3 of those of plasmatic fats).

During the last 15 years, we found a small number of such cases. A sympthomatic triad is characteristic: pigmentation of the anterior regions of the shanks, obesity and CVF. We may add to these features the non-characteristical morphological findings, the resistence to a treatment similar to CVF, trophical alterations in the inferior limb and a history of rare, inconstant, minimal trauma. Four of our female patients with obesity were hired as portiers at the University, having to do a minimal effort during work-time (and using a little chair to keep their legs in a slightly lifted position), while at home they avoided efforts on the basis of already described lesionss. In the 8 males we did not find any other possible cause of the disease except for obesity.

*Phlébologie 92.* Eds P. Raymond-Martimbeau, R. Prescott, M. Zummo.
John Libbey Eurotext, Paris © 1992, pp. 178

# $TcPO_2$ values in patients with and without pericapillary cuffs in chronic venous insufficiency and porthyria cutanea tarda

H.A.M. Neumann

*Department of Dermatology, University Hospital Maastricht, P.O. Box 5800, 6202 AZ Maastricht, The Netherlands.*

Chronic venous insufficiency (CVI), which can lead to venous leg ulcers results from comprimised venous return in patients with impair (calf)muscle pump function. This results in higher venous walking pressure. The veins, but also the capillaries are not resistent to this higher pressure. The capillaries become ectatic, tortous and the interendothelial space becomes wider. The microcirculatory disturbances due to the venous disease leads to edema formation, a pericapillary halo and the wellknown skin changes. Recently some investigators take attention for the local aggregation of white bloodcells and pericapillary fibrin deposition. Cuffs of pericapillary fibrin in particular are associated with decreased tissue $PO_2$ and may interfere with nutrient and wast exchange.

To investigate the influence we studied CVI patients with and without pericapillary fibrin cuffs and patients with porphyria
cutanea tarda (PCT) (non blistering skin). PCT is a skin disease with clear pericapillary fibrin deposits in the dermis but there is no association with CVI.
We studied 10 normal healthy volunteers, 4 patients with PCT without CVI, and 8 CVI patients with and 6 without fibrin deposits. Immunofluorescence was performed in all patients for fibrin deposits on skin punch biopsies from the lower leg. $TcPO_2$ measurements were done with a commercially available Radiometer apparatus.

| Normals | PCT | CVI I | CVI II | Patients |
|---|---|---|---|---|
| 10 | 4 | 8 | 6 | number |
| 0<br>0 | 4<br>0 | 8<br>8 | 0<br>6 | fibrin deposit<br>CVI |
| 68 | 74 | 48 | 50 | mean $TcPO_2$ |

These data show that fibrin cuffs alone will not interfere with oxygen exchange. Normal $TcPO_2$ was found in the PCT group with fibrin deposits and lower $TcPO_2$ was found in both CVI groups. Lower $TcPO_2$ in CVI can be due to a diminishing of the capillary density as well by alterations of the collagen composition of the dermis.

# INSUFFISANCE VEINEUSE CHRONIQUE, PATHOLOGIE MACRO OU MICROCIRCULATOIRE?

G.M. Andreozzi, R. Martini, G. Bandieramonte, G.Buttò, G. Garagozzo, L. Di Pino, S. Signorelli
CHAIRE D'ANGIOLOGIE-UNIVERSITE DE CATANE-ITALIE

Un bilan macro et microcirculatoire [pression veineuse orthostatyque et orthodynamique (PVos, PVod), plethysmographie par reflexion de lumière (PRL), Capillaroscopie périmalleolaire (CAPILL), tènsiométrie transcutanée de $O_2$ et $CO_2$ ($tcpO_2$, $tcpCO_2$)] a été conduit chez 92 patients atteints par insuffisance veineuse chronique (IVC), entrainée soit par maladie variqueuse (MV) soit par maladie postthrombotique (MPT); les malades ont été stadiés selon la classification de Widmer (stade 0,1,2,3).
Les résultats (v. tab.) témoignent que l'IVC en phase initiale est caracterizée exclusivement par l'alteration anatomique et révélée par l'alteration hémodynamique, qui est bien compensée par le circuit sain (profond dans MV et superficiel dans MPT). Les symptòms subjectifs (stade 1) apparaîssent lorsque le circuit de compensation presente une initiale defaillance avec réduction de PVod. A ce stade, bien que la réduction de PVod soit majeure dans MPT, il y a une atteinte sous-cutanée plus grande dans MV car le reseau sous-papillaire est topographiquement plus près à la v. saphène, laquelle dans MV a une PVos majeure. L'analyse microscopique confirme cette interpretation avec des halo-formations dans MV et seulement des reticules venulo-capillaires dans MPT. Il est dans les phases suivantes (stade 2 et 3) où il y a un'aggravation macrocirculatoire, avec PVos superficielles et profondes qui tendent à s'equivaloir, que la microcirculation a une aggravation significative soit dans MV soit dans MPT; on doit cependant souligner des degrés differents de décompensation capillaire, graduelle dans MV et brusque dans MPT où on enregistre le 100% de reticule venulocapillaire au stade 1 et le 100% de halo-formation au stade 2. Du point de vue méthabolique on ne retrouve pas cette gradualité, les troubles hypoxiques apparaîssent simultanément dans MV et MPT au stade 2, avec une brusque chute de $tcpO_2$.

## I.V.C. PATHOLOGIE MACRO OU MICROCIRCULATOIRE?

| | PVos | | PVod | PLR | | CAPILL | | | $tcpO_2$ | $tcpCO_2$ |
|---|---|---|---|---|---|---|---|---|---|---|
| stade | saph. | tp | % | δR | $t_o$ | 1 | 2 | 3 | | |
| 0-MV | 100 | 74 | >60 | 192 | 11 | 13 | == | == | 66.9 | 32.0 |
| 0-MPT | 74 | 95 | >60 | 217 | 26 | 7 | == | == | 70.2 | 32.6 |
| 1-MV | 105 | 90 | 51 | 175 | 7 | 63 | 37 | == | 67.8 | 32.4 |
| 1-MPT | 89 | 119 | 40 | 192 | 22 | 100 | == | == | 73.0 | 32.6 |
| 2-MV | 115 | 110 | 37 | 122 | 9 | 5 | 28 | 67 | 36.2 | 37.7 |
| 2-MPT | 114 | 123 | 21 | 162 | 13 | == | == | 100 | 39.3 | 37.3 |
| 3-MV | 120 | 115 | 39 | 120 | 7 | 5 | 28 | 67 | 16.0 | 42.0 |
| 3-MPT | 117 | 125 | 18 | 130 | 11 | == | == | 100 | 16.7 | 45.7 |

LEGENDA
PVos = mmHg; PVod % de chute après deambulation;
δR capacité de vidage dynamique (mohm); $t_o$ temps de remplissage (sec")
CAPILL. 1 présence d'alterations de type 1 (petit reticule venulocapillaire);
CAPILL. 2 présence d'alterations de type 2 (peu d'halo-formations);
CAPILL. 3 présence d'alterations de type 3 (beaucoup d'halo-formations);

La compromission de la respiration cellulaire devient encore plus grave au stade 3 où les tableaux microscopiques et méthaboliques montrent un sévèr état hypoxique, completé par un'augmentation significative du niveau de $tcpCO_2$; il faut souligner cependant que $tcpCO_2$ n'atteint jamais les niveaux du point sans retour de l'insuffisance arterielle. Em conclusion IVC débute comme maladie macrocirculatoire, mais son évidence et son évolution cliniques sont dues à la repercussions de l'hypertension veineuse sur la microcirculation et le métabolisme tissulaire. On doit bien tenir compte de cette réalité pathophysiologique au fin d'un traitement de compensation macro et microcirculatoire pour ameliorer la qualitè de vie des malades.

*Phlébologie 92.* Eds P. Raymond-Martimbeau, R. Prescott, M. Zummo.
John Libbey Eurotext, Paris © 1992, pp. 180-182

# Comparison of investigation techniques in chronic venous insufficiency

Claudio Allegra, Giuseppe Pollari

*Department of Angiology, S. Giovanni Hospital, via S. Giovanni in Laterano 155, Rome, Italy.*

Chronic venous insufficiency (CVI) is the result of multiple pathological mechanisms which lead in the end to an overlapping clinical situation: this happens because at a certain point of the development of the pathological process, from whichever point it originated, the different routes meet at a common point, the microangiopathy from CVI. The techniques that can be used are very different in their physical presuppositions and in the type of information they provide. Hence a specific instrument will have to be used in relation to the aspect of the microangiopathy that one wants to examine. There is therefore a need for using different instruments when studying microangiopathy from CVI. These instruments will have to provide a morphological assessment of the cutaneous damage and of the capillary damage, an evaluation of the haemodynamic microvasal alterations and also an evaluation of the final consequences of these alterations: the metabolic damage of the tissue. These problems have induced our team to submit a group of 64 patients suffering from CVI in various degrees of seriousness, to a series of instrumental checks which would chart different parameters: by comparing the reports together with the clinical summary we shall have elements to evaluate the reliability of the techniques used and their correlation. The examinations taken in consideration are: 1) Doppler venous tensiometry; 2) Biomicroscopy of the inner upper malleolar zone; 3) Biomicroscopy of the nailfold of the first toe of the foot; 4) L.R.R.: with the conventional Blazek and Wienert methods; 5) Pletismography by impedence from the back of the foot - or the hallux; 6) Basic Laser - Doppler and with the patient in orthostatism; 7) Transcutaneous tensiometry of O2 and CO2 in the inner zone above the malleolus; 8) LRR, Laser Doppler and TcPO2-TcPCO2 have been used in the inner zones above the molleolar, in the same zone in each patient. The clinical cases have been subdivided in relation to the stages of the pathology according to Widmer's classification: 1) oedema; 2) alterations of the trophism; 3) ulcer or cutaneous infarctions in typical zones. The patients which have been enlisted in the study are sixty four (48 women, 16 males; average age 54.7): 20 at the first stage, 26 at the second stage and 18 at the third stage of CVI. Venous tensiometry has been charted in clinostatism and in orthostatism in the tibial vein with the usual technique: charting of the beginning of the venous noise, after desufflation of the sleeve set proximally. For the capillariscopic examination we have followed Fagrell's classification which subdivides the morphological alterations into six stages: 1) normal number of ansae, slightly expanded; 2) very expanded ansae; 3) capillaries which are hard to see, with pericapillary halo; 4) appearance of sludges, thrombosis, haemorrhages; 5) preceding alterations with large avascular zones; 6) absence of capillaries. The LRR has been achieved with standard methos: it gives us the data on the venous retrograde filling (TO) which is the sympton of the venous damage of the macrocircle, but is also directly linked to the response capacity of the venular microcircle which is also linked, in turn, to the parietal tone. Impedance pletismography, although it only provides sketchy information, also gives indirect data on the influence of CVI on venular functions, at the distal level of the lower limbs. The checks have been made starting from the back of the hallux of the foot. The Laser-Doppler is most useful to evaluate the venous vasomotor or venous-arterial reflex, determined by the passage from clinus to orthostatism: the reflex shows a curve with values which are normally inversely proportional to the seriousness of the microangiopathy. Because of technical problems the thermal reflex has not been charted. The TcPO2 and TcPCO2 analysis show the methabolic consequences of the hydraulic and istangic damages. The instruments used are: 1) capillariscope Wild on a mobile stand; 2° LRR Lhaumann; 3) ATE Duoreograph linked to the Cardioline Eta system polygraph; 4) Laser-Doppler Perimed; 5) TcPO2 and TcPCO2 tracer: microgas 7640 Kontron with Combi sensor pO2-pCO2; 6) Doppler: stereodop with 8MH2 probe. The results can be summed up as follows:

| | | |
|---|---|---|
| 1st stage IVC: | V.P. in clinostatism | 22 mmHg +/-8 |
| | V.P. in orthostatism | 74 mmHg +/-10 |
| | Capillaroscopy sopramall | stage 2-3 |
| | Nailfold Capillaroscopy | ndr/low alt. |
| | LRR | t0 21+/-6 |
| | Reography | ndr/low alt. |
| | Laser-Doppler | RF 37.5mV |
| | VVMR 38.1% | SF 23.2mV |
| | TcPO2 | 68.3 +/-8.2 |
| | TcPCO2 | 40.2 +/-1.4 |
| 2nd stage IVC: | V.P. in clinostatism | 26 mmHg +/-10 |

| | | |
|---|---|---|
| | V.P. in orthostatism | 88 mmHg +/-12 |
| | Capillaroscopy sopramall | stages 3-4 |
| | Nailfold Capillaroscopy | alteration ++ |
| | LRR | t0 15 +/-4 |
| | Reography | iposf+ dicrot+ |
| | Laser-Doppler | RF 42.2mV |
| | VVMR 27.5% | SF 30.6mV |
| | TcPO2 | 56.5 +/-6.2 |
| | TcPCO2 | 40.2 +/-1.4 |
| 3rd stage IVC: | V.P. in clinostatism | 29 mmHg +/-8 |
| | V.P. in orthostatism | 94 mmHg +/-12 |
| | Sopramalleolar capillaroscopy | stages 4-5-6 |
| | Nailfold Capillaroscopy | alteration +++ |
| | LRR | t0 8 +/-3 |
| | Reography | iposf+/- dicrot+/- |
| | Laser-Doppler | RF 48.8mV |
| | VVMR 12.7% | SF 42.6mV |
| | TcPO2 | 42.6 +/-7.6 |
| | TcPCO2 | 40.4 +/-1.2 |

The values obtained by each method, if looked at as a whole - that is in the arithmetical total average - show a curve in relation to the seriousness of the illness. But if they are analyzed case by case, frequent discrepancies occur. If we want to draw some tentative conclusions from the data obtained up to now, it is possible to assert that the analysis which has consistently given the more accurate results is the LRR: it has constantly offered the kind of report we were expecting from that specific case, in relationship with the symptomatology and to the clinical report. In other words, the LRR is the analysis which has offered the higher degree of specificity. Some contrasting data have on the other hand come out from the Laser-Doppler and TcPO2: both, at the same stage of the pathology, have often given frequent discrepancies, sometimes even reports which have aroused some perplexity. However, one cannot exclude the possibility that further controls in due course and clinical evolution could help clarify the significance of the, shall we say, anomalies of the instrumental reports, eventually revealing some specific significance which at present we can't assess.

## REFERENCES

Allegra, C., (1984): La tecnica capillaroscopica. Microcircolazione oggi I, 1, 12.

Allegra, C., (1987): Microangiologia e Microcircolazione. Mond. Ed., Atti XIII congr. naz. S.I.M.M..

Blazek, V., and Wienert, V., (1981): Eine nicht invasive methodik zur berteilung der peripheren durchblutung unter belastung. Biomed. Techn., suppl. 26: s 30.

Pratesi, F., (1990): Microcircolazione e Microangiologia Ed Min Med

*Phlébologie 92.* Eds P. Raymond-Martimbeau, R. Prescott, M. Zummo.
John Libbey Eurotext, Paris © 1992, pp. 183-186

# Inflammation et calcifications sous-cutanées d'origine veineuse

A. Piry, F. Vin, F.A. Allaert

*Hôpital Notre-Dame de Bon Secours, Paris, France.*

## INTRODUCTION

La corrélation entre les calcifications sous-cutanées et l'insuffisance veineuse chronique est relativement récente. Les premières grandes études ont été réalisées par LIPPMAN à partir de 1957. Elles portent toutes, essentiellement, sur les calcifications retrouvées au sein de troubles trophiques.

C'est pourquoi, il nous a paru intêressant d'étudier les calcifications dans l'insuffisance veineuse sans trouble trophique, et d'emettre des hypothèses étiopathogéniques, notamment sur le rôle de l'inflammation dans la survenue de ces calcifications dystrophiques.

## MATERIEL ET METHODES

Notre étude a porté sur 40 patients recrutés en consultation de phlébologie à l'hôpital Notre Dame de Bon Secours au cours de l'année 1990.

Les critères d'inclusion ont été :
- une insuffisance veineuse de stade II ( dilatation variqueuse avec reflux au doppler).
- essentielle ou post-thrombotique
- sans trouble trophique

Pour chaque patient, une enquête clinique (interrogatoire et examen clinique), un bilan biologique (comprenant bilan phosphocalcique, NFS,VS,ionogramme, protides et créatinine), une ultrasonographie (échographie et doppler veineux), et un bilan radiologique ( radiographies des tissus mous) ont été réalisés.

## RESULTATS

**Au terme du bilan nous avons retrouvé des calcifications sous-cutanées dans 7 cas sur 40.**
**Ces 7 patients avaient un bilan biologique normal ; et l'analyse parallèle de la localisation radiographique des calcifications sous-cutanées et de la topographie de l'insuffisance veineuse (établie à la clinique et au doppler) nous a permis de mettre en évidence que les calcifications se situaient dans le territoire de l'insuffisance veineuse.**

Le lien entre les deux pathogénies étant établi, nous pouvons émettre les hypothèses étiologiques en nous appuyant sur les données acquises de la physiopathologie.

## PHYSIOPATHOLOGIE

1) Données concernant l'insuffisance veineuse

La stase et l'hyperpression veineuses sont responsables :
- d'une part de phénomènes d'hypoxie qui entrainent une souffrance cellulaire ( la cellule ne peut plus régénérer son A T P et souffre d'un déficit énergétique)
- d'autre part de phénomènes inflammatoires, eux-mêmes générateurs de dégradations tissulaires dûes à la fois à la présence de :

* radicaux libres
* sérotonine, histamine , bradykinine
* leucotriènes
* cytokines : interleukine I
  Tumor Necrosis Factor
* P.A.F. acéther
* enzymes lysosomiales

2) Données concernant le mécanisme de formation des calcifications dystrophiques.

La plupart des calcifications pathologiques, comme la calcification normale squelettique sont caractérisées par le dépôt de minéral de phosphate de calcium, hautement insoluble, sous forme d'hydroxyapatite cristalisée ( HA) formule $Ca_{10}(PO_4)_6(OH)_2$.
Actuellement, on considère que le processus de calcification ectopique ( métastasique ou dystrophique) est le même que celui des tissus squelettiques.

Il s'établit en deux phases majeures :

a) initiation des premiers cristaux.
La minéralisation est fréquemment initiée par la liaison à des organes de membrane soit les vésicules matricielles, soit les mitochondries.

Dans les vésicules matricielles, l'accumulation des ions calcium et phosphates est déterminée par :
- la liaison du calcium aux phospholipides acides de la membrane vésiculaire
- l'activité de l'ATP ase qui joue le rôle de pompe à calcium
- l'activité de la pyrophosphatase qui hydrolyse les pyrophosphates inhibiteurs.

Pour les concentrations supérieures au produit de solubilité, ces éléments précipiteraient sous forme de carbonate de calcium amorphe puis sous forme d'HA.

b) la croissance du minéral.
La croissance du minéral ayant entrainé la rupture de la paroi vésiculaire, les critaux d'HA continuent à proliférer dans la matrice du tissu conjonctif environnant. Ce n'est qu'à partir de ce moment que la calcification des fibres semble commencer.
La prolifération serait alors sous la dépendance de facteurs régulateurs (inhibiteurs ou promoteurs).

## HYPOTHESES ETIOPATHOGENIQUES : ROLE DE L'INFLAMMATION

L'inflammation pourrait intervenir dans la génèse de la minéralisation du tissu sous-cutané, aux différents stades.

1) lors de l'inititation des premiers cristaux.

Dans les calcifications dystrophiques, la formation de critaux de Ca PO4 s'explique par l'augmentation du flux net calcique à l'intérieur de la cellule (1). Cette élévation est la conséquence de lésions des membranes cytoplasmiques par des agents toxiques; et d'une baisse de l'efficacité des pompes à calcium, du fait de la diminution de l'ATP, due à l'hypoxie. Les cellules et les médiateurs de l'inflammation, très toxiques pour les cellules, pourraient intervenir dès ce stade.

2) lors de la croissance du minéral.

a - en modifiant la trame organique : la calcification est une pathologie survenant de façon courante sur les tissus fibrosés ou nécrosés (4). Il est aussi bien connu que le fonctionnement des cellules mésenchymateuses qui assurent la synthèse des macromolécules est réglé par l'intervention des différents mécanismes dont certains sont génétiques et d'autres dépendent des conditions locales, hormonales, de la présence de substances inflammatoires ...
L'inflammation en entrainant directement une altération des fibres collagènes, et en intervenant sur le fonctionnement des fibroblastes, conduirait à la sclérose et à la fibrose du tissu sous-cutané, en faisant ainsi le lit des calcifications.

b - en modifiant la composition de la substance fondamentale.
On sait que les protéines non collagènes influencent le mécanisme local de la minéralisation (2) :

- soit, pour certaines, en favorisant la croissance et la déposition du cristal sur les fibres collagènes;
- soit, pour d'autres, en empêchant de développement du minéral,ayant donc la même action qu'un facteur non protéïque connu, le pyrophosphate.

Ces inhibiteurs auraient un rôle important dans la prévention d'une grande variété de calcifications pathologiques.
Un des mécanismes de levée des inhibiteurs serait une protéolyse sélective.
L'inflammation par sécrétion d'enzymes protéolytiques pourrait y concourir.

c - en augmentant la concentration extracellulaire du calcium et des phosphates au niveau du tissu sous-cutané : puisque l'on sait que tout phénomène inflammatoire provoque une augmentation du flux sanguin et de la perméabilité capillaire.

3) A ce sujet nous pouvons rappeler l'expérience de SELYE, sur la calciphylaxie, qui met en évidence le rôle des mastocytes (5) (cellules de l'inflammation) dans le développement des calcifications.

## CONCLUSION

Cette étude prospective sur 40 patients a permis de retrouver des calcifications sous-cutanées aux membres inférieurs,chez des personnes ayant une insuffisance veineuse sans trouble trophique dans 17,5 % des cas.

Bien que l'inflammation joue rôle très important, elle n'est pas prouvée être le facteur étiologique primaire, ni même unique.

Pour certaines auteurs , l'hypoxie serait la première conséquence de la stase et de l'hyperpression veineuse.
Elle serait à l'origine de la production des mediateurs de l'inflammation (3) .
Les médiateurs vont activer les leucocytes et conduire à une micro-inflammation locale elle-même responsable d'altération tissulaire.
On peut alors penser que si les calcifications témoignent d'une souffrance tissulaire due à l'hypoxie, l'existence de celles-ci pourrait être un signe prédictif de l'évolution de la maladie veineuse vers les troubles trophiques visibles, c'est à dire vers un stade III.

Des études ultérieures penchées sur le devenir de ces patients, enrichies d'autres examens complémentaires comme la TCPO2, l'échographie du tissu sous-cutané, et élargies à un plus grand nombre de sujets, permettraient certainement de mieux comprendre les phénomènes de calcification dans la maladie veineuse.

## BIBLIOGRAPHIE


(1) ANDERSON H.C.
Mecanisms of pathologie calcification
Rheum. Dis . Clin. North Am. 1988,14 (2), 3O9 - 19

(2) FISCHER L.W., TERMINE J.D
Non collagenous proteins influencing the local mechanions of calcification
Clin. Orthop. 1985, 2OO,362 - 72.

(3) REMACLE J., HOUBIEN A., ALEXANDRE J., MICHIELS C.
Comportement des cellules endothéliales humaines sous hyperoxie et hypoxie : effet du Gingor fort.
Phlébologie 199O, 43 (2).

(4) RUSSEL R.G.G. et Coll
Calcium in mineralized tissues and pathological calcifications.
Br. Med. Bul. 1986, 42(4), 435 - 46

(5) SEYLE H., BERCZI I.
The present status of calciphylascis and calcergy
Cli. Orthop. 197O, 69, 28 -41

*Phlébologie 92.* Eds P. Raymond-Martimbeau, R. Prescott, M. Zummo.
John Libbey Eurotext, Paris © 1992, pp. 187-188

# Neuropathy in chronic venous insufficiency

S.K. Shami, D.A. Shields, J. Farrah, J.H. Scurr, P.D. Coleridge Smith

*University College and Middlesex School of Medicine, London, UK.*

## Introduction

Peripheral neuropathy is important in the pathogenesis of ulceration of the lower limb in a number of conditions, including diabetes and leprosy. In these conditions, ulceration is not only a result of sensory neuropathy resulting in loss of "protective sensation", causing an inability to feel minor trauma, but also of neuropathy of small unmyelinated fibres resulting in impairment of the "axon flare reflex" and sympathetic control of the microcirculation. These small, slowly conducting unmyelinated fibres, are thought to be most vulnerable to injury.

There is a single report in the literature on degeneration of the peripheral sympathetic nerves and ganglia in patients with leg ulceration following deep venous thrombosis (Piulachs 1956), but this has not been confirmed by recent work. Increased skin blood flow, abnormalities of vasomotion, and impairment of the veno-arteriolar reflex in patients with chronic venous insufficiency suggest impairment of the neural control of the microcirculation.

The aim of this study was to detremine quantitatively the function of different fibre types in patients with chronic venous insufficiency and LDS to look for the presence of a neuropathy.

## Patients and methods

Thirty patients with chronic venous insufficiency and lipodermatosclerosis (LDS) and 20 normal controls with no history or clinical evidence of arterial or venous disease were studied.

The thresholds to warming of the skin (which examines the function of unmyelinated C fibres), cooling of the skin (which examines the function of small myelinated A-delta fibres), and vibration (which examines the function of medium sized myelinated A-beta fibres) were studied.

The threshold to warming and cooling of the skin was determined using the Middlesex thermal tester on the sole of the foot. This site was chosen because it is an area unaffected by liposclerotic changes and is flat enough to accommodate the 26 square cm thermode of the tester. Another reason for choosing this site is that it is the most peripheral part of the limb. This is important because early neuropathies affect the part of the nerve most distal from the cell body first. In order to detect an early neuropathy, it is important to examine as peripheral part of the limb as possible.

The threshold to vibration was determined using the Ohio-Biothesiometer on the tip of the big toe. This site was chosen for similar reasons as above.

Results were analysed using the Mann Whitney U test.

## Results

The table below shows the results. The thresholds to cooling and vibration were not significantly different in the two groups. However, the threshold to warming of the skin was significantly higher in the LDS group compared to normal controls.

| | **Threshold to Heating in °C Median (IQR*)** | **Threshold to Cooling in °C Median (IQR)** | **Threshold to Vibration in AU+ Median (IQR)** |
|---|---|---|---|
| **Normals (n=20)** | 1.1 (0.07-5.3) | 0.2 (0.07-0.3) | 15 (10-36) |
| **LDS (n=30)** | 5.4 (1.3-9.1) | 0.2 (0.06-0.8) | 25 (15-47) |
| **p Value#** | p=0.017 | p=0.9 | p=0.16 |

*= Interquartile Range +=Arbitrary Units #=Mann-Whitney

## Discussion

The detection of C fibre neuropathy in patients with LDS may explain the vulnerability of such patients to skin ulceration. Degeneration of these fibres are though to be important in diabetic ulceration (Parkhouse 1988), and this may also be true of venous ulceration. This is because C fibres are responsible for neurogenic hyperaemia in response to injury as well as microcirculatory control.

## References

Parkhouse N, Le Quesne PM. (1988) Impaired neurogenic vascular response in patients with diabetes and neuropathic foot lesions. *New Eng J Med*, **318**, 1306-9.

Piulachs, P.O. (1956). *Ulcers of the Legs*. Springfield, Illinois, Charles C Thomas.

*Phlébologie 92.* Eds P. Raymond-Martimbeau, R. Prescott, M. Zummo.
John Libbey Eurotext, Paris © 1992, pp. 189-191

# Clinical efficacy of oedema protection in peripheral venous oedemata due to CVJ

Manfred Steiner

*Hospital of the Albert-Ludwig-University of Freiburg, 55 Hugstetterstr., D-7800 Freiburg, Germany.*

The number of people suffering from venous diseases is increasing constantly. People of both sexes and every age are afflicted. Statistically every second woman and every fourth man show varicosis veins; nearly every tenth person suffers from chronic venous insufficiency (CVJ) and more than one million people in Germany show leg ulceration.
So venous veins may be sometimes a cosmetic problem or however the first symptom of a serious affection. In any case, when people complaining of swollen and agonizing legs come to see a physician, the most important consideration should concern the extent and severity of venous oedema. Initiating an anti-oedematous therapy is mostly the main step to restore physiological conditions and to stop pathological progress.
On account of the often unsatisfactory response to physical treatment or in cases that patients cannot handle this, drugs are to be used.

Well documented is the effect of horse-chestnut seed extract (HCSE) on trans-capillary filtration in chronic venous insufficiency.
Numerous studies demonstrated that horse-chestnut seed extract mobilizes existing peripheral venous oedemata and protects against development. The results of some important trials which were carried out in Germany should be mentioned.

Since simple volumetric measurement of leg-circumferences and volume do not allow distinction between alteration of intravascular and extravascular volume, the studies of Rudofsky (1) resp. Pauschinger and co-workers (2) concentrated on measuring the extend of capillary filtration after drug intake compared to placebo.

Rudofsky (1) tested the effect of HCSE (Venostasin(R) retard capsule, standardized on 50 mg Aescin) in 40 patients with confirmed chronic venous insufficiency, controlled double blind, over four weeks. Comparative measurements of the volume of the lower leg and foot under normal blood flow and pronounced ischema conditions proved that HCSE induced a significant effect in comparison with placebo irrespective of the blood circulation.

Pauschinger et al (2) assessed the effect of HCSE in a placebo-controlled cross-over double-blind trial of 22 patients with proven CVJ by measuring the capillary filtration coefficient by venous-occlusion plethysmography. Three hours after intake of two capsules of Venostasin retard the capillary filtration coefficient had decreased by 22 %, whereas after administration of an identical-looking placebo capsule it rose slightly over three hours. The difference in the effect of Venostasin and placebo is statistically significant (P = 0,006).

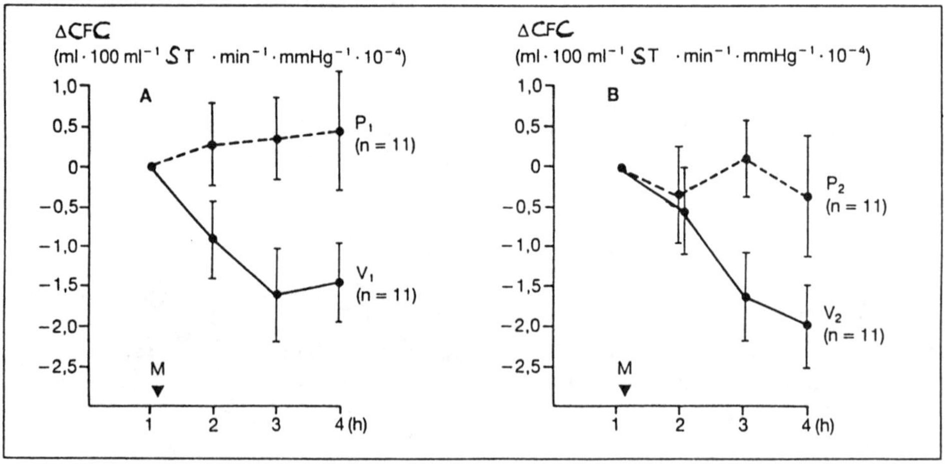


FIGURE : Change of filtration coefficient ΔCFC (ordinate) as function of duration of test (abscissa). The patient rests in the recumbent posture and the basal value is measured during the first hour of the test period.
Arithmetical mean values and standard deviation in each case in 11 patients.

A = First test day

B = Second test day, 7 days after A, cross-over

$P_1$ = Placebo beginners

$V_1$ = Venostasin beginners

$P_2$ and $V_2$ = Placebo and Venostasin retard treatment after cross-over

M = Time point of medication with 2 x 1 capsule Venostasin retard or 2 x 1 capsule placebo

The investigation published by Steiner (1990) brought into focus a special at risk group: 20 women suffering from pregnancy-related varicosis regarding varicosis in grade I CVJ were treated with Venostasin retard or placebo in a randomized double-blind cross-over design. An improvement of the subjectively recorded symptoms correlated with the objectively measured degrade of leg-circumferences. All data proved the oedema curing and protective effect of Venostasin.

Also Marshall and Dormandy (3) targeted a special group of patients with their examination of oedema of long distant flights. The result suggested that an oedema in the lower legs of normal subjects exposed to extremely conditions, p.e.a 14 hours-flight were completely prevented by HCSE at the level of the ankle and very much reduced at the level of the heel.

It is concluded from the results of all studies that HCSE reduces venous oedema. The objectively measured degrade of leg-circumferences and volume correlated with improvement of subjective parameters such as pain, tiredness, feeling of tension attested by the physicians as well as by the patients.

REFERENCES

1 Rudofsky, G., Neiss, A., Otto, K., Seibel, K.
Ödemprotektive Wirkung und klinische Wirksamkeit von Venostasin retard in Doppelblindversuch. Phlebol. Proktol. 1986; 15: 47-54

2 Bisler, H., Pfeiffer, R., Klüken, N., Pauschinger, P.
Wirkung von Roßkastaniensamenextrakt auf die transkapillare Filtration bei chronisch venöser Insuffizienz. Deutsche Med. Wochenschr. 1986; 111: 1321-1329

3 Marshall, M., Dormandy, J.A.
Oedema of Long Distant Flights. Phlebology 1987; 2: 123-124

*Phlébologie 92.* Eds P. Raymond-Martimbeau, R. Prescott, M. Zummo.
John Libbey Eurotext, Paris © 1992, pp. 192-194

# A review of ankle oedema complicating chronic venous insufficiency

George M. Robb

*501-625 5th avenue, New Westminster, B.C., V3M 1X4, Canada.*

## Preamble

This paper is a review of the methods used in this clinic, and is not primarily intended as a review of the problem in general. There has been considerable controversy in past years as to the part played by chronic venous insufficiency in the development of oedema of the ankles. Probably because some patients present with large and extensive varicosities and no oedema, and at the other end of the scale patients present with severe ankle oedema and no clinical evidence of varicose veins many doctors have been unwilling to blame the swelling on malfunction of the venous system. This becomes even more puzzling when the technicians tell us that quite often the usual indices of venous insufficiency such as the tests of variations in impedance can be normal in the presence of oedema. There is an old adage[1] that the lower the incompetent perforating veins associated with the varicosities are to be found the more likely there is to be associated swelling, and as a corollary, the higher the associated incompetent perforating vein, the more likely the formation of varicose veins. Needless to say many if not most cases fall between these two extremes.

On the other hand in managing patients with severe oedema such dramatic results have resulted in many cases from the ligation and division, or occlusion by sclerotherapy of incompetent perforating veins that there can be little doubt of a cause and effect relationship between the incompetent perforators and the oedema.

[1] Armstrong, C.A.A.: personal communication

There are several other concepts that have to be borne in mind when dealing with oedema of long standing. The factors that determine how the size and shape of a limb are maintained are not well understood. The surprising thing really is that we do not encounter more swollen legs than we do. It is not uncommon in practice to have a relatively young person referred for treatment of chronic swelling of one or both legs which has persisted after some acute episode of swelling - often due to trauma, infection or prolonged dependence of the limb with lack of muscle pump action. These patients may have no problem with venous insufficiency. What they do have however, is an apparent loss of the system's control over the size and shape of the limb. The "memory" for these functions has been temporarily lost, but is relatively easily restored by not allowing swelling of the limb to take place over a period of several weeks.

Similarly when dealing with limbs swollen due to chronic venous insufficiency, it is not always sufficient to deal with the venous problem. One must also monitor the size of the limb for a few months with a view to preventing swelling of the limb. If this is not done, then in some cases swelling will just continue. In many cases where there is chronic occlusion of the mainline veins it will not be possible to attain the ideal of a leg that does not swell and the physician then has to be content with minimising the amount of swelling as much as possible. Although in several cases seen in this clinic dealing with the incompetent perforators has led to immediate and complete abolition of the tendency to swell, in most cases presenting with the problem of chronic ankle swelling dealing with the venous problem has to be coupled with enforced limitation of the swelling by use of bandages or elastic stockings. In all these cases a programme of walking is encouraged, and the patient is advised about the advisability of maintaining some muscle activity in the legs even when standing. Swelling of the ankles is further discouraged by having the patient elevate his legs when sitting.

In a recent report on the outcome of management of 200 patients with chronic ankle swelling[2] using the techniques described later good results were obtained in about 80% of patients. In most patients long term use of elastic stockings was advised. In this series one of the interesting points was that almost 25% of the patients presenting with chronic ankle oedema of significant degree did not think to complain of the ankle swelling as a problem. However 15% of those presenting with ankle swelling of long standing were attending the clinic because of chronic leg ulcers. One wonders whether or not coping better with the oedema at an early stage would prevention ulceration, at least in some cases.

---

[2] Robb, G.M.; Proceedings of IIIrd International Congress of Phlebolymphology, Ferrara, 1991, page 122.

## SUMMARY OF TREATMENT REGIMEN FOLLOWED

### 1. Investigation

Careful history and examination paying particular attention in examination to the region of the tibial perforators where a ridge marking the upper limit of swelling is often encountered. When the upper tibial perforator is suspected of being incompetent a tell tale finding is an associated varix extending from this area down across the front of the ankle. Most of these patients were further investigated by ascending phlebography done in a semi-upright position. Despite the common teaching in many schools that incompetent perforators and swelling are found only in the postphlebitic syndrome evidence of previous deep vein thrombnosis was found in only TEN PER CENT of patients so investigated. Here then is further justification for treating incompetent perforators when found. However, about 30% did not show any gross incompetence. In these, venous problems are still probably to blame except that multiple small incompetent perforators replace the few large ones found in other cases.

Impedance studies are not always helpful because it is difficult to determine the impedance distal to the perforators that are at fault.

### 2. Management

A. Control the swelling:
When first seen application of tensor bandage with medial pad.
Furosemide mg. 20 at 10 a.m. and 2 p.m. daily may be helpful.
Lymphapress treatments may be helpful.

B. Deal with the venous problem:
Deal with **all** of the venous problem as far as possible. This may require high ligation and multiple stripping with perforator ligation and if necessary, fasciotomy. In recent years surgery has largely given way to sclerotherapy for these problems.

C. Long term care:
Most of these patients will benefit from the prolonged use of elastic stockings. They are also encouraged to attend for annual review for a few years to ensure that maintenance of control is adequate and that recurrent varices are appropriately dealt with.

## Chronic inflammatory reaction and venous insufficiency

Edward P. Gould, M.D., F.A.C.S., P. A.

Private Practice, Spokane, WA, USA

The exact relationships of varicose veins and chronic venous insufficiency is somewhat obscure. A study was conducted to determine the significance of inflammatory response in valvular incompetence. Pre-operative and interoperative rheography was conducted on ten (10) patients to evaluate venous insufficiency before surgery, after mobilization of the Greater Saphenous Vein, and after saphenous vein ligation. The results will be discussed.

*Phlébologie 92.* Eds P. Raymond-Martimbeau, R. Prescott, M. Zummo.
John Libbey Eurotext, Paris © 1992, pp. 196-198

# Relationship between hepatofugal blood flow and hepatic energy metabolism following acute hepatic venous occlusion in canine model

Mitsuhiro Terasaki, Toshiyuki Kitai, Kaoru Kumada, Taisuke Morimoto, Hirokazu Sasaki, Susumu Mashima, Akira Mitsuyoshi, Kazue Ozawa

*Second Department of Surgery, Faculty of Medicine, Kyoto University, 54, Kawara-cho, Shogoin, Sakyo-ku, Kyoto 606, Japan.*

## INTRODUCTION

Hepatic vein thrombosis (Budd–Chiari syndrome) is an outflow obstruction of blood flow from the liver.[3] Porta–systemic shunt has been adopted in clinical cases to prevent hepatic congestion and to diminish the high portal pressure,[1,5] resulting in long survival.[4] This shunt operation basically enables the blood inflow to the liver to be maintained by the hepatic arterial blood flow, by converting the portal vein into an outflow tract from the liver. Under such the conditions, however, portal factor cannot be supplied through portal vein. In the present study, the influence of hepatic venous occlusion (HVO) and mesocaval (MC) shunt on the energy metabolism of the liver was clarified by assessing hepatic blood flow, arterial blood insulin level, arterial blood ketone body ratio (AKBR;acetoacetate/ 3-hydroxybutyrate) and adenylate energy charge potential (ECP= (ATP+1/2-ADP)/(ATP+ADP+AMP)) of the liver tissue, which are indicators of hepatic energy status.

## MATERIALS AND METHODS

Mongrel dogs of both sexes, weighing 9–16 kg, were used in this study. The experimental model is shown in Figure 1. Portal venous blood flow (PVBF) and hepatic arterial blood flow (HABF) were measured using an ultrasonic range–gated pulsed doppler flowmeter. To achieve complete HVO, a heparin coated polyethylene cannula was inserted into the inferior vena cava (IVC) and held in place by free ligatures above and below the entrance of the hepatic veins.[2] Mesocaval side–to–side anastomosis was done between the mesenteric vein and suprarenal IVC before HVO. Intravenous glucose tolerance test (IVGTT:0.5 g/kg glucose) was performed to investigate arterial blood insulin level, AKBR and ECP before, 6 hours, 4 and 7 days after operation. AKBR and ECP were assayed enzymatically. Total amount of insulin supplied to the liver during 60 min after glucose load was calculated by the blood insulin level in the hepatic blood flow.

## RESULTS AND DISCUSSION

All animals survived longer than 7 days. Fig. 2 shows the changes in the volume of hepatic blood flow during the 7 day period. After operation, the direction of PVBF was drastically changed from hepatopetal to hepatofugal. HABF gradually increased during the 7 day period. It is speculated that this increase in HABF associated with the enlargement of hepatic arterial diameter is a compensatory response to the absence of hepatic blood inflow through the portal vein. Fig. 3 shows the changes in AKBR and ECP. These values were maintained in the normal range (over 1.0, and over 0.850, respectively) until the 7 postoperative day (POD). Total adenine nucleotide was maintained at over 3.00 umoles/g wet weight until 7 POD. No remarkable change was noted in histological examinations of the liver at 7 POD. Fig. 4 shows the changes in the total amount of insulin before and after operation. These values remained almost the same throughout the 7 day period even after operation. The patterns of glucose level remained almost the same even after shunt operation, compared to the normal dog. These findings suggest that despite the fact that blood inflow to the liver was being supplied only by the hepatic artery, AKBR and ECP were maintained within normal range, probably due to the compensatory increase of hepatic arterial blood flow and an adaptive increase in insulin level of arterial blood.

## CONCLUSION

It was demonstrated that liver function can be maintained by the alteration of arterial blood insulin level and HABF in HVO with MC shunt for at least a 7 day period.

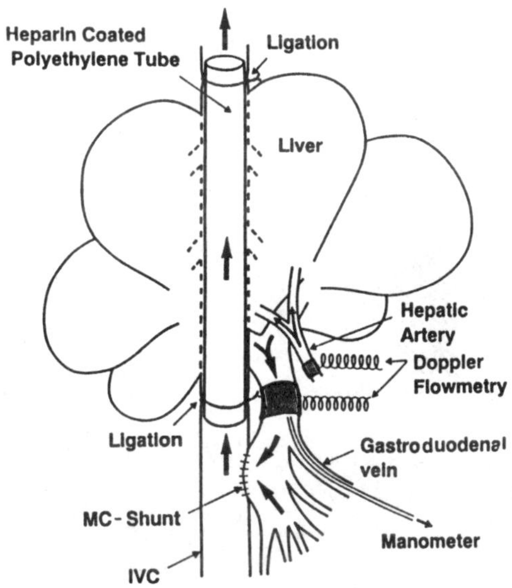


Fig. 1. Schema of experimental model for hepatic vein occlusion with meso–caval shunt.

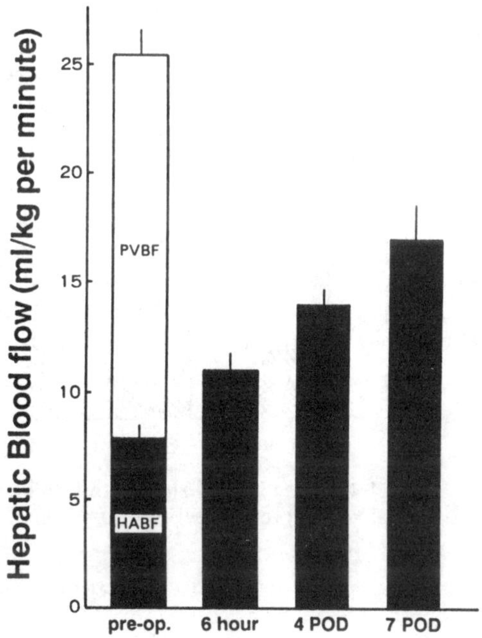


Fig. 2. Changes in hepatic blood flow, portal venous blood flow (PVBF) (open bar) and hepatic arterial blood flow (HAF) (closed bar).

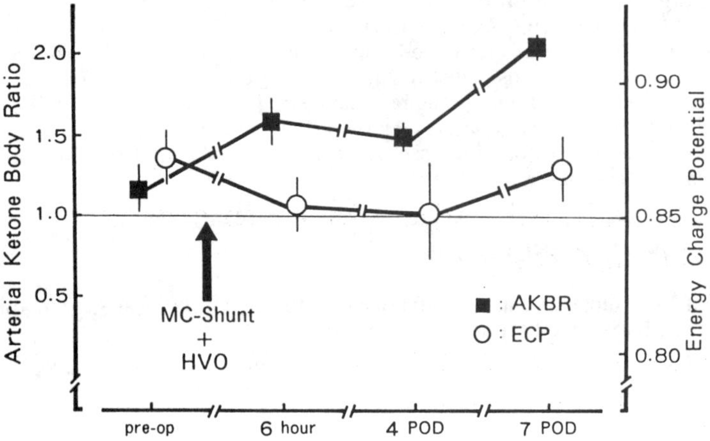


**Fig. 3.** Changes in AKBR and ECP.

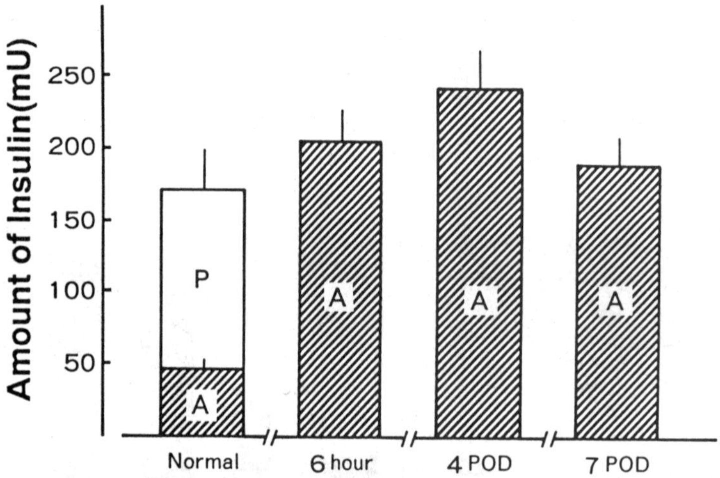


**Fig. 4.** Changes in totol amount of insulin, amount of insulin from portal vein (P) (open bar) and from hepatic artery (A) (closed bar).

## REFERENCES


Cameron JL, Herlong HF, Sanfey H, et al. (1983): The Budd–Chiari syndrome; treatment by mesenteric–systemic venous shunts. Ann Surg; 198:335–46.

Child CG, McClure RD, Hays DM. (1951): Studies on the hepatic circulation in the Macaca mulatta monkey and in man. Surg Forum; 140–6.

McDermott WV, Stone MD, Bothe A, Trey C. (1984): Budd–Chiari syndrome: historical and clinical review with an analysis of surgical corrective procedures. Am J Surg; 147:463–7.

Orloff MJ, Girard B. (1989): Long term result of treatment of Budd– Chiari syndrome by side to side portacaval shunt. Surg Gynecol Obstetr; 168:33–41.

Orloff MJ, Johansen KH. (1978): Treatment of Budd–Chiari syndrome by side–to–side portacaval shunt: experimental and clinical results. Ann Surg; 188:494–512.

*Phlébologie 92.* Eds P. Raymond-Martimbeau, R. Prescott, M. Zummo.
John Libbey Eurotext, Paris © 1992, pp. 199-201

# Prevention of warm ischemic injury by maintaining hepatofugal portal blood flow

Akira Mitsuyoshi, Susumu Mashima, Mitsuhiro Terasaki, Hirokazu Sasaki, Taisuke Morimoto, Kaoru Kumada, Kazue Ozawa

*Second Department of Surgery, Faculty of Medicine, Kyoto University, 54 Kawara-cho, Shogoin, Sakyo-ku, Kyoto 606, Japan.*

## INTRODUCTION

Although many cytoprotective agents, such as steroids, allopurinol (Nordstrom et al., 1985), $PGI_2$, calcium blocker, Coenzyme Q, and immunosuppressants (Francavilla et al., 1989) are reported effective againt ischemic and reperfusion injury of the liver, the benefits of these substances have yet to be firmly established. The present study investigates surgical methods for avoiding such injury, rather than application of chemical agents. In particular, the role of hepatic arterial blood inflow for preventing warm ischemic injury to the liver followed by hepatic vein occlusion (HVO) were investigated in terms of hepatic hemodynamics and energy metabolism in the warm ischemic liver with and without hepatic arterial blood flow (HABF) in canine model.

## MATERIAL AND METHODS

Twelve mongrel dogs of both sexes weighing 8 – 12kg were used for this study. Subjects were divided into two groups : group 1 (n = 6), hepatic vascular exclusion (HVE) with pump – driven portal and IVC decompression ; group 2 (n = 6), clamping of supra – and infra hepatic IVC, and allowing hepatic arterial inflow with pump – driven portal and IVC decompression (Figure 1). Sixty minute warm ischemia of the liver was induced by the methods above. In group 2, arterial blood was drained by this bypass as hepatofugal portal flow. Portal vein pressure (PVP) was monitored directly by catheter inserted into the portal vein via the gastroduodenal vein, and was constantly maintained below 10mmHg. Portal venous blood flow (PVBF) and HABF were measured using an ultrasonic range – gated pulsed Doppler flowmeter. Arterial blood ketone body ratio (AKBR = acetoacetate/3 – hydroxybutyrate), reflecting hepatic mitochondrial redox state, and adenylate energy charge potential (ECP = [ATP + 1/2ADP] / [ATP + ADP + AMP]) of the liver tissue, representing the balance between energy producing and energy consuming reactions, were measured during and after the 60 minute warm ischemia.

## RESULTS AND DISCUSSION

Preoperative PVBF, HABF, and total hepatic blood flow (THBF = PVBF + HABF) were 15.6 ± 2.0, 5.5 ± 1.3, and 21.1 ± 3.3 ml/min/kg body weight, respectively. Mean systemic blood pressure (SBP) and PVP were 129.5 ± 14.0 mmHg and 8.8 ± 2.1 mmHg, respectively. In group 1, without HABF, THBF was maintained at less than 40 per cent of the preischemic value (Figure 2), and PVP elevated to 17.8 ± 8.2 mmHg, which was almost twice the preischemic value, at 15 minutes after the termination of ischemia, and decreased gradually along with the fall in SBP. ECP decreased to 0.71 ± 0.07 along with increasing PVP (Figure 3), and AKBR also decreased to 0.63 ± 0.23, resulting in mortality within 6 hours or less. By contrast, in group 2, hepatofugal PVBF, which was almost the same volume as HABF, was obtained during the 60 minute manipulation (Figure 4). THBF and PVP were maintained at almost normal levels after the termination of ischemia. ECP recovered to its preoperative value of 0.81 ± 0.15, at 120 minutes (Figure 3), and AKBR fell to 0.40 ± 0.39 just before the termination of ischemia, but returned to the normal range of 1.29 ± 0.47 within 60 minutes, resulting in the survival of all animals for 3 days or longer. These results suggest that the arterial blood inflow could maintain not only the hepatic hemodynamics but also the hepatic energy metabolism which might otherwise be damaged during the 60 minute warm liver ischemia.

## CONCLUSION

It is concluded that HABF during HVO, if drained as hepatofugalportal flow, could avoid the deterioration of hepatic hemodynamics and energy metabolism caused by warm ischemia.

## REFERENCES


Nordstrom, G., and Seeman, T. (1985) : Beneficial effect of allopurinol in liver ischemia. *Surgery*. 97, 679 – 683.

Francavilla, A., and Barone, M. (1989) : Augmentation of rat liver regeneration by FK 506 compared with cyclosporine. *Lancet*. 25, 1248 – 1249.

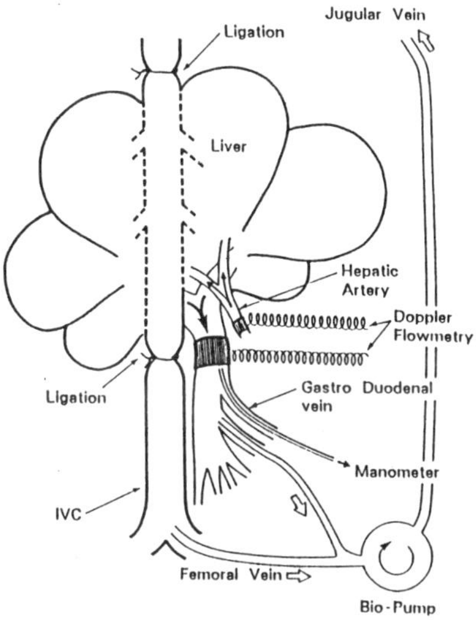


Fig.1 Shematic diagram showing how hepatic warm ischemic model with hepatic arterial blood flow is produced.

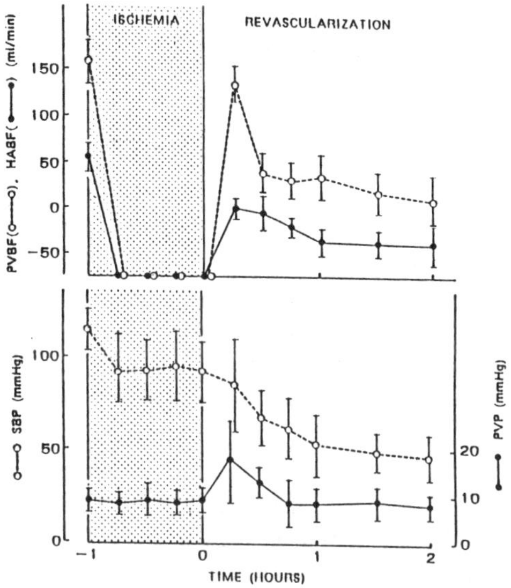


Fig.2 Changes in PVBF, HABF, SBP and PVP in group 1. Values are means ± SEM.

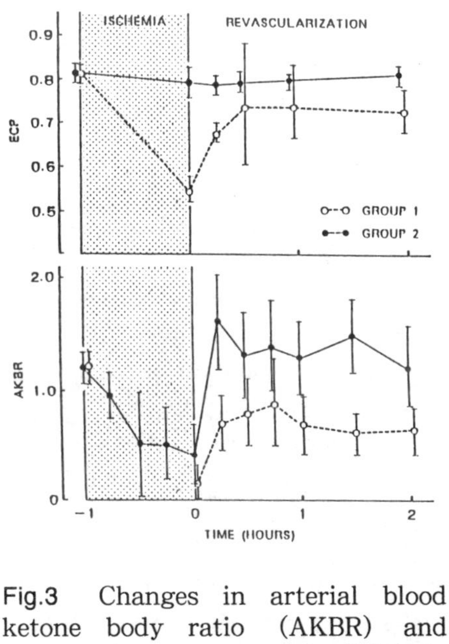


Fig.3 Changes in arterial blood ketone body ratio (AKBR) and energy charge potential (ECP) in group 1 and group 2. Values are means ± SEM.

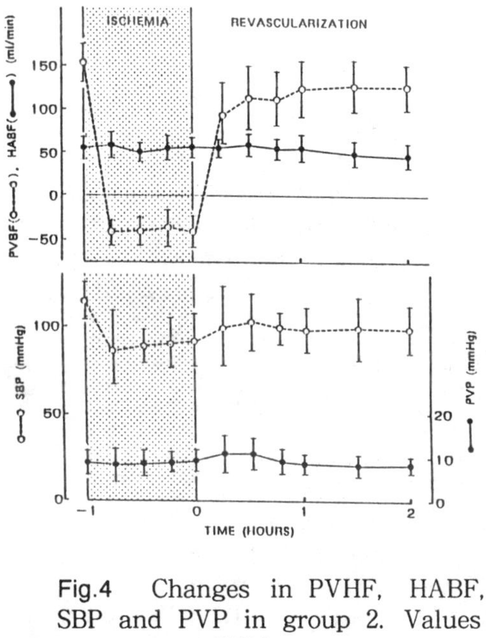


Fig.4 Changes in PVHF, HABF, SBP and PVP in group 2. Values are means ± SEM.

*Phlébologie 92*. Eds P. Raymond-Martimbeau, R. Prescott, M. Zummo.
John Libbey Eurotext, Paris © 1992, pp. 202-204

# Hepatic energy metabolism and hemodynamics on congestion of 70 % volume of the whole liver

Susumu Mashima, Akira Mitsuyoshi, Mitsuhiro Terasaki, Hirokazu Sasaki, Taisuke Morimoto, Toshiyuki Kitai, Akira Tanaka, Kaoru Kumada, Kazue Ozawa

*Second Department of Surgery, Kyoto University, 54 Kawara-cho, Shogoin, Sakyo-ku, Kyoto 606, Japan.*

## INTRODUCTION

Hepatic venous occlusion is sometimes encountered in clinical cases, but the pathophysiology of acute liver congestion induced by extensive hepatic vein occlusion has yet to be clearly demonstrated. In order to clarify the surgical pathophysiology of hepatic venous occlusion, the hemodynamics and energy metabolism on acute liver congestion caused by the extensive outflow obstruction was investigated in this study.

## MATERIALS AND METHODS

Eight mongrel dogs weighing 8 – 12 kg were subjected to hepatic venous outflow obstruction (HVO) induced by complete ligation of the major hepatic veins draining 70 % of the whole liver (Fig.1). Mean arterial pressure (MAP) and portal vein pressure (PVP) were monitored with catheters inserted via the right carotid artery and the mesenteric vein. Proper hepatic arterial blood flow (HABF) and portal venous blood flow (PVBF) were measured using Doppler flowmetry. After these hemodynamic parameters were confirmed to be stable, HVO was then performed. Arterial blood ketone body ratio ( AKBR = acetoacetate/3-hydroxybutyrate), which represents the hepatic redox potential (the free $NAD^+$/NADH ratio in liver mitochondria), was assayed enzymically. About 1g of liver tissue was freeze-clamped in situ for the measurement of adenine nucleotides (ATP, ADP, AMP) and the energy charge potential (ECP) was calculated according to the following formula ; ECP = (ATP + 0.5 ADP) / (ATP + ADP + AMP). Oxygen saturation of hemoglobin ($SO_2$) in the congested and non-congested lobes was measured by near-infrared spectroscopy ( Otsuka Electronics, MCPD photodiode scanner ).

## RESULTS AND DISCUSSION

All animals (n = 8) survived more than 7 days. Immediately after HVO, the congested lobes turned cyanotic and transdation of ascites was observed on their surface. As to the congested area, portal venous blood was converted to hepatofugal flow during the course of the week (Fig. 2). PVBF decreased to 6.0 ± 1.0ml/min/kg body weight, which was about 30% of the control value at 1 hour after HVO, and recovered to the preoperative level by the 7th postoperative day (POD) (Fig.3). PVP remained as high as 140% of the preoperative level (10.0 ± 1.0mmHg) for 7 days. MAP remained at normal levels throughout the experimental period (120 ± 5mmHg). HABF was maintained at the pre-operative level of 8.0 ± 1.0ml/min/kg B.W. Tissue $SO_2$ of congested lobes significantly decreased to 30% at 1 hour after HVO and gradually returned to about 50% at 7 POD. Since the portal system served as the outflow of the congested area, it was supposed that an unphysiological A-P shunt had developed within the peroid observed. ECP of the congested lobes transiently decreased to 0.81 but recovered to 0.82 at 7 POD (Fig.4), while that of the non-congested lobes showed no change (0.85 ± 0.01). $SO_2$ of the congested area changed in parallel with ECP, which would imply that energy metabolism depends on $O_2$ delivery at the microcirculation level. AKBR, which represents the redox state of the whole liver, was maintained at over 1.0 of normal range throughout the week, indicating that total liver function was not deteriorated in this model.

## CONCLUSION

It is suggested that the energy metabolism of the congested lobes can be maintained by draining the arterial blood via the portal vein as hepatofugal flow.

## REFERENCES


Bernard, S. (1963) : Partial Hepatectomy in the Dog.
*Arch. Surg.* 87, 788 – 791.

Hartley, C. J. & Cole, J. S. (1974) : An ultrasonic pulsed Doppler system for measuring blood flow in small vessels.
*J. Appl. Physiol.* 37, 626 – 629.

Lautt, W. W. (1977) : Effects of Acute, Passive Hepatic Congestion on Blood Flow and Oxygen Uptake in the Intact Liver of the Cat.
*Circ. Res.* 41, 787 – 790.

Williamson, D. H., Lund, P., & Krebs, H. A. (1967) : The redox state of free nicotinamide adenine dinucleotide in the cytoplasma and mitochondria of rat liver.
*Biochem. J.* 103, 514 – 527.

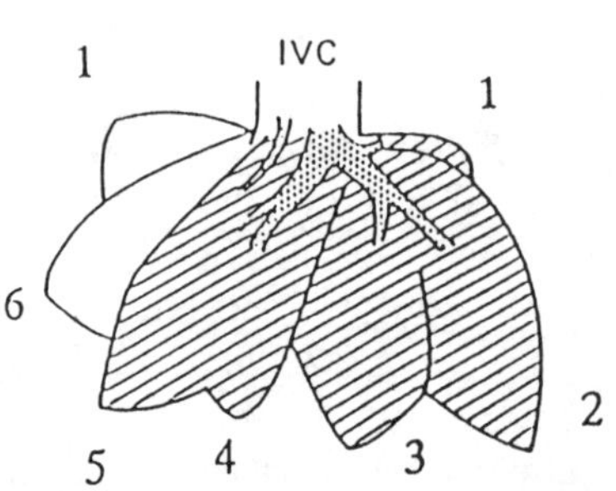


Fig. 1.

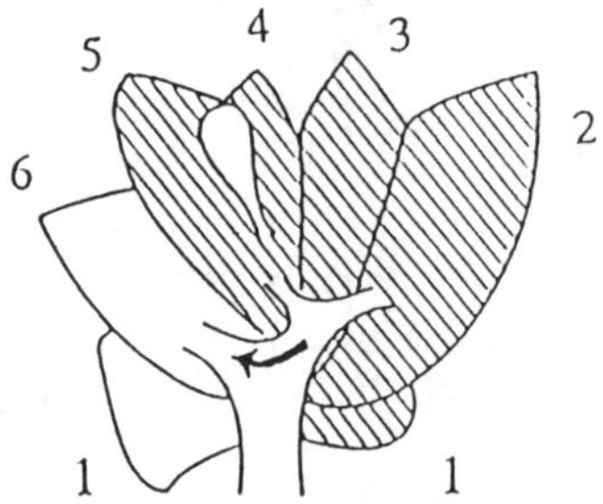


Fig. 2.

1. caudate lobe
2. left lateral lobe
3. left central lobe
4. quadrate lobe
5. right cetral lobe
6. right lateral lobe

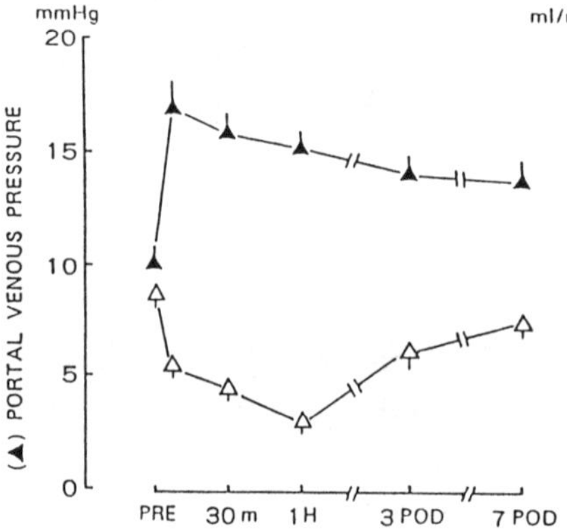


Fig. 3.

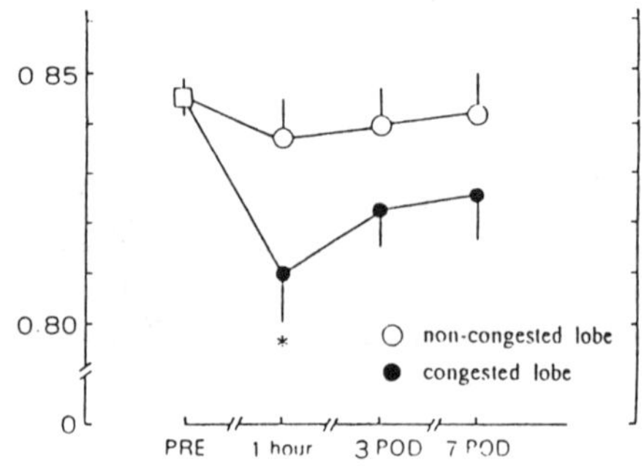


Fig. 4.

**Fig.1** Region of HVO (hepatic venous obstruction).
Hepatic veins draining left 70% of the whole liver were ligated and divided. Area of HVO is indicated by oblique lines.

**Fig.2** Change of portal venous flow after HVO.
Left portal vein, which had been inflow, takes on the role of outflow immediately after HVO.

**Fig.3** Hemodynamic change of the portal venous system.
One week later, PVBF recovers to near preoperative level although PVP remains as high as 140% of that level.

**Fig.4** Energy charge potential ( ECP ) of congested and non – congested lobes. ECP of the congested lobes decreases transiently but gradually recovers.
* Statistical significance $P < 0.05$ according to Student's t – test for paired data.

## B. Hémorhéologie, coagulation et microcirculation / Hemorheology, coagulation and microcirculation

*Phlébologie 92.* Eds P. Raymond-Martimbeau, R. Prescott, M. Zummo.
John Libbey Eurotext, Paris © 1992, pp. 207-209

# Agrégation érythrocytaire et stades d'évolution de l'insuffisance veineuse des membres inférieurs

F. Zuccarelli[1], A. Chabanel[2], A. Taccoen[3], M. Samama[4]

[1] *Hôpital Saint-Michel, Départment de Phlébologie et Angiologie, Paris, France.* [2] *Institut Jean Merlen, Laboratoire d'Hématologie, Paris, France.* [3] *Angiologue, Paris, France.* [4] *Hôpital Hôtel-Dieu, Service d'Hématologie, Paris, France.*

## INTRODUCTION

Il y a quelques années déjà, J.DORMANDY a évoqué le premier et d'une manière théorique l'importance des anomalies rhéologiques dans la pathologie veineuse en mettant l'accent sur leur pérennisation et leur auto-aggravation par un mécanisme de cercle vicieux.

Un certain nombre d'auteurs ont ensuite confirmé la présence de troubles rhéologiques sanguins chez les insuffisants veineux.

Cependant plusieurs questions restent encore incomplètement élucidées notamment la signification physiopathologique exacte de ces troubles. De même leur date d'apparition au cours de la maladie est encore mal précisée ainsi que leur évolution au cours de celle-ci.

Pour répondre en partie à ces questions, nous avons choisi d'étudier l'agrégation des érythrocytes chez des patients ayant plusieurs degrés de gravité d'insuffisance veineuse.

L'agrégation érythrocytaire est en effet le paramètre rhéologique fondamental du secteur veineux qui est caractérisé par des taux de cisaillement faibles.

## MATERIEL ET METHODES

Pour cette étude, nous avons inclus 67 patients ayant des critères cliniques d'insuffisance veineuse. Ils ont été divisés en 3 stades de gravité selon les données de l'examen clinique :

Stade 1 : Présence de signes fonctionnels (lourdeurs, douleurs, sensation de gonflement) isolés. Absence de varices tronculaires ou réticulaires et d'insuffisance ostiale (n = 27).

Stade 2 : Présence de dilatations veineuses au niveau des territoires saphéniens ou de leurs branches principales en rapport avec une incontinence ostiale (n = 19).

Stade 3 : Présence d'une varicose saphénienne avec incontinence ostiale, compliquée de troubles cutanéo-trophiques (n = 21).

Nous avons également inclus à titre de témoins, 22 sujets ne souffrant d'aucune symptomalogie fonctionnelle veineuse et dont l'examen phlébologique était négatif.

Chaque sujet bénéficiait d'une prise de sang de 5 ml au niveau du coude après stase provoquée nulle ou minimale.
L'analyse consistait en une mesure de l'agrégation des globules rouges sur l'érythroagrégamètre SEFAM, appareil permettant de quantifier, par mesure de la lumière retrodiffusée, la cinétique de formation et la cohésion des agrégats érythrocytaires. Toutes les mesures, effectuées à 37° ± 0,5°C, ont été réalisées après ajustement de l'hématocrite à 40 ± 0,5 %. Elles ont été pratiquées à l'aveugle sans connaissance de l'état clinique du patient.
Un dosage de la concentration plasmatique du fibrinogène par la méthode de CLAUSS était également réalisé sur un prélèvement citraté.

## RESULTATS

Les caractéristiques de la population étudiée sont résumés dans le tableau 1 :

| | TEMOINS | STADE 1 | STADE 2 | STADE 3 | TEST STAT. |
|---|---|---|---|---|---|
| EFFECTIF | 22 | 27 | 19 | 21 | NS |
| SEXE M/F | 4/18 | 1/26 | 3/16 | 5/16 | NS |
| AGE (années) | 44.9 ± 9.1 | 49.4 ± 11.4 | 57.7 ± 10.7 | 57.9 ± 15.2 | *** |
| FIBRINOGENE(g/l) | 3.1 ± 0.8 | 3.1 ± 0.8 | 3.9 ± 0.9 | 3.8 ± 0.8 | ** |
| HEMATOCRITE (%) | 39.7 ± 3.1 | 40.9 ± 2.4 | 41.2 ± 2.0 | 41.8 ± 3.8 | NS |

TABLEAU 1 : Caractéristiques de la population. * $p < 0.05$, ** $p<0.01$, *** $p <0.001$

On constate que l'ensemble des moyennes des 4 groupes diffère significativement pour l'âge et le taux de fibrinogène plasmatique.

Cette différence nous a conduit à prendre ces 2 paramètres comme covariates dans les analyses suivantes.

L'analyse de covariance montre une différence significative des valeurs de l'indice d'agrégation et du seuil de dissociation partielle dans les 4 groupes.

Ces valeurs s'élèvent avec le stade de gravité clinique de l'insuffisance veineuse des membres inférieurs et sont maximales dans le stade 3 où sont présentes les complications trophiques de la maladie (Tableau 2).

Tableau 2 : Comparaison des moyennes entre les 4 stades

| | STADE 0 | STADE 1 | STADE 2 | STADE 3 |
|---|---|---|---|---|
| INDICE D'AGREGATION | 26.6 ± 3.9 | 29.0 ± 4.8 | 33.1 ± 5.1 | 35.2 ± 4.9 |
| SEUIL DE DISSOCIATION PARTIELLE | 55.0 ± 7.9 | 59.1 ± 10.4 | 68.1 ± 15.5 | 76.7 ± 14.1 |

TABLEAU 2 : Stade 0 : Témoins ; Stade 1 : Signes fonctionnels isolés ; Stade 2 : Varices + Insuffisance ostiale ; Stade 3 : Complications trophiques ; ________ : Différence significative entre deux groupes.

Dès le premier stade de la maladie veineuse, les valeurs de l'agrégation érythrocytaire sont en moyenne plus élevées que celles des témoins.

On peut donc déduire de ces résultats que plus l'insuffisance veineuse évolue en gravité, plus les agrégats de globules rouges se forment rapidement et sont difficiles à dissocier.

## DISCUSSION

Des anomalies de l'agrégation érythrocytaire avaient déjà été démontrées par plusieurs auteurs.

Nos résultats confirment ces données en montrant que l'agrégabilité des globules rouges est supérieure à celle des sujets témoins dès le premier stade de la maladie.

L'indice d'agrégation et le seuil de dissociation des globules rouges pourrait donc constituer un marqueur biologique de la gravité de la maladie.

Le mécanisme de l'hyperagrégabilité croissante au fur et à mesure des stades pourrait être lié à l'augmentation parallèle du taux de fibrinogène plasmatique. Cette dernière pourrait être en relation avec des facteurs inflammatoires pariétaux ou une contraction du volume plasmatique par hyperméabilité capillaire avec fuite interstitielle préférentielle d'eau et de protéines de faible poids moléculaire.
Mais le rôle du fibrinogène n'apparait pas exclusif puisque, le rôle du stade de gravité persiste à taux de fibrinogène constant. L'influence d'un facteur globulaire ne doit donc pas être écartée.

Les mesures réalisées dans cette étude sont des mesures ex-vivo. In vivo l'hyperagrégabilité mesurée devrait être encore majorée par l'élévation de l'hématocrite dans les veinules post-capillaires du fait de la fuite interstitielle.

Outre le fait que l'agrégabilité des hématies mesurées ex-vivo peut représenter un marqueur biologique de la gravité de l'insuffisance veineuse, il faut rappeler que l'agrégation érythrocytaire est considérée également comme un facteur aggravant de la maladie en augmentant les résistances visqueuses à l'écoulement.

## CONCLUSION

Les mesures rhéologiques que nous avons réalisées chez des patients insuffisants veineux montrent une augmentation de l'agrégation érythrocytaire au fur et à mesure que la pathologie évolue en gravité avec des valeurs plus élevées que chez le sujet normal dès le premier stade de la maladie.

Ces résultats permettent de considérer l'agrégabilité des érythrocytes comme un marqueur de l'évolution de la maladie pouvant jouer en outre un rôle physiopathologique particulier, par un phénomène de cercle vicieux qui aggrave la stase et abaisse les taux de cisaillement.

*************************

Nous remercions l'Institut Jean Merlen pour la mise à disposition de l'érythroagrégamètre.

# Red blood cell aggregation and retinal vein occlusion

Coscas G., Glacet-Bernard A., Chabanel A., Samama M.

(1) Eye University Clinic of Créteil, France

(2) Central Laboratory of Hematology, Hotel Dieu, Paris, France

Over the past fifteen years, several authors have pointed out the role of blood viscosity in the pathogenesis and the prognosis of retinal vein occlusion (RVO).

The combination of high vascular resistance, a low flow rate and the necessity of an end circulation might severely limit the blood vessels capacity to adjust to high blood viscosity and does in fact make retinal venous circulation particularly dependant on hemorrheological factors. At low shear rate, red blood cell aggregation (RCA) is the chief determinant of blood viscosity, and is increased in numerous vascular disorders as hypertension, diabetes, hyperlipidemia...

To assess the possible role of abnormal hemorrheology in RVO, we retrospectively studied RCA, fibrinogen, hematocrit, clotting and plasma proteins in 85 patients with RVO. Results were compared with those of a group of controls similar in age, sex, and associated pathologies (hypertension, diabetes, smoking, cardiovascular disease, hyperlipidemia, glaucoma).

RCA was measured using the SEFAM erythro-aggregameter at a constant temperature of 37°C and a constant hematocrit of 40% by addition or subtraction of autologous plasma.

The results were analyzed by Student's T test and normal values were considered as plus or minus 2 standard deviations of the control group.

No difference was observed in plasma fibrinogen, hematocrit proteins and clotting between the RVO and control group. Only RCA showed a highly significant increase in the RVO group. This hemorrheological abnormality was also observed in the subgroup of patients without conventional vascular risk factors in the same proportion as in the total RVO group (55% of RVO cases). No significant difference for RCA was observed between branch RVO and central RVO, or between ischemic and non ischemic forms.

In conclusion, there results suggest that raised RCA mainly explains the hyperviscosity previously described in RVO, and that it could play a role in the constitution of RVO. Then, abnormal RCA might constitute the commun point between vascular diseases, anatomical and hemodynamical factors, which can involved the retinal venous circulation and result in a picture of major stasis and micro-occlusions. These results should be confirmed in a prospective study.

*Phlébologie 92.* Eds P. Raymond-Martimbeau, R. Prescott, M. Zummo.
John Libbey Eurotext, Paris © 1992, pp. 211-213

# Effect of venous occlusion (VO) on hemorheological and microcirculatory properties in normal subjects*

T. Khodabandehlou, C. Le Devehat, N. Testu

*Unité de Recherches d'Hémorhéologie clinique, Service de Diabétologie-Nutrition-Maladies Métaboliques, Centre Hospitalier, 58000 Nevers, France.*
** This work was supported by Pierre Fabre Laboratories, France.*

**INTRODUCTION**

It is well known that venous stasis is an essential physiopathological condition of deep venous thromboses which lead to alterations of venous circulation. A compensatory effect, appearing probably in superficial and collateral systems and accompanied by valvular incompetence of deep and/or perforating veins can lead to venous insufficiency. These alterations, transmitted to the skin microvasculature, produce ultimatly tissue hypoxia and ulcers. To better understand how venous stasis contributes to these alterations, we have studied the effect of a venous occlusion on hemorheological properties, cutaneous vasomotion and blood flow and also transcutaneous oxygen pressure, in healthy subjects.

**MATERIAL AND METHODS**

1:Hemorheological investigations

Hemorheological investigations consisted of red blood cell (RBC) aggregation and deformability measurements. RBC aggregation was evaluated via Sefam erythroaggregometer (2) which consisted of an automatic Couette viscometer and a photometric device. This apparatus allows one to study the changes in backscattered light through the blood sample in a Couette flow as a function of time and/or shear rate. The following parameters are derived : *RBC aggregation time corresponding to the time necessary for the red cell rouleaux formation. This time is thus the evaluation of the rate of rouleaux formation. It is expressed in sec. *RBC disaggregation shear rate corresponding to the shear rate required to disperse the RBC aggregates ; it is expressed in sec-1. RBC deformability was evaluated via filtration measurements made by using an initial flow-rate method as described by Hanss (4). This method consists of the filtration of a diluted red cell suspension in buffer medium through the nucleopore membrane with a pore diameter of 5 µm. Results are expressed in terms of a rigidity index. Plasma proteins such as fibrinogen (g/l) and albumin levels (g/l) were measured respectively by a thrombin clotting time method (1) and a colorimetric technique (3). Plasma viscosity (mPa.s) was also determined at 37°C by a KSPV capillary viscometer (5). Blood samples for hemorheological measurements were drawn from a foot vein into EDTA for aggregation measurements and heparin lithium for deformability measurements. Hematocrit, determined by microcentrifugation, was adjusted by removal or addition of autologus plasma at 40% for aggregation measurements. Deformability was studied for red cells suspended in TRIS buffer (pH=7.4) at a final hematocrit of 9%. All measurements were performed at a temperature of 37°C.

2:Microcirculatory investigations

Microcirculatory investigations were assessed by laser doppler fluxmetry (PF3, Sweden) and transcutaneous oxygen pressure (TcPO2) measurements. The laser doppler fluxmeter measures the microvascular blood cell perfusion through

tissue. To do this, it utilizes the doppler shift (frequency changes of light when interacting with red blood cells in motion). A beam of low power laser light is led by an optical fiber to the probe head. When the probe is attached to skin, the light is scattered several times and thus undergoes multiple doppler shifts. The output signal we obtain is related to the product of the number of blood cells moving through the explored volume (semisphere of 1 mm radius) by their velocity. It is expressed in arbitary perfusion units (PU). This apparatus enables us also to measure the frequency and amplitude of vasomotion from the rythmic oscillations appearing in the output signal.
The transcutaneous oxygen pressure (TcPO2) measurements were performed by an Oxymonitor SM 361 (Hellige, France). A probe, whose temperature was set to 44°C for 15 minutes is attached to the skin. The heating to 44°C leads to a maximal vasodilatation of cutaneous microcirculation and thus to an arterialisation of capillary blood.

3:Subjects

5 healthy volonteers (male), aged from 24 to 46 years (mean 32+-08), with no pathology and treatment, non-smoker were recruited for this study.

4:Experimental trial

Patients rested at supine position for 5 minutes. Hemorheological investigations were performed either before and at the end of a venous occlusion (cuff pressure 100 mmHg during 10 minutes). Laser doppler fluxmetry and transcutaneous oxygen pressure measurements were performed on the dorsal of the same foot at the first intermetatarsal space at a local skin temperature of 44°C. Both measurements consisted of continuous records before, during a 10-minutes venous occlusion and after venous occlusion.

5:Statistical analysis

Differences in means parameters between before and end of venous occlusion or after occlusion, were assessed by student "t" test for paired data.

6:Results

- Effect of venous stasis on hemorheological parameters.

Figure 1 presents different aggregation parameters and hematocrit before and at the end of a 10-minutes venous occlusion for each subject. Means parameters are illustrated by heavy lines. From these findings, we noticed no significant difference in mean parameters between before and end of occlusion. In regard to RBC deformability, we obtained a rigidity index of 11.5+-0.7 before occlusion versus 9.9+-1.30 at the end of occlusion ; difference in this parameter was not significant. Thus, hemorheological parameters do not seem to be affected by venous stasis in healthy subjects.

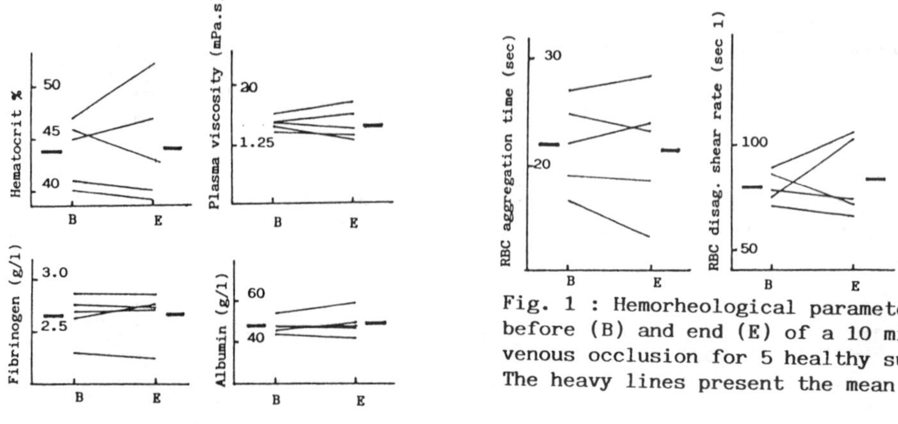


Fig. 1 : Hemorheological parameters before (B) and end (E) of a 10 minutes venous occlusion for 5 healthy subjects. The heavy lines present the mean values.

- Effect of venous stasis on microcirculatory parameters.

TcPO2 and blood flow rate are illustrated in Figures 2 and 3, before, at the end of stasis and after stasis. Contrary to hemorheological parameters, the blood flow rate and TcPO2 are found to be affected by venous occlusion. Indeed at the end of occlusion, TcPO2 is decreased by 36 % and blood flow rate by 67.5 % of their preocclusion values. Vasomotion frequency was abolished in two subjects and reduced in 3 others. Means differences of this parameter between before and end of occlusion was statistically significant (4.5 cycles/min before versus 2.1 cycles/min at the end of occlusion ; $p<0.02$). After removing the cuff occlusion,blood flow rate increased significantly by 42 % of its preocclusion value while TcPO2 attained its preocclusion value.

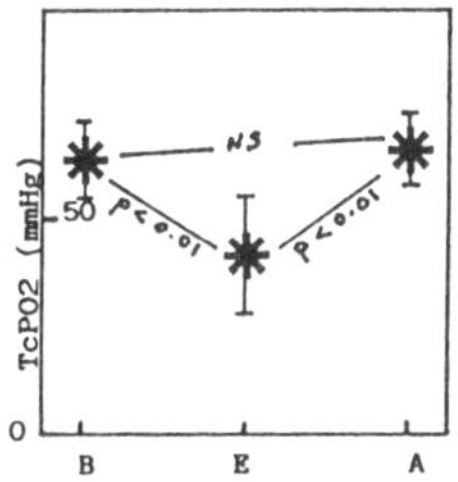


Fig.2 TcPO2 in mean ± SD before (B), end (E), after (A) occlusion

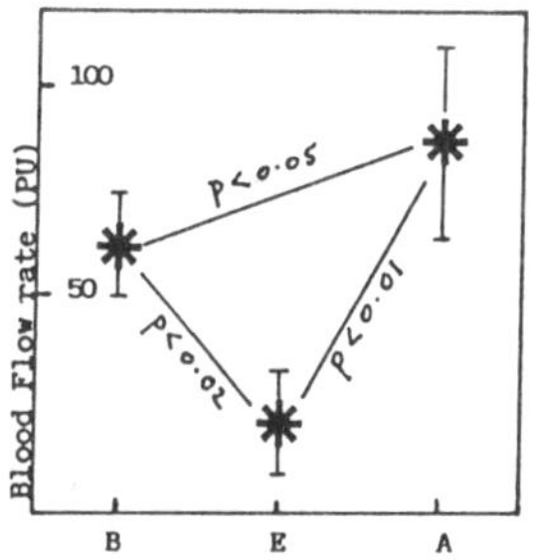


Fig 3. Blood flow rate in means ± SD before (B), end (E), after (A) occlusion

## CONCLUSION

Data presented in this work showed that a 10-minutes venous occlusion reduces the cutaneous blood flow rate and also the transcutaneous oxygen pressure in healthy subjects. By contrary, hemorheological parameters remained unchanged at the end of the occlusion. Our previous studies have shown disturbances of hemorheological properties during venous insufficiency (6). Moreover, these disturbances were found to be increased as a result of venous occlusion in patients with venous insufficiency. One can therefore speculate that alterations of cutaneous vasomotion and blood flow and also tissue hypoxia caused by venous stasis may lead to metabolite changes followed by disturbances in flow rheological properties as a result of a long term and severe venous insufficiency. However, futher investigations on a large number of patient are necessary to better understand the relationship between disturbances caused by venous insufficiency and venous stasis with clinical signs of this disease.

## REFERENCES


1. Caen J. Larrieu MJ. Samama M. (1975) L'hémostase : méthode d'exploration et diagnostic pratique. L'expansion scientifique, Paris.
2. Donner M. Siadat M. Stoltz JF. (1988). Erythrocyte aggregation : approach by light scattering determination. Biorheology 25, 367-375.
3. Doumas B. (1972). In standard methods of clinical chemestry. Acad.Press NY 7, 175.
4. Hanss M. (1983) Erythrocyte filtrability measurement by the initial flow rate method. Biorheology 20, 199-211.
5. Jung F. Roggenkamp HG. Schreider R. Kiesewetter H. (1983) Ein neues gerät zur quantifizierung der blutplasma viskosität. Biomed. Tech. 28, 249-252.
6. Le Dévéhat C., Boisseau M. Bertrand A. (1988) Signification physiopathologique des paramètres microrhéologiques dans l'insuffisance veineuse. Hémorhéologie et agrégation érythrocytaire EM Inter 2, 181-189.

*Phlébologie 92.* Eds P. Raymond-Martimbeau, R. Prescott, M. Zummo.
John Libbey Eurotext, Paris © 1992, pp. 214-218

# Désordres hémorhéologiques et de la fibrinolyse au cours de l'insuffisance veineuse chronique

M.R. Boisseau, M.F. Roudaut, V. Bourdenx

*Université de Bordeaux II, Hôpital Cardiologique, Bordeaux, France.*

L'insuffisance veineuse chronique (I.V.C) se définit comme un désordre fonctionnel du retour veineux des membres inférieurs. Deux faits la dominent : la grande influence de l'âge qui distribue largement l'affection dans les populations et le passage progressif du fonctionnel (trouble hémodynamique) à l'organique (lésions cellulaires puis tissulaires). A l'interface les troubles rhéologiques caractérisent en premier les données biologiques de l'I.V.C.
Les désordres veineux se manifestant de manière variable, mais souvent progressive, leur fréquence est diversement appréciée : habituellement au dessus de 50 % de la population, l'I.V.C se situant entre 7 et 10 %, les ulcères veineux à 0,5 %. Une nette prédominance féminine est observée, avançant l'âge de l'entrée en maladie chez la femme.

Ces dernières années, de nombreuses études, ayant pour but d'identifier des troubles hémorhéologiques, ont été réalisées chez des patients présentant une insuffisance veineuse chronique (1,2,6,10). Elles ont démontré, que ces désordres sont aisément relevés, que leur point de départ est local, au niveau des membres inférieurs, mais que l'on peut les mettre en évidence dans la circulation systémique par des examens réalisés au pli du coude (12). De plus il est apparu que ces anomalies jouaient un rôle dans la physiopathogénie de la maladie veineuse et devaient être traitées.

La compréhension des désordres rhéologiques ne peut cependant être acquise qu'en replaçant leur mécanisme au sein de la physiopathogénie de l'I.V.C. Celle-ci explique la génèse des troubles rhéologiques et par ailleurs rend visible leur inté-êt en tant que signal d'évolution, test d'effet thérapeutique et même de prévention.

## A. PHYSIOPATHOGENIE DE L'I.V.C

Trois mécanismes s'associent, l'hémorhéologie étant le plus accessible, conduisant à la mise en place d'une maladie pariétale veineuse.

### I. DESORDRE HEMODYNAMIQUE

La difficulté à se tenir debout est le fait de tout être humain en particulier sur le plan de la circulation de retour au coeur droit. On sait que la station debout immobile entraîne une hémoconcentration au niveau des membres inférieurs, objectivée par l'élévation de l'hématocrite dans les veines dorsales du pied (8).

Au cours de l'I.V.C trois mécanismes de reflux se superposent à cet état de base, soit isolément soit combinés, qui tendent à faire passer ou à accumuler du sang de pression élevée, du compartiment profond vers les compartiments superficiels. Au cours de l'insuffisance superficielle le sang reflue durant la diastole musculaire, au cours de l'insuffisance profonde le sang reflue en diastole et gagne le système superficiel en systole par les perforantes dont la lésion est souvent associée. Cette atteinte des valvules des perforantes peut être isolée. Les causes de ces lésions sont la thrombose pour l'insuffisance profonde (syndrome post-thrombotique), le traumatisme, la distension par hyperpression et l'inflammation pour l'incontinence des valvules des perforantes et la détérioration progressive à caractère familial pour l'insuffisance superficielle.
Dans tous ces cas le trouble hémodynamique se caractèrise par la présence d'une hypertension veineuse, accentuée par le degré d'évolution des lésions (stades), par la station debout et la marche. La stase au niveau des microvaisseaux provoque la mise en jeu du réflexe artério-veineux, dérivant le sang par les shunts et accentuant la surcharge veineuse. En fait une hypertension s'installe progressivement sur le versant veinulaire de la microcirculation, ce qui représente le mécanisme essentiel d'apparition de la microangiopathie.

## II. LA MICROCIRCULATION VEINULAIRE

L'hypertension veinulaire entraîne deux phénomènes au niveau des microvaisseaux de la peau et des muscles :

1. une distension mécanique ou "stretching", avec dilatation et souffrance du vaisseau
2. une augmentation de la perméabilité microvasculaire, fonction altérée au niveau des veinules puis au niveau de capillaires anormaux (surtout pour la peau).

A partir de ces faits, on constate l'évolution de plusieurs troubles :

1. l'accumulation de fluide dans l'environnement capillaire, non résorbé ou provenant à l'inverse du sang, ce qui tend vers l'apparition d'oedème.
2. l'apparition d'une contraction du volume plasmatique due à la fuite vasculaire, ce qui tend à générer les troubles hémorhéologiques par concentration du fibrinogène et élévation de l'hématocrite, base de l'hyperviscosité sanguine,
3. l'accumulation de protéines dans le milieu extravasculaire, dont certaines sont activées (fractions du complément,immunoglobulines), ce qui conduit à des processus inflammatoires.

Ainsi la microangiopathie veinulaire (MAV) se développe pour une raison mécanique mais aussi inflammatoire, réduit la diffusion de l'oxygène (ischémie veineuse) et met en jeu les leucocytes accumulés puis activés.

L'évolution de la MAV est différente entre la peau et les muscles, qui sont les deux organes cibles de la maladie veineuse. L'insuffisance lymphatique se surajoute dans l'évolution.
Les stades d'évolution de la MAV ont été particulièrement étudiés au niveau cutané par la capillaroscopie avec traceurs fluorescents et enregistrement vidéo(3). Les capillaires s'enroulent en "glomérules", s'entourent d'oedème longtemps microscopique, sont encombrés d'agrégats de globules rouges qui aggravent la situation circulatoire et altèrent la physiologie du vaisseau. Des micro-thromboses apparaissent ainsi que des phénomènes inflammatoires impliquant les cellules circulantes. Les aires non-fonctionnelles capillaires définissent l'ischémie. Les leucocytes sont "trappés" dans ces zones (5) et un manchon fibrineux tend à isoler les microvaisseaux.
Au niveau des muscles,les lésions touchent la cellule musculaire striée (myopathie, scléro-atrophique) et le tissu adipeux (4).

## III. TROUBLES RHEOLOGIQUES

Ils dépendent des deux mécanismes précédents impliquant, au fur et à mesure de l'évolution, des surfaces microvasculaires considérables. De plus, l'inflammation périveinulaire par accumulation de cellules et de protéines donne un caractère de chronicité à tous ces troubles.

On admet deux processus :

1. la contraction du volume plasmatique, par perte d'eau, d'albumine et concentration de fibrinogène,

2. la souffrance du tissu endothélial, par hypertension veinulaire et MAV, à la base d'une synthèse accrue de fibrinogène (mise en jeu des agonistes et des cytokines inflammatoires et rôle des leucocytes "trappés")(5) et une altération membranaire des globules rouges dont l'énergie d'adhésion augmente. Les troubles rhéologiques aggravent la MAV par la propension aux agrégats dans les microvaisseaux souffrant et en stase. Ils sont dépistables dans la circulation systémique où ils s'expriment par les techniques de mesure de la viscosité plasmatique et d'agrégation des hématies.

## B. MALADIE PARIETALE ET FIBRINOLYSE

Au cours de l'évolution la distension veineuse et les troubles associés de microvaisseaux conduisent à une détérioration des tissus constitutifs de la paroi veineuse. Ces lésions retentissent gravement sur les fonctions des veines de gros calibre comme en particulier la tonicité. Une des manifestations biologiques associées est la perte de la fonction de fibrinolyse. Celle-ci est déjà normalement peu active dans les veines distales et les perforantes. Au cours de la maladie veineuse on constate un affaiblissement supplémentaire, manifesté par un allongement des temps de lyse et correspondant principalement à l'augmentation de l'inhibiteur PAI1(7,10).

## C. CLINIQUE ET RHEOLOGIE

### I. ANALYSE DU DESORDRE RHEOLOGIQUE AU COURS DE L'I.V.C.

Des séries de patients ont été étudiés ces dernières années et ces études ont permis de vérifier l'existence des troubles et leur progression selon les stades (1,2,6,12). On retrouve l'augmentation de la viscosité plasmatique liée à l'accumulation principalement du fibrinogène. La viscosité sur sang total est perturbée, en particulier dans les secteurs à faible cisaillement qui correspondent à la circulation dans les veinules, avec forte propension aux agrégats. Les altérations sont retrouvées dans les varices et dans le sang systémique : ce fait est fondamental donnant toute sa valeur à la rhéologie.

### II. INTERET DE L'ETUDE DE L'AGREGATION DES HEMATIES

Particulièrement sensible, l'analyse de l'agrégation des hématies in vitro permet de différencier aisément les groupes malades des témoins et de saisir une différence suivant les stades comme en témoigne le travail de F.Zuccarelli (tableau 1)(13.) Egalement une corrélation apparait entre la perturbation des ces tests et l'importance des oedèmes (tableau 2), ce qui montre bien la réactivité de cette exploration au niveau systémique par rapport au désordre local. D'autres études ont montré une corrélation avec les troubles fonctionnels de l'I.V.C.

Tableau 1 :

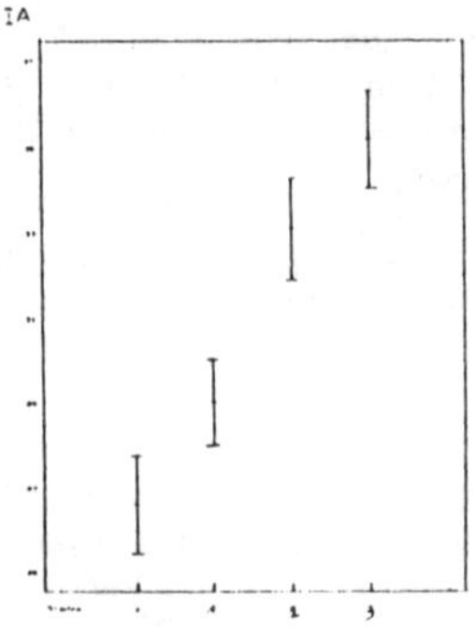

FIG. 1 — Index d'agrégation et stades d'évolution de l'insuffisance veineuse

*Aggregation index and stages of evolution of venous insufficiency*

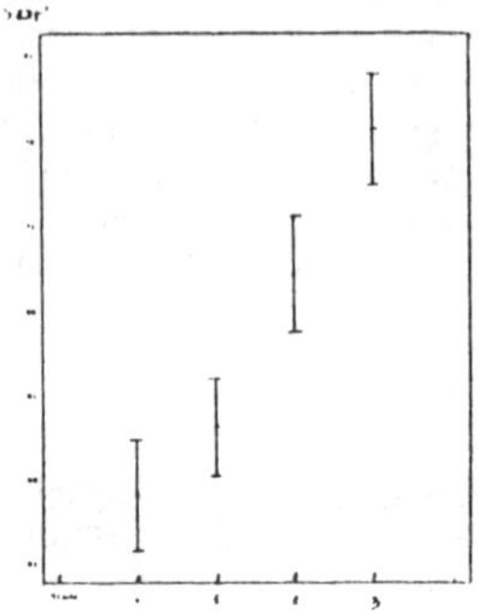

FIG. 2 — Seuil de dissociation partielle et stades d'évolution de l'insuffisance veineuse

*Partial dissociation threshold and stages of evolution of venous insufficiency*

Tableau 2 : Corrélation entre les valeurs des tests hémorhéologiques et les caractères physiques et pathologiques des patients atteints d'I.V.C. Etude sur 41 patients (Boisseau M.R., Freyburger G. et al. In press). Nette corrélation entre l'agrégation des hématies, la viscosité plasmatique et les oedèmes.

| | AGE | POIDS | OEDEME | VARICES |
|---|---|---|---|---|
| HEMATOCRITE | +++ | +++ | +/- | +/- |
| VISCOSITE SANG TOTAL | +++ | +++ | 0 | 0 |
| DEFORMABILITE | +/- | 0 | 0 | 0 |
| VISCOSITE PLASMATIQUE | +++ | +++ | +++ | +/- |
| AGREGATION ERYTHROCYTAIRE | 0 | 0 | +++ | 0 |

Dès lors le test d'agrégation des globules rouges, du fait de sa performance, mérite d'être privilégié. Il illustre deux mécanismes, plus précisément : l'augmentation du fibrinogène (contraction du volume plasmatique et MAV dans sa composante inflammatoire) et l'augmentation de l'énergie d'adhésion des hématies, objectivée mais de mécanisme non encore précisé.

### III. PREVENTION DE LA MICROANGIOPATHIE

Le caractère progressif puis chronique de la MAV pose le problème d'une thérapeutique située très en amont. On note en effet que la suppression trop tardive des troubles hémodynamiques ne corrige pas le trouble rhéologique et vraisemblablement n'améliore que partiellement la MAV (12). Les tests rhéologiques, particulièrement l'agrégation des hématies permettent une approche simple, les autres causes de perturbation étant éliminées (HTA, tabagisme...). La stratégie et l'éthique de cette prévention, dans le cadre d'un problème de santé de populations, reste à définir.

## D. ASPECTS THERAPEUTIQUES

Quatre moyens thérapeutiques sont appliquables selon les patients et les stades :
1. l'amélioration de la circulation veineuse, portant sur la chirurgie et la sclérose visant les perforantes ou les veines superficielles,
2. la compression des lésions capillaires par contention, qui réduit l'oedème entourant les microvaisseaux et restaure une nutrition dans ces territoires,
3. l'hémodilution normovolémique ayant plus en vue l'hémoconcentration,
4. le traitement de la lésion de fond, soit la MAV. Des traitements à visé anti-inflammatoire peuvent trouver leur place, ainsi que les inhibiteurs calciques, ceux-ci pouvant parfois être au contraire aggravants. En traitement prolongé la troxérutine apparait efficace sur le plan clinique (2,9). De plus cette thérapeutique corrige l'hyperagrégation des hématies et abaisse le fibrinogène antérieurement élevé. On peut raisonnablement penser que ce produit agit à la fois sur la paroi veinulaire et directement sur les hématies, diminuant leur capacité d'agrégation.

## CONCLUSION

Les troubles rhéologiques au cours de l'I.V.C s'expliquent par les mécanismes directement impliqués dans la pathogénie progressive de l'affection. De plus ils reflètent aisément cette évolution. L'analyse par des tests appropriés où l'agrégation des globules rouges exprime une grande sensibilité, permet de suivre l'évolution, de saisir la chronicité des lésions veinulaires et d'apprécier l'effet thérapeutique. Ces travaux font cependant émerger la nécessité d'une politique de prévention ou tout au moins de dépistage précoce.

Remerciements : nous remercions le Docteur Alain Taccoen pour la mise à disposition de résultats rhéologiques concernant l'I.V.C

**BIBLIOGRAPHIES**


1.BOISSEAU MR,FREYBURGER G,BUSQUET M,ROUDAUT MF : hemorheological disturbances in venous insufficiency after induced stasis. Clin.Hemorheol.1989,9,161

2.BOISSEAU MR,FREYBURGER G,BUSQUET M,BEYLOT C : pharmacological aspects of erythrocyte aggregation, effect of high doses of troxerutin. Clin.Hemorheol.1989,9,871-876

3.BOLLINGER A, FAGRELL B : Clinical capillaroscopy. Editeur Hogrete et Huber,Toronto,1990

4.CURRI SB :Stase veineuse chronique et microcirculation. Artères et Veines,1991,10,337-344

5.DORMANDY J,NASH G,THOMAS P : white cell accumulation in dependent legs of patients with venous hypertension ; a possible mechanism for trophic changes in the skins. Br.Med.J.,1988,296,1693-1695

6.ERNST E,MATRAI A,MARSHALL M : limited blood fluidity as a contributory factor of venous stasis in chronic venous insufficiency. Phlebology,1989,4, 107-111

7.HACH V,FINK M,BLEES N,SCHARRER I : Tissue fibrinolytic activity in different types of varicose veins. Angiology,1986,37,718-724

8.LACOMBE C,WANDEWALLE H,LELIEVRE JC,COUSEMENT F : effects of clinostatism and orthostatism on blood viscosity.Intern.J.Sports Med.,1989,10, 135-138

9.LEFEBVRE G,LACOMBE C : agrégation érythrocytaire pendant la grossesse : intérêt d'un traitement par la troxérutine à fortes doses (Veinamitol). Artères et Veines, 1988, 7, 365-366

10.LEDEVEHAT C,BOISSEAU M,VIMEUX M,BONDOUX G,BERTRAND A : hemorheological factores in the pathophysiology of venous disease. Clin.Hemorheol.,1989,9,861-870

11.PETAJA J : fibrinolytic response to venous occlusion for 10 and 20 minutes in healthy subjects and patients with deep vein thrombosis. Thromb.Res.,19

12.POULLAIN JC,CHABANEL A,TACCOEN A,MARAVAL M, NATALI J : devenir des paramètres hémorhéologiques après éveinage par stripping.J.Mal.Vasc.,1992,17 suppl.A, 22

13.TACCOEN A,CHABANEL A : hémorhéologie et stase veineuse. Artères et veines, 1991, 10, 331-336

14.ZUCCARELLI F,CHABANEL A,TACCOEN A : agrégation érythrocytaire et stades de gravité de l'insuffisance veineuse des membres inférieurs. Phlébologie (in press).

*Phlébologie 92.* Eds P. Raymond-Martimbeau, R. Prescott, M. Zummo.
John Libbey Eurotext, Paris © 1992, pp. 219-221

# Hypofibrinolysis and abnormalities in blood rheology in deep venous thrombosis

Marie-Hélène Horellou, Anne Chabanel, Jacqueline Conard, Jean-Michel Hadjej, Patrick Van Dreden, Meyer-Michel Samama

*Laboratoire Central d'Hématologie, Hôtel-Dieu, Place du Parvis Notre-Dame, 75181 Paris Cedex 04, France.*

Deep vein thrombosis (DVT) is a multifactorial event and it is rare that the cause of a thrombotic episode can be reliably attributed to a single blood alteration.

A. Defective hypofibrinolysis in blood and vein walls was found in patients with recurrent idiopathic DVT as early as 1972 by Isacson and Nilsson. This observation was in good agreement with the theory regarding the existence of a physiologic balance between coagulation and fibrinolysis suggesting that hypercoagulation and/or fibrinolysis could predispose to DVT. Since this date several studies including our own work have repeatedly found that hypofibrinolysis as measured by the venous occlusion (VO) test was present in about 40 % of patients with antecedents of DVT (14). Familial hypofibrinolysis associated with DVT was also described in half dozen of families. However, it is hazardous to consider that hypofibrinolysis is a well established factor predisposing to DVT. Fibrinolytic capacity measurement needs to be standardized and the definition of hypofibrinolysis should be improved.

1.Measurement of fibrinolytic capacity and definition of hypofibrinolysis : for a long time the definition of hypofibrinolysis was based on the reduction of spontaneous fibrinolytic activity measured with the euglobulin lysis time (ELT), the whole blood clot lysis time (WBCLT), or global plasminogen activation activity of euglobulin solution on fibrin plates (PA). However basal fibrinolytic activity is very low and cannot be commonly used as a marker for hypofibrinolysis. In contrast, hypofibrinolysis refers classically to a reduced response of the fibrinolytic to a stimulus such as VO. The fibrinolytic activity is called fibrinolytic capacity.

- Which stimulus should be used to measure fibrinolytic capacity ? An increase of fibrinolytic activity can be induced by VO, DDAVP (Desmopressin) administration or physical exercise. VO is the most commonly used stimulus since it is considered as physiological, easy to standardize and to perform without side effects. Duration of VO is variable : 5,10 or 20 minutes. An optimal duration of 20 mn. has been proposed by Petaja, since 2/3 of tPA activity is released during the last 10 mn of a 20 mn VO test (17).Infusion of DDAVP (0,3 $\mu$g/kg) over a period of 30 mn induces a release of tPA due to a systemic response in contrast to VO which inudces a local response. The use of DDAVP is restricted in clinical laboratories since some side effects in patients with arterial disease have been described. In healthy volunteers the incidence of an abnormal response of the fibrinolytic system is lower with DDAVP infusion than with VO (22). Physical exercice induces also an activation of the fibrinolytic system. Using these 3 stimuli in a small serie of patients the response may differ from one stimulus to another (19).

- The definition of a good and a poor response to a given stimulus is also a matter of debate. For a long time global tests have been used to measure plasminogen activator activity before and after stimulation (ELT,WBCLT,PA). Normal ranges have been defined in the different laboratories. An important interindividual variation was evidenced, but ELT shorter than 90 or 60 mn after VO is generally accepted as a good response. Unexpectedly a proportion (5 to 30 %) of apparently healthy subjects are poor responders (14,2). This observation is very important to take into consideration when a poor response is observed in patient with a history of DVT. Since 1985, specific tests for the measurement of tPA antigen and activity, PAI antigen and activity and more recently uPA antigen and activity became available. The availability of these specific tests had permitted more precise information on the mechanism of hypofibrinolysis. In patients with antecedents of DVT and hypofibrinolysis two groups have been identified : a first group (2/3 of abnormal response) with an increased basal PAI-1) a second group with normal basal PAI but a decreased tPA release (15,10). A combination of both alterations has also been described (23). Decrease in PAI activity after stimulation is dependent on tPA release. We have proposed this criterion to evaluate the ability of released tPA to overcome PAI basal antifibrinolytic potential (14). In patients with an important increase of basal PAI-1 activity the response to VO is usually abnormal so that PAI-1 activity measurement could be obtained before deciding to perform a VO test. However there is an important heterogeneity among poor responses when global and specific tests are run in parallel : we have found that an alteration of the tPA-PAI balance can be associated with a normal response of the global tests suggesting that an increased activity of the intrinsic fibrinolysis can compensate a decrease of the extrinsic fibrinolysis (20).

2.Classification of patients with defective fibrinolytic capacity : when assessing fibrinolytic capacity with global and specific tests, responses are very heterogenous and the two groups of patients previously identified with either an increased basal PAI activity or a reduced tPA activity release do not represent the only possible responses. PAI-1 is an acute phase reactant protein. Familial cases of PAI-1 increase are very rare and more work is needed to determine the clinical relevance of such an alteration. Among acquired cases it is important to note that PAI-1 increase has been observed in obesity and in patients with hypertriglyceride serum levels (11).It is important to note that PAI increases with age.

3.Hypofibrinolysis and post-operative thrombosis : global fibrinolytic activity was lower in patients with post-operative DVT in 14 out of 26 studies searching for predictive tests of post-opereative thromboembolism. So it is still difficult to demonstrate a causal relationship between hypofibrinolysis and post-operative thromboembolism and as mentionned by Prins and Hirsch (18), the association could be coincidental.

4.The therapeutic implication of the discovery of hypofibrinolysis in a patient with an history of DVT is not well documented. Korninger (12) have found in a retrospective study that patients with poor response to VO had more recurrences of DVT. The authors suggested that oral anticoagulants should be continued in patients with hypofibrinolysis. However, a prospective study is required before giving such a recommendation. Finally more work is needed for a better standardization of the reliable measurement of fibrinolytic capacity. The clinical relevance of reduced fibrinolytic capacity needs further consideration. Hypofibrinolysis is frequently found in patients with DVT but the causal relationship between this alteration and thrombosis is not firmly established.

B.The structure and sites of venous thrombi are suggestive of a strong association between vein thrombosis and slow blood flow (6,21). Accordingly, the analysis of risk factors shows that stasis is a major predisposing factor in vein thrombosis. Slow-down of blood flow can be induced by hemodynamic factors (venous hypertension, heart failure) and by hemorheological factors (blood hyperviscosity). However, clinical evidences that abnormalities in blood rheology might be a causative factor in venous thrombosis of the leg remain conflicting (8,3,1,13). On the other hand, therapeutics aimed at increasing blood fluidity (by reduction in hematocrit or fibrinogen and red cell aggregation) appear to decrease the incidence or extent of DVT (5,7,16). This beneficial clinical action of hemorheological therapies gives an indication of the possible role of increased blood viscosity as a factor for the development of venous thrombosis.

**REFERENCES**

1.BELCH JJF,MEEK DR,LOWE GDO,CAMPBELL AF,YOUNG AB,FORBES CD AND PRENTICE CRM : Subcutaneous ancrod in prevention of deep vein thrombosis after hip replacement surgery. Thromb.Res,1982,25,23-31

2.CADROY Y,GRAFEILLE F,SIE P, BONEU B : Comparison of the fibrinolytic response to 10 minutes venous occlusion in males with and without antecedent of deep vein thrombosis. Thromb.Res.64,1991,783-786

3.CLAYTON JK,ANDERSON JA, McNICOL GP : Pre-operative prediction of postoperative deep vein thrombosis. Br.Med.J.2, 1976,910-912

4.CONARD J,VEUILLET-DUVAL A, HORELLOU MH,SAMAMA M : Etude de la coagulation et de la fibrinolyse dans 131 cas de thromboses veineuses récidivantes. Nouv.Rev.Fr.Hématol.24,1982,205-509

5.DIEU P,HOUDEK MC,DUMORA D : Intérêt de l'hémodilution dans la prévention des complications thromboemboliques des arthroplasties de la hanche. Ann.Fr.Anesth.Réanim. 4,1985,111A-112A

6.DINTENFASS L : Effect of velocity gradient on the clotting time of blood and consistency of clots formed in vitro. Circulation Res.,18,1966,349-356

7.DURUBLE M, OUVRY P : Prévention des thromboses et hémodilution. Phlébologie 89, John Libbey Eurotext Ltd, A.Davy, R.Stemmer 1989,926-928

8.GALLUS AS,GENT M,HIRSH J : Relevance of preoperative and postoperative blood tests to postoperative leg-vein thrombosis. Lancet Oct.13,1973,805-809

9.ISACSON S, NILSSON IM : Defective fibrinolysis in blood and vein walls in recurrent "idiopathic" venous thrombosis. Acta.Chir.Scand.138,1972,13-19

10.JUHAN-VAGUE I,VALADIER J,ALESSI MC,AILLAUD MF,ANSALDI J,PHILIP-JOET C,HOLVOET P,SERRADIMIGNI A,COLLEN D : Deficient t-PA release and elevated PA inhibitor levels in patients with spontaneous or recurrent deep venous thrombosis. Thromb.Haemost.57,1987,67-72

11.JUHAN-VAGUE I., VAGUE P,ALESSI MC,BADIER C,VALADIER J,AILLAUD MF,ATLAN C : Relationship between plasma insulin, triglycerides, body mass index, and plasminogen activator inhibitor 1. Diabete Metab.13,1987,331-336

12.KORNINGER C,LECHNER K,NIESSNER H,GOESSINGER H,KUNDI M : Impaired fibrinolytic capacity predisposes for recurrence of thrombosis. Thromb.Haemost., 52,1984,127-130

13.LOWE GDO : Blood rheology and venous thrombosis. Clin.Hemorheol.4,1984,571-588

14.NGUYEN G,HORELLOU MH,KRUITHOF EKO,CONARD J,SAMAMA M : Residual plasminogen activator inhibitor activity after venous stasis as a criterion for hypofibrinolysis : a study in 83 patients with confirmed deep vein thrombosis. Blood 72,1988,601-605

15.NILSSON IM,LJUNGNER H,TENGBORN L : Two different mechanisms in patients with venous thrombosis and defective fibrinolysis : low concentration of plasminogen activator or increased concentration of plasminogen activator inhibitor. Br.Med.J.290,1985,1453-1456

16.PARKER MC : Pre-operative normaovolaemic haemodilution in major general surgery. Surg.Res.Comm.1,1987,181-194

17.PETAJA J : Fibrinolysis and venous thrombosis. Thesis, Helsinki,1989

18.PRINS MH,HIRSH J : A critical review of the evidence supporting a relationship between impaired fibrinolytic activity and venous thromboembolism. Arch.Intern.Med.151,1991,1721-1731

19.PROWSE CV,FARRUGIA A,BOULTON FE,TUCKER J,LUDLAM CA,McLAREN M,BELCH JJF,PRENTICE CRM,DAWES J,McGREGOR IR : A comparative study using immunological and biological assays of the haemostatic responses to DDAVP infusion venous occlusion and exercise in normal men. Thromb.Haemostas.51,1984,110-114

20.SAMAMA MM,HORELLOU MH,COMBE S,CONARD J,NGUYEN G,VAN DREDEN P : A critical study of the response of the fibrinolytic system to a 10 minute venous occlusion in 125 patients with venous thrombosis antecedents. Thromb.Haemostas.65,1991,6,980,101,5

21.SEVITT S : Pathology and pathogenesis of deep vein thrombi. In superficial and deep venous disorders of the lower limbs. M.Tesi and J.A Dormandy (eds). Turin : edizioni panminerva medica,1984, 45-58

22.SULTAN Y,HARRIS A,STRAUCH G,VENOT A,DE LATURE D : A dynamic test to investigate potential tissue plasminogen activator activity. Comparison of deamino-8-arginine vasopressin with venous occlusion in normal subjects and patients. J.Lab.Clin.Med.111,1988,645-653

23.WIMAN B,LJUNGBERG B,CHMIELEWSKA J,URDEN G,BLOMBACK M,JOHNSSON H : The role of the fibrinolytic system in deep vein thrombosis.J.Lab.Clin.Med.105,1985,265-270

## Suivi des paramètres hémorhéologiques après cure Chiva

Ph. Blanchemaison, A. Chabanel, P. Caillard, X. Mouren

3 Place des Vosges, Paris

La cure **Chiva** constitue un abord thérapeutique récent dans la maladie veineuse fondé sur des principes hémodynamiques et le respect du capital veineux.

Les troubles hémorhéologiques, parmi lesquels les perturbations de l'agrégation érythrocytaire (AgE) occupent une place prépondérante ont été retrouvés par de nombreux auteurs dans l'insuffisance veineuse.

Nous avons étudié le devenir des paramètres de l'AgE: indice d'agrégation (IA) et seuil de dissociation partielle (SDP) chez une série de 38 patients bénéficiant d'une cure **Chiva** et ne présentant ni pathologie ni traitement associé pouvant interférer avec les mesures hémorhéologiques. La moyenne des valeurs de IA et SDP des patients la veille de l'intervention était supérieure aux valeurs de référence. Les résultats des mesures réalisées 6 mois après l'intervention sont présentés dans ce travail et sont suivis d'une discussion sur les relations entre les paramètres hémorhéologiques et l'hémodynamique macrocirculatoire.

Il semble que les perturbations systémiques de l'agrégation érythrocytaire sont d'origine microcirculatoire et continuent à évoluer pour leur propre compte à partir d'un certain stade de la maladie simultanément à la microangiographie veineuse.

*Phlébologie 92.* Eds P. Raymond-Martimbeau, R. Prescott, M. Zummo.
John Libbey Eurotext, Paris © 1992, pp. 223-225

# Action de la troxerutine sur les paramètres cliniques pléthysmographiques et rhéologiques de l'insuffisance veineuse des membres inférieurs. Étude contrôlée contre placebo

F. Vin*, A. Chabanel**, A. Taccoen***, J. Ducros*, J. Gruffaz****, B. Hutinel****, P. Maillet*, M. Samama**

** Hôpital Notre-Dame de Bon Secours, Paris, France. ** Laboratoire Central d'Hématologie, Hôpital Hôtel-Dieu, Paris, France. *** Laboratoires NEGMA, Buc, France. **** Consultation Phlébologie Chirurgie Vasculaire, Hôpital Hôtel-Dieu, Paris, France.*

## I. INTRODUCTION

Plusieurs auteurs ont ces dernières années mis l'accent sur la présence d'anomalies hémorhéologiques au cours de l'insuffisance veineuse chronique et de la maladie variqueuse. Ces anomalies résultent en une augmentation de la viscosité du sang et concernent à divers degrés tous les paramètres qui déterminent cette viscosité surtout l'agrégation érythrocytaire.

Le rôle exact de l'hyperagrégation érythrocytaire dans l'insuffisance veineuse reste encore à préciser. L'anomalie présente dès les premiers stades de la maladie augmente avec son évolution. Elle ne semble pas être corrigée par l'éveinage des troncs saphéniens incontinents. Elle est retrouvée au niveau de la circulation systémique. Il semble s'agir d'un phénomène auto-entretenu jouant un rôle aggravant sur la stase veineuse par un phénomène de viscidation pouvant mener jusqu'à une occlusion fonctionnelle du vaisseau. Les anomalies rhéologiques entraîneraient alors une redistribution de la microcirculation cutanée aux dépens de la circulation nutritionnelle capillaire avec coexistence de zones hypoperfusées, de capillaires engorgées et de zones hypervascularisées. D'autre part la viscosité sanguine est un des facteurs intervenant sur la capacité de transport en oxygène.

La troxérutine, dérivé flavonoïde du Sophora japonica a montré in vitro une action correctrice sur les phénomènes d'hyperagrégation érythrocytaire. Cette action rhéologique a été confirmée ex vivo chez les patients souffrant d'insuffisance veineuse des membres inférieurs.

Par ailleurs la troxérutine possède une activité sur la paroi vasculaire en augmentant le tonus veineux et en diminuant le catabolisme du tissu conjonctif ainsi que sur la symptomatologie fonctionnelle de l'insuffisance veineuse des membres inférieurs.

Nous avons voulu dans ce travail étudier l'action globale de la troxérutine sur les paramètres cliniques, photopléthysmographiques et hémorhéologiques de l'insuffisance veineuse des membres inférieurs.

## II. MATERIEL ET METHODES

1. Patients

Les critères d'inclusion étaient représentés par la constatation lors de la consultation initiale d'une varicose tronculaire primitive ou post-thrombotique, uni ou bilatérale, s'accompagnant d'un reflux ostial saphène à l'examen Doppler et d'une symptomatologie fonctionnelle d'origine veineuse.

69 patients non fumeurs ont été inclus dans l'étude après obtention de leur consentement éclairé.

2. Traitement

Tous les patients recevaient d'abord un traitement placebo en simple insu pendant une durée de 15 jours. Au bout de cette période, ils étaient randomisés en 2 groupes recevant pendant 2 mois soit 3500 mg de troxérutine le matin, soit du placebo.

3. Méthodes

Les critères d'évaluation clinique, photopléthysmographique et hémorhéologique étaient mesurés à l'inclusion(J-15) puis lors de la randomisation (J0) et de la consultation finale (J60).

## III. RESULTATS

1. Comparaison des caractéristiques initiales des patients et de l'évolution sous placebo en simple insu :

Les 2 groupes étudiés étaient comparables pour ce qui concerne les données générales et les données du bilan phlébologique lors de l'examen initial.

L'évolution des signes fonctionnels veineux entre J-15 et J0 fait apparaître un effet placebo assez net dans l'ensemble de la population sans qu'il existe de différence d'évolution de ces paramètres entre les 2 groupes.

Les paramètres objectifs et notamment les paramètres hémorhéologiques ne sont eux pas modifiés significativement entre ces 2 dates.

2.Comparaison de l'évolution des variables entre J60 et la valeur initiale entre les 2 groupes :

* Symptomatologie fonctionnelle : La proportion de patients dont les lourdeurs de jambe (LJ) ont été améliorées par le traitement est significativement supérieure ($p < 0,001$) dans le groupe troxérutine (83 %) par rapport au groupe placebo (23 %). Le score veineux fonctionnel est ainsi diminué significativement de 3,7 dans le groupe troxérutine contre 0,7 dans le groupe placebo ($p < 0,001$).

* Signes physiques : L'évolution des périmètres de cheville montre une diminution bilatérale plus importante dans le groupe troxérutine mais celle-ci n'est pas suffisante pour atteindre le seuil de significativité en raison de l'importance de l'écart type des différences.

* Signes photopléthysmographiques : Les temps de remplissage et de demi-remplissage veineux sont tous allongés ou stables dans le groupe troxérutine alors qu'ils sont raccourcis ou stables dans le groupe placebo. Une différence significative en faveur du groupe troxérutine ($p < 0,05$) est retrouvée pour le temps de demi-remplissage gauche.

* Signes hémorhéologiques : Une différence significative ($p < 0,001$) en faveur du groupe troxérutine est retrouvée pour ce qui concerne la cinétique d'agrégation des globules rouges. Les seuils de dissociation des agrégats sont abaissés dans le groupe troxérutine avec une différence significative ($p < 0,01$) pour le SDP. Le taux de fibrinogène reste stable dans le groupe troxérutine mais augmente dans le groupe placebo ($p < 0,05$).

## IV. DISCUSSION

1. Cette étude confirme les travaux déjà publiés sur l'efficacité de la troxérutine dans le traitement des signes fonctionnels de la maladie veineuse. La comparaison entre les 2 groupes a été renforcée par la période commune préalable de traitement placebo en simple insu.

2. L'action anti-oedèmateuse est illustrée par la diminution plus importante des périmètres supra-malléolaires dans le groupe troxérutine.

3. La tendance plus favorable et la différence significative de l'évolution du TDRG dans le groupe troxérutine doivent être rattachées aux effets phlébotoniques et anti oedémateux du produit.

4. Les valeurs initiales des 4 paramètres de l'agrégation érythrocytaire sont étroitement correlées. Elles sont par ailleurs supérieures aux valeurs de référence des témoins d'âge identique confirmant les perturbations déjà retrouvées chez les insuffisants veineux. Les résultats thérapeutiques montrent une amélioration significative de la cinétique d'agrégation et de la désagrégation érythrocytaire dans le groupe troxérutine et confirment les études précédentes.
Une partie de cet effet pourrait être liée à la différence d'évolution du taux de fibrinogène plasmatique dans les 2 groupes.

Cependant l'évolution du taux de fibrinogène ne peut expliquer totalement l'action rhéologique de la troxérutine.

Une action globulaire de la troxérutine est donc probable. Un effet protecteur sur la membrane érythrocytaire et un renforcement des charges électriques négatives ont été évoqués. La diminution des périmètres de cheville sous troxérutine est correlée avec celle des paramètres de l'agrégation. Il apparait par ailleurs que l'amélioration du score veineux fonctionnel et des lourdeurs de jambes est indépendante de l'évolution des paramètres hémorhéologiques.

## CONCLUSION

Cette étude réalisée selon une méthodologie rigoureuse a montré une amélioration significative de la symptomatologie fonctionnelle, de certains paramètres physiques et photopléthysmographiques et de la quasi totalité des paramètres hémorhéologiques (agrégation et désagrégation érythrocytaire) chez les patients traités par une prise matinale de 3500 mg de troxérutine par rapport aux patients traités par placebo.

Elle confirme plusieurs travaux précédents où les différents critères avaient été explorés isolément.

L'analyse des résultats semble montrer que les 2 modes d'action de la troxérutine dans l'insuffisance veineuse, action sur la paroi veineuse et action hémorhéologique par effet anti-agrégant érythrocytaire, sont indépendants et complémentaires.

************************

Nous remercions les Docteurs JOUVEN et SCARABIN (INSERM U.258, Hôpital BROUSSAIS, Paris) qui ont réalisé l'analyse statistique de cette étude.

*Phlébologie 92.* Eds P. Raymond-Martimbeau, R. Prescott, M. Zummo.
John Libbey Eurotext, Paris © 1992, pp. 226-230

# Venous thrombosis in association with deep and superficial venous surgery

John J. Bergan

*Scripps Memorial Hospital, La Jolla, California 92037, USA.*

Venous thrombosis in association with direct venous surgery is uncommon. Similarly, it is rare in association with indirect treatment of chronic venous insufficiency by perforator disconnection as occurs in the treatment of postphlebitic syndrome. Patients undergoing venous surgery have the highest risk for deep venous thrombosis and pulmonary embolization. This is especially true if a previous episode of thromboembolic disease has been documented. Other elements such as age, obesity, presence or absence of diabetes and/or smoking play much less important roles. It is those patients with a history of previous thromboembolic disease who come to direct venous reconstruction or indirect venous disconnection. The apparent lack of danger of venous thrombosis in this population is unexplained.

Studies of outpatients with phlebographically proven acute deep venous thrombosis should give information on the relative frequency of coagulopathy in a non-hospitalized population. This has been done and documentation of the overall prevalence of deficiencies of antithrombin III, protein C, protein S, and plasminogen have been found in 8.3% (23 of 277 patients). When compared with age-matched and sex-matched controls without deep venous thrombosis, the results are striking. The latter group of individuals exhibited only 2.2% of isolated autogenous anticoagulant deficiencies (3 of 138 subjects). Thus it is clear that over 90% of patients with acute venous thrombosis occurring on an outpatient status will not exhibit a diagnosable coagulopathy (1).

Studies of the effects of operative stress on the coagulation profile are similarly nonrevealing. Such studies show that a number of coagulation parameters change as a result of surgical stress and that patients undergoing peripheral vascular surgery respond in a manner similar to those that do not. The trend towards increased coagulopathy occurs with an increased platelet count, increased factor VIII, increase in fibrinogen and thrombin generation index, as well as decrease in antithrombin III. Prothrombin activity does not change nor does the activated partial thromboplastin time (2). Thus, it is clear that just under 10% of patients studied on a non-hospitalized basis exhibit coagulation abnormalities and that normal patients undergoing surgical stress give evidence of coagulation changes towards coagulopathy.

Studies of patients with venous disease and venous ulceration have shown that abnormalities are present in these patients with regard to systemic fibrinolysis. Patients with venous disease have a prolonged euglobulin lysis time and elevated plasma fibrinogen levels. These patients have markedly elevated levels of total fibrin-related antigen and D-dimer which is the terminal degradation product of cross-linked fibrin. In contrast, the levels of D-monomer, the breakdown product of fibrinogen and non-cross-linked fibrin monomer are normal in venous disease patients. As might be expected, those patients with the most severe forms of chronic venous insufficiency and ulceration show the highest levels of D-dimer (3). Thus it is clearly shown that patients with venous disease have uniform evidence for enhanced fibrin formation. This is evidenced by the elevated levels of total fibrin-related antigen and D-dimer. Therefore, there is every reason to suspect that patients undergoing surgery for chronic venous insufficiency would be at high risk for new episodes of venous thromboembolic disease.

Physical changes occur in vein walls during general anesthesia and surgery. Using high-resolution ultrasound imaging of gastrocnemius and posterior tibial veins, the Middlesex Hospital (London) vascular group has shown 22 to 28% increase in venous distention by the end of operative procedures (4). Such distention is most prominent in the gastrocnemius veins but lesser distention was observed in posterior tibial veins. Infusion of as much as one liter of saline in addition to basal requirements exacerbated the distention to as much as 57% compared to 22% in the control group.

Thus, it is seen that intraoperative venous distention as documented, in association with other factors which lead to deep venous thrombosis should markedly elevate the risk for such phenomenon in patients with venous disease undergoing surgery. The unexplained fact remains. Patients with venous insufficiency sufficient to require superficial or deep surgery are not patients who exhibit deep venous thrombosis or thromboembolic complications. The reason for this fact is as yet unexplained.

## REFERENCES

1. Heijboer H, Brandjes DPK, Buller HR, et al. Deficiencies of coagulation-inhibiting and fibrinolytic proteins in outpatients with deep vein thrombosis. N Eng J Med 1990; 323: 1511-16.
2. Collins GJ Jr, Barber JA, Zajtchuk R, et al. The effects of operative stress on the coagulation profile. Am J Surg 1977; 133:611-16.
3. Falanga V, Kruskal J, Franks JJ. Fibrin- and fibrinogen-related antigens in patients with venous disease and venous ulceration. Arch Dermatol 1991; 127:75-78.
4. Coleridge-Smith PD, Hasty JH, Scurr JH. Venous stasis and vein lumen changes during surgery. Br J Surg 1990; 77:1055-59.

# V.
# ÉPIDÉMIOLOGIE - ÉTIOLOGY
# *EPIDEMIOLOGY - ETIOLOGY*

## THE ULM STUDY - Venous diseases and population structure

BERG, Dagmar; BECK, M.; JESAU, R.

Surgical Centre Dr. Berg

A health education initiative on venous diseases in Germany has yielded data on healthy and afflicted persons to demonstrate risc and cofactors. The study is ongoing. Until now, 3,450 individuals have been evaluated. Their average age was 54 years. Leg pain and edemas were seen in approximately 65% of those surveyed. About 18% of those surveyed had been pronounced temporary disabled at least once in the past or hospitalized at least once; the average hospital stay lasted 14 days. 43% of those polled stated that their mother, and 16%, that their father had suffered from a venous disorders. CVI (chronic venous insufficiency) was manifest in 28% (CVI I), 13% (CVI II), and 5% (CVI III) and crossen insufficiency of type I through IV in 27%. A perforator vein incompetence was present in 10% (DODD type), 25% (BOYD type) and 25% (COCKET type) of the cases. Open venous ulcerations were found in approximately 1.0% of those surveyed, i.e. an estimated 800.000 out of the 77 million Germans. These data are the results of the latest epidemiological study since the studies of Tübingen and München, the first study in which the Doppler procedure was utilized on a large scale.

## Venous diseases and occupation

F. Tomei, E. Tomao, T.P. Baccolo, B. Papaleo

Occupational Medicine - University of Rome "La Sapienza"

We have investigated the clinical pictures of 150 workers with venous diseases referred to us. Factors considered were their occupation, social level, family history, age and sex. Subjects whose work obliged them to spend long periods on their feet presented ectasia and often also insufficiency o the internal vena saphena. They frequently showed superficial dermohypodermitis and ulcers where flow in the low communicating vessels was inadequate. These ulcers tended to be torpid and hard to reverse. Subjects who worked largely on their feet but had to move around presented less dermohypodermitic signs and ulcers.

*Phlébologie 92.* Eds P. Raymond-Martimbeau, R. Prescott, M. Zummo.
John Libbey Eurotext, Paris © 1992, pp. 234-236

# New epidemiological findings with regard to initial stages of varicose veins (Bochum study I-III)

U. Schultz-Ehrenburg, N. Weindorf, U. Matthes, H. Hirche*

*Department of Dermatology, St. Josef-Hospital, University of Bochum, Gudrunstr. 56, 4630 Bochum and * Institute for Medical Informatics and Biomathematics, University of Essen, Hufelandstr. 55, 4300 Essen, Germany.*

## SUMMARY

The objective of present longitudinal study was to investigate preclinical and early changes observed in connection with developing varicose veins. Pupils of 11 college-preparatory high schools (Gymnasium) were examined when they were in the 5th, 9th and 13th grades (Bochum Studies I, II and III).

In the Bochum Study I the 10 to 12-year old children showed no visible truncal or tributary varicosities, and merely a few refluxes of the long and short saphenous veins (2.5 % saphenous refluxes). In the Bochum Study II, the 14 to 16-year old juveniles had a much higher frequency of refluxes (12.3 % saphenous refluxes) and a few large varicose veins (1.7 % truncal varices, 0.8 % tributary varices and 4.1 % incompetent perforators). Four years later in the Bochum Study III, the frequency of saphenous refluxes and large varices was still increasing (19.8 % saphenous refluxes, 3.3 % truncal varices, 5.0 % tributary varices and 5.2 % incompetent perforators). Small varicose veins already appeared in the Bochum Study I (10.7 % reticular varices); the incidence increased markedly in the Bochum Study II and III (last values: 35.3 % reticular varices and 12.9 % telangiectasias).

Statistically, there was only a weak trend toward familial predisposition with respect to the large varicose veins. The female sex dominated with regard to the small cosmetic varices and the male sex with regard to the large varices. In conclusion, large varicose veins are preceded by saphenous refluxes which can be considered a risk factor for a later trunk varicosis.

## PLANNING AND IMPLEMENTATION

A longitudinal study was conducted with the primary aim of investigating the initial pathogenetic changes taking place during the development of varicose veins. The test population consisted of the pupils of one grade level in 11 college-preparatory high schools who were examined in the 5th, 9th and 13th grades (Bochum Studies I, II and III). With regard to design and implementation, see the Table below. We used the following techniques to collect our data: questionnaire, various body measurements, physical examination by a doctor, Doppler ultrasonographic examination and photoplethysmographic examination.

1982/83 **Bochum Study I (5th grades)**
**Covers 740 pupils (396 F, 344 M)**
**Age in years: 10.5 ± 0.6 ($\bar{x}$ ± SD)**
**range 10-12**

1986/87 **Bochum Study II (9th grades)**
**Covers 518 pupils (292 F, 226 M)**
**Age in years: 14.8 ± 0.4 ($\bar{x}$ ± SD)**
**range 14-16**

1990/91 **Bochum Study III (13th grades)**
**Covers 459 pupils (253 F, 206 M)**
**Age in years: 18.5 ± 0.5 ($\bar{x}$ ± SD)**
**range 18-20**

## RESULTS

The development of the clinical findings is shown in Fig. 1. No truncal varices, tributary varices or incompetent perforators were found among the 10 to 12-year old children of the Bochum Study I. However, refluxes were already present in some cases. In the Bochum Study II and III, there was a marked increase in the number of refluxes found, particularly in the long and short saphenous veins and the external iliac vein (Fig. 2). The first visible saphenous varices appeared four years later than the first saphenous refluxes (Bochum Study II). Their incidence increased in the Bochum Study III, but the incidence of saphenous refluxes always was much higher than the number of visible truncal and tributary varices. The varicose veins that could be diagnosed on the basis of visual inspection were still not very serious among the 18 to 20-year old students taking part in the Bochum Study III. Extensive or highly noticeable findings, findings like the ones we see in adults, were completely absent.

The photoplethysmographic findings shall be touched upon only briefly here. The 10 to 12-year age group had shorter refilling times than the 14 to 16-year old juveniles and normal adult values were first attained in the 18 to 20-year old group (Fig. 5). But even in the third part of the study, the students with saphenous varices could not be

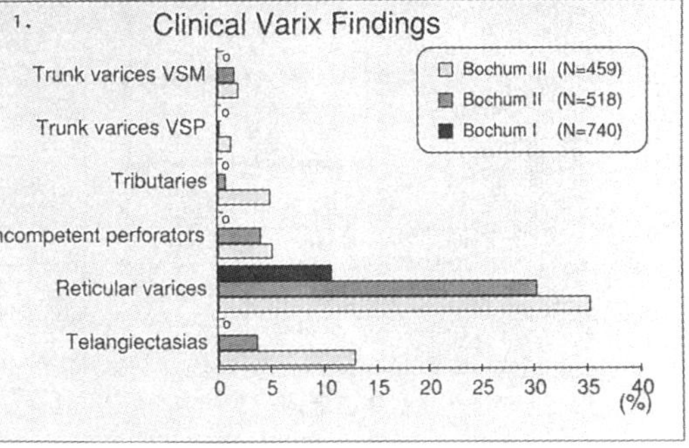

Fig. 1.

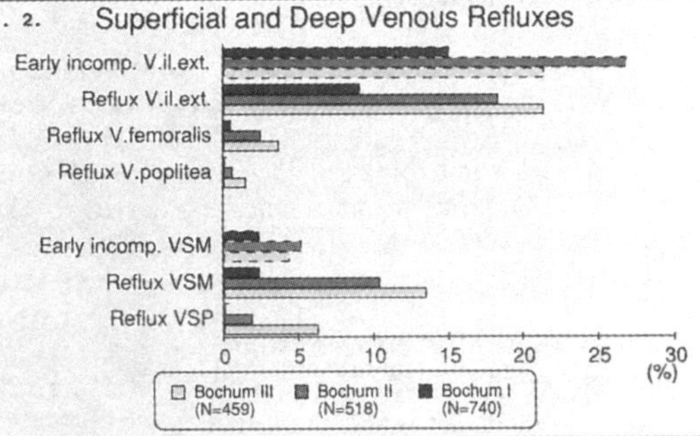

Fig. 2.

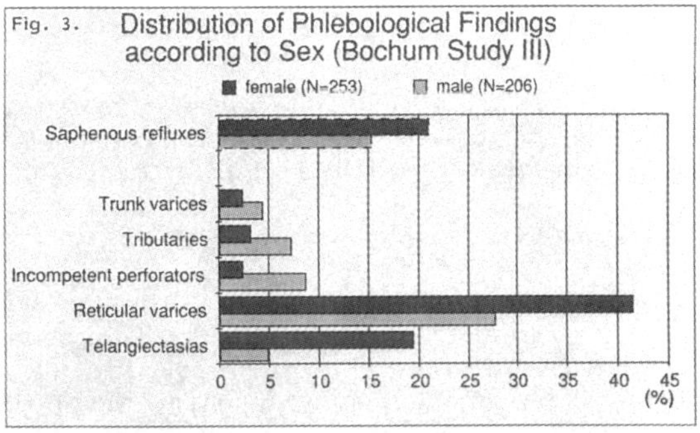

Fig. 3.

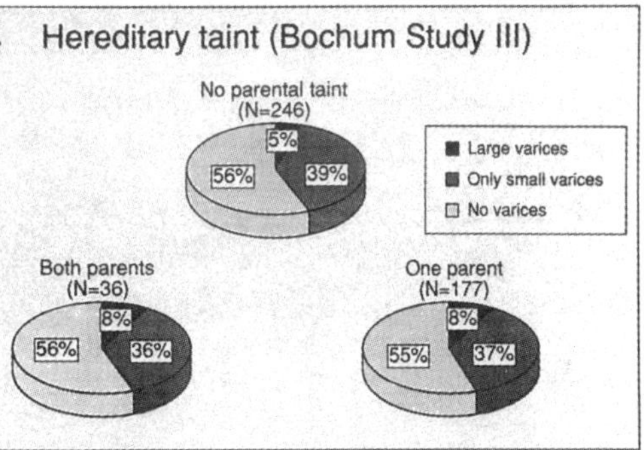

Fig. 4.

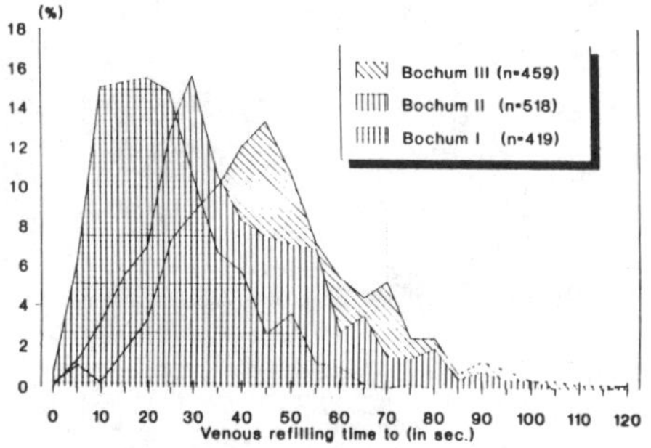


Fig. 5. Photoplethysmography, Bochum Studies I, II and III. Comparison of the venous refilling times.

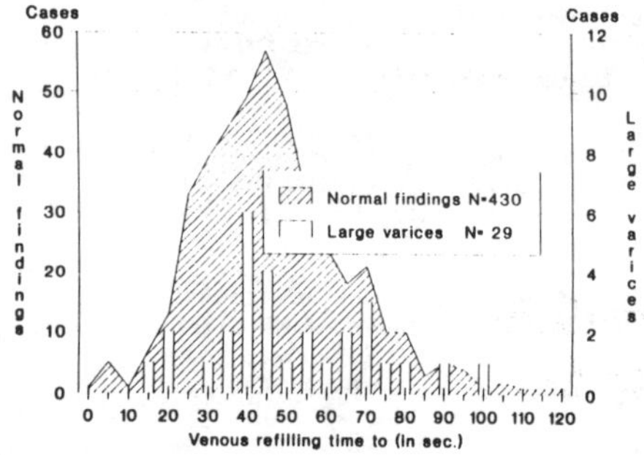


Fig. 6. Photoplethysmography, Bochum Study III. Comparison of students with normal and (large) varicose veins.

discriminated by means of photoplethysmography (Fig. 6). This method is unfortunately not suitable for the early detection of phlebological abnormalities.

The issue of familial predisposition and sex-based predisposition shall be discussed in relation to the Bochum Study III, where we found the largest number of varicose veins. As is shown in Fig. 3, the predominance of the female sex was confirmed only for reticular varices and telangiectasias, with men predominating with respect to the large varices. But it is possible that the relationship will change in the future for two reasons: 1) There were not yet any pregnancies in our collective and 2) as shown in Fig. 3, the girls dominated with respect to saphenous refluxes. It is quite conceivable that the sex-based distribution will be reversed when this latent risk coincides with the manifestation factor of pregnancy.

Concerning the question of heredity, we compared the pupils without a familial predisposition with those who had one or two parents with varicose veins. As is shown in Fig. 4, the data did not reveal a significant correlation between familial predisposition and the occurrence of varicose veins. Statistically, there was only a weak trend in favour of heredity with regard to large varicose veins.

## CONCLUSION

The most important findings are without a doubt the Doppler sonographic reflux findings. Truncal varices of the long and short saphenous veins are apparently preceded by refluxes. For the first time we now have a preclinical sign which opens up new chances for a primary prophylaxis. Since these refluxes can already be demonstrated in juveniles, they can be used for vocational counselling and preventive medical care during pregnancy.

## REFERENCES

Schultz-Ehrenburg, U., and Weindorf, N. (1986): Prospective epidemiological study on the development of varicosis in German grammar schools (Bochum study I). In Phlebology '85: Proceedings of the First United Kingdom Meeting of the Union International de Phlébologie, eds D. Negus and G. Jantet, pp. 22-24. London: John Libbey.

Schultz-Ehrenburg, U., Weindorf, N., von Uslar, D. and Hirche, H. (1989): Prospektive epidemiologische Studie über die Entstehungsweise der Krampfadern bei Kindern und Jugendlichen (Bochumer Studie I und II). Phlebol. Proktol. 18: 10-25.

*Phlébologie 92.* Eds P. Raymond-Martimbeau, R. Prescott, M. Zummo.
John Libbey Eurotext, Paris © 1992, pp. 237-238

# Prévalence du stade prévariqueux et de la maladie variqueuse chez l'adulte jeune

R. Clément, E. Blin. X. Chanudet, J.M.Garcin, J.P. Dechaux, P. Larroque

*Service de Médecine Interne et Pathologie Cardiovasculaire, Hôpital Bégin, 69, avenue de Paris, 94160 Saint-Mandé, Paris, France.*

Ce travail se propose d'évaluer la prévalence du stade prévariqueux (S.P.V.) et de la maladie variqueuse (M.V) chez l'adulte jeune de sexe masculin.

**METHODE** : 103 adultes jeunes masculins (âge : 21 ± 3 ans, P: 70 ± 11 kg, T: 174 ± 6 cm) tirés au sort, ont subi un interrogatoire, des examens: clinique, écho-doppler et pléthysmographique.

= critères définissant le S.P.V.: plaintes fonctionnelles et/ou hyperdistensibilité (ΔV > 4 %) et/ou hyperdébit de vidange veineuse (QV > 100 ml/mn/100 ml) à la pléthysmographie

= critères cliniques et écho-doppler définissant la M.V

**RESULTATS** : Comparaison des différentes populations: Prévalence : S.P.V. (groupe 1) = 15 % dont 5 % de signes fonctionnels. M.V. (groupe 2) = 9 % dont 7 % d'insuffisance saphènienne. S.P.V. + M.V. (groupe 3) = 24 %. L'âge, le poids, la taille, le taux d'A.F.de varices et de sportifs, ainsi que la répartition des professions ne diffèrent pas entre les groupes. Absence d'incontinence profonde et de troubles trophiques. Les distensibilités sont plus élevées dans le groupe 1 (ΔVD = 3,9 ± 09 ; ΔVG = 3,6 ± 0,8), le groupe 2 (ΔVD = 3,6 ± 08 ; ΔVG = 3,6 ± 1) et le groupe 3 (ΔVD = 3,9 ± 0,9 ; ΔVG = 3,6 ± 1) par rapport aux témoins (ΔVD = 2,5 ± 0,5 ; ΔVG = 2,6 ± 0,5 p = 0,0001). Il n'existe pas de différence entre les groupes. Les débits de vidange du groupe 1 (QVD = 89 ± 14 ; QVG = 83 ± 10), du groupe 2 (QVD = 83 ± 21 ; QVG = 83 ± 31) et du groupe 3 (QVD = 87 ± 17 ; QVG = 85 ± 24) sont plus élevés que ceux des témoins (QVD = 64,8 ± 13 ; QVG = 65 ± 13 p 0,001). Il n'existe pas de différence entre les groupes. Les autres paramètres ne diffèrent pas entre les groupes. Influence des différents paramètres : Il n'existe pas de relation entre le poids, la taille et les critères définissant le S.P.V. et la M.V..Les sportifs (28 %) ont une distensibilité veineuse (ΔVG = 3,6 ± 0,7) et un débit de vidange du côté gauche (QVG = 97 ± 31) plus élevés que le non sportif (ΔVG = 2,7 ± 0,7, p = 0,04 ; QVG = 67 ± 1, p = 0,001).

**COMMENTAIRES** : La prévalence de "l'état pré-variqueux" chez l'adulte jeune de sexe masculin avoisine celle notée par OCELLI (6,5 %)(1) concernant une population masculine de 20 à 30 ans. Celle-ci est multipliée par trois si on ajoute des critères pléthysmographiques.La prévalence de la M.V.diffère de celle (23,6 %) constatée par SCHWEIGER (2) lequel prenait en compte des varices réticulaires (11 %). Absence de relation entre les données morphologiques, le sport, le type de profession et le S.P.V.ou la M.V.

1. OCELLI R. LANGLE L.
Varices et statistiques.
Rev. Prat., 1970, 20, 1969-1983

2. SCHWEIGER H., RUDOFSKY G.
Die primàre varikosis bei jungen mànnern ergebnisse einer reihenuntersuchung bei wehrpflichtigen.
Vasa, 1981, 10, 41-45

Etude épidémiologique de l'insuffisance veineuse dans une population de l'Ile de France.

M. CLOAREC, M. ESTRYN-BEHAR - Ph. GRITON
Ph. BLANCHEMAISON - R. CLEMENT - P. LARROQUE
HOPITAL TENON, Université Paris VI

Une vaste étude épidémiologique sur la prévalence de l'insuffisance veineuse a été entreprise en Ile de France depuis 1985.

Les centres de recrutement ont été : l'Hôpital Tenon, la médecine du travail, deux centres de médecine préventive et l'équipe de l'Hôpital Bégin.

Les patients ont été examinés sur le plan clinique et ont bénéficié d'explorations fonctionnelles vasculaires (Echo-Doppler et Pléthysmographie par jauge de contrainte).

Ce travail a permis de préciser la fréquence de l'insuffisance veineuse et de la maladie variqueuse dans une population dont l'âge varie de 18 à 60 ans avec une enquête sur les conditions de travail et la nutrition.

Les auteurs ont pu définir l'incidence du stade pré-variqueux et de la maladie variqueuse en fonction de l'âge, du sexe, de l'état hormonal et de la génétique. Ils ont défini l'importance des facteurs ergonomiques et de l'hygiène de vie.

L'enquête porte sur 4200 sujets et sera poursuivie par des études longitudinales pour apprécier la possibilité d'une prévention.

( Travail réalisé grâce à une aide d'I.N.O.V.)

*Phlébologie 92.* Eds P. Raymond-Martimbeau, R. Prescott, M. Zummo.
John Libbey Eurotext, Paris © 1992, pp. 240-242

# Épidémiologie de la maladie variqueuse en Guadeloupe : à propos de 1000 cas

Pierre Sainte-Luce

*Angéiologie, 26, rue Maurice Maire-Claire, 97100 Basse-Terre, Gouadeloupe, France.*

**INTRODUCTION**

Cette étude a été réalisée en 1989 portant sur 1000 patients examinés en cabinet d'angéiologie de ville.

**MATERIEL ET METHODE**

Sur 1000 patients nous avons relevé les éléments suivants:

- Les **antécédents familiaux** d'insuffisance veineuse,
- les **motifs de consultation**: varices, ulcère...
- Les **antécédents personnels veineux**, accidents de phlébite et traitement veineux,
- les **signes fonctionnels** présentés,
- l'**âge**, la **profession**, le **sexe** et la **race** sont aussi consignés,
- Un **examen clinique complet** réalisé en position debout avec notation des dilatations variqueuses sur un schéma adéquat.* Recherche du signe du flot,

*Recherche de troubles trophiques aux membres inférieurs.

- Les **examens complémentaires** réalisés sont:

Le Doppler continu avec analyse spectrale ainsi que le Duplex à la recherche de:

- fuite éventuelle des crosses saphènes et ou des perforantes,
- séquelles de phlébite passée inaperçue.

Dans le cadre d'un ulcère la perception des pouls par Doppler étant indispensable.

Toutes ces données ont été traitées par ordinateur compatible IBM à l'aide du logiciel D BASE III.

**RESULTATS**

Notre étude a donc portée sur les 1000 premiers patients examinés pour une pathologie veineuse superficielle, 888 femmes et 112 hommes.

Les femmes consultent essentiellement entre 30 et 60 ans alors que les hommes consultent de manière quasi uniforme quelque soit la décennie.

Le quart de la population féminine qui consulte se situe entre 40 et 50 ans.

Il s'agit essentiellement de patients travaillant dans le secteur tertiaire pour les plus jeunes alors que le nombre de retraités représente environ 20% des consultations (18,2).

Ce secteur tertiaire représentant 36,3% des consultations.

Le secteur primaire ne représente qu'une infime part dans les consultations (1,4%).

Ces patients consultent surtout pour des lourdeurs des membres inférieurs, des douleurs (au stade de signes fonctionnels) mais aussi pour des troubles esthétiques.

77 patients sur 1000 arrivent à la consultation au stade d'ulcère variqueux.

Il est souvent difficile de pouvoir déceler la race des patients, cependant la race noire est la plus largement représentée (77,6% des patients).

Le traitement préconisé à été dans 26,6% la sclérose, 26,4% le traitement médicamenteux associé à l'hygiène veineuse et à plus de 25% le traitement chirurgical unique ou associé à la phlébectomie ambulatoire et à la sclérose.

Les 7,7% représentant les patients ulcéreux sont composés de 49 femmes et de 28 hommes, soit 36,4% de sexe masculin.

Ces hommes sont représentés surtout dans la classe 60 à 79 ans. Les femmes présentant la même pathologie ulcéreuse ont une moyenne d'âge inférieure.

Le Doppler met en évidence une fuite saphène interne pour une large part chez ces patients ulcéreux.

**DISCUSSION**

Le profil type du patient qui consulte:

Il s'agit d'une femme jeune d'environ 40 ans, de race noire; elle est fonctionnaire, consulte pour lourdeurs des membres inférieurs et une préoccupation esthétique.

Le traitement qui lui est proposé consiste en la sclérose associée aux mesures d'hygiène veino-lyphatique.

On constate que les hommes se présentent au cabinet plus tardivement. Ils sont aussi plus gravement atteints par la maladie avec souvent d'importantes dilatations saphènes qui justifient un traitement radical, d'éveinage.

Il y a une différence significative entre les atteintes de type saphène interne et celles de topographie saphène externe en cas de maladie ulcéreuse, comme classiquement dans la littérature.

S'il est difficile de déceler la race des patients sur le seul phénotype, on constate que, contrairement à ce qui nous est généralement enseigné, les antillais sont aussi largement touchés par la maladie variqueuse avec son cortège de complications.

La maladie variqueuse est une maladie héréditaire et donc inscrite dans le génome : la fragilité de la paroi veineuse serait-elle plus marquée chez les antillais par leur "apport génétique blanc" ?

**CONCLUSION**

La maladie variqueuse est largement représentée en GUADELOUPE; elle touche principalement la femme jeune en pleine activité.

Nous devons regretter que les consultations pour ce motif soient tardives.

En effet, une prise en charge dès les premiers symptômes nous permettra, grâce aux examens complémentaires simples comme l'Echo-Doppler, d'envisager un traitement simple et efficace.

Nous éviterons ainsi, l'ulcère de jambe, trop largement représenté, complication lourde de conséquences sociales et économiques.

*Phlébologie 92.* Eds P. Raymond-Martimbeau, R. Prescott, M. Zummo.
John Libbey Eurotext, Paris © 1992, pp. 243-245

# The prevention of varicose veins : an epidemiologic and evolutionary perspective

Scott Anderson

*5454 Wisconsin Ave., Suite 1625, Chevy Chase, MD 20815, USA.*

Phlebology patients often ask as they near the end of treatment, "doctor, what can I do to prevent these veins from coming back?" This question was the impetus for my search for possible strategies for preventing venous disease. Textbook summaries of the causes of vein disease typically list the associations with heredity, gender, parity, hormonal status, occupation, and inactivity (standing or sitting). The epidemiological literature on varicose veins, however, suggests a more fundamental level of causality--civilized life-style. Researches on likely nutritional patterns in pre-civilized groups, meanwhile, point to possible strategies for prevention of venous disease. This brief paper summarizes the fruits of my informal investigation thus far.

The two best summaries of what is known about the epidemiology of varicose veins are those by Robert Beaglehole (ref 1) and Glenn Geelhoed and Denis Burkitt (ref 2). These two papers come to similar conclusions: the data suggest strongly that varicose veins are a disease of civilization; that some factor or group of factors associated with civilized diets and/or life-style are at the root of the high prevalence of venous disease in developed countries (upwards of 50% in some studies vs 2% seen in developing countries (ref 3)). Thus it can no longer be argued that the usual associations with venous disease seen in developed countries are causal since many of the same factors are present in undeveloped groups that do not demonstrate the disease.

These studies leave many questions unanswered, however. Among these are reliable estimates of the prevalence in hunter-gatherer vs agricultural populations. Beaglehole (ref 4) and Burkit (ref 5) both have looked at varicose vein prevalence in native hunter-gatherer groups in the South Pacific and Africa respectively. Burkit has also reported on larger population surveys in agriculturally based Asian countries (ref 3). It would appear from the similar low rates that they've reported for both groups that the "neolithic transition" from hunter-gatherer to agricultural life-style was <u>not</u> associated with a significant rise in the prevalence of venous disease. However, Cohen (ref 6) has shown that the neolithic transition negatively impacted many aspects of health.

Other diseases of civilization have received considerable attention in the past decades including coronary artery disease, cancer, hypertension, diabetes, and obesity. Various efforts have been made to isolate nutritional or other life-style factors to account for the prevalence of these diseases in developed countries. One recent study was that of Eaton and Konner (ref 7) who attempted to outline differences in specific nutrients between what might be characterized as a generic "paleolithic" diet and that of contemporary developed countries. Key differences they've identified:

TABLE 1:

**Late Paleolithic, Contemporary American, and Recently Recommended Dietary Composition**

| | Late Paleolithic Diet | Contemporary American Diet | Recent Recommendations |
|---|---|---|---|
| Total Dietary Energy (%) | | | |
| Protein | 33 | 12 | 12 |
| Carbohydrate | 46 | 46 | 58 |
| Fat | 21 | 42 | 30 |
| Alcohol | ~0 | (7–10)* | — |
| P:S Ratio | 1.41 | 0.44 | 1 |
| Cholesterol (mg) | 520 | 300–500 | 300 |
| Fiber (gm) | 100–150 | 19.7 | 30–60 |
| Sodium (mg) | 690 | 2,300–6,900 | 1,000–3,300 |
| Calcium (mg) | 1500–2000 | 740 | 800–1,500 |
| Ascorbic Acid (mg) | 440 | 90 | 60 |

*Inclusión of calories from alcohol would require concomitant reduction in calories from other nutrients, mainly carbohydrate and fat.

Another key point that Eaton and Konner have made regards the relevance of study of paleolithic man from an evolutionary point of view. They've pointed out that the rate of biological evolution is measured on a time scale of tens of thousands of years. This means that the human genome has not evolved appreciably since paleolithic times 5-10,000 years ago. Thus we remain, from a genetic standpoint, paleolithic in our biology--adapted by natural selection to a paleolithic environment, a paleolithic diet, and paleolithic behaviors. Might we be able to identify what we are missing in our diet or in our way of life that might be readily replaced or changed?

The fitness movement of the past several decades has stressed the importance of exercise and a more "natural" diet lower in saturated fats, higher in fiber, and often supplemented with various vitamins and minerals. These same general recommendations emerge from this consideration as well. Table 1 from Eaton and Konner suggests that increasing intake of fiber, calcium and ascorbic acid and decreasing intake of sodium may be key elements in any such dietary program.

Behaviorally, Beagelhole has pointed out that "chair sitting has the same gradient in the South Pacific as the occurrence of varicose veins" (ref 1). To this we might add the suggestion that the practice of defecation in the seated position combined with the chronic low-level constipation seen in "westernized" groups may all be contributing to chronic venous hypertension in the lower extremities. Thus, sitting on the ground or squatting and defecation in the squatting position may be more "natural" behaviors that could be made a rational part of a program for prevention of varicose veins.

Finally, regarding the possible role of the bioflavonoids: This complex and heterogenous family of plant compounds has received considerable attention in recent years (see for example ref 8). Many members of this group have potent pharmacological properties: for example--antithrombotic, anti-mutagenic, anti-inflammatory, anti-oxidant, inhibitory of phosphodiesterase, of platelet aggregation, or of membrane destabilization. Might there be one or more such compounds present in a diet high in varied plant materials that protects the veins from the deterioration seen with varicosity? Thus, there may be plant fiber-associated specific compounds that are protective against vein disease above and beyond the roughage factor alone. Identification of such factor or factors might allow a more specific long-term supplementation for the prevention of varicose vein disease.

REFERENCES


1. Beagelhole, Robert, 1986, Epidemiology of Varicose Veins, World J Surg 10:898-902
2. Geelhoed, Glenn, and Denis Burkitt, 1991, Varicose Veins: A Reappraisal From a Global Perspective, Southern Med J 84(4):1131-1134
3. Burkit, Denis, 1976, Varicose Veins: facts and fantasy, Arch Surg 111:1327-1332
4. Beagelhole, Robert, et al, 1975, Varicose Veins in the South Pacific, Int J Epidemiol 4:295
5. Burkit, D.P. 1972, Varicose veins, deep venous thrombosis, and heamorrhoids: Epidemiology and suggested aetiology, Br Med J 2:556
6. Cohen, Mark Nathan, 1989, Health and the Rise of Civilization, Yale University Press, New Haven, CT
7. Eaton, S. Boyd, and Melvin Konner, 1985, Paleolithic Nutrition: A Consideration of Its Nature and Current Implications, New England J Med 312(5):283-289
8. Anton, R, and A. Beretz, 1990, Flavonoids: antithrombotic agents or nutrients?, Bull Acad Natl Med 174(6):709-714

L'ULCERE DES JAMBES:PROBLEME COMMUN ET AVEC PARTICULARITEES GEOGRAPHIQUES.

M.GARAU
DIVISIONE DI CHIRURGIA GENERALE-OSPEDALE"SS.TRINITA'"
CAGLIARI-I-

L'INSUFFISANCE VEINEUSE S'AVERE EN 10-15% DE LA POPULATION ET SE COMPLIQUE EN POURCENTAGE VARIABLE PAR L'ULCERE DES JAMBES.

760 PATIENTS ONT ETE INCLUS DANS CET ETUDE PORTE SUR UNE REGION GEOGRAPHIQUE AVEC ANEMIE MEDITERRANEE ENDEMIQUE:A L'EXAMEN CLINIQUE ET DOPPLER S'EST AVEREE UNE INSUFFISANCE AVEC IPERTENSION VEINEUSE.13 PATIENTS(1,7%) PRESENTAIENT ULCERE DE JAMBE TRES GRANDE(DIAM.MAX. > 22 CM.)ET AGEE(>3ANS). ET ETAIENT ATTEINTES PAR MICROCITHEMIE,IPERTENSION ARTERIELLE MODEREE, IPERCHOLESTEROLHEMIE,IPERFIBRINOGENHEMIE,APPESANTISSEMENT.

APPROCHE THERAPEUTIQUE LOCAL AVEC COLLAGENE[r] ET PENSEMENT ELASTIQUE,ET SISTEMIQUE AVEC HEPARANSULFATE[r](300 MG./DIE) ET EPA+DHA[r](3GR/DIE).

GUERISON COMPLETE APRES 11 MOIS(MOYENNE).

*Phlébologie 92.* Eds P. Raymond-Martimbeau, R. Prescott, M. Zummo.
John Libbey Eurotext, Paris © 1992, pp. 247-249

# Leg ulcers : a hidden problem in the community

Olle Nelzén, David Bergqvist*, Anders Lindhagen

*Departments of Surgery, Kärnsjukhuset, S-541 85 Skövde and * Malmö General Hospital, University of Lund, S-214 01 Malmö, Sweden.*

Leg ulcer point prevalence assessed through health care is in the range of 0,11- 0,30% (Baker *et al.*,1992; Nelzén *et al.*,1991). The number of persons taking care of their ulcers without help from public health care is unknown but has been believed to be small. To be able to assess the actual amount of persons suffering from chronic leg ulcers in the community a survey outside the health care system was performed. The aim of the study was to estimate leg ulcer point prevalence in two different areas in Sweden to be able to detect any geographical differences. This report regards preliminary results.

## METHODS

By results from a previous study within the health care system (Nelzén *et al.*,1991) we knew that 90% of all patients with leg ulcers were found in the age group 50-89 years of age. A simple postal questionnaire was sent to a total of 12.000 randomly selected inhabitants aged 50-89 years, comprising 7% of all persons in that age group. Six thousand questionnaires were sent out in each the city of Malmö (pop. 232.900) and the county of Skaraborg (pop. 274.500). Nonresponders recieved a reminder in Skaraborg but not in Malmö. All persons who responded having current leg ulcers were invited to a clinical examination.

A randomly selected sample of nonattendants was examined through medical records and direct contacts with district nurses to validate their leg ulcer disease. Leg ulcer point prevalence was calculated within each area and age decade and the results subsequently extrapolated to give a prevalence estimate for the total populations.

## RESULTS

The primary response rate was 84% in Malmö and 90% in Skaraborg. The secondary response rate in Skaraborg was 96%, giving an overall response rate of 90%. Open ulcers were reported by 306 individuals and previous ulcers by 613. 143 persons attended the clinical examination (47%). In 82/143 ulcers were verified giving an answering specificity of 57%; it was lower in the city of Malmö 45% than in the county of Skaraborg 66%. It was noted that the specificity increased with age Table 1. Of the examined persons with leg ulcers 44 were females and 38 men. Most of the persons who had given false positive answers had mistaken an eczematous lesion for an ulcer.

We did assume that the amount of ulcers was equal among examined and nonexamined persons. This was validated by the finding that 15/28 (54%) of the randomly selected nonexamined individuals had leg ulcers according to medical records or district nurses. The age specific prevalence rates in Malmö and Skaraborg are shown in Table 1.

Table 1. Age specific prevalence rates, attendance to examination and answering specificity in Malmö and Skaraborg county in percent.

| | Malmö | | |
|---|---|---|---|
| *Age* | *Specificity* | *Attendance* | *Prevalence* |
| 80 - 89 | 73 | 30 | 2,1 |
| 70 - 79 | 53 | 56 | 1,3 |
| 60 - 69 | 50 | 43 | 1,1 |
| 50 - 59 | 21 | 63 | 0,5 |

| | Skaraborg | | |
|---|---|---|---|
| *Age* | *Specificity* | *Attendance* | *Prevalence* |
| 80 - 89 | 92 | 33 | 5,0 |
| 70 - 79 | 57 | 47 | 1,9 |
| 60 - 69 | 66 | 64 | 1,8 |
| 50 - 59 | 60 | 37 | 1,4 |

The calculated leg ulcer point prevalence rate in Malmö was 0,46% (95% confidence limits 0,29 - 0,63%) and in Skaraborg 0,76% (95% confidence limits 0,54 - 0,88%).The geographical difference noted was substantial but did not reach statistical significance. The overall prevalence rate was 0,61% (95% confidence limits 0,47 - 0,75%).

The prevalence rate for open and healed ulcers together was three times that of open ulcers, giving the size of the total population at risk.

## DISCUSSION

Compared to prevalence rates obtained through cross sectional surveys within the health care system in Skaraborg 0,30% (Nelzén *et al.*,1991) and in Malmö 0,12% (Lindholm *et al.*,1992) this study showed significantly higher prevalence rates. The results indicate that there are at least twice as many individuals with leg ulcers in the community than are known to health care professionals. This indicates that a large number of persons take care of their ulcers by themselves. This study is also the first that can present a reliable estimate of the amount of persons that have ever suffering from chronic leg ulcers. The high false positive response rate stresses the need for validating examinations if postal questionnaires are used to assess leg ulcer prevalence, especially if directed to persons without medical education.

## CONCLUSIONS

This study shows significantly higher point prevalence rates for current leg ulcers than previous studies have shown. One can expect that at least half of all persons with open leg ulcers are unknown to public health care and consequently take care of their ulcers by themselves. The amount of persons having ever suffered from leg ulcers is three times that of those having open ulcers. Our results indicate a geographical prevalence difference between the city of Malmö and the county of Skaraborg although we were not able to prove it statistically. Leg ulcers is definitely a largely hidden problem in the community.

## REFERENCES

Baker, S.A, Stacey, M.C., Singh, G., Hoskin, S.E., Thompson, P.J. (1992): Aetiology of chronic leg ulcers. Eur J Vasc Surg. 6:245-251.

Lindholm, C., Bjellerup, M., Christensen, O.B., Zederfeldt, B. (1992): A demographic survey of leg and foot ulcer patients in a defined population. Acta Derm Venerol (Stockh). 72:227-230.

Nelzén, O., Bergqvist, D., Hallböök, T., Lindhagen, A. (1991): Chronic leg ulcers: an underestimated problem in primary health care among elderly patients. J Epidemiol Community Health. 43(3):184-187

VENOUS DISEASE DURING PREGNANCY : AN EPIDEMIOLOGICAL ANALISYS.

A. BASELLINI, R. ZUCCA

INSTITUTE OF VASCULAR SURGERY - UNIVERSITY OF MILAN - ITALY

One thousand and fourteen women who were delivered in the Obst. Gynec. Clinic "L. Mangiagalli" were investigated to evaluate the real incidence of varicose disease, its correlation with some factors and the development of complication.
The observation period was comprised between the 1st and the 4th day of puerperium in which women were investigated by obstetricians through a detailed questionnaire and underwent an angiological visit. The mean age of the pueperae was 29,6 years (range 15-47 yrs); 587 women were primiparas (57,9%). The prevalence of varicose disease's different aspects resulted 57,9%, while the incidence related to pregnancy was 26,1%.
The prevalence and the incidence resulted to be respectively 26,8% and 14,4% for varicosities, 5,6% and 3,1% for saphenic varicosis. Complications were observed in 10 patients (0,99%). 45,3% of patients reported family positivity for varicose disease; this group has shown a statistically significant difference ($p<0.001$) for the onset of different aspects of varicose syndrome.

*Phlébologie 92.* Eds P. Raymond-Martimbeau, R. Prescott, M. Zummo.
John Libbey Eurotext, Paris © 1992, pp. 251-253

# Stasis as a cause for the appearance of venous pathology

José Remacle, Carine Michiels, Thierry Arnould

*Biochimie Cellulaire, Facultés Universitaires, rue de Bruxelles, 61500 Namur, Belgium.*

## INTRODUCTION

Venous stasis is a common situation which has been recognized for a long time to be correlated with the appearance of venous diseases. This is examplified by the development of varicosed veins in pregnant women who are standing up for very long periods of time during their working hours (Cornwall et al., 1986). However, on a molecular and cellular level, blood stasis was mostly understood as a consequence of already occured modifications of the vein. While venous tissues have lost some of their elasticity, blood flow was reduced or even stopped in the more advanced pathologies so that blood stasis occured and worsened the situation.

In this work, we will show that a reduced blood flow which results for example from a prolonged standing position can be by itself responsible for a series of cellular activations and interactions which explains the tissue alterations which are observed in varicosed veins (Michiels et al., 1992a).

## RESULTS

Human endothelial cells were obtained by primary cultures from the umbilical cord veins. They were exposed to severe hypoxia for different periods of time. The level of $pO_2$ was below 15 mm Hg. In such conditions, the oxidative phosphorylation of the ATP in the mitochondria is reduced and the level of ATP is falling. Such a reduction in the ATP turnover has many implications for the cell. We investigated more particulary the intracellulary calcium concentration which raised gradually during the two first hours (Arnould et al., 1992). Such an increase is probably the result of a decreased activity of the $Ca^{++}$-dependant ATPases. Calcium is known to activate many enzymes such as the phospholipase $A_2$. We actually observed a strongly enhanced release of arachidonic acid ; this free fatty acid was then converted by the cyclooxygenase into the different prostaglandins synthetized by the endothelial cells : $PGI_2$, $PGE_2$, $PGD_2$ and $PGF_{2\alpha}$ (Michiels et al., 1992b). Hypoxia-treated cells released from 4- to 9-fold the amount of PG compared to the air-incubated cells. Concomitantly with the release of arachidonic acid, phospholipase $A_2$ also produced lyso-PAF which was quickly acetylated into PAF. PAF was detected in hypoxia-exposed cells but remained associated with the cells, probably bound to the plasma membrane (Michiels et al., 1992a). When polymorphonuclear neutrophils were incubated in the presence of hypoxia-incubated endothelial cells, they were strongly adhering to the endothelial cells. This adhesion could be inhibited by antagonists of the PAF receptor. PAF which was on the plasma membrane of the endothelial cells is thus involved in PMN adherence. Thereafter, other mechanisms like the interactions between ICAM-1 and the CD18/CD11 integrins were investigated. Binding of CD18/CD11b to ICAM-1 on hypoxia-incubated endothelial cells is very important in the adherence of PMN to these cells as indicated by the inhibition obtained using the corresponding antibodies (Arnould et al., 1992b).

## DISCUSSION

What could be the relationship between these in vitro observations and the venous pathology ? First, we must consider the main physiological characteristics of the varicosed veins which are the following : the endothelium is conserved at the opposite of what can be found in arterial diseases ; the total amount of collagen is increased but the collagen is modified and more soluble ; lysosomal enzymes are found in large amount ; free radicals can be detected ; the intima is thickened and the conjonctive and muscular tissues are disorganized (Niebes, 1972). All these alterations in the vein tissue can be explained by the activation of endothelial cells resulting from hypoxia as described here above. We mostly focused our attention on the activation of the endothelial cells and on the increase adherence of the neutrophils. However, PMN can also be activated by the hypoxia itself and by the presence of chemoattractants like PAF. Once adherent to the endothelial cells, PMN will migrate through the endothelium and invade the venous tissue. The presence of such activated neutrophils, and probably of other leukocytes, can account at least for the presence of lysosomal enzymes and free radicals which are released in large amount by such cells. Endothelial cells and leukocytes will also liberate large amount of secondary mediators like prostaglandins and PAF but also cytokines (IL-1, IL-6, IL-8) and growth factors (PDGF, ECDGF and CSF) which can also induce other venous modifications like the passage of smooth muscle cells from a contractile to a metabolic state, the synthesis of other collagen types, the increase of collagen and the thickening of the intima in general.

The relationship between these in vitro results and the venous alterations can be seen as speculative and further experiments on the vein have to be performed in order to confirm the proposed mechanism. However, the correlations fit with the findings of cell biology and with the physiological observations.

One further argument to the hypothesis comes from the finding that drugs recognized as efficient in venous pahtology have been found to completely inhibit the in vitro activation of endothelial cells by hypoxia at concentrations compatible with the blood circulating concentrations in human beings (Michiels et al., 1991). This model of hypoxia allowed not only to account for the cellular and molecular modifications observed in the vein but can also serve as a pharmacological model for testing new drugs and to understand at which level of the process of the varicose development they are active.

Acknowledgments : C. Michiels is "Chargé de Recherches F.N.R.S." (Belgium). T. Arnould is a fellowship of IRSIA. We thank the F.N.R.S. and F.R.F.C. (Belgium) for their support and the doctors and nurses of the Hopital Notre-Dame and Hopital Civil de Charleroi for their collaboration.

## REFERENCES


Cornwall, C.V., Doré, C.J. & Lewis, J.D. (1986): Leg ulcers: epidemiology and aetiology. *Br. J. Surg.* 73, 693-696.

Michiels, C., Arnould, T., Remacle, J. (1992a): Hypoxia-induced activation of endothelial cells as a possible cause of venous diseases. *Angiology* (submitted).

Arnould, T., Michiels, C. & Remacle, J. (1992a): Effect of hypoxia upon intracellular calcium concentration of human endothelial cells. J. Cell. Physiol. (in press).

Michiels, C., Arnould, T., Knott, I., Dieu, M. & Remacle, J. (1992b): Stimulation of prostaglandin synthesis by human endothelial cells exposed to hypoxia. *Am. J. Physiol.* (submitted).

Arnould, T., Michiels, C. Remacle, J. (1992b): Increased PMN adherence on hypoxic endothelial cells: involvment of PAF, CD18/CD11b and ICAM-1. Am. J. Physiol. (submitted).

Niebes, P. (1977): New Trends in venous diseases (A. Kappert, Hans Hubert Publishers, Bern, 1977) pp. 233.

Michiels, C. Arnould, T., Houbion, A. & Remacle, J. (1991): Etude comparative de l'effet protecteur des différents phlébotoniques sur les cellules endothéliales en hypoxie. *Phlébologie.* 44, pp. 779-786.

*Phlébologie 92.* Eds P. Raymond-Martimbeau, R. Prescott, M. Zummo.
John Libbey Eurotext, Paris © 1992, pp. 254-256

# Predisposing factors of starburst varicosities

Neil S. Sadick

*772 Park Avenue, New York 10021, USA.*

The objective of the study was to understand the predisposing factors for development of starburst veins, which may help to prevent their further progression after sclerotherapy is performed.

Rigorous methods were used to conduct this study. Epidemiologic data was studied on 500 patients concerning a) family history; b) relationship of onset of starburst veins to pregnancy; c) history of oral contraceptive usage; d) standing vocations; e) previous X-ray ultraviolet exposure; f) history of lower extremity infection/anoxia; g) history of thrombophlebitis; and h) associated obesity in comparison to an age-related control group.

The results demonstrate that the major predisposing factor related to the development of starburst veins is genetic disposition; 84% of patients had at least one family member with either starburst telangiectasia or varicose vein disease -- 80% on the maternal side, suggesting increased female penetrance. Thirty percent (30%) of the patients noticed the development of starburst veins during pregnancy while 18% were on progestational agents.

In previous studies, estrogen receptors were not found in starburst veins, suggesting an indirect vasodilatory mode of action. Increased pelvic hydrostatic pressure is likely to contribute to veins arising during pregnancy. Patients with a standing vocation (> 6 hours/day): 18%. Obese patients, (> 20% over ideal weight): 15%, are also at risk, most likely related to increased venous hydrostatic pressure. Finally, excessive ultraviolet exposure was associated with an increased propensity to starburst disease (10%).

In conclusion, the etiology of starburst veins is probably multifactorial; genetic predisposition is probably the most important single factor. In genetically predisposed individuals, estrogen therapy, pregnancy, obesity, standing vocations and possible UV exposure may contribute. Previous studies revealing negative estrogen and progesterone receptors of the veins point toward other angioproliferative factors as predisposing causes. These studies are presently in progress. By educating patients as to these predisposing factors, we may help slow the progression of vascular proliferative disease in genetically susceptible individuals. Present studies on angiogenetic factors in varicose vein disease will be included.

**TABLE: RESULTS**

Predisposing factors for telangiectatic/varicose veins
(1,000 patient series)

| | (500 Patients) Varicose/ Telangiectatic Veins | | (500 Patients) Control Group | | |
|---|---|---|---|---|---|
| EPIDEMIOLOGIC FACTOR | PATIENT NUMBER | % | PATIENT NUMBER | % | P |
| Positive family history | 420 | 84% | 52 | 10.4% | <0.0001 |
| Pregnancy onset | 150 | 30% | 90** | 18.0% | <0.001 |
| a) onset 1st trimester | 45 | 30% | | | |
| b) onset 2nd-3rd trimester | 36 | 24% | | | |
| c) onset post-pregnancy | 74 | 49% | | | |
| Oral contraceptive usage | 90 | 18% | 68 | 13.6% | 0.019 |
| Standing vocation (> 6 hrs/day) | 90 | 18% | 35 | 7.0% | <0.0001 |
| Obesity (> 20% over ideal weight) | 75 | 15% | 15 | 3.0% | <0.0001 |
| X-ray/ultraviolet exposure* | 50 | 10% | 31 | 6.2% | 0.028 |
| History of thrombo- 0.50 phlebitis | 2 | 0.4% | 0 | 0% | |
| Lower extremity infection/ anoxia | 0 | 0% | 1 | 0.2% | 1.00 |

* All patients in this study had excessive ultraviolet exposure
** Patients in control group with pregnancy history

## REFERENCES

Davis, L.T. & Duffy, D.M. (1990): Determination of incidence and risk factors for postsclerotherapy telangiectatic matting of the lower extremities: A retrospective analysis. J. Dermatol. Surg. Onc. 16, 327-31.

Heede, G. (1989): Pre-varicose epidemiologic symptoms in 8-to-18 aged pupils. In: Phlebologie, ed. Davy, A., Stemmer, R. 89 Montrouge, France: John Libbey Eurotext, Ltd.

Parrish, J.A. & Sayre, R.M. )1978): Biologic Effects of Ultraviolet Radiation with Emphasis on Human Response to Long Wave Ultraviolet. New York: Penguin Press.

Sadick, N.S. & Niedt, G. (1990): A study of estrogen receptors in spider telangiectasia of the lower extremities. J. Dermatol. Surg. Onc. 16, 620-42.

Schultz-Ehrenburg, U. et al. (1989) Prospective epidemiological investigations on early and preclinical stages of varicosis. In Phlebologie, ed. Davy A , Stemmer R, 89 Montrouge, France: John Libbey Eurotext, Ltd.

*Phlébologie 92.* Eds P. Raymond-Martimbeau, R. Prescott, M. Zummo.
John Libbey Eurotext, Paris © 1992, pp. 257-259

# Proposition d'une grille de facteurs de risque veineux

William Taieb, Marie Legrand de Grancey

*9, rue de Turin, 75008 Paris, France.*

Peut-on comparer la maladie variqueuse à un cancer ?

Y-a-t-il un traitement palliatif ,à savoir incapable de "guérir",ou un traitement "curatif" ,capable d'enrayer l'évolutivité de la maladie?

Pour achever la comparaison avec la maladie cancèreuse,nous proposons des facteurs pronostiques d'évolutivité,qui sont connus mais qui sont affectés d'une valeur.

Les facteurs de risque veineux peuvent se répartir ,en 3 catégories:

## 1/ INCONTOURNABLES:

@HEREDITE:
-Mère..............................................2
-Père..............................................2
-Les 2 ..........................................5

@MORPHOTYPE:
-Androide.......................................0
-Gynoide.........................................2
-Vergetures(V,H,S).........................2
-Taille ,plus de 1,75 m...................1

# 2/POTENTIELS :

@TRAVAIL
-Mère de famille.....................................1
-Assis..................................................2
-Debout...............................................5

@TRAITEMENTS HORMONAUX
-< 5 ans...............................................1
-> 5 ans...............................................2
->10 ans...............................................3

@PRISE DE POIDS
_Récente > 5KG.....................................1
-Récente >10 KG....................................2
-Obésité(Déf.).........................................3

@EFFORT ABDOMINAL
-Sports (Tennis,Karaté...).......................2
-Repas pris debout.................................1
-Constipation............................................1

# 3/ OCCASIONNELS:

@GROSSESSES:
-< 1 enfant...............................................1
-> 1 enfant.................................................2
->3 enfants...............................................4

@RALENTISSEMENT VEINEUX:
-Botte platrée............................................1
-Phlébite superficielle...............................1

@SOURCES DE CHALEUR:
-Exposition au soleil................................2
-Epilation à la cire chaude.........................1
-Chauffage au sol................................3

# RESULTATS :

On peut considérer que le résultat de tout traitement sera compromis dès lors que

**le total dépassera 15 POINTS.**

Les résultats PROSPECTIFS permettront de savoir si cette grille a un intérêt pronostique utile.

# DISCUSSION :

Avant tout traitement,le degré d'évolutivité de la maladie variqueuse devrait être apprécié afin d'obtenir du patient, sa contribution active,et permettre l' approche d'un "traitement curatif ".......

# Conclusion

Un des moyens de parvenir à quantifier les résultats des traitements des varices,consisterait à établir une grille de facteurs de risque veineux.

Seul une étude prospective en cours permettra de le savoir.

Références:

BASSI G.(1967) in
"Les Varices des Membres Inférieurs"
Ed.DOIN

*Phlébologie 92.* Eds P. Raymond-Martimbeau, R. Prescott, M. Zummo.
John Libbey Eurotext, Paris © 1992, pp. 260-262

# Rôle du facteur familial héréditaire dans la survenue de la maladie variqueuse

P. Boivin*, A. Cornu-Thénard**, J.M. Baud***, P. Carpentier****

** Service de Chirurgie Vasculaire, Hôpital de la Salpétrière, 75013 Paris, France. ** Service de Cardiologie, Hôpital Saint-Antoine, 75012 Paris, France. *** Cabinet Médical Nouvelle France, 78150 Le Chesnay, France **** Hôpital Albert Michallon, 38043 Grenoble Cedex 9, France.*

**INTRODUCTION :**

Le rôle de l'hérédité dans la survenue des varices est largement suspecté (Merlen et al,1966 ; Gundersen et Hauge, 1969 ; Cornu-Thénard et al, 1989) mais son importance par rapport aux autres facteurs étiologiques est difficile à préciser.

Weddell (1969) et Da Silva et al (1987) ont souligné deux écueils méthodologiques fréquents: le manque d'unicité de langage qui fait bien souvent regrouper les varices, les ectasies veinulaires, les télangiectasies et l'utilisation de l'interrogatoire comme source d'informations concernant le patient, ses ascendants ou ses descendants.

Nous avons donc pensé utile de reconsidérer le rôle du facteur héréditaire dans la survenue de la maladie variqueuse.

**MATERIEL ET METHODES :**

Ce travail prospectif multicentrique a utilisé un échantillonnage de type cas-témoin.

Le cas est représenté par le(a) patient(e) avec varices. Son conjoint sans varice servant de témoin. Leurs parents respectifs sont aussi examinés.

Le cas est inclus si : il est âgé de 30 à 40 ans, consulte pour des varices cliniques, ses parents sont examinables et il ne présente pas d'antécédent de thrombose veineuse profonde.

Le témoin (conjoint) est inclus si : il ne présente pas de varices cliniques et a des parents examinables.

Le sujet ainsi que ses parents ; et son conjoint ainsi que ses parents doivent être examinés : soit au total 6 personnes par "famille".

Pour chaque personne : l'âge, le poids, la taille, les antécédents veineux, l'activité journalière exercée, l'activité sportive, l'utilisation de chauffage au sol, la prise de pilule, la constipation et l'âge d'apparition des varices, ont été précisés par l'interrogatoire.

L'examen clinique détermine la présence ou non de varices, le membre atteint, la topographie (saphène interne, saphène externe, non saphène) et une classification selon le diamètre de la plus grosse varice (supérieur ou inférieur à 8 mm ). Les sujets consultants n'ayant que des télangiectasies et des ectasies veinulaires ne sont pas retenus comme variqueux.

**RESULTATS :**

67 cas variqueux (46 femmes et 21 hommes) et leurs 67 conjoints non variqueux ainsi que leurs parents respectifs ont été examinés, soit un total de 402 personnes.

Chez les parents, il n'y a pas plus de varices à gauche (n=228. 51, 7%) qu'à droite (n=213. 48,3%). Les veines touchées sont les saphènes internes (n=197, 44,7%) puis les saphènes externes (n=129. 29,3%) et enfin les non saphènes (n=115. 26,1%).

Tableau 1 : Présence de varices chez les enfants (cas) ou absence de varices chez les enfants (témoin) en fonction de l'atteinte ou non des parents.

| Parents (P = Parent) | Cas (variqueux) | Témoin (non variqueux) | % d'enfants variqueux |
|---|---|---|---|
| 0 P variqueux | 6 | 24 | 20 % |
| 1 P variqueux | 36 | 40 | 47,4 % |
| 2 P variqueux | 25 | 3 | 89,3 % |
| | n = 134 | p < 0,0001 | R = 0,45 |

Tableau 2 : Pourcentage de varices chez les filles (F) et chez les garçons (G) en fonction de l'atteinte ou non des parents.

| Parents | % F variqueuse | % G variqueux |
|---|---|---|
| 0 P variqueux | 20 % | 20 % |
| 1 P variqueux | 70,1 % | 20 % |
| 2 P variqueux | 93,8 % | 83,3 % |

Chez la femme, le nombre de territoire atteint ainsi que la taille des varices sont liés au nombre total de grossesses (p=0,0014 et p=0,0006).
Les sujets constipés sont plus souvent variqueux (77,8% vs 35,2% chez l'homme et 67,9% vs 55,1% chez la femme p<0,02 ).

Entre parents variqueux ou non variqueux : il n'y a pas de différence significative d'âge, de corpulence, de position de travail (piétinement 45,2% vs 23,8%. p= 0,065), d'activité sportive (sportifs 21% vs 7,1%. p=0,14), et d'exposition au chauffage par le sol (9,7% vs 7,1%. p=0,92).

Il y a une corrélation faible, mais significative entre l'âge d'apparition des varices chez les consultants hommes (p<0,05) ou femmes (p<0,001) et l'âge d'apparition chez leur mère. Ce n'est pas le cas pour les pères. Il n'y a pas de liaison entre la taille maximale des varices chez le consultant et celle retrouvée chez son père (p=0,26) ou sa mère (p=0,39).

## DISCUSSION :

### Des résultats :

Il existe un facteur familial significatif (tableau 1 et 2). Les pères de variqueux sont plus souvent atteints (36/67 = 53,7 %) que les beaux-pères (15/67 = 22,4 %) (p = 0,0005) de même pour les mères (50/67=74,6 %) par rapport au belles-mères (31/67=46,3 %) (p=0,0031).

Si un enfant a deux parents variqueux, il a 89 % de risque de l'être, s'il a un seul parent variqueux le risque est de 47 %, s'il n'a pas de parent variqueux le risque est de 20 %.

Ainsi lorsqu'un enfant a deux parents variqueux ; il a 4,5 fois plus de risque d'avoir des varices que si ses parents ne sont pas variqueux. Si un seul parent est variqueux, le risque relatif n'est que de 2,35.

Parmi les facteurs de l'environnement : il ressort que le nombre total de grossesses et la constipation constituent des facteurs influents sur l'apparition ou l'aggravation des varices. Ceci rejoint les données de Weddell (1969) et Burkitt (1976).

**De la Méthodologie** :
L'examen clinique de tous les patients et de leurs ascendants constitue toute l'originalité de cette étude car la plupart des travaux sont basés sur des données d'interrogatoire. En contre partie elle a été plus contraignante et a limité le nombre de familles examinées. Elle porte sur les varices, entité clinique, et non sur les syndromes hémodynamiques de reflux ; ce qui explique la non utilisation de l'examen écho-doppler.

Nous avons pris le conjoint non variqueux comme "témoin" car on peut considérer que son environnement socio-culturel est aussi peu différent que possible de celui du "cas" variqueux. Ceci nous a permis d'éviter de recourir à une enquête diététique pour préciser la place de l'alimentation au niveau des facteurs de risque de la maladie veineuse (Melet, 1981).

Ce travail aurait été plus complet et aurait permi de déterminer un modèle génétique si nous avions inclus l'examen des frères et soeurs. Toutefois, suivant une discussion de modélisation sur le type de transmission génique du caractère varices, une hérédité de type récessive à pénétrance variable est compatible avec nos résultats, et en accord avec ceux de Troisier et le Bayon (1937).

**CONCLUSION** :
Il existe un facteur familial significatif dans la survenue de la maladie variqueuse.
Parmi les facteurs de l'environnement il faut signaler l'influence significative des grossesses et de la constipation.
Dans ces conditions, il faut informer les parents porteurs de varices du risque pour leur descendance afin de mettre en route une prévention aussi efficace que possible, particulièrement au moment des grossesses et en luttant contre la constipation.

**REFERENCES :**

Burkitt, D.P. (1976) : Varicose veins : facts and fantasy. *Arch Surg.* 111, 1327- 1332.
Cornu-Thenard, A.; Dab, W., De Vincenzi, I., Valty, J. (1989) : Relationship between blood groups (ABO) and varicose veins of the lower limbs. A case-control Study. *Phlebology.* 4, 37-40.
Da Silva, A., Widmer, L,-K., Biland, L., Delley, A., Zemp, E., Madar, G. (1987) : Des varices, une vraie maladie ?. *Phlébologie.* 40, 931-938.
Gundersen, J., Hauge, M. (1969) : Hereditary factors in venous insufficiency. *Angiology.* 20, 346-365.
Melet, J.-J. (1981) : Place de l'alimentation parmi les facteurs de risque des maladies veineuses. *Phlébologie.* 34, 469-488.
Merlen, J.-F., Coget. J., Larère, J. (1966) : L'hérédité des varices. *Revue De Médecine.* 9, 453-454.
Troisier, J., Le Bayon. (1937) : Etude génétique des varices. *Ann. Méd.* 41, 30-41.
Weddell, J.-M. (1969) : Varicose veins pilot survey, 1966. *Brit. J. prev.soc. Med.* 23, 179-186

*Phlébologie 92.* Eds P. Raymond-Martimbeau, R. Prescott, M. Zummo.
John Libbey Eurotext, Paris © 1992, pp. 263-266

# Influence de l'obésité sur la maladie veineuse, étude des facteurs concomitants

F.A. Allaert*, M. Levardon**, F. Vin***

** Service de Biostatistique et Informatique Médicale, C.H.U. de Dijon, Hôpital du Bocage, B.P. 1542, 21034 Dijon Cedex, France. ** Chef de Service de Gynécologie et Obstétrique, Hôpital Beaujon, Clichy, France. *** Service de Phlébologie, Hôpital Notre-Dame de Bon Secours, Paris, France.*

L'obésité est classiquement décrite comme un facteur de risque de l'insuffisance veineuse. Le but de cette étude était de tenter d'apprécier l'incidence réelle du statut pondéral de la femme sur la symptomatologie de sa maladie veineuse. Secondairement, elle s'est attachée à déterminer si l'obésité devait être considérée comme un simple facteur de risque ou au contraire comme un contexte multifactoriel dont le retentissement vasculaire requiert d'emblée une prise en charge plus globale (que la seule réduction pondérale).

## MATERIEL ET METHODE

Pour mener à bien cette étude, les données d'un précéent travail conduit sur la relation entre pathologie veineuse et contraception orale ont refait l'objet d'un traitement statistique sous l'angle nouveau de l'obésité. Un protocole rigoureux avait été mis en place sur l'ensemble du territoire et proposé à tout médecin généraliste désireux de participer à l'étude. Sa description détaillée a déjà fait l'objet d'une publication (Vin ***et al.***, 1989). Après validation des critères d'inclusion et d'exclusion, 2 295 femmes, âgées de 20 à 40 ans, participèrent à l'étude. Chacune d'elle présentait une insuffisance veineuse caractérisée par au moins un des symptômes suivants : lourdeurs, douleurs, paresthésies, crampes, varices associées ou non à un oedème des membres inférieurs. Ces différents signes étaient cotés de 0 à 2 (0 = absent, 1 = modéré, 2 = intense) au cours d'un examen clinique approfondi où étaient également relevés le poids et la taille des patientes. A partir de ces deux éléments, le poids idéal de chacune d'elle a pu être déterminer. Conformément à la définition de lorentz, ont été considérés comme :

- obèse de stade I, les patientes présentant un surpoids de 20 à 30 p. cent par rapport à leur poids idéal ;
- obèse de stade II, celles présentant un surpoids de plus de 30 p. cent.

Au cours de cet examen était noté également la nature et l'ancienneté des troubles, les facteurs de risques associés (orthostatisme, sédentarité, chauffage par le sol, nombre de grossesses), l'existence d'antécédents familiaux, la pratique d'une activité sportive et le type de contraception orale oestroprogestative.

## INCIDENCE DE L'OBESITE SUR LES TROUBLES VEINEUX

Les résultats portent sur une population de femmes âgées en moyenne de 31 ans dont 84 p. cent étaient classées en normopondérale, 8 p. cent en obèse stade I et 8 p. cent en obèse stade II. La répartition de l'intensité des cinq critères d'évaluation (lourdeur, douleur, paresthésies, crampe et oedème) a été étudiée selon les différents stades d'obésité. Les comparaisons ont été menées par le test du Chi 2 et montrent pour chacun des signes cliniques une différence significative ($p < 0,001$) allant dans le sens d'une intensité d'autant plus marquée que l'obésité est importante. Les figures 1 à 3 illustrent ces résultats.

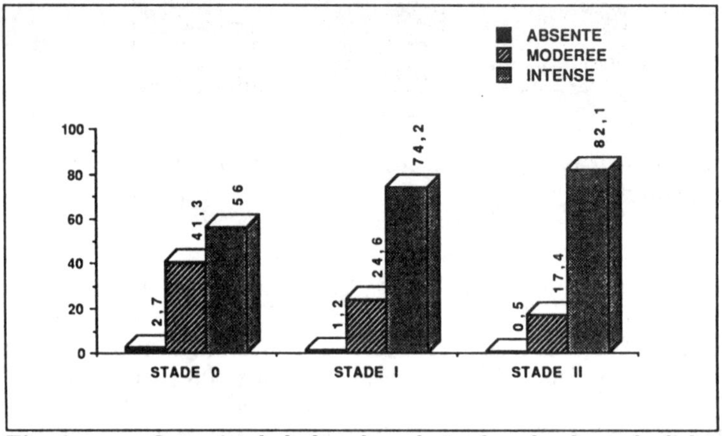


**Fig. 1.** *Intensité de la lourdeur de jambe selon le stade d'obésité*

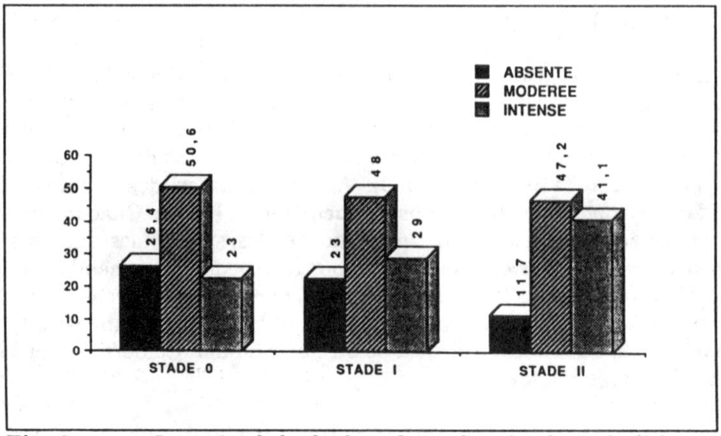


**Fig. 2.** *Intensité de la douleur de jambe selon le stade d'obésité*

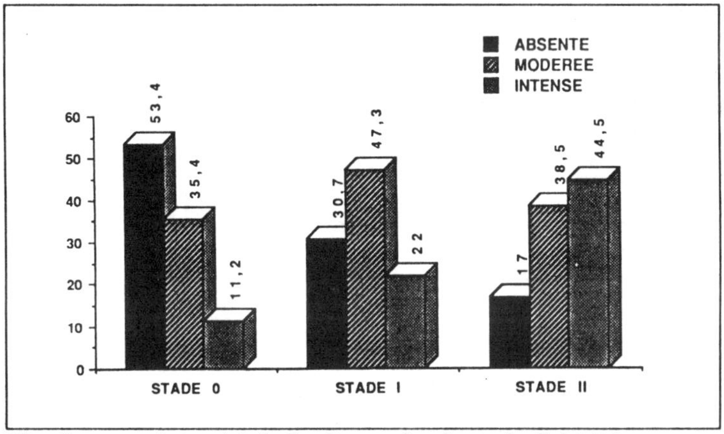


**Fig. 3.** *Intensité de l'oedème selon le stade d'obésité*

La relation entre stade d'obésité et l'intensité des troubles veineux étant démontrées, il était intéressant de tenter d'appréhender si cette obésité constituait un simple facteur de risque ou plutôt un "*contexte à risque*" caractérisé par la concomitance plus ou moins systématisé d'un ensemble d'autres éléments favorisants.

### Type d'oestroprogestatif utilisé comme contraceptif oral

L'étude des différents contraceptifs oestroprogestatifs (normodosé, monophasique, minidosé, mono, bi ou triphasique) utilisés au sein de chaque groupe de femmes (non obèses, obèses stade I et stade II) montre une relation significative entre le dosage hormonal, son caractère mono, bi ou triphasique, et le statut pondéral de la femme (Chi 2 : $p < 0{,}001$). Ainsi les femmes obèses sont actuellement celles qui sont le plus souvent sous pilule normodosée (24 p. cent au stade I, 27 p. cent au stade II contre 19 p. cent des normopondérales) tandis qu'à l'inverse, seules 19 p. cent des obèses stade II recourent à une minidosée triphasique contre 25 p. cent des femmes normopondérales ; la répartition des minidosées monophasiques est par contre relativement homogène dans les 3 groupes aux environs de 23 p. cent.

### Antécédents familiaux

Les antécédents familiaux d'insuffisance veineuse apparaissent significativement plus marqués dans les groupes de femmes obèses ($p < 0{,}001$) avec des incidences de 77 p. cent au stade I et de 81 p. cent au stade II contre 68 p. cent au stade II contre 68 p. cent au stade O. Ces résultats sont à mettre en parallèle avec le caractère décrit comme héréditaire ou du moins familial de l'obésité et souligne son rôle favorisant dans l'expression de la maladie veineuse à chaque génération.

### Mode de vie

La fréquence des circonstances aggravantes classiques de l'insuffisance veineuse (orthostatisme professionnel, chaleur et chauffage par le sol, nombre de grossesses et sédentarité) a été comparée entre les différents stades d'obésité. Les résultats montrent un moindre orthostatisme chez les obèses (55 p. cent au stade I, 50 p. cent au stade II contre 60 p. cent au stade 0 ; $p < 0{,}01$) avec en revanche une plus grande sédentarité (59 p. cent au stade 0 contre 68 p. cent au stade I et 74 p.

cent au stade II ; $p < 0,01$) une plus faible pratique sportive (26 p. cent au stade 0 contre 8 p. cent au stade I et 6 p. cent au stade II ; $p < 0,01$) et un plus grand nombre de grossesses : 64 p. cent au stade I et 67 p. cent au au stade II ont deux enfants et plus, contre seulement 44 p. cent au stade 0 ($p < 0,01$). Quant au facteur aggravant que représente la chaleur et le chauffage par le sol, il se répartit de façon homogène dans les trois groupes. Plusieurs facteurs aggravant de la maladie veineuse apparaissent donc agir statistiquement en synergie avec l'obésité. Il est à remarquer que ceux-ci ne sont pas indépendants mais qu'au contraire ils lui sont liés soit comme une conséquence (sédentarité, faible pratique sportive) soit comme initiateur (nombre de grossesse)... L'obésité appraît alors non pas comme un simple facteur aggravant mais comme un contexte à risque rassemblant et potentialisant de nombreux autres éléments favorisant de la maladie veineuse.

## CONCLUSION

L'ensemble de ces éléments, aggravation des troubles veineux en fonction du stade de l'obésité, et définition de l'obésité comme un contexte à risque multifactoriel contribue à la décrire aujourd'hui comme une situation à haut risque veineux. Sa prise en charge sur le plan veineux doit donc être précoce et globale associant rapidement une thérapeutique phlébotonique à la réduction pondérale et aux conseils d'hygiène de vie qui restent fondamentaux mais souvent infructueux.

***Remerciements*** : *Cette étude a été réalisée grâce à l'active participation des laboratoires INERGIE (VEINOBIASE®).*

## REFERENCES

Griton, Ph. (1988): Les limites de la sclérothérapie efficace chez l'obèse. *Phlébologie* 41, 563-374.
Heraup, G. & Passas, H. (1974): Troubles de la circulation de retour dans l'obésité. *Phlébologie* 27, 365-374.
Levardon, M. ***et al.*** (1989): Circulation et contraception. *Angiologie* 6, Suppl. n° 100.
Perrin, M. (1988): L'obésité modifie-t-elle les indications opératoires dans le traitement des varices. *Phlébologie* 41, 573-575.
Vin, F. (1988): Les difficulté de l'examen phlébologique chez l'obèse. *Phlébologie* 41, 501-507.
Vin, F. (1988): Pathologie veineuse sous oestroprogestatifs. *Angéiologie*, Suppl. 70, 4-8.
Vin, F. ***et al.*** (1989): Pathologies veineuses sous oestroprogestatifs. *Phlébologie* 42, 473-480.
Wallois, P. (1988): Les difficultés de la contention chez l'obèse. *Phlébologie* 41, 559-562.

# Telangiectases: arterial or venous

César F. Sanchez, Prof. Altmann Canestri, R. Barcelo, N. Rosli, U. Tropper

Clinica Phlebologica Dr. Sanchez

Primary or essential telangiectases are the major types of consultations in the every day practice of the phlebologist. In spite of their frequency little is known about their etiopathology.

In this work we have tried to elucidate whether telangiectases are dilatations of the arteriolar or the venular sections of the circulation system. To this end, we have made use of resources which have allowed us to study in the first place the wall of these small vascular dilatations and, in the second place, their content.

# VI.
# SOCIO-ÉCONOMIE
# *SOCIO ECONOMY*

# Arguing for day care varicose vein surgery

H.-J. Schubert

Chirurgische Tagesklinik Traunreut (CTT), D-8225 Traunreut, FRG

**Instruction:** Escalating cost for hospitalization lead to an economic impact of ambulatory, day and short time surgery in all Western countries including the FRG. Hence outpatient surgery is a challenging timely concept. LINTON (1953) already emphasized important early ambulation after radical removal of varicose veins. Many other authors proved varicose vein surgery to be done best on day care conditions (RUCKLEY 1983, BAGGIO 1986, CLINTON & NEQUS 1989. SCHUBERT 1990, et al. **Methods:** Within a pilot project study of a freestanding polyvalent surgicenter nearby Munic 367 radical varicose vein procedures have been performed from July 1987 to July 1991 by one surgeon and always by the same team on 308 patients (247 females, 61 males) with an age range from 19 to 79 years. The interventions concerned the combined radical operation including complete crossectomies with total or partial stripping of the LSV or SSV, selective perforator dissections and excision of all distal tributaries via small stab incisions. Clinical investigation, doppler, strain gauge plethysmography, photoplethysmography., tourniquet text and ascending pressure phlebography preceded every operation. General narcosis or peridural anaesthesia was done until March 1989. Later on only the gentle method of combined local/i.v. sedoanalgesia was preferred exclusively. Postoperative regimen included L.M. Heparin in cases with a special history, elastic bandages (14 days) elastic stocking (3 months), follow-up after 3 months, than annually. **Results:** Because of careful patient selection, appropriate surgery and anaesthesia complication rate was low. No thrombosis occurred. Deep wound infection rate 0.3%. Overnight stay because necessary in 1%, due to prolonged peridural anaesthesia. Hospital transmission rate was 0.3%, but not for surgical reasons. Postnarcotic sequelae (vomitus, emesis, headache, muscle pain, hypotensive problem, etc.) were significantly reduced after combination sedoanalgesia. Remarkable internal and external cost-effective surgical management led to significant reducing of the overall case costs. **Conclusions:** The given account emphasizes the 45 principle of day surgery namely SIMPLE, SHORT, SAFE and SAVING. The analysis shows an overwhelming empirical evidence or surgical audit, cost-effective surgical management and common benefits of day care or abort time vein surgery. Day care in elective varicose vein surgery is a great step forward: it is safe, inconvenient, efficient, economical and highly accepted by the patients. Recently BEVAN (1991) hit the hall on the head expressing: "Day surgery is the surgery of today".

# RETURN TO WORK AFTER SURGICAL TREATMENT OF VARICOSE VEINS OF THE LOWER LIMBS

C. VAISLIC, P. CLERC, J. GOSSELIN
Clinique ST MARTIN - CAEN - FRANCE

## INTRODUCTION

The length of hospitalization for the treatment of varicose veins of the lower limbs (TVVLL) has been greatly reduced by progress in surgical procedures and anesthesia (1,2).
Until now, there has been no study, to our knowledge, on the effect of the type of hospitalization on loss of working days after TVVLL. We thus undertook a 5 year study on the effect of these techniques and analysed the factors which could be used to predict or explain why patients return to work more or less rapidilly.

## I - MATERIAL AND METHOD

### A / MATERIAL :

We adopted the methods used dy DANCHIN (3) in a study on return to work (RW) after aorto-coronary bypass. Surgical stripping was performed in 3000 patients from April 1985 to October 1990 in our surgical unit (*). 1827 patients worked up to the day of the operation. 1735 (95 %) were seen again for consultation 1 to 3 months after the intervention and answered questions concerning :

- their social-occupational status before the operation,
- the degree of exertion required by their job (subjectively classed as major, medium, moderate),
- the day they returned to work,
- and when applicable, the reasons for returning to work later : subjective poor result, objective complication, decision of the family physician.

Eighty-nine of the operations occurred when the patients were on vacation. **Thus, 1646 patients were retained for analysis.**

Clinical data were compiled from the files of theses patients : indication for functionnal or esthetic reasons, complicated case of varicose veins, associated disorder, as well as surgical data : uni or bilateral stripping.

Short crural extraction by invagination on a stripping wire as described by VAN DER STRIDT (6) was performed in all patients.

Anesthesia was either :

- general with a 48 hour hospitalization (Group I, formed by 858 patients),

- general without hospitalization (out-patient surgery, Group II, formed by 662 patients),

- regional by crural block without hospitalization (out-patient surgery, Group III, formed by 126 patients).

### B - METHOD : Statistical analysis

Statistical analyses could be performed since this study was based on objective and operatory data obtained before and after surgery and recorded in the hospital and consultation files.
First, data were examined to determine which factors could be used to predict the work status 2, 8, 15, and 21 days after the operation. Parameters recorded at the preoperatory physical examination and operatory and social-economic parameters were compared by one way analysis of variables between groups of patients at work and not at work. Comparisons were made at each of the times studied. The chi 2 test was used for variables taking on distinct values and the Student' s test for variables covering a continuous range of values.

Discriminating analyses were then performed to determine which variable had the greatest predictive power for work status at each of the observation times. In the second part of the study, more subjective data (health status at the time of the interview, reason given for late return to work) were compared with one way analyses.

## 1 / The return to work curve over time in the overall population :

The dealy before returning to work (WD) after the operation was determined in all the patients seen for consultation

The dealy was 18 +/- 5 days.
The percentage of patients who had returned to work rose progressively after the operation.
99 % of the patients had returned to work after a delay of one month.
Two patients, one who had had an episod of phlebitis and one who had had an inguinal infection had returned to work on day 60.
The shortest WD was found in Group 3 ($p<0.001$).

## 2 / Factors predicting when patients return to work after surgical stripping.

The one-way and two-way variable analyses revealed that three factors were significantly correlated to a WD of 15 days.
The social occupationnal category, the type of work and the type of anesthesia. These three variables were used to perform discriminating analyses at each of the time periods studied.
These analyses were repeated after distinguishing between the youngest patients (under 45) and the older patients (45 - 59). The social occupational status had the greatest predictive power for all the periods studied after the operation, and for both the age groups.

After fifteen days, all the self employed patients with a legal, medical or similar profession and 95 % of the other self employed workers had returned to work, while 40 % of the government workers and 35 % of those with a private employer had still not returned to work.
The mean duration of absence from work was 23 +/- 10 days for government workers, 4 +/- 3 days for the professions and 5 +/- 2 days for self employed workers.
When the patients were divided into age groups above and below 45, age had no effect.

The type of anesthesia and hospitalization was a significative variable since at 15 days, 43 % of the in-patients in Group 1 had returned to work and 91 and 90 % of the out-patients in Groups 2 and 3, respectively, had done so.
The reasons the patients gave for returning to work late were the type of work, which of course influenced the family physician's decision. Objective complications were a minor factor in this light surgery.

# DISCUSSION

It must be emphasized that this study was carried out in France in a single unit and concerned patients of a single surgeon who followed the development of surgical and anesthesic techniques over the period under study. It would be unwise to extrapolate these findings to other countries directly.
Nevertheless, these findings can be a basis for an examination of the economic implications of surgical treatment of varicose veins by the stripping procedure.
In order to obtain clearly objetive results, we only analysed files of the patients who had worked up to the day of the operation.
The absence of hospitalization and early return to regular activities is an important point for mothers of youngs children and in general for the prevention of thrombus embolic complications.
Social economics factors were found to be of major importance. In a social system with a well developped system of health protection, financial compensation immediately upon returning to work and the feeling of responsability are the two essential factors affecting the lenght of absence from work after surgery (2).

There were 428 patients who, for no objective reason, had not returned to work 21 days after the operation. Any action concerning this group would most likely involve changes in the cultural concept of the operation, both for the patient and for the physician, with the aim of considering varicose vein surgery as an out-patient health care technique to be performed out under local anesthesia. For many years now

this has been accomplished, for example, in the field of dental surgery.
This notion is already well accepted in anglo-saxon countries (4,5), either for individual economic reasons as in the USA or for cultural reasons as the Great Britiain (1). It is likely that local anesthesia, which is not very stressful, favors early return to work, but cannot be confirmed by the data in this non-randomized retrospective study.

We adopted the technique of out-patient surgery under general anesthesia (Group II) then developped surgical techniques under local anesthesia (Group III) which increasingly involved our more recent patients. A study on this evolution is now being conducted. If there was no contraindication for medical or social reasons (persons living alone), patients always choose freely their mode of treatment.

There was undoubtedly a selection bias since patients who wanted to return to work as quickly as possible generally choose local anesthesia.

**In conclusion,** we feel that the improved technique of surgery for varicose veins of the lower limbs allows out-patients treatment and rapid return to work.
The rate of return to work is not that which could be expected for an operation with a zero mortality and an extremely low mordidity.
The examination of objective variables obtained by discriminating analysis revealed that the return to work is hardly determined by these variables at all. Social-economic factors and the psychological environment require a general change in cultural conceptions concerning these patients. Physicians have already made this change in the anglo-saxon countries which has led to early return to professional activities.

## BIBLIOGRAPHY


I / Bishop C.C., Jarett P.E.
Outpatient varicose vein surgery under local anesthesia. *Br. S. Surg.* 1986. 73. 10. 821.822.

II / Boulay F., David P., Bourassa M.
Strategies for improving the work status of patients after Coronary Artery bypass surgery. *Circulation.* 1982. 66. (Suppl III). 43.47.

III / Danchin N., David P., Robert P., Bourassa M.G.
Evolution du statut de travail après pontage aorto-coronarien dans une population canadienne-française. *Arch. Mal. Coeur.* 1980. 6. 585.592.

IV / Goulbourne I.A., Ruckley C.V.
Operations for hernia and varicose veins in a day-bed unit. *Br. Med. J.* 1979. 712.713.

V / Oosterlee J., Dudley H.
Surgery in outpatients. *Br. Med. J.* 1979.12. 1459.1460.

VI /Van Der Stricht P.J.
Saphenectomie par invagination sur fil. *La Presse Médicale.* 1963. 71. 1081.1082.

*Phlébologie 92.* Eds P. Raymond-Martimbeau, R. Prescott, M. Zummo.
John Libbey Eurotext, Paris © 1992, pp. 275-277

# Quality of life during leg ulcer treatment

P.J. Franks[1], C.J. Moffatt[1], M. Connolly[3], N. Bosanquet[3], M. Oldroyd[1], R.M. Greenhalgh[1], C.N. McCollum[2]

*Departments of Surgery, [1] Charing Cross and Westminster Medical School, London, [2] University Hospital of South Manchester, Manchester and [3] Department of Social Policy, Royal Holloway and Bedford New College, Egham, UK.*

Chronic venous ulceration is common in the elderly population of the UK and other western countries. A major initiative in Riverside Health Authority (London, UK) was to establish community ulcer clinics, training existing community staff in research based methods of patient assessment and treatment including the use of the four layer bandage developed at Charing Cross Hospital (Blair *et al* 1988). As part of the intensive investigation of patients with ulceration, quality of life was assessed to determine the impact of treatment on their general well being .

## PATIENTS AND METHODS

The assessment of patients included a questionnaire on quality of life. This was based on one which previously used to investigate venous disease in the community (Franks *et al* 1992). The symptom rating test 5-scale (Kellner 1982) was included to assess psychiatric morbidity in these patients. This gives subscores for anxiety, depression, hostility, cognition and somatic well being. Questions were also asked on interference in daily activities by the ulcer and by general health, the extent of pain and feelings about the ulcer at the time of assessment.

All patients who attended the community ulcer clinics within six months from the start of each clinic were included provided that they received the four layer bandage treatment. Those patients with an arterial component to their ulceration (ankle brachial pressure index <0.8) in whom high compression therapy is contraindicated were not included in this study.

## RESULTS

A total of 186 patients were interviewed at the start of their treatment. Of these, 168 completed a second interview after 12 weeks of treatment with the four layer bandage. Reasons for failure to complete a second interview were becase of refusal (7), death (6), mental deterioration (3) or because the patient had moved from the area (1).

After 12 weeks of treatment 52% patients had healed ulcers. Of the remainder, 40% had smaller ulcers, 5% were the same size and only 2% were slightly larger. Table 1 gives the results of the symptom rating test at the initial visit and following 12 weeks of treatment.

**Table1. Symptom rating test scores at first visit compared with 12 weeks of treatment. Mean (sem). Diff (95%CI)=difference between scores (95% confidence intervals)**

| | n | Initial | 12 weeks | diff (95%CI) | p-value |
|---|---|---|---|---|---|
| Anxiety | 163 | 2.8 (0.2) | 1.7 (0.1) | 1.1 (0.6-1.5) | <0.001 |
| Depression | 163 | 2.6 (0.2) | 1.9 (0.2) | 0.7 (0.4-1.1) | <0.001 |
| Hostility | 163 | 1.6 (0.2) | 1.0 (0.1) | 0.6 (0.3-0.9) | <0.001 |
| Cognition | 162 | 1.3 (0.2) | 0.9 (0.2) | 0.4 (0.1-0.8) | 0.015 |
| Somatic | 165 | 1.5 (0.2) | 1.4 (0.1) | 0.2 (-0.2-0.5) | 0.227 |
| Total | 162 | 9.8 (0.6) | 6.9 (0.5) | 2.9 (1.8-4.1) | <0.001 |

Comparison of the change in symptom rating test scores was also made between the patients with healed and those whose ulcer failed to heal. Of the subscores there were significant differences in depression [-1.3 (0.3) healed versus -0.8 (0.3) unhealed, p=0.006] and hostility [-0.9 (0.2) healed versus -0.2 (0.2) unhealed, p=0.013]. The total score was also significantly different [-4.3 (0.9) versus -1.5(0.7), p=0.016].

After 12 weeks of treatment there were significant reductions in the number of patients whose ulcer interfered with visiting friends (19% versus 4%, $X^2$=17.1, p<0.001), taking trips out (32% versus 9%, $X^2$=26.5, p<0.001) and doing housework (21% versus 4%, $X^2$=22.4, p<0.001). Ulcer interference in social activities was also reduced (24% versus 13%, $X^2$=7.01, p=0.008).

At the first assessment 18% said that they were experiencing continuous pain, 34% some pain, 27% a little pain and only 22% no pain (fig. 1). After 12 weeks of treatment there were significant changes in the pain experienced by the patients with 78% experiencing no pain from their ulcer.

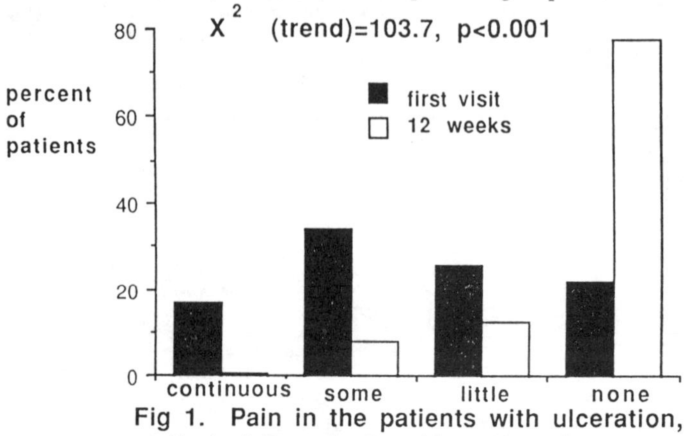


Fig 1. Pain in the patients with ulceration, at first visit and after 12 weeks of treatment

Similarly, the patients attitude changed towards their ulcer. Initially 15% said that their ulcer gave them a lot of worry, 39% a bit of worry, 44% said it was no problem and 2% a minor part of their health problems. After 12 weeks less than 1% said it gave them a lot of worry, 18% a bit of worry, 74% no problem and 7% a minor part of their health problem ($X^2$=50.8, p<0.001).

## DISCUSSION

These results indicate that 12 weeks of treatment in a specialist ulcer clinic using the four layer bandage, improved quality of life by significantly reducing depression, anxiety, and hostility whilst improving cognitive function. The reductions in depression and hostility were related to the complete healing of the ulcer. Much of this change may be due to significant reductions in pain following treatment, improvements in performing everyday tasks, and reduced interference in social activities.

This work provides strong evidence that healing venous ulcers leads to an improvement in quality of life. The aim must be to heal these ulcers quickly, and efficiently, which will lead to changes in the patients attitiude to their health.

## REFERENCES


Blair SD Wright DDI Backhouse CM Riddle E McCollum CN (1988): Sustained compression and healing of chronic venous ulcers. Br Med J 297,1159-61

Franks PJ Wright DDI Fletcher AE Moffatt CJ Stirling J Bulpitt CJ McCollum CN. (1992) A questionnaire to assess risk factors, quality of life, and use of health resources in patients with venous disease. Eur J Surg : In press

Kellner R. Abridged manual of the symptom rating test- seven scale version (SRT).(1982) University of New Mexico, Albuquerque.

*Phlébologie 92.* Eds P. Raymond-Martimbeau, R. Prescott, M. Zummo.
John Libbey Eurotext, Paris © 1992, pp. 278-280

# Socio-economic relevance of venous ulcers

P. Bonadeo, M. Domanin, R. Vitiello, M. Hafner, G. Capaldi

*Institute of Vascular Surgery (Head : Prof. G. Agrifoglio), University of Milan, Italy.*

## INTRODUCTION

Venous ulcers (VU) are 90% of ulcerative lesions of the lower limbs and are present in about 0,5-1% of western population. Few studies have been published until today on large populations of patients.
VU are usually divided in two groups, Varicous ulcers (VaU) and Post-flebitic ulcers (PFU) respectively as complications of varicous veins and Post-flebitic syndrome (PFS), even if many other causes are known. The former are consequence of long reflux for incompetence of the sapheno-femoral crosses with blood stasis at the ankle-level. The latter (PFS) is a pathology with a chronic course that develops in about 75% of patients who have suffered from deep venous thrombosis (DVT) in a period of time ranging from few months to five years. Often PFS is characterized by the presence of massive oedema, hypodermitis and ulcerative lesions of the leg; the latter are generally recurrent for long periods (even longer than 10 years) and are due to the presence of insufficient communicanting veins (ICV) which may be associated or not to varicose disease of the saphenic systems. True prevalence is not well known because of the great differences in the evaluation of the patients even if PFU are probably more frequent.
The conservative therapy of VU remains the first choice. It's better (if possible) to heal the ulcerative lesions with fixed elastocompressive bandages (substituted every 15-20 days) or mobile compression associated with surgical toilette or flexible medications (DuoDerm). In spite of the good results, some problems are partially solved with elastocompression: chronicization of lesions, slow healing, danger of bacterial infections, dermatytis and above all recidives.
This invalidant pathology causes also discomfort and relevant social costs that mostly loaded on elder and lower classes which lack of medical care and social assistance. The aim of our study was to evaluate the economic and social charges of such an invalidant pathology.

## MATERIALS, METHODS AND RESULTS

We have considered age, working conditions, domiciliar care, costs of transport and therapy in a population of 130 outpatients visited in the Ambulatory of the Institute of Vascular Surgery and Angiology of the University of Milan during the period October 1989 - December 1991.

We have observed 40 (30,7%) VaU, 64 (49,3%) PFU, 10 (7,7%) Post-traumatic ulcer, 3 (2,3%) Martorell's ulcers, 9 (6,9%) Venous ulcers associated with symptoms and signs of artheriopaties and 4 (3,1%) ulcers of other causes.

The mean age was 69 years (range 22 to 95). The prevailing sex was female with a M/F ratio of 1:2.

Most of the patients had a social pension (95 = 73,0%). Either the present or previous profession of the patients was in 48 (36,9%) of housewife, in 59 (45,4%) of employed worker, in 10 (7,7%) of autonomous worker while in 13 cases (10,0%) this data was not specified. 95 patients (73,0%) had the social exemption from payment of "medical ticket".

The domiciliar care and the associated dressing were performed by the physician only in 1 case (0,8%), by relatives in 64 cases (49,2%) and by the patients themseves in 65 cases (50,0%).

66 (50,8%) patients were accompanied by relatives or friends while in 64 (49,2%) cases the patients were autonomous. The average amount of missed working hours was 1 hour for each visit (considering also the eventual companion).

For what concernes the means of transport, 18 (13,8%) were transported by taxi, 70 (53,9%) by public transport, 41 (31,6%) by their own cars and in 1 case (0,7%) by railways. The average time for transport was of 73 minutes while the average distance was of 15 Km (considering also the return). The average cost of transport was equal to 8784 It.£ (7,1 U.S.$)* and the average total cost was of 79000 It.£ (64,0 U.S.$)*.

The mean age of the ulcers was 4 months (1 months - 2 years). In 60 cases (46,1%) they were recidive ulcers. In 52 patients (40,0%) they were on the right leg, in 66 (50,8%) on the left and in 12 (9,2%) they were bilaterals. The initial mean area was 5 cm2 (0,5-40).

For what concern main therapy we have always used elastocompression. In 50 patients (38,5%) was used a fixed bandage with zinc's oxide bands whereas in the other 29 (22,3%) we preferred a mobile compression with bands or stockings and DuoDerm to stimolate the healing of the lesions. In 40 cases (30,7%) we have preferred a simple toilette of the lesions with Carrel-Dakin solution and different topical treatment. In 25 cases (19,2%) we have performed sclerotherapy or ambulatorial surgical ligature of incompetent perforating veins. In 13 (10,0%) we have performed, after the healing of ulcer, a saphenectomy for primitive or post-phlebitic varices.

During the period of treatment 17 patients (13,0%) were losses. With this therapeutic schedule, on a total of 113 patients, we have obtained the healing in 92 cases (81,4%) while in 8 cases (7,7%) we have observed just a partial healing and in 13 cases (10,9%) the ulcers remain in therapy at the end of the period of observation.

The average time of healing was of 91 days (7-330) for PFU, 47 days (10-120) for VaU and 79 days (15-150) for the other ulcers. The average number of required visits was 9 (1-40 visits).
Considering the time and the materials needed for healing we have evaluated a total amount of 233000 It.£ (188,8 $)* for a complete treatment with fixed elastocompression (Tensoplast, Varicex F etc.) and 206000 It.£ (166,9 $)* for treatment with DuoDerm.
This costs are quite limited but we have to ad, to the above mentioned amount, the lack of productivity of the patients (or of the eventual companion). If we use the evaluation of the Italian National Industries of Steel (I.R.I.) estimating it in 180000 It.L/hour (145,8 U.S.$)* we obtain a total cost of 1620000 It.£ (1312 U.S.$)* for each patient.
In this case the real total average cost for each patient was, for the two treatments, respectively of 1932000 (1565 U.S.$)* and 1904000 (1542 U.S.$)*.

## DISCUSSION

Venous ulcers are generally observed in elderly patients, of female sex with a long history of venous insufficiency. Considering the results obtaineo by our study we think that the therapeutic approach to this invalidant pathology cannot underestimate social implications and public costs. The most of the of costs depend on the unproductivity of the member of family who accompanied the patients or of the patients themselves.
For all this reasons we believe that in every case of venous ulcer the angiologist must take into account all this factors driving the therapeutic choices of the patients, employing efficacious and fast treatments, reducing the total number of ambulatorial visits, stimulating self-management of lesions and prevention from recidives.

* Official change 4 April, 1992; 1234 It.£ = 1 U.S.$

## REFERENCES


AGRIFOGLIO G., BONADEO P. (1989): "Venous leg ulcers: conservative treatment". Proceedings of the Ist Mediterranean Congress of Angiology, May 29-June 3, 1988 Corfu' Minerva Medica Ed.

AGRIFOGLIO G., MONTORSI W., DONADI G.C. (1983): "Flebologia". Masson Italia Editore, Milano.

BONADEO P., DOMANIN M., HAFNER M. (1988): "Subfascial ligature and sclerotherapy of insufficient communicating veins in postphlebitic ulcers". Free papers printed in full Montorsi M., Granelli P. Ed, XXVI World Congress of International College of Surgeons, Milan, July 3-9, IX, 615-617, Monduzzi Ed.,.Bologna.

BROWSE N.L., BURNAND K.G., THOMAS M.L. (1988): "Disease of veins. Pathology, diagnosis and treatmert" Edward Arnold Eds. London.

CIKRIT D.F., NICHOLS W.K., SILVER D. (1988): "Surgical management of refractory venous stasis ulceration" J. Vasc. Surg.,Vol 7, 3, 473-78.

KITKA M.J., SCHILLER J.J., MEVER J.P. et Al. (1988): "A prospective, randomized trial of Unna's boots versus hydroactive dressing in the treatment of venous stasis ulcers". J. Vasc. Surg.,Vol 7, 3, 478-83.

RAMELET A.A., MONTI M. (1988): "Phlebologie" Masson Ed. Paris.

VV. AA. (1987): "Les veines perforantes du membre inférieur et leur pathologie (crosses saphéniennes exclues). Soc. Fr. de Phlébologie, Seauce Plénière, Paris 21 mars 1987. Phlébologie, 40, (3), 559-674.

# Leg Ulcers: Social & Economic Implications

Nick Bosanquet

RHBNC/St. Mary's Health Policy Unit,
University of London.

This paper reviews international evidence on costs, benefits and incentives in different methods of leg ulcer treatment. Treatment currently involves long term recurrent cost with low benefits to patients: but much of this cost is invisible to providers. The new international culture of health economics gives an opportunity for investment programmes and for setting local targets in terms of quality of life and health benefits. The paper sets out how experience from pilot projects in the UK would be used to develop a new international approach to leg ulcer treatment in the 1990s.

*Phlébologie 92.* Eds P. Raymond-Martimbeau, R. Prescott, M. Zummo.
John Libbey Eurotext, Paris © 1992, pp. 283-285

# An evaluation of community leg ulcer clinics

C.J. Moffatt[1], P.J. Franks[1], M. Oldroyd[1], N. Bosanquet[3], R.M. Greenhalgh[1], C.N. McCollum[2]

*Department of Surgery, [1] Charing Cross and Westminster Medical School, London, [2] University Hospital of South Manchester, Manchester and [3] Department of Social Policy, Royal Holloway and Bedford New College, Egham, UK.*

## INTRODUCTION

Chronic venous ulceration is common in the elderly population of the western countries. In the UK alone, nearly 100,000 people are currently suffering from leg ulceration, costing approximately £400 million ($800 million) to treat per year. Various new approaches to the treatment of patients with venous ulceration have been developed in a reasearch ulcer clinic at Charing Cross Hospital, including the use of the four layer bandage system which healed 74% of venous ulcers within 12 weeks of treatment (Blair *et al* 1988). A major initiative in Riverside Health Authority (London, UK) was to establish community ulcer clinics, training existing community staff in research based methods of patient assessment and treatment, to determine whether the research clinic success could be repeated in the community by the existing community staff.

## PATIENTS AND METHODS

Control clinic audit

Prior to the establishment of community clinics, a control audit was carried out from one health centre over a period of 18 weeks. The district nurses kept a diary of all their visits to patients with leg ulceration and noted when the ulcer healed.

Setting up community clinics.

At each health centre two district nurses were nominated to act as coordinators. Their job was to ensure the clinics were staffed by the district nurses and to order the necessary bandages and equipment. Two specialist nurses from Charing Cross Hospital attended the new clinics to train all district nurses in patient assessment, bandaging and the accurate recording of patient details. The clinic was considered to be part of the normal work load of the community nurses who progressively took more responsibility for running them.

Assessment and bandaging

Assessment included making ankle brachial pressure index (ABPI) to exclude patients with arterial disease. Those patients with ABPI >0.8 were fitted with a high compression four layer bandage method. Those patients with ABPI <0.8 were had a significant arterial component to their ulcer and were treated by alternative methods. Other causes for ulceration were identified such as cancer and vasculitis and treated or referred accordingly.

Dressings and bandages were changed weekly. A simple non adherent dressing was applied under the four layer bandage (Blair et al 1988). This produces 40 mmHg at the ankle graduated to 20mmHg just below the knee. At each clinic visit the ulcer was cleaned and the surface area measured before applying new dressings and bandages. Patients judged fit for venous surgery were assessed in the vascular laboratory at the hospital using duplex Doppler imaging to identify the sites of incompetence. If patients had surgically correctable venous disease they were then offered surgery. Patients with severe arterial disease were referred to the Vascular Surgical Service for arterial investigation.

All patients within the health district referred to the district nurses with a non healing leg wound were included in this study.

## RESULTS

### Patient details

The first community ulcer clinic was established in February 1989 and by March 1991, 475 patients had been treated. The mean (sd) age was 73.8 (11.9) years with 322 (68%) women. Of the total, 209 (44%) suffered from some limitation in mobility. Only 50 (10.5%) were considered too unfit to attend a clinic and were treated at home.

Four patients were found to have skin cancer confirmed by biopsy. The 471 remaining patients had 550 ulcerated limbs of which 56 (10.2%) had significant arterial disease (ABPI<0.8). Rheumatoid vasculitis was suspected in a further eight, and in seven the main cause of ulceration was considered to be diabetes. In two the cause was unknown despite intensive investigation. The remaining 477 ulcers involved the lower calf or ankle with ABPI>0.8 and no evidence of skin cancer and were described as venous ulcers.

### Ulcer healing- community ulcer clinics

The 477 venous ulcers had a median size (range) of 4.2cm$^2$ (0.1 to 117cm2) with 128 (28%) being larger than 10cm$^2$. They had been continuously present for a median 3 months (one week to 63 years) with 150 (26%) being present for longer than one year. When analysed by life table 69% venous ulcers had healed by 12 weeks and 83% healed by 24 weeks. In the patients wih mild arterial disease (ABPI<0.8>0.5) 56% had healed by 12 weeks and 75% healed by 24 weeks.

As expected, the large venous ulcers (>10cm$^2$) healed more slowly at 42% compared with 80% at 12 weeks for the small ulcers. Those with more chronic ulcers healed slower with 57% of the ulcers present for longer than 6 months healing by 12 weeks compared with 80% for those 1-6 months, and 74% for those of less than one month duration.

Healing rates improved with time after setting up each new clinic. Of the patients who presented between 0-3 months the 12 weeks heing rate was 55%, compared with 78% at 6-9 months and 86% for those who presented between 15-18 months. This occured because the patients were being referred earlier, and the chronic long standing ulcers were progressively healed. Figure 1 gives the life tables of healing from the start of the community clinics, compared with the control audit prior to the establishement of the clinics.

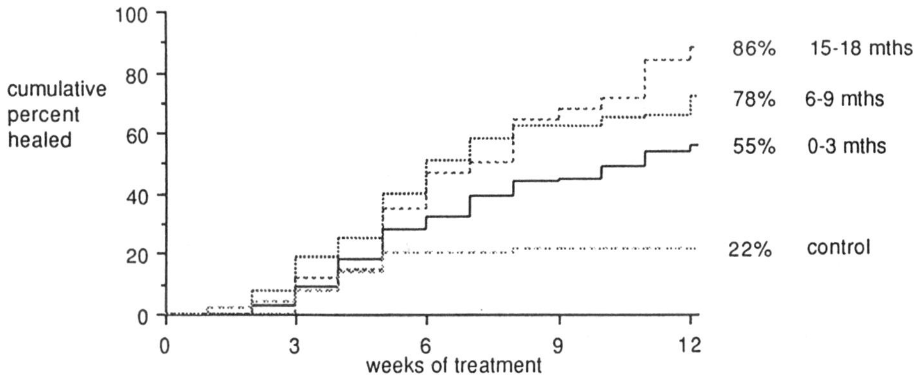


**Fig 1. Healing rates by time from start of community clinic**

The healing rate for the control audit was 22% at 12 weeks. This shows the effectiveness of the new service compared with the old, even when compared with those referred to the clinics 0-3 months since these would be patients treated by the district nurses prior to clinics opening. Also the total cost of leg ulcer treatment went down from £400,000/ year ($800,000/year ) to £150,000/year ($300,000/year).

## DISCUSSION

The vast majority of patients are treated in the community by disrtrict nurses, the patient or patients relative (Cornwall *et al* 1986). Our own experience in setting up these community clinics confirmed what was already known by district nurses, that all patients with leg ulceration could not be treated in hospital.

These results clearly demonstrate that leg ulcer care can be delivered by dedicated community leg ulcer clinics, using existeing staff provided adequate training, equipment and effective elastic bandages are provided. Moreover the cost of the community clinics was substantially less than by the old ineffective service.

## ACKNOWLEDGEMENTS

The project was awarded the King Edwards Hospital Fund for London major grant award for 1988. We thank all members of the community service of Riverside DHA for their co-operation and enthusiasm

## REFERENCES

Blair SD Wright DDI Backhouse CM Riddle E McCollum CN (1988): Sustained compression and healing of chronic venous ulcers. Br Med J 294, 674-7

Callum MJ Ruckley CV Dale JJ Harper DR. (1987): Hazards of compression on treatment of the leg: an estimate from Scottish surgeons. Br Med J 295, 1382

Cornwall JV Dore CJ Lewis JD. (1986): Leg ulcers: epidemiology and aetiology. Br J Surg 73, 693-696

# VII.
# PRATIQUE PHLÉBOLOGIQUE
# *PRACTICE IN PHLEBOLOGY*

*Phlébologie 92.* Eds P. Raymond-Martimbeau, R. Prescott, M. Zummo.
John Libbey Eurotext, Paris © 1992, pp. 289-291

# Reorganization of phlebology in a general hospital

Enrique G. Bertranou

*Sección Flebología, Hospital Privado de Comunidad, Calle Córdoba 4545, 7600 Mar del Plata, Argentina.*

**SUMMARY:**
The treatment of venous disorders in a 230 beds community hospital taking care of a defined population of 100,000 persons was performed by general surgeons without diagnosis and treatment standardization. The necessary reorganization considered a number of innovations such as: 1) Integration of phlebology as a section of a cardiovascular surgery division, 2) standardization of diagnosis and treatments, 3) codification of the phlebological record in order to facilitate computer analysis of data, 4) implementation of ambulatory effective and expeditious treatments, 5) implementation of a separate unit for ambulatory leg ulcer management, 6) training of general surgical residents and nurses, 7) esclerosing therapy limited to telangiectasias, perforant veins concomitant with venous ulcers and bleeding varicose veins. Results of the first 22 months of work: Varicose veins: 1634 patients were evaluated, being 1460 women (mean age 54.5±15 years) and 174 men (mean age 61.0±14 years). A 21% (344 patients) presented a normal clinical phlebological examination. In the group of 1290 patients with varicose veins, 23.9% had a previous operation, 86.3% were sedentaries, 50.3% had history of varicose vein in the mother and 20.3% in the father. Clinical findings: leg heaviness 61.1%, pain 59.2%, edema 50%, itching 15%. Surgical treatments: long saphenous vein stripping 23, stab evulsion phlebectomy + low long saphenous ligation 78, stab evulsion phlebectomy 168, esclerotherapy of perforating veins and bleeding varicose veins 27. Leg ulcers: 356 patients, being 282 venous ulcers 33 arteriolar hipertensive, 31 mixed and 10 ischemic. Actuarial analysis showed that by the 6th month, 66% of the venous ulcers were completely healed and 73% by the 8th month. The most important risk factor for slow ulcer healing is the "age" of the ulcer followed by the "no patient participation". In conclusion: 1) Phlebology has been satisfactory reorganized. 2) The ambulatory surgery treatment is efficient and complication-free. 3) Ambulatory management of venous and hipertensive ulcer is well accepted and tolerated, efficient, and economic. 4) The reorganization permitted the training of three general surgery residents.

**INTRODUCTION:**
Venous pathology is one of the most common chronic suffering of the

civilized world. A recent study by the Family Practice Section in a small community near Mar del Plata showed a prevalence of 16%, which is very close to the data from Ulloa Domínguez (1992) in the city of Bogotá (Colombia). Pain, heaviness, edema, itching, and cosmetic distress are the main complaints of this chronic non lethal and social expensive pathology in a modern world, demanding more and more self appreciation and outdoor activities. The worst side of the venous pathology spectrum is represented by venous ulcer with a prevalence up to 1% of the general population following Callam et al. (1985), showing special features as non well known pathophysiology, recurrence and different management approaches. The characteristics of the venous pathology favour number of changing non scientific proved treatment performed by non phlebology specialists with a mercantilism bias. Considering these factors, the institutional management of the venous problem should be faced based upon serious principles such as: professional competence, prevention, effective-expeditious treatment, and the evaluation of results. The purpose of this work is to present the results of the reorganization of phlebology in a 230 beds community hospital with a defined population of 100,000 persons, being elderly 70% of them.

**METHODS:**
After a three-month period of study a number of innovations were established: 1) integration of phlebology as a section of cardiovascular surgery with a registered cardiovascular surgeon as a head; 2) standardization of diagnosis and treatment; 3) codification of the phlebological record in order to facilitate computer analysis of data; 4) implementation of ambulatory effective and expeditious treatment; 5) implementation of a separate unit for ambulatory leg ulcer management; 6) training of general surgical residents and nurses; 7) esclerosing therapy limited to telangiectasias, perforating veins concomitant with venous ulcers and bleeding varicose veins. The reorganization started during May 1990.

**RESULTS:**
After the first 22 months of work 1990 patients were evaluated. The results are presented separately for varicose veins and leg ulcers. Varicose veins: 1634 patients were examined, being 1460 women (mean age 54.5±15 years) and 174 men (mean age 61.0±14 years). A 21% (344 patients) presented a normal clinical phlebological examination. Out of the 1290 patients 86.3% were sedentary and 47.0% overweighted. Symptoms: heaviness 61.1%, pain 59.2%, edema 50.0%, itching 15.0%. Indications for surgery: between 40-60 years: long saphenous stripping with stab evultion phlebectomy. In patients <40 and >60 stab evultion phlebectomy and low long saphenous vein ligation. When deep venous incompetence was present, perforating veins ligation was carried out. The surgical treatment performed was as follows: long saphenous stripping 23, combined with perforating veins ligation 10, isolated perforating veins ligation 4, stab evultion phlebectomy with low long saphenous ligation 78, isolated stab evultion phlebectomy 168. Complications: 4 cases of bleeding were controlled before dismissal after ambulatory stab phlebectomy and 2 groin hematomas were treated conservatively. Results of surgery were good with recurrence of varicose vein in 1 patient due to incomplete surgery. The patients non suitable for surgery were treated by conservative methods (elastic bandage, elastic stocking).
Leg ulcers: 356 patients being 282 venous ulcers, 33 arteriolar-hipertensive, 31 mixed, and 10 ischemic. Ischemic ulcers

were referred to vascular surgery. The rest was treated in a conservative and ambulatory manner, in a special unit. The results of treatment for 282 venous ulcers showed that by the 6th month, 66% of them were completely healed and 73% by the 8th month.

**DISCUSSION:**

The institutional reorganization of the service after 19 years of work with no standardization of diagnosis and treatment is a challenge, being the natural resistence to change the most important difficulty. The second challenge is to obtain optimum patient treatment with low institutional cost. The first challenge has been faced by concentrating the work in a single person (the surgeon in charge) up to the presentation of objective good results. The second challenge is shared by any serious institution preoccupied in the progressive and uncontrollable increase of health cost. The clinical results of the present work may be favorably compared with those of Bishop et al (1986), Colgan et al (1990), Goren et al (1991), Hördegen (1989), answering the first part of the equation, leaving the study of the health cost for a further report.

**CONCLUSIONS:**

1) Phlebology has been satisfactorily reorganized. 2) The ambulatory surgery treatment is efficient and major complication-free. 3) Ambulatory management of venous and hypertensive ulcer is well accepted and tolerated, efficient, and economic. 4) The reorganization permitted the training of three general surgery residents.

**REFERENCES:**

Bishop C.C.R., Jarrett P.E.M. (1986): Outpatient varicose vein surgery under local anaesthesia. Br.J.Surg. 73, 821-822.

Callam M.J., Ruckley C.V., et al (1985): Chronic ulceration of the leg: extent of the problem and provision of care. Br. Med.J. 290, 1855-1856.

Colgan M.P., Dormandy J.A., et al (1990): Oxpentifylline treatment of venous ulcers of the leg. Br.Med.J. 300, 972-975.

Goren G., Yellin A.E. (1991): Ambulatory stab evulsion phlebectomy for truncal varicose veins. Amer.J.Surg. 162, 166-174.

Hördegen K.M. (1989): Ulcus cruris -ambulante Behandlung und Ergebnisse. Schweiz.med.Wschr. 119, 1264-1269.

Simpson J.E.P. (1986): Financial benefits of day surgery. Hospital Update 12, 135-138.

Ulloa Domínguez J. (1992). V Congress of the Panamerican Phlebology and Limphology Society. Buenos Aires, Argentine.

# Multidisciplinary approach to primary venostasis

Butie, Anton; Bergan, John J.; Goldman, Mitchel

Private Practice

Primary venostasis is characterized by reflux in the superficial venous system and accompanied by a wide variety of symptoms. The abnormal venous physiology presents itself with slow venous drainage, enlarged veins, skin and subcutaneous inflammation, lipodermatosclerosis, dermatitis, and pigmentation. For this reason, a multidisciplinary teamwork has evolved to evaluate patients and perform therapy. This report details the diagnostic approach and the subsequent treatment for 300 consecutive patients.

Evaluation was by history, clinical examination, continuous wave Doppler sonography and PPG/LRR, and duplex study when appropriate. Treatment was by macrosclerotherapy, ligation of saphenous vein(s), and stab avulsion of clusters of varicosities or a combination of these as determined by the clinical situation. Residual varicosities after surgery and venectases and telangiectases were treated by sclerotherapy. Analysis of the different treatment modalities and short-term results and complications are given.

The combined efforts of a vascular surgeon, dermatologist, internist, and the support of the noninvasive laboratory offers optimized care for the patient with primary venostasis.

# VIII.
# MANIFESTATIONS CLINIQUES
# *CLINICAL MANIFESTATIONS*

# A. Symptomatologie/*Symptomatology*

*Phlébologie 92.* Eds P. Raymond-Martimbeau, R. Prescott, M. Zummo.
John Libbey Eurotext, Paris © 1992, pp. 297-299

# La douleur dans l'insuffisance veineuse variqueuse. Essai d'interprétation

Ph. Griton, M. Cloarec, Ph. Blanchemaison

*Polyclinique (Service du Pr. M. Cloarec), Hôpital Tenon, 4, rue de la Chine, 75020 Paris, France.*

En décembre 1991, la Société Française de Phlébologie a repris l'étude des "douleurs veineuses" qui constituaient déjà le 2° sujet du 1° Congrès International de Phlébologie de Chambéry en 1960 et qui avaient fait l'objet d'une table ronde du Collège Français de Pathologie Vasculaire et de diverses séances de Sociétés de Phlébologie dans le monde. Tous ces débats n'ont cependant pas donné à la douleur veineuse la place qu'elle mérite, notamment dans la maladie variqueuse. C'est ce sujet que nous abordons avec un catalogue descriptif simple accompagné d'un essai d'interprétation, non pas des mécanismes encore mal connus pour la plupart, mais de la signification clinique et pronostique de cette symptomatologie telle qu'elle apparaît à l'esprit de certains phlébologues et des indications thérapeutiques qui en découlent. Nous espèrons de cette façon sortir la douleur veineuse de l'ornière du doute, de la suspicion, voire du domaine psychiatrique, où on l'enferme encore traditionnellement, pour lui donner sa véritable place de révélateur de troubles physiopathologiques, voire de lésions anatomiques susceptibles de servir de guide clinique et thérapeutique.

Les lourdeurs de jambe, pesanteurs permanentes, fatigabilité sont bien connues. 9 fois sur 10 elles siègent à la jambe et dépendent d'une surcharge du réseau saphène externe. A la cuisse elles dépendraient de la saphène antérieure. Notons leur aggravation avec l'orthostatisme, la chaleur, les hormones féminines, l'insuffisance des repos allongés. Notons encore leur importance chez le jeune bien souvent en l'absence de toute varice et leur absence lorsque le tronc saphènien est dilaté et franchement incontinent.

Les crampes du mollet, de la plante du pied, des orteils, dépendent de la saphène externe. A la cuisse elles dépendent surtout de la saphène interne. Ce sont d'abord des crampes d'effort chez le jeune, souvent au froid, pour devenir nocturnes par périodes, déclenchées par l'effort, la fatigue, la chaleur chez l'adulte, souvent variqueux.

Les impatiences (paresthésies agitantes nocturnes, syndrome des jambes sans repos, rest less legs) dépendent de la saphène externe qui est seulement hyperplasique, peu ou pas dilatée. Cette gêne peut durer très longtemps elle disparaît avec la sclérose de la saphène externe.

Les douleurs sont polymorphes et cependant expressives pour la plupart. Le "coup de fouet" peut correspondre à une rupture valvulaire, à une rupture de perforante, à une phlébite, mais aussi à une rupture musculaire ou tendineuse. Les phlébalgies tronculaires sont surtout saphène interne. Elles peuvent être très violentes à l'occasion d'une distension aigüe de la veine. R.STEMMER (5) a décrit la douleur de la petite crosse saphène externe des adolescents, trop souvent dite "douleurs de croissance". Les phlébalgies variqueuses peuvent traduire une thrombose variqueuse, sinon elles sont distales, au siège d'un double reflux (saphène interne, saphène externe par exemple). Chez la femme et le sujet âgé le prurit variqueux traduit la souffrance douloureuse des petites veines d'un réseau saphène et saphènes accessoires en surcharge, sans cause allergique. Les sympathalgies veineuses de R.TOURNAY (2) expriment la souffrance et l'extension varicositaire au voisinage des règles. Beaucoup plus rares : la claudication intermittente veineuse des variqueux à l'effort (2), la douleur aigüe dans la position assise jambes pendantes, à la toux ou à l'éternuement signe l'insuffisance valvulaire (F.HAID-FISCHER 1) et ladouleur pulsatile avec brûlures accompagne l'ouverture de communications artérioveineuses (1). Enfin la douleur croissante, permanente à type de brûlure au voisinage de la cheville chez un variqueux ancien précède une complication trophique aigüe, hypodermite inflammatoire ou ulcère. C'est une véritable urgence thérapeutique.

Restent des sensations dysesthésiques" : picotements, battements, élancements, sensation de liquide qui coule froid, chaud ou neutre, arrachement, broiement, morsures, rongements, frissonnements (4) et douleurs "mal précisées", qui n'ont pas encore d'explication claire, mais qu'on aurait tort de classer dans les affabulations, dans la mesure où elles aussi disparaissent totalement avec un traitement complet de toutes les veines pathologiques. La sensation "d'étau, de bracelets, de brodequins serrés" traduit d'ailleurs une surcharge distale d'un réseau avec oedème infraclinique.

Toutes ces "douleurs" traduisent la souffrance veineuse ou veinulaire. Les poussées précèdent et accompagnent l'évolution et les poussées de la maladie sous l'influence des facteurs aggravants, orthostatisme, chaleur, stase aigüe, hormones etc. Elles n'ont pour la plupart pas de traduction à l'examen doppler, mais la rhéopléthysmographie décèle fréquemment une hyperdistensibilité veineuse.

Cependant certains variqueux "n'ont jamais souffert". Auraient-ils oublié des troubles trop anciens? ou ne les auraient-ils jamais perçus comme tels? Se pose ainsi le problème des douleurs veineuses chez l'enfant chez qui l'hyperplasie pathologique des saphènes est palpable dès l'âge de deux ans dans notre expérience (4). Certes à partir d'une dizaine d'années l'interrogatoire conjugué de l'enfant et de ses parents détecte souvent les lourdeurs de jambe et la fatigabilité en orthostatisme 8%, les crampes 15%, les phlébalgies 8%. Ces symptomes sont inconstants, et souvent intriqués avec la symptomatologie enfantine qui est d'abord de comportement : stations assises ou mieux allongées sur le sol interrompant périodiquement des jeux actifs, courses et sauts, traduisant la fatigabilité en station debout au même titre que l'installation préférentielle en position quasi allongée dans les sièges les plus confortables et la position allongée à plat ventre pour la lecture, les jeux, les devoirs, voire la

télévision , 7%. De même, les douleurs de jambe qui réveillent la nuit les petits enfants terrifés ne seraient-elles pas des crampes nocturnes ou des phlébalgies simples, au même titre que les douleurs dites "de croissance" équivalents de "petites saphènes externes douloureuses" de STEMMER 6%.
Il faut souligner la constance de l'hyperplasie pathologique des saphènes, notamment des saphènes externes, lorsqu'on observe ces troubles du comportement chez l'enfant.

En conclusion, la douleur veineuse chez le variqueux est un signe généralement précoce, susceptible de révéler les poussées de la maladie, les territoires veineux souffrants, les insuffisances du traitement et leurs causes, ainsi que les menaces trophiques à un stade tardif de l'insuffisance veineuse. Elles peuvent constituer à elles seules l'indication d'un traitement préventif ou curatif de l'invalidité veineuse et parfois encore d'un complément de traitement.

Bibliographie


1 "la douleur veineuse" in "Premier Congrès International de Phlébologie, Chambéry I960" Soc. Fr. Phlébol. édit. Paris I962, p. 395-492.

2 "les douleurs des membres inférieurs en pathologie vasculaire" J.Mal. Vasc. I976, T.1., p. II3-I36.

3 GRITON Ph. : "symptomatologie fonctionnelle de l'insuffisance veineuse variqueuse des membres inférieurs, quelques points d'orientation" in "l'insuffisance veineuse variqueuse. Colloque de Bagnoles-de-l'Orne I977" Robert et Carriere édit.(colloque scientifique) Paris I978, p. 20-22.

4 GRITON Ph. et SCHADECK M. : "l'hyperplasie des saphènes et les premiers signes de maladie variqueuse chez l'enfant" Phlébologie I990, 43, N°4, p. 56I-57I.

5 STEMMER R. : "la petite crosse isolée et douloureuse de la saphène externe" Phlébologie I968, 21. N° 3, p. 299-30I.

LEG PAIN: NON-INVASIVE ASSESSMENT AND NON-PHARMACOLOGICAL TREATMENT

Grachev, I.D.

Majak-Hospital, Kiev, The Ukraine, USSR

Aim of investigation: The effect of non pharmacological out-patient treatment program including complex of acupuncture and hypnosis on venous blood flow was investigated to clarify the mechanism of leg pain. Methods: Functional ultrasound dopplerography using doppler D 800 (firm "Medata AB",France) and BVM 315 (firm "Bach-Simpson", England-Canada) was applied in 135 pts with chronic leg pain and healthy volunteers. During the treatment period was measured venous blood flow using doppler velocimetry. Furthermore, was analyzed the changes in temperature of pain part by thermography at the same time. Results: The increase of venous blood flow by complex of acupuncture and hypnosis was more remarkable in pts with leg pain than in volunteers. The elevation of temperature in pain area was observed simultaneously by thermographic examination. Conclusions: Acupuncture and hypnosis in complex treatment for leg pain relief is thought to increase venous blood flow by relieving the strain of sympathetic nervous system and stress disorders caused by pain.

*Phlébologie 92.* Eds P. Raymond-Martimbeau, R. Prescott, M. Zummo.
John Libbey Eurotext, Paris © 1992, pp. 301-303

# Veines jumelles et symptomatologie des mollets : essai de corrélation sur 40 patients

Christian Daniel

*2, rue de la Réunion, 92500 Rueil-Malmaison, France.*

L'implication des veines jumelles dans la pathologie variqueuse du territoire saphène externe (notamment par les perforantes jumelles internes) est bien connue.
Cependant la pratique phlébologique quotidienne attire notre attention sur le fait que la présence d'une symptomatologie douloureuse voire de crampes des mollets, n'est pas toujours corrélée à l'existence d'une incontinence de la saphène externe. De plus lorsqu'une incontinence saphène externe existe, son traitement même bien conduit ne suffit fréquemment pas à faire régresser totalement les symptômes.
Nous avons pratiqué un examen écho-Döppler Duplex sur 40 personnes présentant ce type de symptomatologie en recherchant la présence ou non d'une atteinte de la saphène externe et (ou) d'une anomalie des veines musculaires en particulier jumelles internes. Il s'agit là des résultats préliminaires d'une étude prospective portant sur un nombre de cas beaucoup plus important actuellement en cours.

## CONSTATATIONS CLINIQUES

Les signes fonctionnels étudiés ont été:
Douleurs, lourdeurs de jambe, paresthésies voire crampes des mollets ou des pieds.
Cliniquement, nous avons observé l'existence de :
Varices du territoire saphène externe ou suspendues (dépendant d'une perforante jumelle interne).
Il a été souvent noté un ballottement anormal du mollet ("mollet mou"), vraisemblablement en rapport avec une insuffisance de musculature des jumeaux (14 sujets femmes dans cette étude).

## CONSTATATIONS ECHO-DOPPLER DUPLEX

Au tiers moyen-tiers inférieur du mollet, on détecte un réseau de veinules difficilement analysables se jetant dans des sinus veineux d'aspect sacculaire. La (ou les) perforantes jumelles, se situent à ce niveau et sont souvent d'aspect rectiligne, elles peuvent être ramifiées. Ces perforantes alimentent fréquemment une varicose postéro-interne de jambe ou une branche de la saphène externe.
Les veines jumelles externes sont le plus souvent grêles et les jumelles internes dilatées. Elles sont groupées par deux à six troncs, visibles en échographie, accolés sur une partie de leur trajet.
Souvent l'un des troncs est beaucoup plus dilaté, parfois tous les troncs peuvent être

dilatés de façon importante, soit sur toute leur hauteur, soit sur leur portion basse, prenant alors une forme sacculaire. Ces troncs sont souvent aplatis longitudinalement, même en relâchement musculaire total, et rejoignent en général un ou deux axes secondaires qui forment ensuite un tronc commun avec les jumelles externes. Celui-ci reste accolé souvent à la saphène externe sur quelques centimètres en devenant superficiel et se jette dans la fosse poplitée :
- Séparément dans la veine poplitée (face postéro-interne souvent), en dessous de l'abouchement de la saphène externe .
- Avec un tronc commun à la saphène externe .
Cependant les troncs des veines jumelles internes et externes peuvent rejoindre séparément la veine poplitée (respectivement à sa face antéro-interne et antéro-externe ), il en est de même pour les veines soléaires.
On retrouve souvent un ou plusieurs troncs jumelles accessoires grêles, se terminant de façon indépendante.
L'étude des valvules en échographie met en évidence le fait que les veines jumelles et le tronc ainsi que le tronc commun à la saphène externe (quand il existe) sont valvulés. La vidange de ces veines est suivie à l'échographie ainsi que leur remplissage montrant que ce sont presque constamment des veines de stase. En effet, le sang devient fréquemment échogène dans leur lumière quelques secondes après la vidange musculaire , alors que le tronc de la saphène externe reste vide d'écho. Cette stase, souvent majeure, explique peut-être la relative fréquence des thromboses à ce niveau.

## MATERIEL ET METHODE

L'étude a été pratiquée avec un écho-Döppler Duplex INTERSPEC (AGENA) sur 40 personnes, 32 femmes et 8 hommes, présentant une symptomatologie des mollets. Ont néanmoins été écartés les sujets sous oestroprogestatifs ou phlébotoniques ainsi que les sportifs qui ont souvent des veines jumelles dilatées. Tous les examens ont été réalisés l'après-midi entre 16 et 19 heures, en position debout, jambe demi-fléchie. Cliniquement, il a été retrouvé : lourdeurs des mollets = 40 cas, paresthésies, fourmillements = 8 cas, oedème vespéral = 7 cas, crampes nocturnes = 11 cas (des mollets dans 7 cas, des pieds dans 4 cas). Parmi les facteurs de risque, il existait dans 29 cas des antécédents variqueux familiaux, 1 cas d'antécédents de phlébite (fémoro-poplitée -sans séquelle obstructives ou d'avalvulation-), 6 avaient un métier debout, 7 étaient tabagiques. Parmi ces facteurs de risque, seule l'hérédité variqueuse a été retrouvée significative.

- Une incontinence isolée saphène externe n'a été retrouvée que dans 7 cas.
- Dans 13 cas les veines jumelles avaient un diamètre supérieur à 5 mm (dont 9 cas avec reflux au Doppler), alors que la saphène externe était normale au niveau de sa crosse et du tronc. Cette dilatation touchait tout le tronc de la veine jumelle jusqu'au sinus veineux inclus dans 4 cas.
Lorsqu'il existait un tronc commun à la saphène externe et au tronc des jumelles (6 cas), celui-ci était toujours continent. Il semble donc que dans ces cas il s'agissait d'une atteinte première du tronc des jumelles.
- Dans 16 cas une anomalie des veines jumelles était associée à un reflux significatif dans la saphène externe (crosse et tronc). Dans tous ces cas, une perforante jumelle a été retrouvée dilatée et incontinente. Quand il existait un tronc commun (5 cas), il était toujours incontinent lorsque les veines jumelles présentaient un reflux.
- Dans 4 cas, aucune anomalie saphène externe, jumelle ou soléaire n'a été retrouvée.

Une ou plusieurs perforantes jumelles internes ont été mises en évidence dans 32 cas sur 40, leur dilatation étant supérieure ou égale à 2 mm. Elles étaient toujours incontinentes notablement lorsque la saphène externe était incontinente et associée à un reflux des veines jumelles (16 cas), et modérément incontinentes en cas de varicose suspendue (5 cas).

Une dilatation supérieure à 5 mm ou un reflux significatif dans les veines jumelles existait donc dans 29 cas sur 40 dans cette étude, une anomalie saphène externe dans 23 cas sur 40. Il semble donc probable que la symptomatologie étudiée ne soit pas toujours liée à une atteinte directe de la saphène externe mais plus fréquemment à une dilatation avec stase ou reflux dans les veines jumelles, intriquée ou non avec des varices du territoire de la saphène externe.

## CONCLUSION

Résumer la cause de la symptomatologie douloureuse des mollets à une incontinence de la saphène externe reste encore un lieu commun mais peut sembler abusif à la lueur de ces résultats. Cette étude n'a pas l'ambition de répondre à toutes les questions, car elle porte actuellement sur un nombre de cas trop restreint pour en faire une statistique significative. Cependant, il semble que la douleur soit plus le résultat d'une souffrance tissulaire en rapport avec un reflux ou une dilatation ou de ses conséquences au niveau musculaire. En effet, bien souvent les veines jumelles sont des veines de stase, et la dilatation de la saphène externe n'est peut-être alors que la conséquence d'un reflux de la veine jumelle par l'intermédiaire de la perforante jumelle interne.

Selon THIERY, la douleur des mollets peut être due à des obstacles au retour veineux, qui entraîneraient progressivement une dilatation puis un reflux qui débuterait primitivement dans les troncs veineux profonds et les sinus musculaires des jumeaux et soléaire et se transmettrait par les perforantes vers les veines superficielles.

En faveur de cette théorie plaide le fait que la dilatation avec reflux dans les veines jumelles ne s'accompagne pas toujours d'une incontinence du tronc commun avec la saphène externe quand il existe. Tout se passe comme si l'atteinte était ascendante vers les troncs, à partir de la naissance des sinus veineux dans les masses musculaires. Ceci peut d'ailleurs sembler logique du fait de la basse pression engendrée à ce niveau par le relâchement musculaire.

Ces constatations doivent peut-être nous conduire à plus de prudence dans l'interprétation d'une douleur des mollets en présence d'une dilatation simple sans reflux associé au niveau de la saphène externe. Il faut vraisemblablement rechercher dans ces cas une perforante jumelle dilatée et une incontinence des veines jumelles internes. L'utilisation préférentielle des phlébotoniques et de la contention doivent certainement guider l'attitude thérapeutique au stade précoce de la maladie, peut-être plus que la sclérose du tronc, voire de la crosse de la saphène externe.

## REFERENCES


Thierry L. (1988): La douleur veineuse. In Phlébologie, 41, (3), 673-678.

Vandendriessche M. (1986): Le rapport entre l'insuffisance des veines jumelles et les varices. In Phlébologie, 39, (4), 947-962.

Wallois P. (1988): La petite saphène. Données de l'examen clinique. In Phlébologie, 41, (4), 719-721.

*Phlébologie 92.* Eds P. Raymond-Martimbeau, R. Prescott, M. Zummo.
John Libbey Eurotext, Paris © 1992, pp. 304

# Symptomatology of large vein disease versus small vein disease

Mark N. Isaacs

*Vein Clinics of America, 1981 North Broadway, Suite 427, Walnut Creek, California 94596, USA.*

It has long been assumed that treatment of large varicosities of the leg is justified as a medical necessity for relief of symptoms while treatment of smaller dilated veins, including telangiectasia, is for cosmetic purposes. In order to investigate this assumption a retrospective study was done to correlate symptoms as reported on a standard questionnaire by patients seeking treatment for either large vein disease (LVD) or small vein disease (SVD). Data analysis using the pooled t-test showed no significant difference in the number of symptoms reported by either group. The Chi-Square correlation showed that of the nine symptoms tested only one symptom correlated significantly with one of the patient groups, the LVD group. The results of this study show that patients with small vein disease are not significantly less symptomatic than those with large vein disease, thus challenging traditional thinking.

# Reflux in the lateral venous system: Cause of painful telangiectasias.

Robert A. Weiss, M.D. and Margaret A. Weiss, M.D.

Johns Hopkins University School of Medicine, Baltimore, Md.

Approximately 70% of patients presenting for treatment in our practice do not have reflux of the saphenofemoral junction, saphenopopliteal junction or saphenous associated major perforators by handheld Doppler ultrasound. Yet over 50% of these patients complain of discomfort associated with their reticular and telangiectatic veins. In order to assess the role of physiologic reflux through reticular veins in causing pain, we reviewed the charts of 248 patients complaining of pain in the lateral-posterior thigh or lateral-posterior upper calf without associated varicosities of the saphenous system. These patients had clearly definable groups or webs of telangiectasia with associated lateral thigh or calf reticular veins in the region of discomfort. Doppler ultrasound performed on these thigh and calf reticular veins demonstrated audible reflux with distal compression release of the calf in approximately 80%. The reflux sound could be heard loudest at points just above or adjacent to the lateral knee in close proximity to the lateral femoral condyle. The location of the reflux is correlated anatomically to the peroneal perforator associated with the lateral venous system as previously described by Albanese. [Albanese AR, Albanese AM, Albanese EF. The lateral subdermic venous system of the legs. Vasc Surg 1969;3:81-9.] These findings underscore the value of Doppler in determining sources of reflux in smaller veins and the importance of treating reticular veins when performing sclerotherapy of lateral leg telangiectatic webs. Furthermore, for patients without saphenous system incompetence, painful telangiectasias on the thigh or calf may be caused by physiologic reflux through the previously described lateral venous system.

*Phlébologie 92.* Eds P. Raymond-Martimbeau, R. Prescott, M. Zummo.
John Libbey Eurotext, Paris © 1992, pp. 306-308

# The syndrome of the « coup de fouet » : it's always a benign disease ?

Pier Luigi Antignani, Tiziana Di Fortunato, Sergio Pillon, Antonietta Franzè, Mauro Bartolo

*Department of Angiology, s. Camillo Hospital, Rome, Italy.*

Summary

We examined 16 subjects (12 f.-4 m.; average age 45,7 y.) suffering from so called "coup de fouet" syndrome, appeared during the physical activity: walking (5 cases), running (4 cases), quick position changing (7 cases). In all subjects we effected a clinical and instrumental (analogical and tensive arterial and venous Doppler, arterial and venous duplex scanner, photopletismography) examination. At clinical examination, we found in 11 subjects a haematoma in the posterior calf with increased thickness and, in 7 cases, with spontaneous strong pain. In 6 of those patients, the so-called "cigar sign" was positive. In the other 5 cases we found a modest haematoma without subjective and other objective symptoms.

The arterial Doppler and duplex scanner findings and the phletismographic ones were normal. In the first 11 cases the average Doppler clinostatic venous pressures were 28+/-5 mmHg (normal value: 15+/-7); in the other 5 cases the values were 19+/-4 mmHg. The duplex scanner examination confirmed in all subjects the presence of intrafascial haematoma in gemellar side; in the 7 cases (43,7%) with more painful symptomatology, in contigous side of haemorrhage, we found a gemellar (4 cases) or popliteal phlebothrombosis.

Final thought, we point out that the syndrome isn't always benign, as you can think, and, therefore, it's necessary a correct and more vigilant diagnostic and therapeutic approach.

## Introduction

The "Pedrada" syndrome, as it was defined by Martorell (7) that was the first to describe it in 1955, is characterized by "a venous spontaneous intramuscolar haemorrhage of calf and frequently attended by deep venous thrombosis of the leg and by a reflected arteriospasm". Though Martorell had underlined the "frequent" phlebothrombotic involvement, the syndrome is generally considered benign and it resolves in two-three weeks.

The purpose of this work is to verify the real incidence of thrombotic involvement's on the base of personal clinical suggestions and by the light of the latest diagnostic non invasive possibilities offered by the duplex scanner and colordoppler methods.

## Materials and methods

We have studied 16 subjects (12 women and 4 men; average age 45,7 y.) who have arrived at our observation because affected by the so-called "pedrada" syndrome which has appeared during a physical activity of various kinds (run, 5 cases, rising or walking on the level, 4 cases, a sudden change of position, 7 cases).
All the subjects have been submitted to a clinical test and to instrumental examinations as an arterial and venous analogical and tensive Doppler of lower limbs, a plethysmographic test, a venous and arterial duplex scanner of lower limbs.

## Results

In 11 subjects with an objective test we have visualized the presence of an evident haematoma in the posterior side of the involved leg with an increase of consistence of the calf and with the appearance of a spontaneous and particularly intense pain in 7 cases and with positivity of the sign of the cigar in 6 of them.
In the other 5 cases there were present marks of a modest haematoma without particular further objective and subjective symptoms.
The Doppler examination has proved the normality of the arterial peripheral vessels and an increase of venous clinostátic pressures that presented average values of 28+/-5 mmHg in the 11 cases with evident symptomatology.
In the other 5 cases the values of venous pressures were of 19+/-4 mmHg.
At the duplex scanner examen there was confirmed in all the subjects the presence of haematoma in gemmelar side of intrafascial kind of various extension and that is proportional to the subjective and objective signs: in 7 subjects (43,7%) of the cases with a painful and intense symptomatology there was present the thrombosis of gemellar veins (4 cases) or of popliteal one (3 cases) in the proximal district to the haemorrhage nidus.

## Discussion

The syndrome generally interests patients of the two sexes of an age from 30 to 45 years in good health and of a strong constitution who often practice sports activities.
The most frequent provoking cause in an unusual sudden effort as a snap during a movement.
From the pathogenic point of view the initial injury is constituted by the abruption of one or more muscular veins of the calf that, perforating the muscular aponeurosis to put in communication the superficial circle with the deep one, are clamped by the muscular contraction with a consequent haemorrhagic overflow in the muscular venter or in the inter muscular space (5).
The break of the vein causes a venous thrombosis with an haemostatic remedial purpose usually walled and that nevertheless can spread to the deep venous system causing a thrombosis of leg more or less clinically manifest.
Such an extension of the coagulative, intravascular process for a retrograde way that can be favored by a condition of incoherent bed rest or of stillness or for a direct effect of pressure of haematoma on the deep veins or for systemic causes predisposing to thrombosis, can cause a phlebothrombosis also femoro-iliac with a reflected arteriospasm and danger of pulmonary embolism.
Analyzing the correlation of the thrombotic event with the etiopathology and the side of haemorrhage in the two cases with popliteal phlebitis, there results the presence of a muscular absent-mindedness with a large haematoma and in the three subjects with gemellar phlebitis the intergemellar location of the haematoma itself.

We give prominence to the fact that the phlebitis results the more frequent the greater are the paints and the largest is the haematoma especially in the intergemellar one.
We state moreover that the phlebitis, being tightly contigous to the haemorrhage, as visualized by the duplex scanner examen, derives more from a mechanical alteration of the vessels than from a total spoiled venous haemodynamic caused by a secondary pressure of haematoma.
We conclude making a note on the fact that syndrome does not result always benignant as generally is considered, because in 5 cases on 14 a concurrent phlebothrombosis has been clearly checked. This must be considered when a subject with "pedrada" syndrome reaches the observation because he must be addressed towards a correct diagnostic approach and a correspondent therapeutical scheme both pharmacological and behavioral.

References

1) Antignani P.L., Franzè A. (1991): La sindrome della pedrada. Clin. Terap. 136:283-85.
2) Costeas F. (1965): The "coup de fouet" , syndrome of lower extremities. Angiology 16:252-54.
3) Gadeddu A. (1990): La sindrome della pedrada. In: Dettori G.: Giornate flebologiche algheresi. CIC Edizioni Internazionali, Roma, pag. 89-91
4) Goldberg M.J. (1970): A syndrome that is already a syndrome: "coup de fouet" is "tennis leg"? Angiology 21:260-64.
5) Lacoste J. (1983): Le coup de fouet. In: Olivier C.: Precis des maladies des vaissaux. Masson Ed., Parigi, pag.377-79
6) Marongiu G.M. (1984): La sindrome della pedrada. Min. Cardioangiol. 32:737-41.
7) Martorell F. (1955): El sindrome de la pedrada. Angiologia 7:245-51.
8) Merlen J.F., Lacoste J. (1977): Phlebite du membre inferieur et coup de fouet de Martorell. Med. et Armes 5:91-96
9) Pereira I. (1963): Trombose venosa di membro inferiori por esforco (sindrome de la pedrada). Angiopatias 3:218-21.
10) Vasques-Rocha M (1965): A proposito di una sindrome dolorosa de la pierna: el "coup de fouet". Angiologia 17:101-5.

*Phlébologie 92.* Eds P. Raymond-Martimbeau, R. Prescott, M. Zummo.
John Libbey Eurotext, Paris © 1992, pp. 309-311

# The dilemma of leg pains in children

Monika Moniuszko

*10456 Mayfield Road, Edmonton, Alberta, T5P 4P4 Canada.*

KEY WORDS

Phlebology, venous insufficiency, growing pains, compression therapy, varicose veins, venous ultrasound, plethysmography.

SUMMARY

The author believes that leg pains, which are of non-arthritic origin, otherwise called growing pains, represent early symptoms of venous insufficiency and are effectively treated by appropriately fitted support hose. Leg exercises are useful adjuncts to therapy.

It is with great interest that I follow issues related to non-arthritis related leg pains in children. As a family physician, I have examined and treated many children with growing pains. After 10 years in family medicine, I took up an interest in phlebology and for the last six years I have been treating people bothered by leg pains. Phlebology deals with the diagnosis and therapy of venous system in general and varicose veins in particular. The youngest patient in my phlebology practice was 16 years old and the oldest was 86 years old. I observed striking similarities in the history obtained from children affected with so-called "growing pains" and adults with venous leg pains. I observed that many adults with venous disorders reported that they had growing pains or leg pains as children. This observation made me suspect that so-called "growing pains" are of venous origin.

Despite extensive research[1-4], the diagnostic and therapeutic dilemma of so-called "growing pains" remains unsolved. Specialists from various fields propose various concepts with little, if any, success. Conspicuously absent is input from phlebology.

Physicians in today's medical training learn about venous insufficiency and associated varicose veins mainly from a surgical perspective, that is, when the problem is already advanced and patients involved are usually middle age or old. A natural question to ask is "when does this process begin in life"? After all, varicose veins with venous insufficiency, or without, affect approximately 20% of the North American population.

There are very interesting studies done by the German phlebologist, Dr. Schultz Ehrenburg. His team examined the venous system of children of 11 local elementary schools[5]. They examined 740 students at age 10 and repeated the examination at age 14. They plan to re-examine the same group at age 18. They performed a physical examination of the venous system, examined competence of the deep venous and superficial venous valves by means of a venous Doppler ultrasound and examined vein function by means of a plethysmography. The venous refilling time in plethysmographic examination projects valvular function and detects incompetence of the valves.

The Researchers observed an increase in valvular incompetence as follows:

| | Age 10 | Age 14 |
|---|---|---|
| Long saphenous reflux | 2.5% | 11.0% |
| Short saphenous reflux | 0.2% | 2.0% |
| Iliac internal reflux | 9.0% | 18.6% |
| Incompetent perforators | 0 | 4.0% |
| Reticular veins | 10.2% | 30.3% |
| Telangiectasia (spider veins) | 0 | 3.7% |

Varicose veins are often, but not always, associated with chronic venous insufficiency and they have common symptoms of venous leg pains and limb edema. It is, therefore, reasonable to conclude that the development of varicose disease may be an indicator of the development of chronic venous insufficiency. Since varicose disease starts probably at day one, so can chronic venous insufficiency, particularly if there is a family history of either.

As a general practitioner/phlebologist, I often deal with adult patients, usually young or middle age, who complain of moderate to severe leg pains, consequently by the time they reach my vein clinic they have been examined by several other doctors for the presence of varicose veins, nerve entrapment syndrome or systemic disease with negative results. They were usually told "there is nothing wrong with your legs" and the more disappointed and irate these patients became, the more likely they were to be labelled as having psycho-somatic pains.

In my practice, the great majority of these patients responded promptly to the recommendation of wearing appropriate compression support hose.

The above clinical observation made me suspect that so-called "growing pains" represent the beginning of venous disease with blood pooling in the venous system and increased venous pressure.

I consequently started recommending support hose to children affected by those pains with very encouraging results. I recommended small adult compression hose for older children and tensor bandages for younger ones. I am convinced that the effectiveness would still be better if we had compression hose available in children sizes.

I believe that most of the children with so-called "growing pains" can be helped by recommendation of proper size and compression support hose. Leg exercises and muscle stretching, which improve the muscle pump function mentioned elsewhere as a therapeutic measure, can also enhance positive therapeutic results.

REFERENCES

1. Baxter, M., and Derlberg, C., Growing Pains in Childhood - A Proposal for Treatment Journal of Pediatric Orthopedics, 1988; 8:402-6, Raven Press Ltd., New York.

2. Weiner Sr., Growing Pains, American Family Physician, 1983 Jan; 27(1):189-91.

3. Peterson, H., Growing Pains, Pediatric Clinic North America, 1986 Dec; 33(6):1365-72.

4. When a child has non-specific leg pain, Patient care, 1986 Sept 30; 20(15):52-6, 58, 63-5.

5. Schultz-Ehrenburg, U., and Weindorf, N., Prospective Epidemiological Study on the Development of Varicosis in German grammar schools (Bochum Study I) Phlebology 85; 22-25, John Libbey.

## Venous complaints - Evidence for a psychosomatic disorder and aspects of their treatment

W. Blättler[1], M. Zünzli[2], E. Frick[1], and P. Schoch[3]

Offices for Vascular Diseases, Zürich (1) and St. Gallen (2), and Department of Pharmaceutical Research, F. Hoffmann-Laroche, Basel (3), Switzerland

The Basel study on healthy industrial employees revealed that the so-called venous symptoms have a sensitivity for objective clinical disease of only 35%. Phlebologists know from their everyday experience that these complaints reflect a clinically benign condition, which is however highly prevalent in women and subjectively very important.

We hypothesized that symptoms like heaviness, tiredness and restlessness might imply the presence of an emotional disorder. We therefore conducted a psychiatric survey in femal patients visiting private offices for phlebology. Groups were made of patients with venous complaints, but no objective pathology in the legs, of patients with varicose veins, and of patients with chronic venous ulcers. We discovered a syndrome of anxiety, depressiveness and hypochondria in patients with symptoms wrongly deemed of venous origin. The patients in bot groups with objective disease did not differ from healthy people.

In Europe, patients with venous symptoms are treated with extracts of various plants. Such drugs relief symptoms readily, but have only marginal effects on clinical signs. We will present evidence that such plant extracts contain substances that bind to the benzodiazepine receptor in brain and may act as tranquillizers.

## B. Varices primaires et secondaires/*Primary and secondary varices*

## De la saphène externe aux veines musculaires

Prof. Jean Van der Stricht

Université Libre de Bruxelles, Hôpital Molière-Longchamp

La V.S.E. dans la pratique phlébologique au cours du XXème siècle.

1. La S.E., veine méconnue ou sous-estimée. La S.E. est restée au cours des trois premiers quarts de ce siècle, réduite à un schéma l'assimilant à une saphène interne raccourcie. Les chirurgiens se contentèrent de cette représentation simpliste, souvent à leur dépens. Les cliniciens y prêtèrent peu d'attention, soit par méconnaissance soit par négligence.

2. La S.E. veine redoutée ou malaimée. Une prise de conscience s'est faite il y a quelques 20 années (ex. Soc. Fr. de Phlébologie 1972-1973...) L'accent est mis sur la fréquence de la pathologie de cette veine, sur les carences thérapeutiques: incidents, accidents et échecs.

3. La S.E. qui intrigue et séduit. Les investigations non-invasives s'affinent. Bien que moins précises elles sont plus accessibles que la phlébographie. Elles contribuent à élargir le champ d'exploration et à susciter l'engouement. Les fausses varices S.E. du creux poplité sont dénoncées, les perforantes et anastomotiques sont prises en compte.

4. La S.E. porte-parole de la circulation veineuse profonde? La pathologie de la S.E. est intimement liée au fonctionnement de l'axe fémoro-poplité et aussi à celui des veines musculaires, jumelles et soléaires. L'étude des interférences entre circulation profonde et superficielle au niveau sural, a initié à une nouvelle pathologie, celle des veines musculaires. Pathologie qui à elle seule justifie largement la table ronde qui suit.

## FROM SHORT SAPHENOUS VEIN (S.S.V.) TO MUSCULAR VEINS.

Professeur Jean van der STRICHT

Université Libre de Bruxelles Hopital Molière - Longchamp

Evolution in Phlebological practice during the XXe century.

1/ An unknown or underestimated vein. During the 3 first quarters of the century, except some outstanding but confidential anatomical studies, the S.S.V. has been reduced to a diagram that assimilates it to a Long but shortened S.V. Surgeons contented with this representation, often to their cost. Moreover the S.S.V. has not retained the clinician's attention due to ignorance or diagnostic negligence.

2/ A feared or disliked vein. Awareness appeared twenty years ago (Soc.Fr.de Phlébologie 1972-1973 etc..) The stress was put on the prevalence of the pathology, on the shortage of the therapeutics: unforeseen events, casualities and failures.

3/ An untriguing and attractive vein. New methods of vascular investigation are asserting themselves. The non-invasive ones are more open to everyone although less accurate than phlebography. They contribute towards a larger field of exploration of the S.S. network and create infatuation for the vein. False varices of S.S.V. are detected, perforating and anastomotic veins are taken into account.

4/ A spokesman of deep venous circulation ? The S.S.V. pathology is closely linked with the functioning of the femoro-popliteal trunk and also with the gastrocnemial and solear muscular veins. The study of deep and superficial interferences initiates into a new pathology, that of the muscular veins, which justifies in itself the following round table.

*Phlébologie 92.* Eds P. Raymond-Martimbeau, R. Prescott, M. Zummo.
John Libbey Eurotext, Paris © 1992, pp. 316-318

# The soleus venous syndrome

U. Alonzo, A. Garavello

*Servizio di Flebologia Chirurgica, Ospedale S. Filippo Neri, USL RM 12, Roma, Italy. Divisione di Chirurgia Generale, Roma, Italy.*

The soleus venous syndrome was first described by Servelle and consists in the compression of the popliteal vein by an abnormally tight soleus tendinous arch, in the erect position.

The clinical picture is composed of cramps, edema, heaviness and pain in the calf of the involved leg; varicosities may be present and act like collaterals to the impaired deep venous outflow.

The soleus venous syndrome (S.V.S.) is suspectable in young adults, athletes and particularly in recurrent varicose veins; for the diagnosis Doppler ultrasound examination is of limited value, while orthodynamic phlebodynamometry shows an abnormally high A.V.P. and a shortened R.T., worsened by the apposition of a tourniquet at the upper calf (Perthes test).

Ecodoppler may show the changing size of the popliteal vein with the extension of the knee, but venography remains the "gold standard" in diagnosis.

In the standing position the radiograms reveal a popliteal stenosis, subsiding when the patient flexes the leg; abnormally dilated gastrocnemius veins, acting like collaterals, are also visible in many cases.

When the symptoms are disabling surgical therapy is mandatory; soleus arch debridement through a midcalf incision is a simple and safe procedure.

Posterior incision allows a good access to the soleus arch and makes the ligature of all the incompetent calf perforators more easy (Felder operation).

Our experience about S.V.S. starts in 1985 and, at present, 51 patients have been operated, with good results;

| CLINICAL FINDINGS | SURGICAL THERAPY |
|---|---|
| Subclinical soleus syndrome.............................11 pts. | Soleus arch debridement |
| Declared soleus syndrome.............................13 pts | Soleus arch debridement + L.S.V. stripping |

(In 5 patients the subfascial ligation of the perforating veins sec. Felder was also performed).

| | |
|---|---|
| Recurrent varicose veins.............27 pts. | Soleus arch debridement + subfascial ligation of the incompetent perforating veins sec. Felder. |

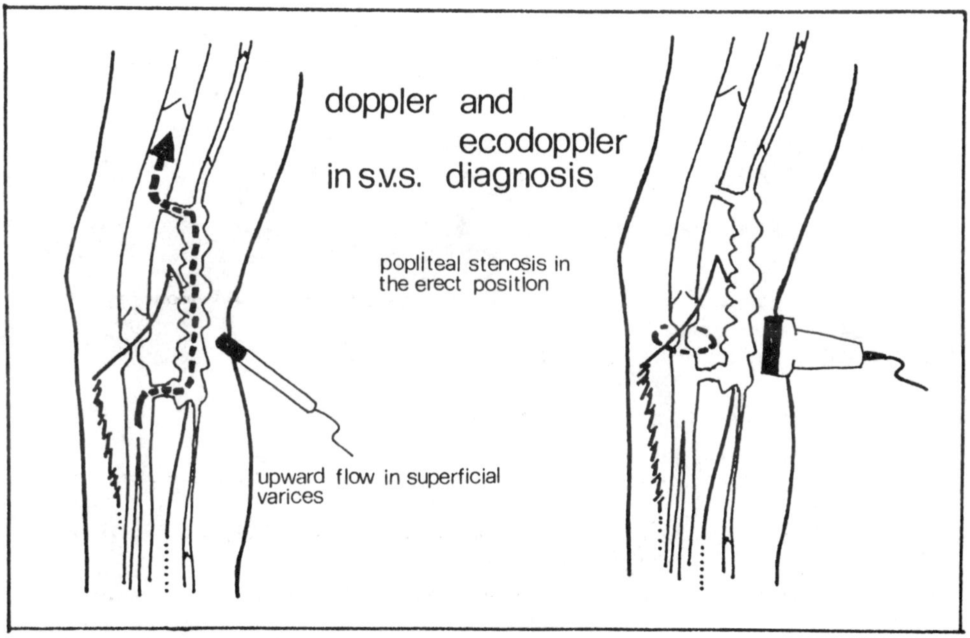

REFERENCES

Servelle M. (1978); La sindrome du solaire. In Pathologie Vasculaire, vol.2 Masson Ed.

Santos Gaston M. (1987); Commentaire sur quelques difficultes anatomiques au retour veineux. Phlebologie 40 (4), 959-960.

Nicolaides A.N., Zukowsky A.J. (1986); The value of dynamic venous pressure measurements. World J. Surg.10 (6),919-924.

De Simone J. (1989); L'etude des compressions normales et pathologiques du systeme veineux. Phlebologie 42 (4), 623-666.

*Phlébologie 92.* Eds P. Raymond-Martimbeau, R. Prescott, M. Zummo.
John Libbey Eurotext, Paris © 1992, pp. 319-320

# Clinical symptoms of insufficient calf veins

Leon Thiery

*Institut Moderne, Koningin Fabiolalaan 57, 9000 Gent, Belgium.*

Whenever muscular veins enlarge in the vastus tibialis muscle this can be detected by typical clinical symptoms. We noticed that medial gastrocnemial veins are more prone to distention than the lateral ones.

The distention will progress through the superficial facia destroying progressively the superficial venous network in the calf upwards.

The destruction of gastrocnemial veins takes years, no wonder most patients come to the doctor with painfull legs, without any visible external symptom. The cleverest describe their discomfort as an internal swelling, a "balloon" in the calf.

At this early stage it is difficult but essential to define the trouble and separate muscular from venous pain. Later on insatisfactory venous circulation will induce nutritional charges in the muscle. To find out the quality of pain, to try to portray it, is very delicate and troublesome.

Pain is a totaly subjective symptom, not to control by any device.

Pain is absolutely individual and each perception depends on central translation for interpretation. The reading and rendition of the pain signals we call pain judgement and sensibility.

It depends on character, emotions, environmental circumstances, living conditions and entourage. Neurotic, depressive, cyclothymic individuals react differently, even overreact.

Male and female have also distinct sensibility.

Long lasting pain tends to become depressive and occurs frequently in young female with gastrocnemial pathology and a phobia getting unsightly legs with varicose veins.

Chronic pain disappears very, very slowly (we have to explain and inform our patients) even when the cause has been treated and removed.

Long lasting venous hypertension inside the muscular veins changes the outflow out of venules and capillaries. When this delicate and vital mechanism gets disturbed, muscular nutrition is endangered (biopsies show muscular atrophy or neuromyositis).

Larger arterioles and venules are under nervous control, but at precapillary level this is not so. Capillaries have an opening and closing rythm ("vasomotion":August Krogh), yet misteriously they have no inherent contractility since their walls contain no muscle. A quite different autonomous mechanism must guide their flow. The most obvious probability is control by environmental tissue pressure (Rodbard : "capillaron).

The first important step in examination is to make sure that the pain is of genuine venous origin or the consequence of orthopedic deformation (flat feet, Xknees etc.), overweight, cellulitis, **discus** hernia, sciatic nerve compression, entrapment of peripheral nerves.

Anamnesis is the key for the diagnosis of gastrocnemial insufficiency.

We have to take time and guide the answers, proposing the exact words to describe the symptoms and circumstances altering them. Even clever people have trouble to explain, to find the exact word, to give details, to convey a verbal image of their trouble. Without doctor's help they refer to plain tiredness, uneasiness, heaviness but always with the complimentary "depressing" adjective.

Let us take an example : a healthy young female, in her twenties, normal knee and ankle joints, no overweight, consulting for heavy and tired legs without varicose veins.

Where is the pain located : ankle - leg - calf - knee = always medial part of calf.

What kind of pain :

- chronic, rarely with up and downs
- ennerving and depressing
- not the kind of pain of acute irritation or infection but more or less comparable to tooth-ache.

A clinical examination in vertical position can confirm the diagnosis : pressure is painful in the medial part of the kneefold, increases in the calf to become unbearable around one of the calf perforators.

The clinical diagnosis must be confirmed by duplex.

A selective phlebography is essential before any surgical treatment.

## Les syndromes cliniques de l'insuffisance des veines musculaires du mollet

U. Brunner

Une altération de l'hémodynamique veineuse reflète les syndromes énumérés par la suite.

Syndrome de la confluence du mollet: Claudicatio venosa sur la base d'une occlusion segmentaire de la veine poplitée en cas de thrombose, traumatisme, malformation (syndrome de la veine poplitée piégée).

Syndrome de reflux du mollet: Avalvulation primitive ou dévalvulation postphlebitique avec le cortège des signes d'une insuffisance veineuse chronique.

Syndrome d'insuffisance de la veine saphène externe.

Syndrome d'insuffisance des veines perforantes dorsales.

Syndrome d'hyperhémie veineuse extensive localisé au territoire musculaire (post-traumatique, en cas de fistule arterioveineuses).

Syndrome algique en cas de tendomyosite secondaire.

Syndrome de diagnostic différentiel suite à une cause artérielle, neurologique, voir toxique (en particulier, la myopathie alcoholique).

L'ensemble de ces syndromes peut être réuni sous la dénomination de Phlebosyndrome du mollet.

*Phlébologie 92.* Eds P. Raymond-Martimbeau, R. Prescott, M. Zummo.
John Libbey Eurotext, Paris © 1992, pp. 322-324

# Estimation of the coexistence of lateral varicosities of the thigh and long saphenous vein incompetence in 257 patients

Dariusz Czaczka, Krystyna Twardowska-Saucha, Monika Moniuszko*

*Varicose Vein Clinic, Medservice, 44-100 Gliwice, Konstytucji St. 10/2, Poland and * Mayfield Square Medicenter, 10 456 Mayfield Road, Edmonton, Alberta T5P 4PA, Canada.*

## INTRODUCTION

Subdermics venous system on the lateral aspect of the thigh presents itself in the form of reticular veins and teleangiectasia which drain to the knee perforators.

It is often associated with pain, burning sensations, pressure, numbness and cramps in the same area. It may contribute to swelling of the lower limbs and varicose-associated skin changes. Apart from the above symptoms, our patients are often concerned about the unattractive appearance of their legs.

The purpose of our studies was to examine the coexistence of lateral varicosities of the thigh and long saphenous vein incompetence on the same lower limb.

## METHODS AND RESULTS

Out of the total of 257 patients (514 legs) who were examined, mean age 44.1 (range 17-77 years), 30 patients (11.7%) demonstrated neither LSV incompetence (examined by venous Doppler) nor presence of lateral teleangiectasia on both legs.

On the other hand, among the 514 legs examined, 134 legs (26.1%) were free of both types of varicose veins.

LSV insufficiency with incompetent saphenofemoral junction was noted in 143 patients (55.8%), of mean age 41.5 - on 200 lower limbs (38.9%).

On the other hand, the presence of teleangiectasia showed a statistically significant increase ($p<0.01$) in 179 patients (69.6%),mean age 41.5 - on 288 lower limbs (56.0%). 86 patients (33.5%) of mean age 39.5 demonstrated unilateral LSV insufficiency with incompetent saphenofemoral junction.

A statistically significant decrease ($p<0.01$) of bilateral LSV incompetence was noted in 57 patients (22.2%) mean age 41.5.

Teleangiectasia was observed on the lateral and anterior aspects of the thigh (often in the form of fan or bridge or part of it) in 70 patients unilaterally (27.2%) whose mean age was 38.5, and was statistically significantly increased ($p<0.01$) bilaterally in 109 patients (42.4%) mean age 41 (Table 1).

Table 1.

ULI- Unilateral LSV incompetence.
BLI- Bilateral LSV incompetence.
UT- Unilateral teleangiectasia.
BT- Bilateral teleangiectasia.

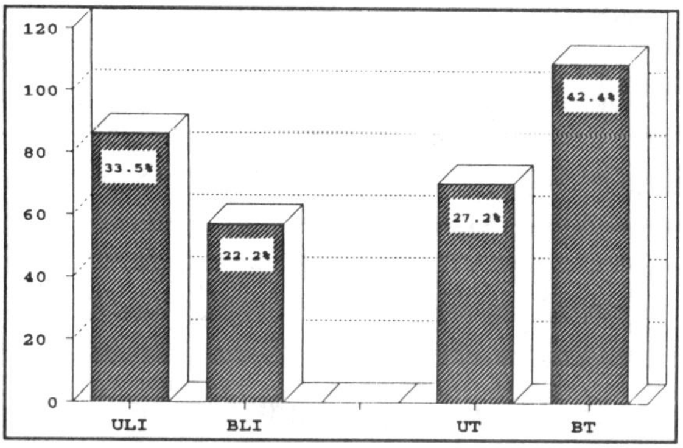


Among 200 extremities with incompetent saphenofemoral junction, 108 presented teleangiectasia on the lateral and anterior aspect of the thigh.

In order to detect the tendency of coexistence of lateral varicosities of the thigh and LSV incompetence, the parameters listed in table 2 were checked.

Table 2.

A- Limbs with LSV insufficiency concomitant with teleangiectasia.
B- Limbs without LSV insufficiency concomitant with teleangiectasia.
C- Limbs with LSV insufficiency without teleangiectasia.
D- Limbs without LSV insufficiency and teleangiectasia.

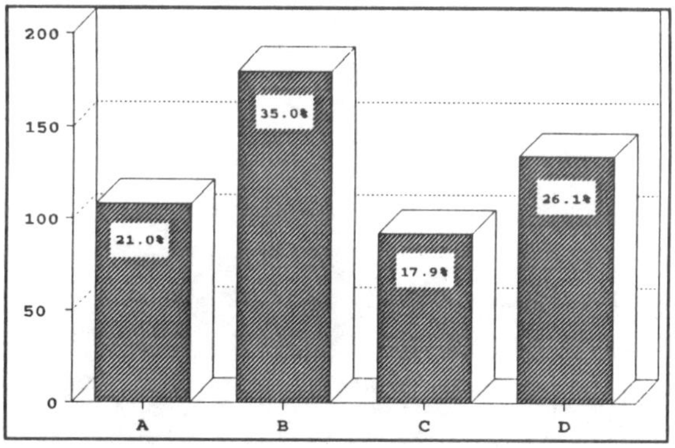


Basing oneself on $\chi^2$ test the statistically significant ($p<0.01$) lack of tendency to coexist of both symptoms on the same lower limb was observed.

CONCLUSIONS

Lateral veins of the thigh in reticular and teleangiectasia form present medical and aesthetic concern.

There are no significant tendency as far as the coexistence of lateral varicosities of the thigh and long saphenous vein incompetence are concerned and different causes of the two symptoms should be taken into consideration (Ouvry, 1989).

Careful examination of the patient including evaluation of the saphenofemoral junction is mandatory, since it affects treatment plan and consequently long-term results.

REFERENCES

Barnes, R.W. (1986): Doppler techniques for evaluation of lower extremity venous disease. *Introduction to vascular ultrasonography*, ed. Grune & Stratton, pp.333-349.

Ouvry, P.A. (1989): Teleangiectasia and sclerotherapy. *J. Dermatol. Surg. Oncol. 15:2*, ed. Fineman, R. pp. 177-181.

Raymond-Martimbeau, P. et al. (1990): *2nd practical course in phlebology*, ed. Canadian Society of Phlebology.

Schultz-Ehrenburg, U., Hübner, H.J.(1989): Reflux diagnosis with doppler ultrasoud. *Findings in angiology and phlebology, vol. 35*, ed. Klücken, N.

Weiss, M.(1992): Doppler ultrasound findings in reticular veins of the thigh. *Communication Vth Annual Congress of the NASP*. San Francisco.

*Phlébologie 92.* Eds P. Raymond-Martimbeau, R. Prescott, M. Zummo.
John Libbey Eurotext, Paris © 1992, pp. 325-326

# Syndrome des « varices sans varices ». Diagnostic d'obstruction dynamique de la veine poplitée par doppler CW

A. Pieri*, L. Benelli*, A. Vannuzzi*, A. Duranti**

* *C.T.O., Servizio di Diagnostica Angiologica,* ** *U.O. di Chirurgia Generale e Vascolare, U.S.L. 10/D, Careggi, Firenze, Italy.*

Il nous arrive fréquemment, lors de consultations, d'avoir à faire à des patients qui se plaignent de symptômes propres à l'insuffisance veineuse superficielle des membres inférieurs et ce , en l'absence de tout diagnostic objectif.

Il s'agit surtout de jeunes femmes âgées de 20 à 30 ans, avec pied creux et qui, à cause des exigences de la mode ou de leur grande taille, ont l'habitude de porter des chaussures sans talon. Leur travail comporte souvent une station debout prolongée . A l'inspection , on note souvent un genou hyperétendu.

La présence de tels symptômes en l'absence de toute objectivité suggère l'hypothèse d'un syndrome intermittent d'obstruction veineuse profonde ab-extrinsèque de la veine poplitée .

Cette dernière se trouve en effet fixée contre le plan osseux des veines du genou qui exercent sur elle une véritable traction qui ne lui permet pas de suivre le genou en hyperextension . En outre, la veine poplitée peut être comprimée dans la pince que le condyle latéral du genou et l'artère poplitée constituent avec le nerf sciatique poplitéen interne (Gillot). On en arrive ainsi à déterminer une sténose fonctionnelle de la veine poplitée durant l'extension du genou.

Les auteurs proposent, en cabinet de consultation, une méthode simple de démonstration indirecte de l'existence d'une obstruction veineuse profonde intermittente située dans le creux poplitéen, au péroné ou à l'anneau du soléaire par doppler C.W.

Cette méthode se base sur la démonstration vélocimétrique du réseau superficiel au genou durant l'exécution de manoeuvres de flexion dorsale du pied en clinostatisme, aussi bien en position penchée que couchée sur le dos.

L'activation du réseau superficiel sur la saphène interne se vérifie de façon constante par l'hyperafflux ainsi provoqué au début de la manoeuvre mais s'épuise rapidement chez le patient ne présentant pas de trapping veineux poplitéen (fig. 1)

Si ce dernier est présent, l'activation de la saphène interne dure tout le temps de la manoeuvre et s'arrête immédiatement dès ré-extension du pied (fig. 2).

Un enregistrement identique durant la compression digitale de la veine poplitée nous permet de vérifier le phénomène.

Le fait de vérifier le phénomène d'activation sur la seule saphène interne ou également sur la saphène externe offre un signe indirect ultérieur de localisation de l'obstacle (en région poplitéenne dans le premier cas, en région plus distale dans le second ).

La méthode décrite permet d'opérer une sélection des patients à renvoyer à d'ultérieurs examens diagnostiques (ECHO - DUPLEX et/ou ECHO - COLOR - DOPPLER et/ ou PHLEBOGRAPHIE ) qui préciseront mieux encore le bien fondé du diagnostic supposé et sa localisation.

La première approche thérapeuthique avec ces patients consiste à leur expliquer le phénomène et à leur conseiller de porter des chaussures avec un demi-talon qui , en maintenant le genou en position fléchie, évitent , dans la plupart des cas, l'apparition des symptômes . Il peut alors être utile de corriger l'appui du pied avec une semelle orthopédique.

Le recours aux examens de second niveau décrits ci-dessus, plus coûteux et qui ne sont pas sans danger (phlébographie), sera ainsi réservé aux patients qui n'auront pas trouvé d'amélioration dans ce simple conseil thérapeutique.

BIBLIOGRAPHIE

1 - Gillot C. : Les obstacles veineux posturaux dans l'insuffisance veineuse profonde . Séance plénière de la Société française de Phlébologie - Paris ,21 mars 1992 .

2 - Pieri A., Benelli L. , Vannuzzi A. , Duranti A. : La sindrome delle"varici senza varici" . Atti della reunione della Sezione Tosco-Umbra della Società Italiana di Patologia Vascolare - Livorno , 6-7 Dicembre 1991

## Deterioration in venous disease in patients waiting for surgery

D.A. Shields, S. Sarin, J. Farrah, J.H. Scurr, P.D. Coleridge Smith

Dept. of Surgery, UCMSM, The Middlesex Hospital, London WC1 8AA

The effect of prolonged waiting times on progression of disease inpatients for varicose vein (VV) surgery has not been investigated previously. We looked at the deterioration in the condition of the lower limbs in 36 patients who were waiting for a median time of 20 (15-27) months for varicose vein surgery, using clinical examination, colour Duplex scanning and photoplethysmography (PPG).

| **Results:** | **No of Limbs with VVs** | **Reflux on Duplex** | | | **PPG 95% refilling (secs)** |
|---|---|---|---|---|---|
| | | **SFJ** | **SPJ** | **DVI** | |
| First Visit | 56 | 40 | 11 | 2 | 10 (7-22) |
| Second Visit | 61 | 45 | 20 | 2 | 15 (9-22) |

SFJ - sapheno-femoral junction, SPJ - sapheno-popliteal junction, DVI - deep venous insufficiency. Medians (interquartile range).

We found a significant deterioration in the condition of the lower limbs in these patients, with four previously normal limbs developing reflux on Duplex scanning, and of the initial 56 involved limbs, ten further sources of reflux were found (18%), necessitating alteration of the initial planned surgical procedure. However, had surgery been undertaken after the first assessment, 14 patients (25%) would potentially have required further surgery. The results also indicate that full re-assessment must be carried out prior to surgery in patients who have been on the waiting list for any length of time, and that the initial assessment cannot be relied upon when planning operative procedures.

*Phlébologie 92.* Eds P. Raymond-Martimbeau, R. Prescott, M. Zummo.
John Libbey Eurotext, Paris © 1992, pp. 328-330

# Clinical-instrumental semeiology of venous stasis panniculopathies

SERGIO B. Curri

*Center of Molecular Biology, via G. Cagliero 10. 20125 Milan (Italy)*

During the evolution of chronic venous hypertension of the lower limbs the subcutaneous tissue of the thighs,knees,hips,buttocks,female breast and less frequently of lower abdomen and pubic region undergoes to pathological changes, provoked by passive hyperemia (stasis) at microcirculatory level (Ryan and Curri, 1989).Whereas the morphological patterns of the panniculopathy of the lower limbs (oedematous fibrosclerotic panniculopathy,OPF) and of the female breast are known (Curri,1992) as well the biochemical changes of fat, the semeiology of both fat diseases has no taken on board to the same degree of the skin changes. In the period 1976-1991 particular care was taken to identify and characterize the clinical symptoms of the venous stasis panniculopathies, which are segmental and localized lipodystrophies of the subcutaneous connective tissue that was influenced by venous and lymphatic disease,as well by vasomotor insufficency (Merlen et al.,1979). Aim of this paper is to summarize our experience, on the basis of 1274 cases of OFP and 387 of breast panniculopathy, in patients suffering from chronic venous diseases of the lower limbs.

## Clinical symptoms

Since the earliest changes are due to the accumulation of interstital fluid around the capillaries of individual fat cells up to lipoedema, which in further stages rejoind the upper dermal layers, the careful palpation with the finger tips may point out an increased skin clamminess (pastosity), a decrease of the skin elasticity and a higher skin plication (plicability, foldness). Therefore, the symptom lipoedema result from these signs. The abnormal skin flaccidity is due to secundary hypotrophy of the derma in the avanced stages. The skin roughness ("orange-rind skin") is related to the hypercheratosis of the sebaceous-hair follicles and may be observed, as well the so called "matress skin" or "quilt skin" in the terminal stages of the process. The pathognomonic symptom is the presence of painful subcutaneous nodules. Skin hypothermy is the consequence of the reduced capillary perfusion, secundary to the vasomotility decrease of the smallest arteries. The palpatory sensation of fine granules in the deeper layers is provoked by the structural narrowing of the fat lobules and the newforming of collagen fibrils. Spontaneous pain is relatively frequent. The percent distribution of the symptoms in a number of 1274 patients suffering from CVI can be summarized as fo-lows: Skin roughness 73.36+/-19.65%, increased clamminess71.03+/-28.08%,decreased skin elasticity 63.9+/-29.3%, higher skin plicability 59+/-29.3%, lipoedema 47.96+/-33.1%, hard plates ("plaques cellulitiques" of french AA.) 8.7+/-1.66%, spontaneous pain 24.63+/-13.5%, provoked pain 64.9+/-25.4%, skin flaccidity 65.03+/-26.6%, palpatory sensation of fine granules in the deeper layers 70+/-33.04 %,painful subcutaneous nodules 75.5+/-21.26%, hypothermic skin areas 63.33+/-27.15% .

There are statistically significant relationship between intensity of the symptoms of chronic venous stasis or insufficiency and severity of the symptoms of OFP, as shown in Fig.1.

In Fig.2 are reported the same in comparison with the symptoms of breast panniculopathy in 387 patients suffering from CVI complicated by OFP.

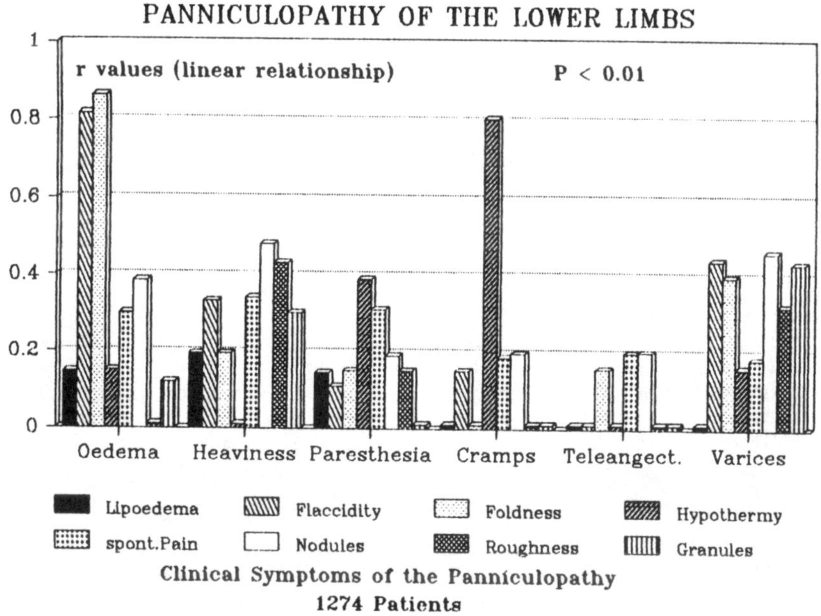


**Fig.1.** Relationship (r values of linear regression) between the severity of CVI and OFP symptoms.

The evaluation of the skin temperature can be performed using High Performance Contact Thermography (HPCT). In the advanced stages of the process there are a typical "leopard-skin" ("mouchete'") aspect Dysthermic patterns are very frequent (Curri,1991). The changes of the vasomotility of the smallest skin arteries may be demonstrated using Laser-Doppler Flowmetry and/or infra-red Photo-Pulse Plethysmography. The changes of the skin capillary beds and of the smallest skin venules may be easily studied by means of the Optic Probe Video Capillaroscopy acc. to Curri.

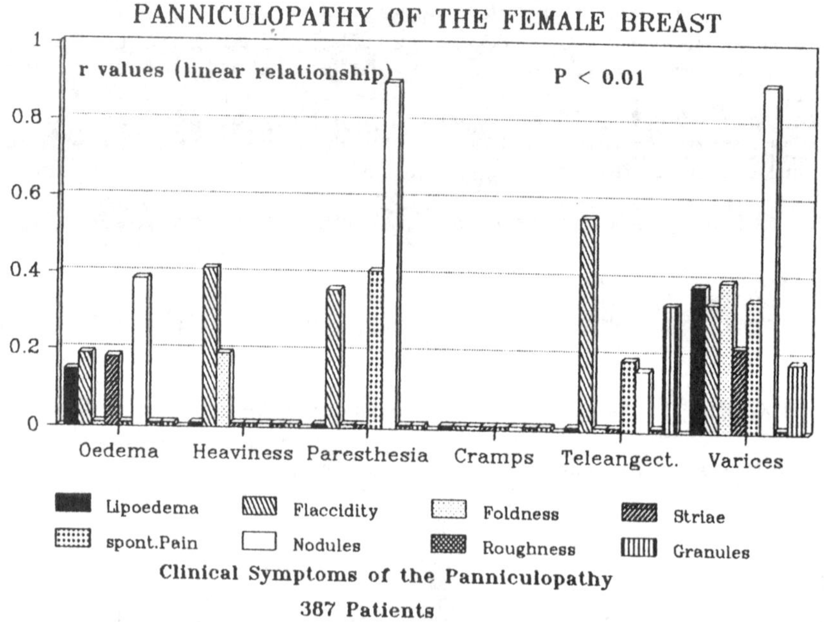


**Fig.2.** Relationship (r values of linear regression) between the symptoms of CVI and those of the panniculopathy of female breast.

In conclusion, the venous stasis panniculopathies are a clinical reality which cannot be longer neglected. The differential diagnosis must be made against the localized adiposity (Ryan and Curri,1989) for the OFP of the lower limbs and the so called fibrocystic mastopaty (Curri,1992) for the female breast panniculopathy.

## REFERENCES


Curri,S.B. (1976): Aspects morpho-histochimiques et biochimiques du tissu adipeux dans la dermo-hypodermose cellulitique.*J.Med.Esth.* 5,183

Curri,S.B. (1991): *Las panniculopatias de estasis venosa - Diagnostico clinico e instrumental*,pp.1-211. Barcelona: Hausmann Publ.-Devallagraf S.A.

Curri,S.B. (1992): *La pannicolopatia mammaria da stasi*,pp.1-328. Milan: IdB Holding SpA Publ.Co.

Merlen,J.F.,Curri,S.B. et al. (1978): La cellulite,une mesenchymopatie discutee. *J.Sci.Med.Lille* 96, 251-254.

Ryan,T.J. and Curri,S.B. (1989):*Cutaneous Adipose Tissue*,Clinics in Dermatology vol.7.nr.4,pp.1-163.Philadelphia:J.B.Lippincott Co.

*Phlébologie 92.* Eds P. Raymond-Martimbeau, R. Prescott, M. Zummo.
John Libbey Eurotext, Paris © 1992, pp. 331-333

# Site of deep venous thrombosis in cases without local risk factors

Emil Burihan, João Francisco Jr, Fausto Miranda Jr, Luiz Francisco Poli de Figueiredo

*Vascular Surgery, Department of Surgery, Escola Paulista de Medicina, Rua Napoleao de Barros, 715, 4 andar, CEP 04024, São Paulo, Brazil.*

## Introduction

Since the original description of the adhesions in left common iliac vein by McMURRICH in 1908 (1), that the compression of the left iliac vein by the right common iliac artery has been implicated as an aetiologic factor on deep venous thrombosis (DVT) located on left iliofemoral segment, where it is much more frequent when compared with the right side (2-18).

In order to determine the site of DVT treated on a medical school, we studied the cases without local risk factors, searching for the most proximal location on phlebography and the extremity affected.

## Patients

We reviewed 251 consecutive cases of DVT that had the clinical suspection confirmed by phebography. From those, we excluded all cases with extrinsic compression or any alteration at the extremity affected, as varicose veins, trauma, infectious process, arterial ischemia, surgery, previous DVT, venous catheterization among others.

## Results

There were 153 cases of deep venous thrombosis (DVT) with no extrinsic compression nor extremity alteration. From those, 83 (54.2%) were among females and 70 (45.8%) among males. The age varied between 19 and 82 years, with a mean age of 41.1 years. The majority occured in white patients, 72%, while 43 cases ocurred on non-white ones.

The systemic risk factors for DVT identified were listed on TABLE I. Immobility was the most frequent risk factor identified, in 75 (49.0%) followed by surgery in 32 (20.9%), infection in 24 (15.7%), puerperium in 21 (13.7), hemodynamic alterations and oral contraceptive use in 18 (11.8%) each, cancer in 16 (10.4%), cardiopathy in 15 (9.8%), high risk diseases in 15 (9.8%) and obesity in 4 (2.6%).

In 82 cases (53.6%), more than one risk factor was present, while only one in 45 (29.4%); in 26 cases (17.0%), no risk factor was identified.

The majority of the cases were located at the lower limbs, with 141 (92.2%) cases, while 12 (7.8%) were at the upper extremity.

The left lower extremity was the predominant site, with 92 cases, while the right lower extremity with 41, and bilateral lower limbs with 8 cases. At the upper extremity, 9 were at the left limb and 3 at the right. The most proximal DVT site at phlebogram are listed on TABLE II.

TABLE I - Risk factors identified

| | N | % |
|---|---|---|
| Immobility | 75 | 49.9 |
| Surgery | 32 | 20.9 |
| Idiopathic | 26 | 17.0 |
| Infection | 24 | 15.7 |
| Puerperium | 21 | 13.7 |
| Hemodynamic alterations | 18 | 11.8 |
| Oral contraceptive | 18 | 11.8 |
| Cancer | 16 | 10.4 |
| Cardiopathy | 15 | 9.8 |
| High risk diseases | 15 | 9.8 |
| Obesity | 4 | 2.6 |
| Pregnancy | 1 | 0.6 |

TABLE II - Proximal DVT site, according to the affected lower extremity.

| EXTREMITY | N | % |
|---|---|---|
| LEFT LOWER | 92 | |
| Iliofemoral | | 42.4 |
| Femoropopliteal | | 33.7 |
| Distal | | 23.9 |
| RIGHT LOWER | 41 | |
| Femopopopliteal | | 53.6 |
| Distal | | 24.4 |
| Iliofemoral | | 21.9 |

The iliofemoral segment at the left lower limb ocurred in 42.4%, 33.7% at femoropopliteal and 23.9% at distal veins; at the right lower limb, femoropoliteal in 53.6%, distal in 24.4% and 21.9% at iliofemoral segment. At the upper extremity, the majority of cases were at the subclavian-axillar segment, in both sides.

## Discussion

Reviewing the cases were no local risk factors may had played a role, we found that the left lower extremity was the most affected, the majority located at the iliofemoral segment, while at the right, the iliofemoral segment was the most infrequent site of DVT. The predominance of left side, varying from 67 to 81% was described by several authors [1,2,4-8,11,12-14,17,19,20,22]. Besides the possible left iliac vein compression by the right iliac artery [4,5,12], intrinsic bands and fibrous tissue were demonstrated only at this site, in anatomic studies of venous segments (4,5,12,13,16,17,19), probably playing a significant predisposing factors for DVT.

## Conclusion

We concluded that in idiopathic cases and on those related to systemic risk factors, without alterations at the extremity with DVT, there were a clear predominance of the cases at the left lower extremity, mainly at the iliofemoral segment, suggesting that the left common iliac vein compression by the right common iliac artery may play a significant predisposing factor.

## References


1. BARKER, N.W.; NYGAARD, K.K.; WALTERS, W.; PRIESTLY, J.T. - A statistical study of postoperative venous thrombosis and pulmonary embolism. IV. Location of thrombosis: relation of thrombosis and embolism. Proc. Staff. Meet. Mayo Clin., 16:33-7, 1941.
2. BARNER, H.B.; WILLMAN, V.L.; KAISER, G.C.; HANLON, C.R. - Thrombectomy for iliofemoral venous thrombosis. J. Am. Med. Assoc., 208:2442-6, 1969.
3. BERGQVIST, D. & JAROSZEWSKI, H. - Deep vein thrombosis in patients with superficial thrombophlebitis of the leg. Br. Med. J., 292:658-9, 1986.
4. COCKETT, F.B. & LEA THOMAS, M. - The iliac compression syndrome. Br. J. Surg., 52:816-21, 1965.
5. COCKETT, F.B.; LEA THOMAS, M.; NEGUS, D. - Iliac compression: its relation to iliofemoral thrombosis and the post-thrombotic syndrome. Br. Med. J., 2:14-9, 1967.
6. EDWARDS, W.H.; SAWYERS, J.L.; FOSTER, J.H. - Iliofemoral venous thrombosis: reappraisal of thrombectomy. Ann. Surg., 171:961-70, 1970.
7. FIGUEIREDO, L.F.P.: Fatores contribuintes e precipitantes da trombose venosa profunda. Sã
o Paulo, 1989. (Tese - Mestrado - Escola Paulista de Medicina). p.144.
8. FOGARTY, T.J.; DENNIS, D.; KRIPPARCHNE, W.W. - Surgical manegement of iliofemoral venous thrombosis. Am. J. Surg., 112:211-7, 1966.
9. GJORES, J.E. - The incidence of venous thrombosis and its sequelae in certain districts of Sweden. Acta Chir. Scand., (suppl.206):1, 1956.
9. GOTO, H.; WADA, T.; MATSUMOTO, A.; MATSUMOTO, H.; SOMA, T. - Iliofemoral venous thrombectomy. Follow-up studies of 88 patients. J. Cardiovasc. Surg., 21:341-346, 1980.
10. KRAMER, D.W. - Thrombophlebitis: etiology and diagnosis. Vasc. Dis.,3: 305-14, 1966.
11. KRUMBHAAR, E.B. & EHRICH, W.E. - A frequent obstructive anomaly of the mouth of the common iliac vein. Trans. Assoc. Am. Phys., 57:196-8, 1942.
12. MAY, R. & THURNER, J. - The cause of the predominantly sinistral ocurrence of thrombosis of the pelvic veins. Angiology, 8:419-27, 1958.
13. MAVOR, G.E. & GALLOWAY, J.M.D. - Iliofemoral venous thrombosis: pathological considerations and surgical management. Br. J. Surg., 56:445-59, 1969.
14. McLACHLIN, J.; RICHARDS, T.; PATERSON, J.C. - An evaluation of clinical signs in the diagnosis of venous thrombosis. Arch. Surg., 85:738-42, 1962.
15. McMURRICH, J.P. - The occurrence of congenital adhesions in the common iliacc veins and their relation to the thrombosis of the femoral and iliac veins. Am. J. Med. Sci., 135:342-6, 1908.
16. NEGUS, D.; FLETCHER, E.W.L.; COCKETT, F.B.; LEA THOMAS, M. - Compression and band formation at the mouth of the left common iliac vein. Br. J. Surg., 55:369-74, 1968b.
17. OCHSNER,A; DeBAKEY, M; DeCAMP, P.; DaROCHA, E. - Thromboembolism: an analysis of cases at Charity Hospital in New Orleans over a 12 year period. Ann. Surg., 134:405-19, 1951.
18. REED, D.L. & GUSTAVSON, R.G. - Anatomical factors in the etiology of "spontaneous" iliofemoral vein thrombosis. Am. Surg., 35:547-50, 1969.
19. RIGAS, A.; VOMUOYANNIS, A.; TSARDAKAS, E. - Iliac compression syndrome. Report of ten cases. J. Cardiovasc. Surg., 11:389-92, 1970.
20. SMYRNIS, S.A. & KALIOS, A.S. - Deep vein thrombosis in surgical patients: a phlebographic study. Surgery, 73:692-6, 1973.
21. WILSON, H. & BRITT, L.G. - Surgical treatment of iliofemoral thrombosis. Ann. Surg., 165:855-9, 1967.

*Phlébologie 92.* Eds P. Raymond-Martimbeau, R. Prescott, M. Zummo.
John Libbey Eurotext, Paris © 1992, pp. 334-335

# Clinical aspects of primary deep venous incompetence

G. Spreafico, E. Giraldi, A. Gongolo, G. Zanus, A. Stellio, R. Tasinato, U. Baccaglini

*Clinica Chirurgica I, University of Padova, Italy, Presidio Ospedaliero Dolo, Venezia, Italy.*

The Primary Deep Venous Incompetence (DPVI) is a pathology of the deep venous system, focalized in the last ten years, and it is the potential cause of serious chronic venous incompetence pictures.
The scope of this retrospective analysis is to evaluate if clinical elements exist in order to diagnose the presence of a DPVI.

## CASE HISTORIES

From January 1990 to October 1991, 42 patients with DPVI have been diagnosed. The patients were studied with Duplex which has confirmed the presence of an orthostatic reflux in the deep vein, under the popliteal vein. An ascending venography has excluded the presence of a previous unknown phlebological desease.
25 women and 17 men between 21 and 69 of age (35 on average) were studied. The objective clinical picture was: 19 cases of relapse varicose veins (4 cases of relapse after 3 operations, 5 cases of relapse after 2 operations, 10 cases of relapse after 1 operation); 12 case of cutaneous trophic trouble (3 cases of venous ulcers, 4 cases of considerable lipodermato sclerosis, 5 cases of cutaneous aspect of a 2nd degree chronic venous incompetence); 8 cases of leg edema; 3 cases of different pictures.

## CONCLUSIONS

Typical clinical pictures of DPVI don't exist but a DVPI should be considered if the patient is young, if there are recurrent varicose veins after surgical therapy (mainly for relapses after 2 or 3 operations), if the clinical picture is a serious chronic venous incompetence.
The DPVI can be later on diagnosed during the first visit through the absence in anamnesis of data which are compatible with Deep Vein Thrombosis, through the scanning with Doppler CW of a reflux at the popliteal vein. It is interesting to observe that about a third of the patients haven't important clinical signs of chronic venous incompetence and that 9 patients on 42 have presented the clinical picture above 48 of age.

## REFERENCES

M. Perrin: L'insuffisance veineuse chronique des membres inferieurs. MEDSI/MC GRAW - HILL

## LES FORMES GRAVES DE THROMBOSE VEINEUSE: LA PHLEBITE BLEUE

P. LANGERON
Faculté libre de Médecine de Lille (France)

En dehors d'une complication embolique, la thrombose veineuse a généralement une évolution favorable. Mais, tant du point de vue général que local, il y a des formes graves dont surtout : la phlegmatia caerulea (phlébite bleue). Sur terrain ou dans des circonstances favorables, une thrombose haute, bloquant notamment le carrefour veineux de l'aine, peut déterminer un état de stase veineuse aiguë engendrant une série de réactions secondaires : choc par hypovolémie - thrombose extensive d'amont - retentissement sur l'unité artériolo-veino- capillaire et sur le systême artériel... expliquant l'apparition d'une phlegmatia caerulea avec ses risques généraux et locaux : gangrène veineuse. Pour éviter le passage à l'irréversibilité d'une "phlébite ischémiante" une thérapeutique d'urgence s'impose : médicale au début en cas de situation encore réversible, souvent chirurgicale (thrombectomie) pour des raisons de rapidité d'action et d'efficacité. Outre la caerulea, d'autres formes graves peuvent être liées à une thrombose des veines rénales, à une phlébite hypogastrique ...

## Deep venous thrombosis at the upper extremity

Emil Burihan, Luiz Francisco Poli de Figueiredo, João Francisco Jr., Fausto Miranda Jr.
Disciplina de Cirurgia Vascular - Escola Paulista de Medicina - Sao Paulo - Brasil

We reviewed 52 cases of deep venous thrombosis (DVT) at the upper extremity looking for the predisposing factors, clinical manifestations, topography of the DVT, treatment employed, presence of complications and the evolution of the patients. All patients had the clinical manifestations confirmed by bilateral phlebograms and superior cavography. There were 35 (67.3%) cases among males; the mean age was 45.4 years. The clinical manifestations were edema in 51 (98.1%), collateral circulation in 37 (71.1%), pain in 33 (63.5%). One patient presented with pulmonary embolism and another with phlegmasia coerules dolens of the extremity. The right axillo-subclavian segment was involved in 23 (44.2%), the left in 17 (32.7%) and bilateral associated with DVT of superior vena cava in 11 (21.1%). The main predisposing factors identified were: central venous catheterization in 15 (28.8%) and extrinsic compression, mainly by cancer in 15 (28.8%). There were few cases of DVT related to effort and with thoracic outlet syndrome (3 each). The majority of patients were treated with systemic heparinization followed by oral anticoagulation. During a follow-up period of 6 months, 9 patients died, one related with DVT, from pulmonary embolism; 21 (40.4%) were assymptomatic, 11 (21.1%) had minimal edema and 7 (13.5%) had symptomatic edema. The overall incidence of pulmonary embolism among this patients was 3.8%. We conclude that the upper extremity DVT is a multifactorial disease that may lead to severe complications as chronic obstructive edema, phlegmasia coerulea dolens, superior vena cava syndrome and pulmonary embolism.

*Phlébologie 92.* Eds P. Raymond-Martimbeau, R. Prescott, M. Zummo.
John Libbey Eurotext, Paris © 1992, pp. 336-338

# La thrombose des veines jumelles

Anna Rita Todini, Mauro Bartolo

*Service d'Angiologie (Pr. M. Bartolo), Hôpital s. Camillo, Rome, Italy.*

Resume

Les Auteurs ont observé 18 cas de thrombose isolée des veines jumelles et 3 cas associeé à thrombose de la veine tibiale posterieure. Le diagnostic a été fait avec le duplex scanner ou le doppler couleur et confirmé dans 4 cas par la phlébografie.
La clinique de la thrombose des veines jumelles est particulière et se caracterise par une douleure soudaine et aigüe ( violente) au mollet pendant l'appui anterieur du pied lorsque on soulève le talon et les jumeaux se contractent et amelieure quand on appuit tout le pied.
Mais si la thrombose interesse la veine tibiale posterieure la douleur ne récule pas dans cette position.
Au mollet il y a aussi à la palpation des pétites nodules ou cordons qui pérsistent pour longtemps.
Après 36-48 heure la douleur aigüe ameéliore.
Dans le diagnostic differentiel des thromboses veineuses des veines jumelles avec les autres affections du creux poplité et du mollet le duplex scanner ou le Doppler couler jouent un rôle trés important et decisif.

Introduction

La thrombose veineuse de la jambe est souvent paucisyntomatique c'est pourquoi le diagnostic est égaré surtout si l'on néglige le peu des signes physiques presents.
D'autre part la vascularisation veineuse de la jambe, si riche et exposée a des variations anatomiques, a toujours representé un préjudice pour la confiance aux méthodes diagnostiques non sanglantes telles que les méthodes plétismographiques.
L'arrivée des méthodes ultrasonographiques, duplex scanner et duplex couleur, ont considerablement modifié l'approche diagnostique des thromboses veineuses distales.
La visualitation directe du thrombus (90%-100% des cas) ou sa determination indirecte permit un diagnostic précis reservé jusqu'à present à la seule flebographie.
Ces méthodes ultrasonographiques ont permis la visualitation des veines jumelles dont la pathologie a été pour longtemps negligée.
La pathologie qui atteint les veines jumelles comprend l'incontinence et la phlebite.
En autre elles peuvent etre dilatées (megajumelles). L'incontinence des veines jumelles a été recemment proposé par Hobbs, Thiery et Browse. La thrombose des veines jumelles, isoleé ou associée à celle des veines avec qui elles peuvent communiquer, est peu connue.

Notre propos est celui de donner une réponse de genre instrumental et topographique à ces conditions cliniques de plus en plus présentes, à peu près inconnues, concernants une région peu explorée et qui peut donner lieu à de nombreuses interprétations diagnostiques.

Materiales et Mèthodes

21 patients (17 F e 4 M age-moyen 41,2) envoyés à notre Service avec sospect diagnostic le plus varié et pas precisé, mais presentants des symptomes de doleur vive, brulante, au mollet et à l'appui anterieur du pied, ont été soumis à l'examen duplex scanner (8) et duplex couleur (13).
L'examen à été executé avec l'appareil Autosector V avec probe Tecnicare de 10 MHz et multifréquence 3-7 MHz et appareil Acuson avec probe de 7,5 MHz et 3 MHz.
Les patients ont été examinés en position clinostatique et assise les membres penchés. On a exploré les veines poplittées, tibiales anterieures et posterieures, les veines peronières, soleales, jumelles, saphène interne et externe aven maneuvres d'attivation phéripherique.
Tous les patients ont été soumis a l'examen doppler c.w., rheographye lumière reflex (RLR) et 4 d'entre eux à la phlebographie.

Résultats

Tous le 21 patients examinés presentaient à l'examen duplex scanner et duplex couleur les caractères ecographiques typiques de la thrombose veineuse des branches jumelles surtout internes (80,9%) associé en 8 cas à l'incontinence de l'ostium et en cas a l'éctasie des autres branches et/ou de l'autre jumelle.
Dans 3 cas la thrombose de la veine jumelle interne était associé à la thrombose de la viene tibiale posterieure.
la phlebographie executée pour 4 patients a confirmé la thrombose des veines jumelles et l'incontinence de l'ostium.
Il doppler c.w. avait resulté positif pour la phlebothrombose seul dans le 3 cas associés à thrombose de la veine tibiale posterieure et la RLR seulement en 2 cas d'incontinence associée de la saphene interne ed externe.
A l'examen physique les patients presentaient à la palpation du mollet des petites nodules ou cordons douloureux. Mais le signe physique plu caracteristiques était la douleur provoquée par l'appui anterieur du pied.

Commentaire

L'écographie dans ses variantes duplex scanner et couleur nous a permis de diagnostiquer la phlebothrombose des veins jumelles que d'aprés notre experience est caracterisée par une symptomatologie clinique typique.
Elle se déclare avec une douleur vive, brulante, soudaine dans la région médiale du mollet surtout à l'appui anterieur du pied (en descendant le lit ou l'éscalier) et elle diminuit d'intensité aprés 36-48 heures. La doleur se réveille chaque fois l'on fait répeter ou patient la maneuvre de se lever sur la pointe des pieds, le contraire du signe di Homans.
La doleur s'attenue avec l'appui du talon à cause de la cessation de l'action principale du muscle jumeau qui est celle de soulever le talon et d'éteindre le pied sur la jambe. Dans le 3 patients qui présentaient l'extension de la phlebite à la veine tibiale posterieure, la douleur s'étendait à la loge tibiale posterieure et au cou du pied et elle ne s'attenuait pas avec l'appui du talon.
On palpe nodules ou cordons du mollet qui restent présents meme à distance de l'épisode aigue. A' cause des nombreuses connessions que les veines jumelles contractent avec les autres veines il y a la possibilité d'extension de la phlebothrombose (3 cas dans notre group).

Il est donc trés important de faire un diagnostiq précoce de la phlebothrombose des veines jumelles soit pour le diagnostic differentiel avec les autres affections du creux poplité et des muscles jumeaux (kystes, syndrome de la pedrada, néurites, épanchements courpousculaires des muscles jumeaux relatives à des maladies reumathiques) que pour formuler une thérapie appropiée au fin d'eviter des complications plus graves.

Bibliographie

1) Borgatti E., Scondotto G., De Fabritiis A. (1990): Ecoduplex e colordoppler. Atlante di ultrasonografia vascolare. Cappelli Ed.

2) Browse N.L., Burnand K.G., Lea Thomas M. (1988): Disease of the veins. Arnold E.Ed. London

3) Dodd H., Cockett F.P. (1976): The pathology and surgery of the veins of the lower limb. 2 end Ed. Edinburgh Curchill Livingstone

4) Mavor G.E., Galloway J.M.D. (1967): Collaterals of the deep venous circulation of the lower limb. Surg. Gynec. Obstet., 125, 561

5) Thiery L. (1988): Le probleme des perforantes. Phlebologie, 41 (1), 215-228

6) Todini A.R., Bartolo M. (1989): Riconoscimento clinico ecografico della sindrome trombotica delle vene gemellari. 6° Congresso Naz. Soc. Ital. Flebol. Clin. Sperimen. Roma 8-11 Nov. 1989, Monduzzi Ed., pag. 247-51

7) Todini A.R. (1991): Il distretto gemellare, soleale e femorale profondo: questi sconosciuti. Min. Ang. 16, 101-103

CLASSIFICATION PHYSIOPATHOLOGIQUE DES SYNDROMES POST-PHLEBITIQUES. DEDUCTIONS THERAPEUTIQUES

P. LANGERON
Faculté libre de Médecine de Lille(France)

Histoire naturelle de la thrombose veineuse : lors de la phase aiguê , un premier phénomène apparait : la suppléance veineuse entrainant la mise en jeu du réseau superficiel et sa dilatation, d'où à terme une insuffisance de ce réseau. L'oblitération veineuse entraine une stase (syndrome obstructif) mais le thrombus oblitérant va être remanié au fil des années (reperméation veineuse) et il en résultera une insuffisance valvulaire profonde. Les altérations pariétales dues à la thrombose entrainent par ailleurs une perte d'élasticité du système veineux, d'où : atteinte de la fonction "réservoir" de ce système. On peut donc distinguer : des syndromes obstructifs - des syndromes de suppléance (insuffisance superficielle post-phlébitique ) - des syndromes de reperméation (insuffisance profonde post-phlébitique) - des syndromes restrictifs avec réduction de la capacité veineuse. Le traitement, notamment chirurgical, doit se fonder sur une analyse précise du ou des processus physiopathologiques en cause et tendre à les corriger.

*Phlébologie 92.* Eds P. Raymond-Martimbeau, R. Prescott, M. Zummo.
John Libbey Eurotext, Paris © 1992, pp. 340-342

# Postphlebitic syndrome : clinical and doppler venous pressure findings

Pier Luigi Antignani, Pio Maurizio Nicosia, Anna Rita Todini, Mauro Bartolo

*Department of Angiology, s. Camillo Hospital, Rome, Italy.*

Summary

1473 lower limbs belonging to 1234 subjects, 58,75% of which were females, have been examined. Clinical and instrumental findings (analogical and tensive doppler, duplexscanner) allow us to make a correct diagnosis. The average values of the venous doppler pressure on the posterior tibial vein was 103+/-13 mmHg and on the long saphenous vein 102+/-10 mmHg.
In 569 lower limbs with femoro-iliac thrombosis, the venous pressures are slightly higher (respectively 105 mmHg and 103 mmHg) than in 904 lower limbs with calf veins occlusion (101 and 100 mmHg). In the 63,8% of cases the phlebothrombosis was clearly dependent on traumas, deliveries, surgical operations or other conditions. The 9,4% refers to phlebitis, which caused pulmonary embolism during their acute phase. The different objective and subjective symptoms have, also, been consider, noting the higher values in case of dermo-hypodermitis and ulcers. It has been noticed, by the analysis of the diagrams of the pressure values in the time, that the same values, which are considerably high at the initial phase of the iliac postphlebitic syndrome, are always high in the following years (follow-up 4-15 years). On the other hand, in postphlebitic syndrome of the legs, those values are not remarkably high in the initial fase, increase from the second to fourth year, after the arising of acute phlebitis, and finally become stable at fairly high values, but still lower than those of femoro-iliac syndrome.

## Introduction

The clinical features in the postphlebitic syndrome are related to different possible parameters and mainly to the management of initial phlebitis because the following troubles are worse in case of an inadequate treatment (2, 5, 6).
The second parameter is the site of venous occlusion as the postphlebitic syndrome is generally more severe in femoroiliac thrombosis than in calf veins one. Another parameter may be the etiology underlying the initial phlebitis that might affect the evolution of syndrome (7, 9).
We investigate the value of venous pressure during the postphlebitic syndrome and the possible relationship with the above-mentioned parameters and we report, in this paper, the new results of study. To this purpose we used the doppler ultrasound method for measuring venous pressure.

## Materials and methods

We studied 1234 subjects (1473 limbs) of mean age 57,38 years (range 39-71), 58,75% of which were females, affected at various stages by postphlebitic syndrome. Clinical and instrumental findings (analogical and tensive doppler and duplexscanner examination) allow us to make a correct diagnosis.
We measured the orthostatic venous pressure at ankle in posterior tibial vein (p.t.v.) and in long saphenous vein (l.s.v.) by means of a doppler ultrasound apparatus using the non-invasive method previously described by us (1, 3, 4) and at present time widely used.
We analysed the results and their relationship respectively with the acute illness patterns, the occlusion site and the actual symptomatology. We studied, also, the time variation in venous pressure relating them to the clinical stage of postphlebitic syndrome.

## Results

The mean venous orthostatic pressure in p.t.v. was 103+/-13 mmHg and in l.s.v. was 102+/-10 mmHg. In 569 lower limbs with femoro-iliac thrombosis, the venous pressures are slightly higher (respectively 105+/-10 and 103+/-12 mmHg) than in 904 lower limbs with calf venous occlusion (respectively 101+/-11 and 100+/-10 mmHg).
In the 93,8% of cases the phlebothrombosis was clearly dependent on traumas, deliveries, surgical operations or other conditions. The venous pressures are nearly similar for the different causes of initial phlebitis (fig.1).
The values of venous pressure in relationship with the actual symptoms are reported in fig.2: we found the highest pressures in case of throphic disorders (dermo-hypodermitis, ulcers).
The 9,4% of cases refers to phlebitis which caused pulmonary embolism during their acute phase.
Regarding to the variations in time of venous pressures, we may see in femoro-iliac thrombosis that the venous pressures increase during the first year starting from the thrombosis. During the second year the mean pressure slightly falls to a value of 100 mmHg and thereafter rises again becoming stable to fairly high value (110 mmHg)(fig.3).
Regarding to the calf veins thrombosis, we may see an early lowering of the pressures within the first year; the values rises with a maximum of 118 mmHg in the third and fourth years after going back to a mean value of 100 mmHg (fig.4).

## Discussion

Either superficial or deep vein pressures are nearly similar averaging very high values as against the physiological ones that are 58 mmHg in p.t.v. and 59 mmHg in l.s.v.
As regard the site of thrombosis the first group (with femoroiliac occlusion) reaches higher values than the second one (with calf veins thrombosis). That's because in the former the only outflow collecting way is obstructed.
The etiology is not important because the severity of thrombosis is not affected by the underlying cause. The importance of flow stasis overcomes the wall and may be also the blood rheological factors (8). The highest pressure values, seen in most advanced stages of illness in which they are present dermo-hypodermitis and ulcers, confirm the mainly mechanical origin of throphic lesions.
Analysing the graph corresponding to the femoro-iliac thrombosis, one may suppose that pressure lowering observed between the first and the third year starting from thrombosis is due to a preserved tone and function of the calf veins that are not yet damaged. A subsequent valvular decompensation may explain the following ankle venous hypertension. In the calf veins thrombosis the early reduction of venous pressure within the first year is likely related to the thrombolysis and the following rise to a reactive dynamic hypertension of hypertonic and rectilinear superficial veins.

Starting from the fifth-sixth year the lack of valvular competence in these veins leads to a passive or static hypertension. This hypertension is however lesser than in femoro-iliac postphlebitic syndrome because of the competence of the upper valves. Only the extremely elevated venous pressure seen in postphlebitic syndrome may explain the development of skin disorders and secondary leg ulcerations that are strictly related to the degree of hypertension.

Highest venous pressures are found in femoro-iliac postphlebitic syndrome because of the upper location of the valvular damage.

References


1) Bartolo M. (1977): Phlebodopplertensiometry, a non invasive method for measuring venous pressures. Folia Angiol. 25:199.

2) Bartolo M. (1981): La sindrome postflebitica. Atti Flebologia oggi, Roma.

3) Bartolo M., Pittorino L., Antignani P.L. (1981): Rilevazione della pressione venosa con metodica doppler e possibili cause di errore. Atti III congresso nazionale della Società Italiana di Patologia Vascolare, Palermo, dicembre.

4) Bartolo M., Antignani P.L., Nicosia P.M., Raffi S. (1985): Clinical-instrumental relationships in postphlebitic syndrome. Angiology 36: 53-57.

5) Bjordal R.I. (1974): Circulation patterns in the saphenous system and the perforating veins of the calf in patients with previous deep venous thrombosis. Vasa 3: 74.

6) Kakkar V.V. (1976): Diagnosis of deep venous thrombosis. Rec. Progr. Med. 60:13.

7) Langeron P. (1984): Physiopatologie generale des syndromes postphlebitiques. Phlebologie 37:399

8) Sevitt S. (1982): Pathology and pathogenesis of deep vein thrombosis. Atti International symposium on venous diseases of the lower limbs. Florence, december.

9) Strandness D.E. (1972): Ultrasonic velocity detector in the diagnosis of phlebothrombosis. Arch. Surg. 104:180.


Fig.1: Venous pressures in postphlebitic syndrome. Relationship with etiology.

| Etiological causes | % | V.P. in mmHg l.s.v | p.t.v. |
|---|---|---|---|
| Traumas | 29.85 | 101 | 103 |
| Postpartum | 29.84 | 102 | 104 |
| After surgery | 17.16 | 100 | 100 |
| Bed rest | 12.68 | 100 | 102 |
| Trips by car | 3.73 | 95 | 95 |

Fig.2: Venous pressures in postphlebitic syndrome. Relationship with actual symptoms.

| Symptoms | % | V.P. in mmHg l.s.v. | p.t.v. |
|---|---|---|---|
| Oedema | 49.67 | 101 | 100 |
| Dermo-hypodermitis | 14.76 | 110 | 114 |
| Leg ulcers | 11.74 | 112 | 117 |
| Pigmented blotches | 2.34 | 98 | 96 |
| Heavyness | 30.54 | 100 | 97 |
| Paresthesia | 13.42 | 97 | 97 |
| Night cramps | 13.42 | 97 | 97 |

Fig.3: Chronological variations of venous pressures in femoro-iliac thrombosis

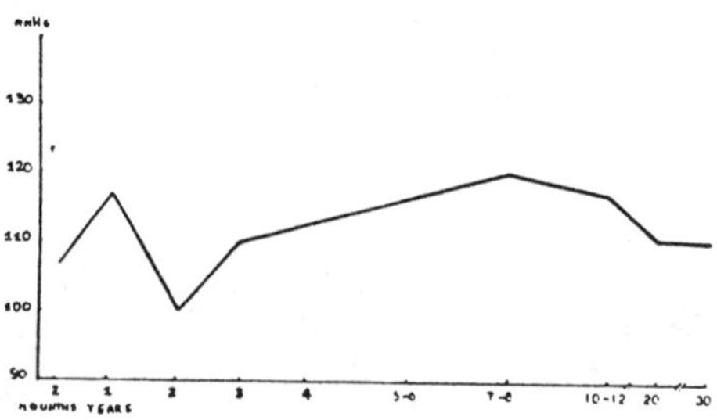


Fig.4: Chronological variations of venous pressures in calf veins thrombosis

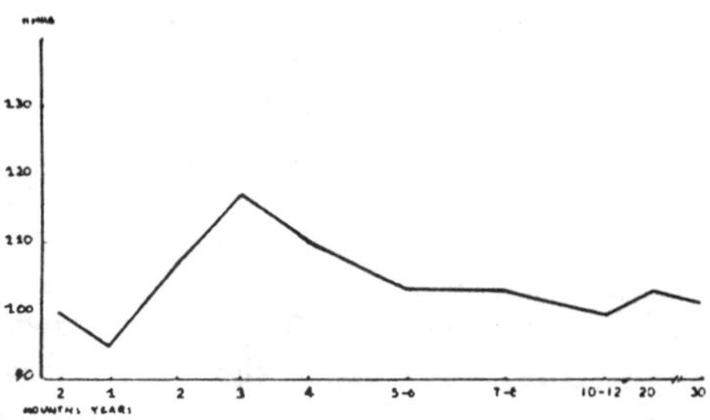

*Phlébologie 92.* Eds P. Raymond-Martimbeau, R. Prescott, M. Zummo.
John Libbey Eurotext, Paris © 1992, pp. 343

# Postthrombotic changes : time and types

F.E. Loury

*Sverdlovsk Vascular Surgical Centre, 118, 7/1, Bardina str., Sverdlovsk, Russia.*

Between 1977 and 1987, 475 patients with DVT were treated in the Sverdlovsk Vascular Surgical Centre. 228 of them (97 men and 131 women ranging age from 16 to 89) have been clinically followed up to the time of this report. 173 patients have symptomatic unilateral stasis state.

The examination programme includes air plethysmography, Duplex scanning, ascending and descending venography Ultrasound criteria of occlusion were the same as signs of DVT [Hobson, 1990]. Non homogenous venous endoluminal structure in combination with breath asynchronous flow in distal segment and normal flow in proximal segment were evaluated as recanalisation. Combination of reflucs and dilatation or visualisation of normal value was evaluated as functional valvular insufficiency criterion. Ultrasound signs of occlusions were documented by venography in 78 of 81 patients. Valvular reflucs was documented by venography in 65 of 87 patients. Functional valvular insufficiency was found in 23 and absolute valvular insufficiency - in 42 patients. Type 1 of valvular insufficiency [Raju, 1988] was in 5 extremities, type 2 in 39 and type 3 in 21 extremities.

Types of postthrombotyc changes were depend on time from DVT. All polisegmental occlusions have not more than 5 years history of DVT. 24 patients with segmental occlusions have not more than 5 years, 9 patients 5-10 years and 6 patients from 11 to 15 years history of DVT. 3 patients with valvular insufficiency have 3-5 years history of DVT, 19 patients - from 5 to 10 years and 31 patients - more than 11 years history. Patients with incompetent perforators have various time from DVT.

Incidence and severity of postthrombotic changes were depend on medical programme. Ulcers were found in 19% of patients after full programme opposed to 66% in patients after uncomplete programme.

REFERENCES

Hobson, R.Wetal., (1990): Diagnosis of Acute Deep Venous Thrombosis. In Surg. Clin. N. Amer. Vol70, p.p 143-157.

Raju, S. (1988): Valve Reconstruction Procedures for Chronic Venous Insufficiency. In Seminars in Vascular Surgery. Vol1, p.p 101-106.

# D. Impuissance masculine/*Male impotence*

*Phlébologie 92.* Eds P. Raymond-Martimbeau, R. Prescott, M. Zummo.
John Libbey Eurotext, Paris © 1992, pp. 347-349

# Male sexual venous dysfunction

B. Augusto Diaz, Karolina Diaz

*Instituto de Angiología, cirugía vascular e impotencia sexual, Av. de la República 770 y Eloy Alfaro, Quito, Ecuador.*

Instituto de Angiología, cirugía vascular e impotencia sexual, Av. de la República 770 y Eloy Alfaro, Quito - Ecuador.

Male sexual disfunction, called some years ago, sexual impotence, is divided in: erection, eyaculation, desire and sensitive disfunctions, each one of specific well-known causes.

To obtain a certain diagnosis we may use, todal a lot of procedures clinical tests, vascular laboratory tests and angiography examination.

These 4 types of male disfunction recognize 2 main causes: Psycological Primary and organic. Among organic, there are neurological, endocrinological, traumatic and vascular factors. Actually, we know the highest average of male sexual disfunction is caused by vascualar problems: arterial, venous and micro-capillar damages.

The not-well-known venous outflow has been the first and major cause for venous origin male sexual disfunction. On the past years it was beleived that the problem was due to a loss on venous tone and to a valvular system failure, which permited that blood that was kdept within cavernous bodies flows through dependand veins of the three compartiments of the penis.

But this concept have been changed because it was demonstrated that the problem appears to a lack of compression over the emisary veins between cavernous body and albuginea, due to a loss of albuginea's rigidity and elasticity of cavernous bodies, which become fibrosed.

This fact called veno-occlusive disfunction can be demonstrated by radiological and hemodynamical methods (cavernosography and cavernosometry).

The lack of elasticity on muscular and elastic tissue and consecuently the appearance of cavernous progressive fibrosis are the first causes for veno-occlussive disfunction as well as for venous outflow which is not very easy to solve.

MATERIAL AND METHODS

In our institution we use the following routine:

1. A careful medical record which contains the exact date of problem's appearance, the way it appeared, the aggravating causes and evolution of simptomatology as well as the results of a complete and specific physical examination to determine anomalities of cavernous bodies as well as of circulatory and neurological systems.

2. We perform tests to discharge psycological origin: psycosexual test, nocturnal penile tumescence test, and visual erotic stimulating test.

3. We perform tests to be sure if is of organic origin: we have divided it on endocrine metabolic, urologic, neurologic and vascular investigations.

Among the first ones we take care upon glucose and cholesterol doscifications and by the hormonal tests, the relation between prolactine and testosterone, which is very important.

On patients without apparently neurological problem we perform an electro-neuro-physiological test of the limbs and penis nerve, specially R1 and R2 reflexes answers.

As a routine we request for an urological evaluation. We have divided vascular investigation in arterial venous studies and corpora cavernosa network anomalies.

To investigate arterial flow we perform a test called penis-arm arterial index, then a penis thermograpy, arterial penis doppler and selective arterial angiography.

Venous flow is studied specially on those patients whom we suspected to present vednous outflow (fast detumescence and inability to maintain intravaginal erection). Another test called erotic stimulating test and is performed with and without vasodilator drugs. The cavernosometry test which give us some information about the necessary blood to obtain and maintain a good erection. Cavernosography test in two phases: normal and vasodilating, is necessary to confirm venous outflow.

On our experience in almost 18 months of work, we have treated 223 patients who presented some kind of sexual simptomatology. In 118 cases we suspected venous outflow, but we are in a right diagnosis on 33 cases. The rest, 85 patients, were not confirmed on their diagnosis or do not have their study completed.

In this study we have had one 18 years old patient with spongiosum body anomaly and the youngest patient with venous outflow disease was 20 years old and 63 the oldest;although we have had one patient 69 years old associate with Peyronie disease.
The largest incidence was found between 40 and 60 years old.
About the ethiology we were found 6 cases of diabetes,8 cases of atherosclerosis,one of congenital anomaly,3 Peyronie's disease,12 - patients with hormonal problems one of them associate with another pathology and the last one with pure venous outflow.

One patient complained about some type of spongiosum body deformity,12 not be able to obtain a rigid erection,15 only be able to obtain a very brief erection,16 have very rapid lost of rigidity and 5 not be able to mantain an intravaginal erection.
In 19 patients fluxometry was normal and in 14 wasn't it.

The visual erotic stimulation test was normal in 16 cases but it wasn't in 17 cases.

Cavernosography shows us:spongiosum fistulae in 3 cases,degree one venous outflow 7 cases,degree two venous outflow in 2 cases,degree three venous outflow 21 cases,congenital anomaly 2 cases,Peyronie disease in 3 cases,and venous occlusive disfuntion 15 cases;of -- course some of these radiologic pathology were found concomitant.

According with these results we have divided as clinical or surgical treatement.The first was carried to arrenge the nedocrino-metabolic and toxic problems.Five patients were treated in this way one of them must be transfered for surgery.

We have proposed surgical connection in 13 patients;but they did'nt accept:11 venous outflow procedures,1 deformity correction and One penile prosthesis implantation.

On the other hand we have performed 6 single venous outflow surgery,one of them with a litle problem by shortening of his penis and 3 simultaneus venous outflow surgery plus penile prosthesis - implantation.All of the cases with good results except one of them with penis shortening.

We have used the Tullii technique in 6 cases and Wespes technique in 3 cases.

I think that decreasing of the albuginea layer compliance is necessary for to get the best results.

## REFERENCES


Lue,t.(1984):First World Meeting on Impotence.Paris.

Tullii,R.E.& Degni,M.(1938)Surgery for venous leakage in diabetic patients.Rev Bras.de Ang e Circ Vasc 18:89-92.

Tullii,R.E. & Degni,M.(1988) Ligadura venosa no tratamento da Impo tencia sexual masculina de origen venosa pura.Rev.Bras. de Ang. e Cir.Vasc. 18:77-79

Tullii.R.E.& Dilorio,J.M.Correction of venous leakage according to modified Wespws Technique.Rev. Bras. de Ang. e Cir.Vasc.18:73-76

Wespes,E. &Schulman,C.Surgical Treatement of the Organic Impotence due to a Venous Leak.Departm. of Urology,University Clinics of Brussels,Erasm Hospital,Brussels,Belgium.

*Phlébologie 92.* Eds P. Raymond-Martimbeau, R. Prescott, M. Zummo.
John Libbey Eurotext, Paris © 1992, pp. 350-351

# Ultrasound in the diagnosis and prevention of varicocele in professional footballers

G. Rosi, G.M. Tomassini*, F. Coscia, S. Bistoni, G. Calabrese, M. Bracaccia, G. Monacelli, D. Arena, M. Tomassini*, F. Santeusanio

*Istituto di Medicina Interna e Scienze Endocrine Metaboliche, Istituto Superiore di Educazione Fisica,*
** Istituto di Dermatologia, Università di Perugia, Italia.*

Great exertion which is implicit in professional sports activity causes sudden significant increases in endo–abdominal pressure when movements are performed with the glottis closed. Similar to Valsalva's manoeuvre with the consequent interruption of venous re–flow, this type of action which is frequently repeated during matches, continually stimulates the valves of the spermatic veins and may result in varicocele. This, in turn, causes alterations in the composition of the seminal fluid and eventually infertility. In fact, varicoceles, with a world wide prevalence of 10%, is one of the major causes of male sterility. Non–invasive techniques have made an early diagnosis of varicocele possible. Ultrasound Doppler with a 8 mHz probe provides much information on the spermatic vein and the pampiniform plexus. Consequently ultrasound screening of spermatic veins in professional sportsmen appears advisable, if not necessary.

## MATERIALS & METHODS

We studied 74 professional footballers aged between 17 and 20, using a Doppler continuous wave ultrasound with an 8 mHz probe (Pabisch) to explore, in the erect position, the right and left spermatic veins and the pampiniform plexus. Venous reflow, evaluated during the performance of Valsalva 's manoeuvre was classified in 4 stages of venous turbulence: –stage 0: no reflow, –stage I: slight reflow during part of Valsalva's manoeuvre, –stage II: reflow throughout Valsalva's manoeuvre, –stage III: venous reflow at rest (hypertensive varicocele). Evaluations were carried out at a constant room temperature in basal conditions at least 18 hours after the last training session.

## RESULTS

26 (35%) of the subjects presented a pathologic reflow of the left spermatic vein during Valsalva's manoeuvre in two of these patients the abnormality in venous reflow was also present in the right spermatic vein. According to the Doppler classification 10 of these 26 presented a stage II varicoceles and the other 16 a stage III.

## DISCUSSION

These results show the incidence of varicocele in professional footballers is extremely high. As we know varicocele if neglected may cause sterlity with unwelcome repercussions in the sportsman's private life. Consequently the results of this study appear to indicate ultrasound screening and assessment of the spermatic vein and pampiniform plexus should be obligatory in all young athletes starting their professional careers. Clubs should be made more aware of the need for this type of check–up.

Acknowledgement:
The authors would like to thank Dr. G.A. Boyd for the translation of this paper

*Phlébologie 92.* Eds P. Raymond-Martimbeau, R. Prescott, M. Zummo.
John Libbey Eurotext, Paris © 1992, pp. 352

# Retrospective analysis of 218 cases of male impotence due to the venous-occlusion dysfunction treated with intra-cavernosal injections

Angelo Scuderi, Helio Nigri

*« Inspemoc », Inst. Soroc. de Pesq. de Molestias Circulatorias, Caixa Postal 493, Sorocaba 18001 SP, Brasil.*

The authors made a retrospective study of 218 cases of male impotency due to the venous-occlusion disfuction ("venous leakage"). The age was from 16 to 72 years old. The diagnoses were made with following methods:
a)Anamnesis-the natural history of the sexual disorder is one of the most important topic among all methods of diagnoses.
b)Laboratory analysis: Routinely analysis and Hormone dosages.
c)Vascular Non-Invasive Laboratory:Ultrasonografy, Duplex-Scan, Doppler effect, Pletysmografy,and others.
d)Vasoactive-Drug Test- At the same time that they do the Vasc. Lab., they inject, intra-cavernosal, a small dosage of vasoactive drug. At this time they begin the treatment. They observe if the patient has or not the erection and if this erection is good and sufficient for the sexual activity. Normally they utilize the following sequence of combination of drugs
d1)Papaverin(10-30mg)+Nicergolin-4mg
d2)Papaverin(10-50mg)+Phentolamine(1-5mg)
d3)Hystamine(30-120mig)+Sulpiride(100mg)
d4)Prostaglandine PGE1 -(2mig-20mig)
RESULTS:
=120 (55%) patients had between 4 and 8 intra-cavernosal injections and related cured.
=93 (42,6%)patients had good or reasonable results only after taking injections : 67 (30,7%) of these cases chosen the self-injection program ; 20 (9,2%) patients decided for the surgery (vascular or prosthesis) and 6 (2,7%) cases stopped.
=5 (2,4%) patients had no results to the intra-cavernosal therapy : 4 cases chosen the surgery and 1 stopped
CONCLUSION: The clinical treatment with the intra-cavernosal injection is a very important way of therapy in the erection disorders. It presents high level of satisfaction and low level of risks and side effects.

## L'impuissance Coeundi récidive suite à l'augmentation du drainage veineux: Traitement mixte chirurgique-radiologique par embolisme

Dr. J. Leal Monedero, Dr. L. Portillo, Dr. O. Carrion, Dr. J. Castro, Dr. S. Zubicoa
Hospital Ruber Internacional, Madrid

L'impuissance Coeundi suite à l'augmentation du drainage veineux est une pathologie difficile à traiter, pas seulement à cause de son diagnostic mais aussi à cause de sa solution étiologique qui n'est toujours pas bien connue.

Pour le travail actuel on a choisi un groupe de cinq patients diagnostiqués d'impuissance Coeundi suite à l'augmentation du drainage veineux et qui avaient préalablement reçu un traitement chirurgical et récidive en moins d'un an.

On leur a fait une étude combinée et sélective par voie fémorale pour une évaluation rétrograde des veines iliaques internes et externes, et par voie dorsale postligature pour une évaluation de même système de drainage de forme antirograde et ainsi produire un embolisme dans tous les points de drainage veineux pénéal.

Les résultats obtenus après un an ont été très satisfaisants du point de vue clinique avec 0% de récidive. Seulement dans deux cas un oedème prépuciel s'est produit temporellement (deux mois), qui a disparu sans aucun traitement.

Pour toutes ces raisons, nous pensons que cette technique mixte: radiologique-chirurgique peut être une alternative importante dans le traitement de cette pathologie.

# IMPUISSANCE : ACTUALITES sur les "FUITES" CAVERNEUSES.

**Jean-Paul HENRIET, Dominique MAIZA, Christine MAIZA.**
**Service de Chirurgie Cardio-Vasculaire**
**C.H.U. - Côte de Nacre**
**F - 14033 CAEN Cedex**

## INTRODUCTION

L'érection est un phénoméne encore très imparfaitement élucidé.

Ces dernières années ont cependant vu une évolution importante des idées : au concept de phénoméne purement hydraulique par augmentation du débit artériel et fermeture des efférences veineuses, encore d'actualité voici peu, a succédé le concept "d'éponge active" : le starter de l'érection siégerait au cœur même du tissu caverneux, plus précisément au niveau des muscles lisses dont la relaxation serait l'élément capital. Le rôle des muscles striés ischio et bulbo caverneux reste discuté.

## CLASSIFICATION des IMPUISSANCES

Il est usuel de classer les patients impuissants, suivant l'étiologie, en organiques et en psychologiques.

Cette division est beaucoup trop simpliste et méconnait l'origine pluri-factorielle communément retrouvée dans les dysfonctions érectiles.

Parmi les causes organiques, l'origine vasculaire est la plus fréquente. Si le déficit d'apport artériel est bien connu depuis la description princeps de Leriche en 1940, la notion de "fuite" veineuse, déjà soupconnée au début du siécle, a connu un renouveau dans les années 70. Nous préférons l'appeler "fuite" caverneuse.

## CLASSIFICATION des "FUITES" CAVERNEUSES

Nous avons proposé de classer les "fuites" caverneuses en 3 types morphologiques:

- ***Type 1*** : de loin, le plus fréquent, il correspond à une vidange persistante des corps caverneux (C.C.) vers le plexus de Santorini puis le réseau hypogastrique via la veine dorsale profonde de la verge;
- ***Type 2*** : rare, du au développement anormal d'une veine superficielle, prenant souvent son origine dans la région du sillon balano-préputial. Elle rejoint le réseau honteux externe puis la saphéne interne près de sa crosse enfin la voie profonde.
- ***Type 3*** : types 1 et 2 en proportion variable.

**ELEMENTS CLINIQUES PLAIDANT pour une ORIGINE PUREMENT VEINEUSE de type 1**

1) Début du trouble difficile à préciser car inconstant et variable;

2) Verge et gland de température normale; pouls pénien bien perçu;

3) Erections volontaires instables ou à verge seulement tumescente mais non rigide (angle pénien < 90°);

4) Ejaculation souvent précoce, sur verge molle;

5) Pénétrations inconstantes, rares;

6) Meilleure qualité des érections dans certaines positions;

7) Erections nocturnes ou matinales mollasses;

8) Pas de facteurs de risque; pas de prise médicamenteuse suspecte;

9) Personnalité très souvent anxieuse, inquiéte, peu sûre d'elle même, avec peur de l'échec et du "contrat" non réussi, à tendance dépressive.

**ELEMENTS PARACLINIQUES ETAYANT une "FUITE" CAVERNEUSE de TYPE 1**

1) Doppler ou Duplex artériel normal;

2) Pléthysmographie de l'érection nocturne (P.E.N.) perturbée;

3) Bilan psychologique très souvent altéré;

La grande fréquence de ces profils psychologiques perturbés nous fait nous interroger : la "fuite" caverneuse n'est-elle pas la traduction somatique de difficultés psychologiques, sorte de somatisation de l'angoisse ?

4) Bilan biologique et endocrinien normal;

5) Injection intracaverneuse (I.I.C.) : le résultat varie suivant le produit utilisé (papavérine, phentolamine, moxisylyte, prostaglandine E1...). Les meilleurs résultats sont obtenus avec la PGE1, plus puissante, moins douloureuse et moins dangereuse que la papavérine.

**COMPLEMENT INVASIF**

Si les éléments précédents plaident en faveur d'une "fuite", une débitmétrie avec mise en érection artificielle puis une opacification des C.C. est indispensable. Depuis quelques années, la cavernographie et la cavernométrie sont abandonnées au profit de la pharmacocavernométrie et la pharmacocavernographie.

Deux paramétres sont particuliérement intéressants :

- ***le débit d'induction*** : normal s'il est < 80 ml/min;
- ***le débit de maintien*** : normal s'il est ≤ 30 ml/min après injection de 20 µg de PGE1. Il constitue actuellement le critère le plus fiable pour affirmer une "fuite" caverneuse.

## TRAITEMENTS

Le plus satisfaisant et le mieux accepté, quand il est réalisable, consiste en auto-injections de drogues vasoactives. Avec la papavérine, le taux de réponses positives dans les "fuites" caverneuses est de l'ordre de 30 à 50 %. Il atteint presque 70 % après I.I.C. de 20 µg de PGE1.

En cas d'échec, diverses solutions chirurgicales ont été proposées, toutes décevantes.

Une solution plus radicale est parfois nécessaire : la mise en place d'une prothèse pénienne.

Quelle que soit la thérapeutique, un "accompagnement" psychologique nous parait indispensable pour assurer une reprise harmonieuse de la sexualité au sein du couple.

## PARTICULARITES des "FUITES" de TYPE 2

Elles sont cliniquement soupçonnées, dès l'inspection, par la découverte d'une veine superficielle, dite "ectopique", de calibre important, sur la verge.

Le Doppler continu y objective des vélocités très élevées après I.I.C.

La P.E.N. peut être trompeuse et révéler des épisodes érectiles "normaux" si la jauge écrase la veine.

Son pincement ou son écrasement par un garrot entrainent une amélioration immédiate de l'érection avec un angle pénien devenant > 90°.

Son opacification au fil de l'eau peut entrainer une véritable iliocavographie.

Nous en avons proposé un traitement simple, rapide, durable et efficace : la sclérothérapie. Les résultats sont bons dans 87 % des cas.

## "FUITES" de TYPE 3

Elles n'ont aucune particularité. Le médecin doit faire la part de chaque étiologie et traiter d'abord la cause qui parait dominante.

## CONCLUSION

La réalité mécanique des "fuites" caverneuses, si elle n'est pas discutable, reste controversée quant à son étiologie : maladie psychosomatique se désorganisant sur le mode veineux ? Les examens non-invasifs et invasifs restent imprécis. Les thérapeutiques proposées sont partielles et inadaptées, car ne traitant pas la maladie tissulaire.

Beaucoup reste à faire pour comprendre et soigner les "fuites" caverneuses.

# IX.
# MALFORMATIONS VEINEUSES
# *VENOUS MALFORMATIONS*

## Vascular malformations in phlebology

Prof.Dr.Hugo Partsch

Wilhelminenspital, A-1171 Wien

Vascular malformations of an extremity may be connected with differences of length and circumference of a limb which sometimes can be overlooked by the physican.

A thoroughly examination of the arterial venous and lymphatic system is essential and AV-shunts should be excluded in every case. Before going to angiography, phlebography and CT or NMR, several non-invasive screening procedures are advisable which include Doppler-ultrasound, Duplex and plethysmography. Shunt-volume can be meansured by a nuclear medical technique using labelled microspheres.

This vascular workup is of importance concerning prognosis and therapy.

## Phlébectasie idiopathique disseminé

Prof.Prof.h.c.Dr.med.Dr.h.c. N. Klüken

Franziskus-Krankenhaus in Essen

La description de deux malades atteint d'une phlébectasie congénitale diffuse montre la symptomatologie clinique. Les pelotons veineuses ne concernent dans les observations présentes que les vaisseaux superficiels. Il n'y a pas de changements démonstrables du système veineux profond et des artères. En cas d'atteinte des extrémités inferieures le diagnostic différentiel doit être délimité dans le contexte du syndrôme postthrombophlébitique entre les varices et les phlébectasies compensatoires. Dans les cas présents le thérapeutique, c'est-à-dire le traitement sclérosant, rigoureusement appliqué pendant un temps prolongé fut un succès.

*Phlébologie 92.* Eds P. Raymond-Martimbeau, R. Prescott, M. Zummo.
John Libbey Eurotext, Paris © 1992, pp. 360-362

# Diagnostic methodology of phlebectasic dysplasias : personal experience

R. De Angelis, P. Mondani, P. Bavera, G. Brambilla*, G.B. Agus

*Chair of Vascular Surgery, * Department of Radiology, University of Milan, Milan, Italy.*

The actual development of the vascular diagnostic technique has given the possibility to obtain a morfological and haemodinamical distinction of many venous malformations.

Expecially the noninvasive exams help us to characterize these lesions and to quantify the importance of venous stasis and its consequences.

Today we still use the criteria of classification of Malan-Puglionisi to define several forms that had not a simple identification.

---

TAB 1

---

CLASSIFICATION OF CONGENITAL ANGIODYSPLASIAS (Malan - Puglionisi)

* Venous dysplasias
  - PHLEBECTASIC DYSPLASIAS

    **regional phlebectasias**
    **phlebectasias with hypoplasia of the deep veins**
    **genuine diffuse phlebectasias**
  - PHLEBANGIOMAS
  - PHLEBANGIOMATOSIS
* Arterial dysplasias
* Arterial and associated venous dysplasias
* Mixed angiodysplasias

---

The regional phlebectasias (neck, thorax, lower-upper limbs) included the aneurysms of the venous superficial system (that we also have studied and treated) represent an important, although less severe aspect of the great chapter of angiodysplasias.
For every phlebectasic form we have to define exactly the clinical and the morfological characteristics. In the study of venous malformations one of the purposes is to document or to exclude the presence of arteriovenous connections and the involvement of the deep venous system or the limphatic vessels. We must know the right localization of the dysplasia, and the best possibilities of treatment (surgical or medical). The wrong evaluation of those pathological variants could cause the failure of the possible surgical treatment determining serious aesthetic-functional consequences to the patient.
First of all we consider fundamental for screening the ultrasonographic exams: doppler c.w. gives important global hemodinamical informations concerning the structure and the effective action of the venous valves. We always execute the evaluation of the venous flow during the Valsalva manouvre and the research of incompetent perforating veins.
We are able to individuate the right direction of the blood flow isolating the branches that increase the hemodinamical modifications. Venous occlusion plethysmography may be particularly helpful to value the blood flow parameters in absolute terms (is possible to get a measurement of the circumference changes due to the pulsatile activity of the heart).
The color flow-duplex-scan offers additional information concerning increased diameters of the veins in all the districts (cervical, upper-lower limbs, etc.). So we are able to describe the relations between a venous aneurysm and the near anatomical structures or to document the presence of intravascular thrombi.
The phlebography remains necessary to prove the extension of the pathology and to visualize an hypoplasia or agenesia of the veins and to discover connections between the deep system and the superficial phlebectasias. Arteriography is sometimes required to locate arteriovenous fistulae.
But the study of the clinical signs and the classical instrumental semeiology are not always sufficient to define a therapeutical program.
The wide serie of new diagnostic exams allows an easy approach of the venous syndromes; in this way we can make a complete study of the patient avoiding long periods of hospitalization and monitoring the congenital forms of the children. The less severe venous dysplasias may be treated with a day-hospital organization choosing different kind of intervention: surgical (using the technique of microincision and phlebectomy with local or loco-regional anesthesia), sclerotherapy or lasertherapy. The patient will be valued clinically and with an ultrasonographic exams in the post-operative period.
Recently we have seen the real value of the new modality of nuclear magnetic resonance to delineate the extent of the venous dysplasias. Other refined diagnostic methods such as T.C., termography, phlebo-scintigraphy can be introduced to achieve diagnostic images with high power of resolution, improving the results of surgical treatment.

This kind of methodology led us to select the different surgical techniques or sclerotherapy and to execute a valuable follow-up.

## REFERENCES


1. Hollier L.H. : Surgical treatment of Congenital Venous Malformations.
Bergan J.J., Yao J.S.T. eds., Surgery of the Veins, 1985, 21,275-84

2. Malan E. : Vascular Malformations (Angiodysplasias).
Carlo Erba ed., Milan, 1974

3. Malan E., Puglionisi A. : Congenital angiodysplasias of the extremities. Generalities and classification. Venous dysplasia.
Cardiovasc. Surg.,1964, 5:87

4. Malan E., Puglionisi A. : Congenital angiodysplasias of the extremities, arterial-venous and hemolymphatic dysplasias.
Cardiovasc. Surg.,1965, 6:255

5. Marongiu G.M., Dettori G. : Venous aneurysm: etiopathogenesis and classification.
Phlebologie, 1989,76,217-9

6. Partsch H., Hostbeck A. : Non invasive investigation in congenital angiodysplasias.
Phlebologie, 1989,81,230-3

## Les aneurismes veineux

G.M. Marongiu, T. Gherli, P. Porcu et P.P. Bacciu

Cattedra di Chirurgia Vascolare - Università di Sassari-Italy

Les aneurismes veineux représentent encore aujourd'hui une pathologie rare, peu connue du point de vue étiopathogénétique et anatomopathologique, une source de confusion et de discussions animées à propos de la situation nosologique et étimologique. D'où la nécessité d'un terrain commun de comparaison entre les divers auteurs. Dans ce but en 1988, nous avons proposé une classification personnelle de ces aneurismes basée sur une interprétation étiopathologique originale. Aux «classique» aneurismes primaires et secondaires nous avons ainsi ajouté une nouvelle catégorie de A.V. que nous avons appelé A. mixtes. Étant donné qu'ils prévoient dans leur formation une origine congénitale et secondaire à la fois. De janvier 1982 à ce jour nous avons observé par hasard 23 patients sur un total de 24 A.V. Les A. plus fréquents ont été les mixtes. En conclusion nous tenons à souligner à propos des A. mixtes, qu'il est pratiquement impossible de réussir à déterminer avec précision l'emplacement de la lésion congénitale de la paroi sur laquelle, avec le concours des turbulences hémodinamiques une dilatation aneurismatique s'est installée.

## Clinical stating of arterio-venous malformations

R.A. Schobinger

Dept. of Surgery, Klinik St. Anna

The proposed, hitherto non-existing staging considers mainly clinical features such as anatomic location, angiographic pattern reflecting vascular morphology, local invasiveness and, as most important single factor, the prevailing degree of abnormal a-v shunting. The latter as common denominator to all a-v malformations represents the driving force behind the various clinical pictures. Each stage captures a momentary situation in a notoriously dynamic disease process, thus improving diagnosis, precising therapy planning particularly concerning the urgency of intervention, and allows some prognostic statements. Such staging also facilitates a more uniform approach to and registry of congenital a-v defects and thereby leads to a refinement in the overall classification of congenital vascular malformations in general. The following 4 stages, which do not apply to the Klippel and Trénaunay syndrome are:

Stage I - "No flow" pattern, A-v shunts as incidental finding. Doppler silent. Lesion stable over years. Bony changes possible.

Stage II - Low flow pattern. Clear evidence of abnormal a-v shunting by clinical examination, Doppler, macromethods. Skelettal changes (enossal, cortical, periosteal, length). May occasionally still impress as essentially venous vascular malformation. Conservative or interventional therapy. Often borderline cases concerning diagnosis, therapy and prognosis. Decision-making requires careful follow-up examinations by same team.

Stage III - High flow pattern. Pulsating a-v angioma of various size. Locally invasive, tissue destruction, necrosis, bony changes. Increased symptomatology. Interventional therapy (embolization, surgery) frequently in stages.

Stage IV - High to very high flow pattern. Advanced clinical picture with any combination of local findings and complications. "Hemodynamic vascular malignancy". Cardiac decompensation, systemic manifestations. Therapy urgent.

Ideally, any approach to congenital vascular malformations and particularly to their challenging a-v variety should be the responsibility of one and the same experienced multidisciplinary team from "start to finish". May the proposed staging facilitate their task.

## A new technique to study the A - V fistulae

Sergio Pillon, Pior Luigi Antignani, Anna Rita Todini, Mauro Bartolo

Department of Angiology, S. Camillo Hospital, Rome, Italy (Chief prof. M. Bartolo)

We used a new teletermografic system Hight - Resolutions to study both patients with congenital fistulae and patient with surgical fistulae. The H-R system has the capability, using a digital subtraction image processing to display the vessels. The technique used had the concept to use the vessel as an 'warm contrast' method. We put in fresh water (temp. about 20° for 1 min) the segment to examine. After we start measuring. The temperature is significantly higher in arteries and in veins with fistulae. After the complete restoring of starting temperatures we process the images we took in sequence every 1 min. The digital subtraction permit to leave only the vessels and the different images could explain the direction of circulation. The resolution (64 scales of gray or false colors) and the high sensitivity (0.1°C) permit to be very accurate. We compare in some cases with angiography and flebography and we found a good correlation even considering the different amount of information contained in thermographic and angiographic findings. We study 15 cases with angiographic and thermographic findings and we think that this technique could be very useful in phebology.

*Phlébologie 92*. Eds P. Raymond-Martimbeau, R. Prescott, M. Zummo.
John Libbey Eurotext, Paris © 1992, pp. 365-367

# Angiodysplasias, congenital A-V fistulas and secondary varicose veins

I. Morelli, D. Rossato, A. Previato Schiesari, G.F. Picchi, A. Zanon, F. Dalla Costa

*II Vascular Department University of Padova, 6th Floor Policlinico, Via Giustiniani 2, 35100 Padova, Italy.*

## INTRODUCTION

Peripheral phlebectasias secondary to structural alterations of venous wall or to anomalous A-V communications represents quite often clinical symptoms of a more complex angiodysplastic syndrome with different expression in relationship with the moment of embryogenetic developement in which pathogenetic noxae occur.(HUGH 1985)
Many Authors have been looking for a sistematic classification of this type of pathology and they always had to face criticisms of incompleteness since it has been adopted only a clinical (MALAN PUGLIONISI 1965) or an angiographic (BURROWS 1983) or even an anatomopathological (MULLIKEN 1982) exclusive criterion.
However, angiodysplasias badly fit any schematic arrangement if we take in account that are evolutive patology both for the anatomic and for the emodinamic aspects.
It is our opinion that, in order to plan a correct and effective treatement, the physician should always integrate clinical evaluation, anatomo-lesional features and instrumental findings, keeping particular attention to microcirculative district.

## MATERIALS AND METODS

Our experience consists of 42 patients (min. 2 - max. 60 years of age) with vascular dysplasias prevalently of the lower and upper limbs that we've observed in almost 20 years :
- 14 Klippel-Trenaunay syndromes;
- 19 Congenital A-V fistulas [AVF] (5 of them having a clear Parkes-Weber syndrome);
- 1 gastrocnemious phleboangiomatosis;
- 4 mixed superficial/deep phleboangiomatosis and related compromission of the nearest joint capsule;
- 1 polidistrictual angiodysplasia (with both parenchimal and peripheral involvement);
- 3 head cavernous angiomas (soft palate, lower lip, supraciliar region respectively).

34 out of 42 patients (80,95%) had concomitant varicose veins of lower limbs.
- <u>KLIPPEL-TRENAUNAY</u> (14 cases - 33,3%): all of the patients showed limbs lengthening variable from 1 to 2,5 cm (radiographically

tested); 12 (85,7%) had congenital varicose veins of lower limbs and 11 (78,5%) plane angiomas. We've always carried out angiographic and phlebographic study proving : 3 femoral vein hypoplasias, 5 narrowed popliteal veins, 1 hypoplasias of soleus' ring, 1 simultaneous hypoperfusion of the popliteal veins and soleus' ring narrowing, 2 serious dysplasias of the deep and superficial venous system and, finally, 2 almost complete integrity of the venous circulation. AVF were never originally present in our series even though 2 (4,76%) could have been discovered during follow-up period.
Surgery was applied in 9 cases (mostly at the beginning of our experience): 2 simple surgical exploration of the popliteal hollow with no "restorative" manouvres; instead, we have obtained a relative improvement of the deep venous circulation with 5 phlebolysis of the popliteal vein trapped by fibrotic and dysplastic shoots and 2 widening of the narrowed soleus ring.

- CONGENITAL A-V FISTULAS (19 cases - 42,3%): besides 5 Parkes-Weber syndromes with angiographically documented multiple AVF we've observed : 2 single and direct AVF, 2 AVF with an interposed dysplastic pool, 10 multiple AVF located at hands, feet, legs (femoralis profunda), subclavian and trasversa scapula vein. Complete surgical removal of anomalous A-V communications was possible in those 4 cases of single AVF .
1 amputation of upper limb with shoulder disarticulation and subclavian ligation was necessary for the huge developement of thousands of AVF in the arm and following heavy cardiac overload and pulmonar stasis. 3 AVF embolizations were attempted, with good results in 2, and severe forearm and finger ischemia in the 3rd (as much as it was necessary fingers amputation). 3 AVF ligations of our former experience were followed by rebound of other districts latent AVF within 6-8 months follow-up. Conservative approach (elasto-compression of the limb) was preferred in all of the remaining cases.
- GASTROCNEMIOUS PHLEBOANGIOMATOSIS (1 case - 2,4%): after an accurate diagnostic procedure comprehending arteriography and phlebography we decided to ligate tributary veins without exertion of the angioma. Two years later intervention is successful (No newer AVF, no edema, no pain).
- MIXED SUPERFICIAL/DEEP PHLEBOANGIOMATOSIS WITH JOINT (KNEE) INVOLVEMENT (4 Cases - 9,5%): This clinical feature is characterized by large superficial phlebectasias, severe pain and ipomotility of the affected limb due to corrosion of joint capsula and invasion of the sinovia by anomalous blood vessels. Surgery of choice was artrosinoviectomy (using autoemotransfusion devices) to warrant both better motility and, mostly, pain remission.
- SINGLE CAVERNOUS ANGIOMAS (3 Cases - 7,1%): Since their size and localization (head) treatment has always been performed, successfully, with sclerosing agents (AETOXYSCLERHOL 1%).

## DISCUSSION

Angiodysplastic syndromes are still a matter of debate for their classificative and treating aspects; the latter should correct most significative emodinamic alterations, restore limb or organ functionality, remedy aesthetic damages whenever possible (BARTEL 1986).

Nowithstanding no surgical tecniques is strictly codified and single cases have to be evaluated. Surgery in Klippel-Trenaunay syndromes has to be considered only if technically possible and really venous anomaly determines symptoms (i.e. in cases of obstacled profound venous outflow by anatomic anomalies) (SERVELLE 1980).
It's our opinion that AVF has to be treated only if it worsen venous hypertension or stasis. It is to remember recent developement of interventional angioradiology and the possibility to embolize AVF wheter to treat or to obtain a "mass-reduction effect" before undergoing surgery.(DOPPMANN 1983)
Finally, particular attention deserve superficial phlebectasias; most of them are secondary to deep venous alterations, are clinical expression of compensative mechanisms and, therefore, should be respected as far as possible.

## CONCLUSIONS

Limbs Angiodysplasias are vascular malformations expression of a disontogenetic process damaging vascular blastema during its developement; they appear with very different and frequentely evolving clinical features. It is mandatory to look for the most appropriate treatement by a complete instrumental and angiographic (arteriography and phlebography) study.
Surgery may be treatement of choice in very selected cases with a sure anatomolesional documentation. Surgery in Klippel-Treneunay syndromes is quite always unjustified.

## REFERENCES


Barthel J., Barrow J.P. et al. (1986): Les fistules artero-veineuses. PHLEBOLOGIE 39(3): 725-736.

Baskerville P.A., Ackroyd J.S. et al. (1985): The Klippel-Trenaunay Syndrome: clinical, radiological and Haemodinamic features and management. BR. J. SURG. 72(March):232-236.

Burrows P.E., Mulliken J.B. et al. (1983): Childhood hemangiomas and vascular malformations : angiographic differentiation. A.J.R. 141(Sept): 483-488.

Doppman J.L., Peusner P.(1983): Embolization of arteriovenous malformations by direct puncture. A.J.R. 140(April): 773-778.

Ghiringhelli L., Gregoratti L. (1982): Le angiodisplasie degli arti. MINERVA MEDICA 73(38): 2495-2510.

Hugh M., Hugh A. et al.(1985): Vascular Malformations. SURGERY (Jan): 36-41.

Malan E., Puglionisi A.(1965): Congenital Angiodysplasias of the extremities. J. CARDIOVASC. SURG. 6:4,

Mulliken J.B., Glowacki J. (1982): Hemangiomas and vascular malformations in infants children: A classification based on endotelial characteristics. PLAST. RECONSTRUCT. SURG. 69:912,

Servelle M., Babillot S.(1980): Les malformations des veines profondes dans la syndrome de Klippel-Trenaunay. PHLEBOLOGIE 33(1):31-36.

Syde A. Taheri, Williams J. et al. (1989): Superficial femoral vein transposition in Klippel-Trenaunay Syndrome. J.PED. SURG. 24(5): 494-495.

*Phlébologie 92.* Eds P. Raymond-Martimbeau, R. Prescott, M. Zummo.
John Libbey Eurotext, Paris © 1992, pp. 368-370

# The Klippel Trenaunay syndrome : a clinical case

S. Serra, A. Serra

*Dpt. General of Surgery, S. Francesco Hospital, Nuoro, Italy.*

In 1900 Klippel and Trenaunay described a syndrome distinguised by skin angiomas, limbs hypertrophy and phlebectasias without active FAV, unlike the Parkes and Weber syndrome, described after some years. With regard to this clinic picture, we thought right to pint out clinic case, that we have observed a few years ago. The patient, a girl 12 years old, arrived under our observation with a diagnosis od diffuses angiomatosis. In the anamnesis she reported numerous hospitalizations for recurrent attacks of haematuria, hypochrosis, thrombophlebitis and ulceres on lower limbs. The clinical picture was characterized by a increase of all right haemisoma volume, in particular the circumference of right lower limb was increased three times as big as the controlateral and an angiomatous naevus might be found on lateral surface of the limb, this naevus was extended on knee, gluteal and homolateral lumber region, with diffuse limphoedema and hyperkeratosis plates bleeding with contact (fig.1). There was a similar naevus on lateral surface of left lower limb. There was gigantism of the 1th finger of right foot and clinodactylism. There was also asymmetry of face with right side greater than left one and macroglossia (fig.2). On the upper limb an angiomatous naevus with metameric disposition might be found and it covered lateral surface of arm and the hand greather for dimension than controlateral one. Another naevus covered the nuchal region and the right lateral surface of the neck. On lower limbs there ere varicosities expecially on posterior-lateral region. The Arteriography excluded FAV significant by a haemodynamic poin of view in lower limbs. The Phlebography showed an aplasia of right deep circulus (fig.3-4), on left there was a hypoplasia of deep circulus, with presence of popliteal vein and superficial femoral vein, but it wasn't showed on the upper side (fig.5-6). Bilaterally there were tortuous and ectatic superficial circles. A limphoscintigraphy (Tc 99) showed a very poor rapresentation of superficial and deep limphatic circulation. This clinical picture was classified a Klippel Trenaunay Syndrome (KTS).

from that time, the patient was treated with antiphlogistics, diuretics and elastic compression by elastic stocking of 3th class made to misure.

Klippel and Trenaunay described the implication of lower limbs, but the KTS can affect also upper limbs, and from that time very many cases were observed, so as to not justify the description of a single case. Nevertheless the implication of a whole haemisoma is very unusual, as well as observed by Gloviczki, who, in a re view of Mayo Clinic case report from 1956 to 1981, relaзed only 4 cases (10%) with the implication. Furthermore, the association of the KTS with aplasia of deep venous circulation seems to be extraordinary eventuality: Servelle relaзed only 3 cases out 110 with this anomaly; Olivier described a case with a extensive defect from popliteal vein to post cava; Langeron observed a case with defluxion insured only by superficial veins. Therefore the association between a- and hypoplasia of deep veins and the implication of a haemisoma is very extraordinary.

Finally we consider essential, for a correct diagnostic procedure, an unexceptionable tecnique of phlebography, both ascendent and descending, besides an arteriography and a lymphography or a lymphoscintigraphy. With regard to terapy, we though right to trust to the elastic compression and reserve surgery for these cases with serius local complications (ulceres, gangrenes), to correct eventual bony impairments or, for selected caees, to extirpate skin angiomas.

REFERENCES


Gloviczi P, Hollier LH et alii: Surgical implications of Klippel Trenaunay syndrome. Ann. Surg. 197(3):353, 1983.

Klippel M, Trenaunay P: Du naevus variquex osteohypertrophique. Arch. Gen. Med.3: 641, 1900.

May R: Chirurgie der Bein und Beckvenen. Ed. ital. Piccin, Padova 1978.

Langeron P, Delecour B, Vogel R: Syndrome de Klippel Trenaunay avec importante agenesie veineuse precoce. Ang. 15:5, 1963.

Olivier C: Les varices symptomatiques de malformations vasculaires. Presse Med. 86:1822, 1955.

Servelle M: Les malformations congénitales des veines. Rev. Chir. 68:88, 1949.


FIGURES

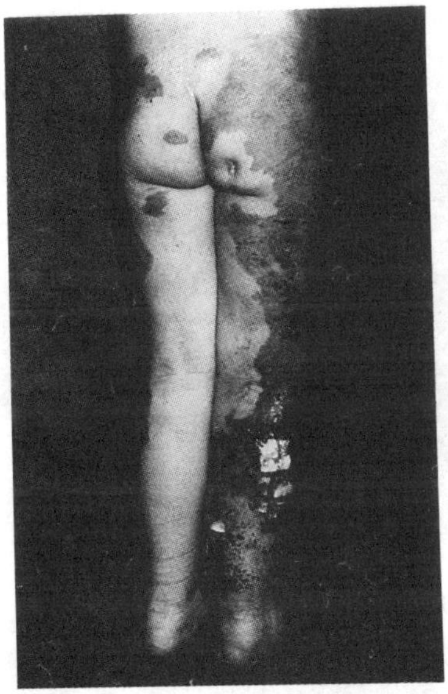

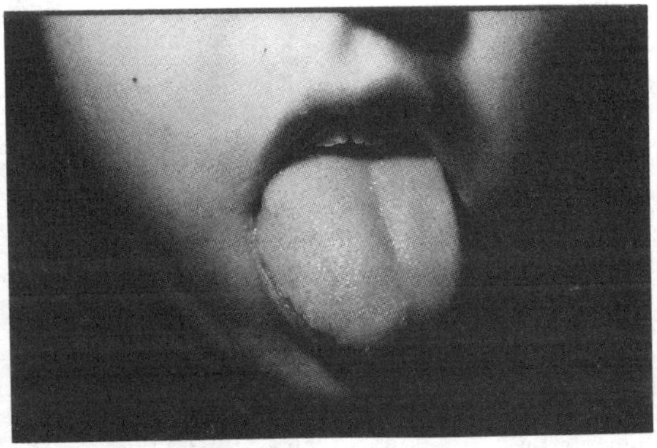

Fig.2: Macroglossia.

Fig.1: Naevus extended on gluteal and lumber region, with limphoedema and hyperkeratosis plates bleeding.

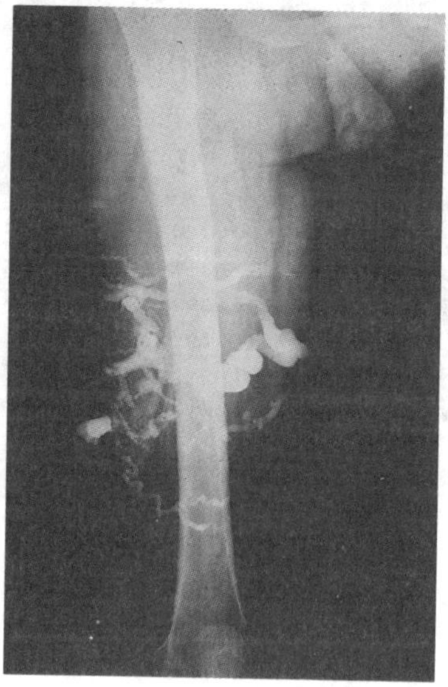

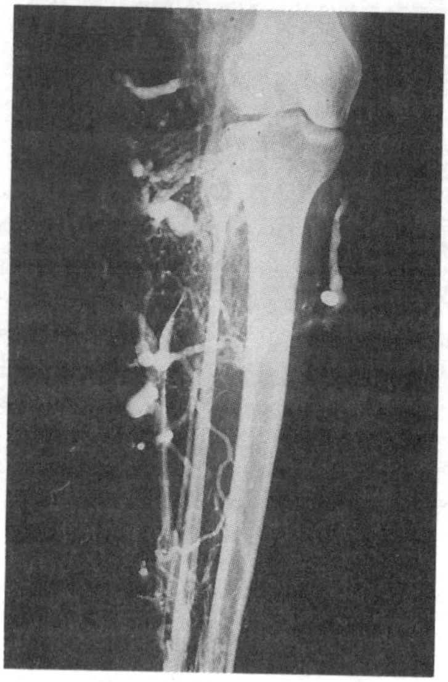

Figg.3-4: Aplasia of right deep circulus.

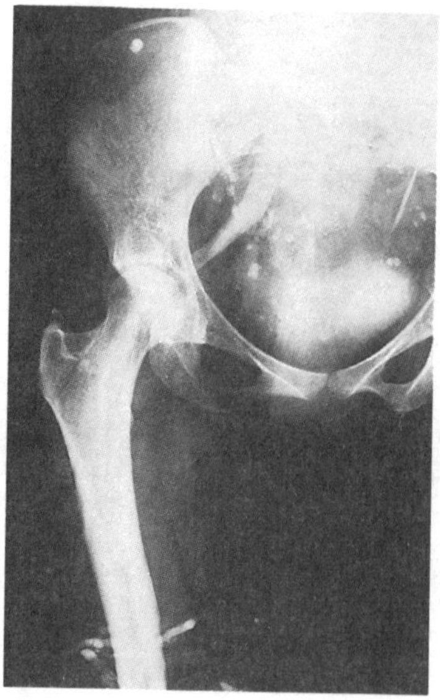

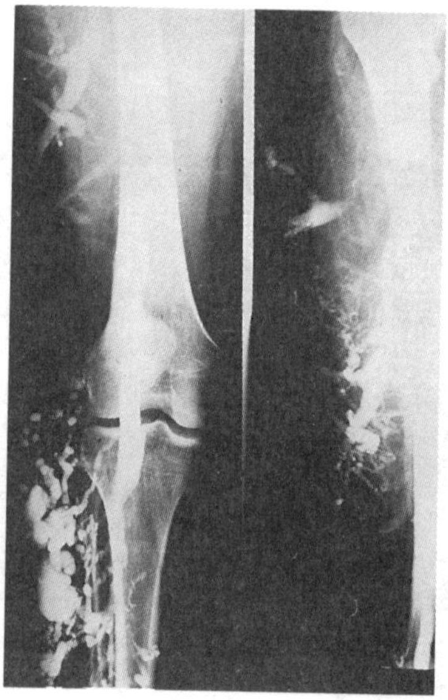

Figg.5-6: Hypoplasia of left deep circulus, with presence of popliteal vein and superficial femoral vein.

*Phlébologie 92.* Eds P. Raymond-Martimbeau, R. Prescott, M. Zummo.
John Libbey Eurotext, Paris © 1992, pp. 371-373

# Klippel Trenaunay syndrome. Angiodysplasis

Roberto Simkin, Juan Carlos Esteban, Ruben Bulloj

*Quintana Private Hospital, Malabia 3166, 1425 Buenos Aires, Argentina.*

The association of osseous hypertrophy more or less localized and vascular malformation led Klippel an Trenaunay to describe this syndrome calling it "Osteohypertrophic Varicose Naevus " , asserting categorically that these symtoms are result of the same congenital disease.

Several papers have been published on this subjet,the most important being to by Malan and Puglionisi,who inclued it in the arterial and venous angiodisplasyas.

Etiopathogenesis and Clasification:

We thinkthat the Klippel Trenaunay syndrome present a variety of signs,according to the oredominant pathology in this syndrome. For this reason,several authors try to find a different cause wich would be at the origin of the oseus hypertrophy.There are some who support the theorythat arteriovenous fistulas are responsible for the lenghthening of the limbs because of the cases where this pathology prevails and the other signs are of less importance,not taking into account naevus or cutaneous angiomas.The Parker Weber Syndrome,in which the arteriovenous fistulae would be more important,would be inclued in this syndrome We have observed in several Parkes Weber cases that there is a variation in the size of the fistulaes,wich are more commonly seen in the popliteal and distal territories,

in our experience we have observed different types of the Klippe Trenaunay Syndrome,so thet there are classification according to the clinical form arriving to us:Complete Form, incomplete form, and Atypical form.

In an attempt to put together all the forms seen in the Klippel Trenaunay Syndromewe have classified the according to the clinical form;

Classification of the Klippel Trenaunay Syndrome(Simkin)

Klippel Trenaunay Syndrome Pure (Venous)

Klippel Trenaunay Servelle Synd

Klippel Trenaunay Syndrome

| | |
|---|---|
| Klippel Trenaunay Mixed (Arteriovenous) | Parkes Weber Syndrome<br>Osteocutaneous Hemangiectasia of Malan and Puglionisi. |
| Klippel Trenaunay Syndrome (Atypical ) | Klippel T.Synd.with Macrodactilia or Polydactilia.<br>Klippel T.Synd.whith Another congenital anomaly<br>Klippel T.Synd.with Linphoedema. |

The varicose veins are constant and they are the most important reason that leads the patients to consult.They have the - characteristic of being always unilateral,and if the patient is and adult,in most of the cases there is a great difference in length between the affected limber and the healthy one ( the affected limb is longer).When the varicose veins are very big they throb(as in the type Parkes Weber,in this cases the doppler study is positive.

The arteriovenous fistulaes as we have already mentioned,do not always have the same size or localization,but the difuse cases mantain a segmentary localization wich allowed us to develop a theory and from there a surgical treatment whith the aim of solving the problem of venous hypertension.

The multiple arteriographic observations carried out in all our cases allowed me to develop the "Theory of regional segment",based on the localization by sectors of the arteriovenous fistulaes. This makes it possible to have a surgical treatment limited to the segment arteriographically affected,"Skeletization regional segmentary",(Fig N ) . which separates radically the artery from the vein,thus elimainating the factor of osseous growth when it is carried out before these growth cartlages have developed. In our observationwe have seen that when this hypertrophy is more frecuent it due to diffuse congenital arteriovenous fistulae.

Material and Methods:

From 1970 and up to now we have seen 136 cases of patients with the Klippel Trenaunay Syndrome.The pathology for which we were consulted,seen in the very first clinical examination was;Unilateral Veins 136,Chronic Venous Insufficiency 16,Difference in the length of the limbs 135,Aretriovenous Fistulae 136,Pigmentary Naevus 7, Polycactilia 3,Macrodactylia 2,Diffuse venous Angimas 7,Neurological disorders 2.,.

Once the clinical diagnosis was established we performed the following complementary examination:Radiological Study,Oximetry of the veins,Doppler,Phlebography,Arteriogrphy.Arteriocentellography

Treatmet:

Since we atarted treating the Klippel Trenaunay Syndrome until now we have changed our methods of diagnosis and therapeutic.This is why to make it betterunderstood,we have divided it in two parts: the first one,when we using Blum's thechnique performed epiphisiodesis,up to 14 years ,with resection of the visible venous region and the second where we associate the "Regional

Segmentary Skeletization" to the superficial venous resection. At present we perform the segmentary skeletization and the resection of all the superficial varicose veins, as we belive that by dealing directly with all the fistulaes,we avoid the lengthening of the limb and the consequent coxiartrosis.The technique of segmentary skeletization is based on arteriogrphy, which indicates the localization of the affected venous arterial segment.It is based on the separatich the deep vein regions from the arterial ones through multiple ligatures at the level of all the affected veins.From 1970 till now we have operated on 128 cases of the Klippel Trenaunay Syndrome and followed these procedures: Epiphisiodesis 7,Vein resection 22,Resection Vein mas Epiphisiodesis 10,Skeletization mas Venous resection 89,Venous Angioma of the thigt 3,Venous Angioma of the foot 3,.

References:


1-Klippel ,Trenaunay P: Du naevus variqueux osteohypertrophique.Arch General Med.(Paris),3,641,1900.

2-KlippelM,Trenaunay P:"Naevus variqueux osteo-hipertrophique",J. Trat,14,65,1900

3- Malan E,Puglionisi A;"Congenital Angiodisplasias of the extremities Note 1,J.Card.Surg.5,87,1964.

4- Malan E,Puglionisi A;"Congenital Angiodisplasias of the extremities"Note 2,J.Card.Surg.6,255,1964.

5- Martorel F:"Angiology" Salvat Ed.Barceloba Spain,1967

6-Malan E."Vascular Malformation"(Angiodysplasias).Carlo Erba F. Milan 1974

7-Parkes Weber F:"Angioma Formation in connection with hypertrophy of the limbs and hemi hipertrophy" Brit Derm,19,231,1907.

8- Parkes Weber F:"Hemangiectasic hypertrophies of the foot and lower extremities".Congenital or Aquired presse Med 261,1908.

9- Simkin R:"Venous Disease".Lopez Libresros Editors,Buenos Aires. Argentina 1979.

10- Simkin R:" Varicose Veins,Ulcers and Angiodsidplsias".Lopez Libresros Editors .Buenos Aires Argentina 1991.

11- Servell M:"Affections arterielles.Clinique et therapeutique" Masson Ed,Paris 1978.

12-Servelle M.:"Pathologie Vasculares"Les affections Veineuses. Masson Ed.Paris 1978.

13- Servelle M:"Pathologie Lynphatique" Vol 3, Masson Ed 1975.

*Phlébologie 92.* Eds P. Raymond-Martimbeau, R. Prescott, M. Zummo.
John Libbey Eurotext, Paris © 1992, pp. 374

# Proteus syndrome: report of three cases and expansion of the phenotype

Robert-F.H.J. Hulsmans, Connie R.T.M. Schrander-Stumpel*
Roland J.J. Koopman°, Theo M. Hoorntje**, Theo M. Starink°°

*Departments of Dermatology, Clinical Genetics* and Pediatric Cardiology***, University ospital of Maastricht, the Netherlands.*
*Departments of Dermatology, University Hospital of Nijmegen° and Free Univesity Hospital of Amsterdam°°, the Netherlands*

In 1983 Wiedemann et al. delineated a syndrome consisting of partial gigantism of the hands and/or feet, nevi, hemihypertrophy, subcutaneous tumors, macrocephaly or other skull anomalies and possible accelerated growth and visceral affections (1).
Hitherto the literature pertaining to this syndrome consists of somewhat more than 100 cases of which some, that have been described previously under other headings, were rediagnosed as being Proteus syndromes. Of these, more than half show vascular anomalies closely resembling those observed in the Klippel-Trenaunay syndrome, but in the Proteus syndrome appear to be more hephazardly distributed over the integument.
We will present 3 pediatric patients with the Proteus syndrome, all showing cutaneous angiodysplasias. These patients were initially diagnosed as suffering from "severe Klippel-Trenaunay syndrome". In one of these, cardiac tumors were observed soon after birth which subsequently showed spontaneous involution and were therefore considered to be rhabdomyomas. In the Proteus syndrome cardiac pathology is rare, and cardiac tumors have not been described previously. In all our patients a broad thoracic cage, asymmetrical and dysproportional macrodactyly and broad, flat feet were conspicious. These broad, flat feet with macrodactyly and large spaces between the first and second digits were designed by the parents of one of our patients as "chimpansee's feet". Macrodactyly and "chimp's" feet are considered by us to be clinical hallmarks of the Proteus syndrome.
Phlebologists, who relatively frequently encounter patients with the Klippel-Trenaunay syndrome, should be aware of the existence of the Proteus syndrome and its variable phenotype.

REFERENCES

1. Wiedemann H-R, Burgio GR, Aldenhoff P, Kunze J, Kaufmann HJ, Schirg E. The Proteus syndrome. Partial gigantism of the hands and/or feet, nevi, hemihypertrophy, subcutaneous tumors, macrocephaly or other skull anomalies and possible accelerated growth and visceral affections. Eur J Pediatr 1983;140:5-12.

# Hemangiomatosis Osteolytic (Maffuci Syndrome). The natural history and management

J. Leonel Villavicencio, MD, FACS

Uniformed Services University of the Health Sciences - Bethesda - Maryland

Maffuci Syndrome is a congenital non-familial syndrome combining dyschondroplasia and hemangiomatosis. This is a rare disease with only 200 reported cases throughout the world in the past 140 years. This is a report of four cases treated by the author with a review of pertinent literature. Over the past 20 years, four patients have presented with signs and symptoms consistent with Maffuci Syndrome. All patients had venous malformations and dyschondroplasia on initial examination. All had venous malformations noted at birth, with one patient developing symptoms in adolescence. Three patients underwent excision of large hemangiomas at the time of presentation and a fourth had an extensive malformation of the left upper extremity and thorax with intra thoracic and intra-abdominal components noted on CT scan. This patient had suffered massive bleeding during her first pregnancy. None of these patients had a family history of Maffuci Syndrome. Diagnosis and management of Maffuci Syndrome presents a formidable challenge because of the extension and severity of the lesions and its rare occurrence. Maffuci Syndrome is an example of a congenital abnormality which may, if not recognized, develop into a life threatening condition. Because of its morbidity and somber prognosis, vascular surgeons should be aware of this malformation when evaluating patients with cutaneous venous abnormalities.

*Phlébologie 92.* Eds P. Raymond-Martimbeau, R. Prescott, M. Zummo.
John Libbey Eurotext, Paris © 1992, pp. 376-378

# Congenital malformations of the inferior vena cava and its branches: about 60 cases

J. Latorre, S. Llagostera, J.M. Mestres, D. Lloret, O. Pastor, C. Garcia-Madrid, E. Viver

*Department of Angiology and Vascular Surgery, Hospital de la Santa Creu i Sant Pau, av., S. Antonio M. CLaret, 167, 08025 Barcelona, Spain.*

The congenital anomalies of the inferior vena cava are relatively frequent and of a great diversity due to the complexity of the embryogenesis of this vessel.

MATERIAL AND METHOD:

Throughout the course of 20 years (1972-1992), 60 malformations of the inferior cava venous system have been observed. Its origin and study have been carried on in two centers: the Hospital de la Santa Creu i Sant Pau and the Puigvert Foundation of Barcelona.

RESULTS OF THE DISCUSSION:

It is observed that, somtimes, the same anolamy can be asymptomatic, but with the pass of time its hemodynamic alteration it will be an important key in the development of a complication like, for instance, the venous thromboembolic disease.

In three occasions, the peroperative findings of a malformation - two inferior left vena cavae and a double inferior vena cava- were the cause of technical troubles during the operative action of the surgery of the aortic-iliac sector and the left renal thread.

Nevertheless, for its study, the 60 malformations of the inferior vena cava and its branches have been grouped without taking notice that they were coursed with or without clinics; and we are expounding next the possible malformations and their embryological alterations:

- The union of the two posterior cardinal veins in its caudal portion, appears 37 days after the embryological development (length CR: 10mm). A fault of the organogeny would mean a congenital endoluminal sinequia or cockett sinequia, were the most typical is the sign of the "plate".

- Sometimes the preferential debit, instead of following the right posterior cardinal vein, flows through the left posterior cardinal vein, developping from there the left supracardinal vein, whilst on the right side the supracardinal is going to atrophy. That causes the formation of a left inferior vena cava, which can show several variants:

. left VCI on all its way
. left infrarenall VCI
. or like it happens in the "situs inversus" a left VCI on all its wall

- It may exist a duplicity of the preferential streams and may develop two venous trunks of a more or less identical calibers that ramble at both sides of the aorta. In this case it is a double VCI, which can offer some variants:

. double VCI without anastomosis
. double VCI with anastomosis

- Sometimes can persist the right posterior cardinal vein, which is on a preureteral plane, and substitue on the infrarenal segment the right retroureteral supracardinal vein, which will return. This means the existence of a retrocava ureter in "bayonet".

- If, besides of the right posterior cardinal vein it persists the right supracardinal and its proximal and distal anastomosis, it is formed and annulus in which the flow by the anterior branch is preureteral, whilst by the posterior is retroureteral. In view of the presence of the ureter trapped inside the annulus, we are in front of a periureteral venous annulus, where the ureter is less tense than in the previous case.

- At a renal level two important transverse anastomosis are formed: the retroaortic anastomosis, between the supracardinal veins on its medium portion, which is going to disappear, and the intersubcardinal preaortic anastomosis, wich normally persists and forms the left renal vein. the persistence of both converts on the periaortic venous annulus.

- If there is a regression of the preaortic anastomosis it will give place o a retroaortic left renal vein, which will flow in the posterointernal side of the VCI in $L_3$.

- The agenesis of the infrarenal is not frequent. The VCI starts from the renal veins. As a general rule the vicarious circulation is made through the vertebral system. On the thorax radiography we note the absence of the azygous vein.

- An anomaly on the anastomosis of the right subcardinal vein that penetrates into the liver to get united to the hepatocardiac duct, will result in an agenesis of the retrohepatic VCI. The drainage is made through the azygous system (Azygous, hemiazygous), but with the possibilitiy of a left VCI, we have several variants.

- In case of persistence of the left vitelline it will happen a duplication of the approaching of the VCI in the heart, the suprahepatic do not drain the VCI, but they do it directly in the right auricle or, more excepticonally, in the coronary cavity. We can talk of duplication in the ending of the VCI. We have observed four posibilities, although the most frequent unfolding is the one of the azygous system.

- The physiological obliteration of the venous duct of arancio surpassing its object and invading the inter-hepato-cardiac segment of the VCI, could result in a more or less complete obstruction of same. That would confirm the congenital origin of the membrane of the inter-hepato-cardiac segement of the VCI. This pathology is not current in the western countries, being more frequent in Japan an in Africa's southern cone. Can be intracave formations of less of 1 cm of width, of a transverse orientation at a diaphragmatic level, like a case that started with a primary Budd-Chiari Syndrome, or another with portal hypertension proceeding from Angola, or an external occlusion that obliges to a PTFE graft from VCI to the right auricle.

CONCLUSIONS:

1.- Out of the 60 studied malformations of the inferior venous cava system we can infer that their variations are manifold. These are going to be increased by the presence of "situs inversus" and/or dextracardies, thus augmenting its variations.

2.- From the diverse exploratory techniques that we have used for the diagnosis of the malformations of VCI and its branches, the scanner or TC has been the "princeps" method, although the selective catheterizations and the ecodoppler are also to be taken into consideration to make evident these anomalies.

3.- The VCI malformations are well tolerated asymptomatic and to not need any surgical treatment, excepting the ones associated to a right ureteral compression or to an hepatic disease.

4.- The anomalies of the VCI and of the left renal vein must be known to avoid possible injuries in the course of a surgical operation, or mistakes in the location of VCI filters in the prophylaxis of the venous thromboembolic disease (ETEV)

# X.
# MALADIES ASSOCIÉES
# *RELATED DISEASES*

# A. Lymphologie/*Lymphology*

## LYMPH VESSELS AND LYMPH NODES TRAUMATISMS

Our experience on 81 cases.

A. Kaufmann, C.Ciuce, Simona Nicoară

IInd Surgical Clinic

81 patients with accidental or deliberated lymphatic injuries are analised. Suffering come up in an acute way in 11 cases (12,5%) and chronically in 7o cases-(87,5%)-by lymph stasis syndrome.

Iatrogenic lymphedemas appeared in 39 cases(38,5%) and accidental ones in 15 cases (18,52%)

Most patients were in III and IV stages /59 patients/ and only 22 patients-in I and II stage. In 83% of the cases evolutive complications were present: infections, fibrosis.

Therapy consisted in microsurgical drainage or lymphangioplasty with human hair threads - in stages I and II, and exeresis /lymphangiectomy/ in stages III and IV. Conservative methods have been associated.

*Phlébologie 92.* Eds P. Raymond-Martimbeau, R. Prescott, M. Zummo.
John Libbey Eurotext, Paris © 1992, pp. 384-387

# Comparative aspects concerning skin healing in patients with primary lymphedema (PL) and postthrombotic syndrome (PTS)

I.O. Rada, Patricia Cristodor, N. Tudose, F.C. Rada, T. Nicola

*Timisoara University of Medicine and Pharmacy, str. Siret 6, Timisoara, 1900 Romania.*

Large shank skin lesions healing is difficult in healthy people. Shank skin scarring in patients with venous diseases of this region is much more difficult. In the presence of such venous diseases, trophical and hypodermal disturbances are represented by pigmentation and thickening of skin, thick and rarefied hair, hypotrophy of skin and subcutaneous tissue, shank ulcerations and appearance of enduring subulcerative hypotrophic processes. In such conditions, almost any wound has a difficult cure, even with a correct and competent medical assistance: recumbency (which reduces venous pressure), compressive bandages in orthostatic position (which is ment to achieve the same purpose), general and local antiseptics, vasodilatatory drugs (Pentoxifiline), etc.

## MATERIAL, METHOD

Over a period of about 3 decades (1963 - 1992), we have studied healing ang skin aspects in more than 1000 patients with PL of the inferior extremity, about 200 patiens with secondary lymphedema of the upper limbs and more than 400 patients with PTS, shank ulcerations and advanced trophical disturbances. We have used clinical examination, phlebographical, lymphographical and morphological examinations, studies of the composition of edema liquid, of the resorption of labelled macromolecules, etc. From this large and polymorphous number of cases we have selected for presentation 25 representative patients with PL ( 6 male, 19 female - 4 having large and sinuous lymph vessels with stasis and the other 21 having reduced number of lymph vessels) and 20 patients with PTS. We have operated the selection according to the period of evolution and patient's agreement to the experiment. In the last group of patients, during 1991 - 1992, we have insisted especially in healing of the skin wounds on the dorsal side of foot and on the inferior half of shank - morphological changes of the skin, hair aspects.

## RESULTS

Clinical observations are presented in the near-by pictures, and are expected to confirm the following hypothesis: hypertrophical healings in lymphedema patients are slow and difficult healings of shank

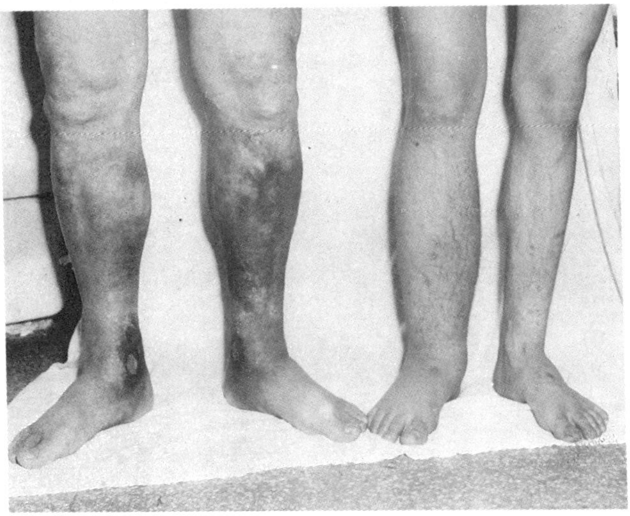

fig 1

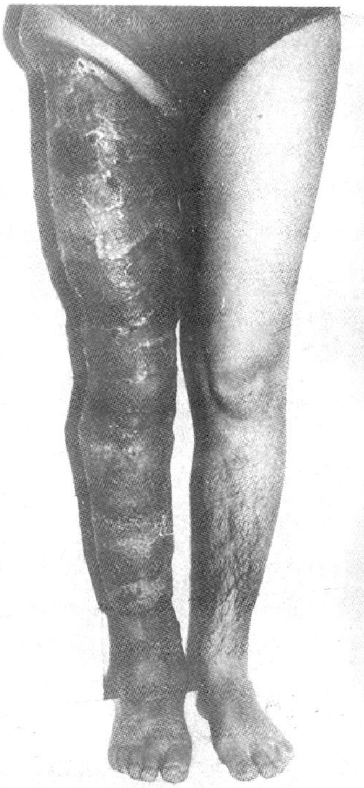

fig 2

fig 3

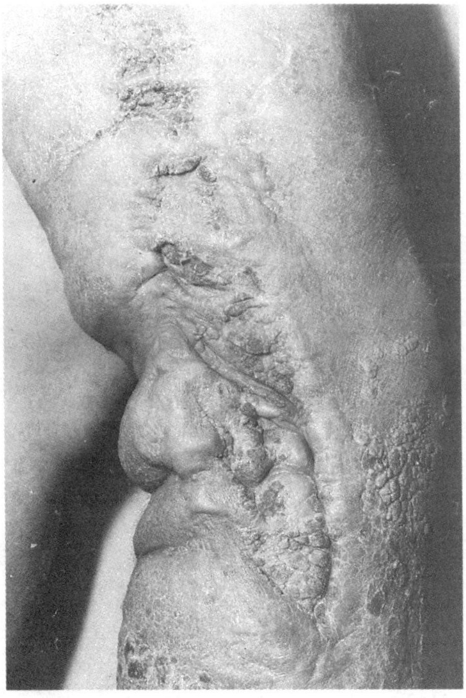

fig 4

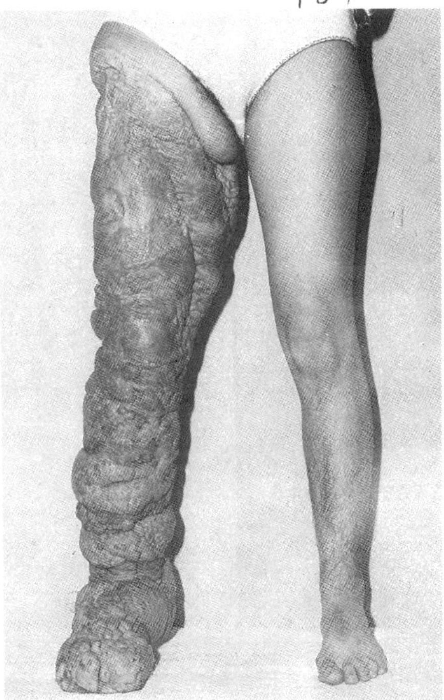

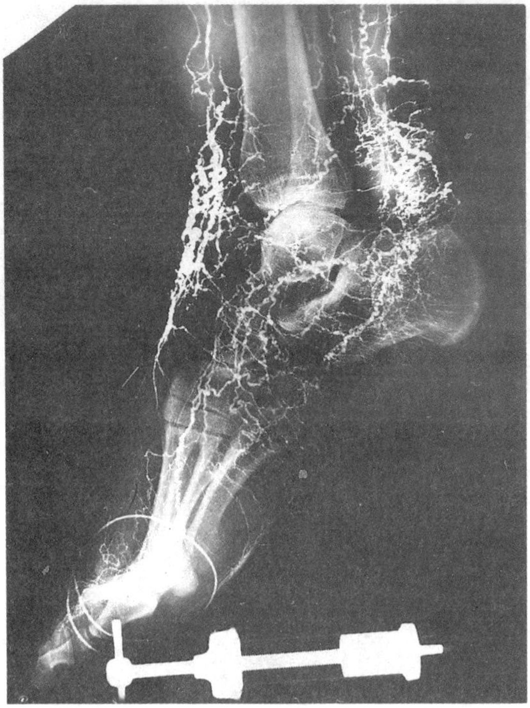

fig 5

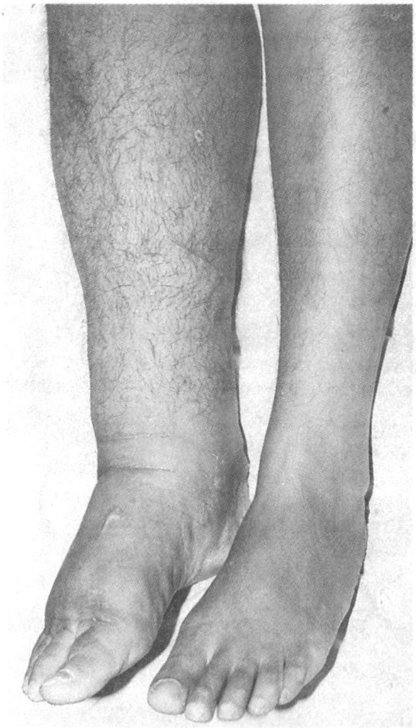

fig 7

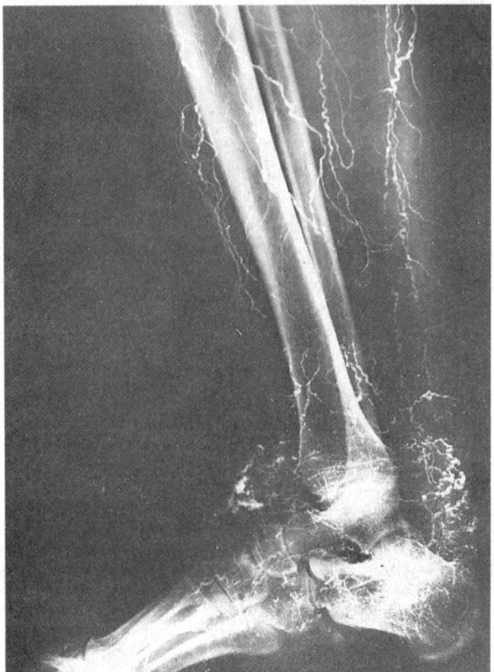

fig 6

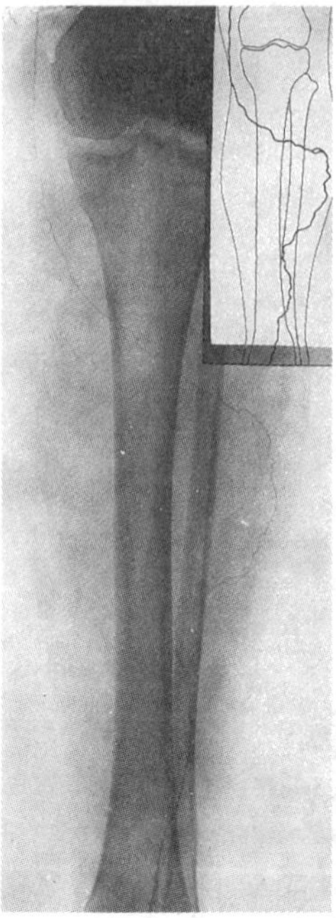

fig 8

ulcuses (in lymphedema patient shank ulcuses do not appear). The interstitial liquid proteins were below 7,7 g/1000 in PTS patients and over 50 g/1000 in PL patients.

Lymphangiographically, we observed 2 kinds of aspects in PL patients: large, sinuous and varicous lymph vessels in which lymph and Lipiodol last for days and weeks in 10-15% of cases and another kind of patients with thin lymph vessels in reduced number including a subgroup of about 20-30% of cases in which we did not identify lymph vessels on the dorsal side of the foot. The most expressive aspects appear in some of our cases with huge lymphedema on skin graft after 15 years, cases in which we have removed all the subcutaneous tissue and aponevrosis and we covered the muscles with split epidermal teguments (removed by dermatome). Even the cases in which the muscles have been covered with total teguments had an unsatisfactory evolution, inestethic, monstruos aspects, appearing after a longer period (years).

As a first conclusion, we can state the difference between the hypertrophical skin healing in patients with PL and slow, difficult and usually temporary healing of the internal inferior third of shanks in PTS patients. As an unusual observation, we can remember the absence of trophical disturbances on the dorsal side of foot in patients with PTS syndrome - though at this level we can notice a difficult skin healing as well.

## DISCUSSION

Primary lymphostasis is always distally located and presents 3 main lymphangiographical aspects:
1) large, sinuous lymph vessels with prolonged stasis and massive parietal alterations;
2) thin, rare lymph vessels with a medium volume edema;
3) lymphedema with lymphangiographicaly nondetectable lymph vessels in the affected region (lymphedema which develops usually to a large volume, similarly to one of the first cathegory.

Lymphangiography is an invasive exploration method. without therapeutical effects, except for the cases in which in the same operation a lympho-venous termino-terminal anastomosis or a troncular/vascular termino-lateral anastomosis is performed. We appreciated that ultrafluid Lipiodol lymphangiography did not reveal yet all its pathogenic secrets.

Cases in which we cannot identify lymph vessels on lymphangiography may present alteration of the anchoring filaments of lymph capillaries to the connective tissue cells or other elements of this tissue.

The high, abundant, protein concentration in the interstitial fluid is responsable for generating the hypertrophical keloidal healing.The hypoproteic edema generates hypotrophic healings. Deep hypoderma fibrosclerosis generates atone ulceration, which are difficult to treat and have very ephemeral therapeutical results.

As a conclusion we can affirm that a hyperproteic edema generates skin healing in conditions of subcutaneous massive fibrosclerosis. In antithesis, the skin of PTS patients remain hypotrophical even after the improvement of the hypoproteic edema. The hypodermal changes are also different in both of these diseases: lymphatic and venous.

## Les explorations fonctionnelles dans les lymphoedemes

J.D. Picard

Hôpital Foch, 40, rue Worth, 92151 Suresnes, France

Parmi les explorations proposées dans l'étude des lymphoedèmes, certaines à visée diagnostique, sont essentiellement morphologiques, d'autres à visée fonctionnelles sont aptes à préciser la physio-pathologie de la stase. Celle-ci reconnaît 2 mécanismes isolés ou associés. L'insuffisance valvulaire (I.V.) et les blocages canaliculaires et ganglionnaires.

La clinique et l'étude des antécédents traumatiques ou ornithologiques sont généralement suffisants pour étudier la physio-pathologie de l'atteinte circulatoire. Les clichés de parties molles, l'échographie et la lymphographie isotopique représentent les techniques les plus simples pour affirmer le diagnostic et apprécier le mécanisme à l'origine de l'oedème. Elles sont suffisantes pour reconnaître l'I.V. dont la traduction est le classique «dermal back-flow» de Kinmonth.

Les blocages ganglionnaires sont reconnus par les lymphographies isotopique ou au lipiodol, cette dernière plus précise est seule capable d'objectiver les conséquences des blocages en particulier les anastomoses lympho-veineuses. Scanner, IRM et anglopraphie sont souvent nécessaires pour étudier la zone du blocage.

Toutes les explorations fonctionnelles sont d'indication rares mais nécessaires soit pour entreprendre une chirurgie directe (anastomose lymphatique ou ganglio-veineuse), soit pour apprécier l'efficacité des diverses thérapeutiques, les critères cliniques objectifs constituant bien souvent les meilleurs éléments.

## Duplex-Scanning in the non-invasive diagnostic and stadiation of lower limbs Lymphedemas

G. Vettorello, D. De Anna, V. Gasbarro, A. Donini, V. Bresadola, G. Navarra, F. Mascolif

Institute of Clinical Surgery - University of Ferrara (Italy)

The authors present the diagnostic and therapeutic activity during the last twenty years in the Institute of Clinical Surgery of Ferrara; they, in effect, present the utility of the imaging diagnostic in Lymphedemas of the lower limbs during the diagnostic and therapeutic iter, over all verifying the size and the stadium of Lymphedema, in order to confirm the morphologic evidence of the Clinical-Histological Classification that they propose; the AA also, use this diagnostic in the per-operatory treatment with Lymphoaspiration.

# Functional assessment of the lower limb edema: dynamic lymphoscintigraphy of the epifascial and subfacial and lymphatics

P. Brautigam[1], W. Vanscheidt[2], E. Foldi[3], P. Gries[1], E. Moser[1]

1. Nuclear Medicine Department 2. Department of Dermatologic Disease, University Hospital Freiburg, 3. Foldiclinic, Hospital of Lymphologic Diseases, Hinterzarten, FRG

A new method of dynamic lymphoscintigraphy was developed to asses both, the epifascial and subfascial system for differentiation of type and stage of the edema. For this purpose high resolution digital wholebody imaging was used, which facilitates exact and economic calculation of functional parameters. A standardized ergometric protocol was introduced to assure reproducibility of lymphatic stimulation. The following functional parameters were used: 1. the appearance time of 99m Tc-labelled human albumin nanocolloid in the inguinal lymphnodes after injection, 2. the percental uptake of colloid into lymphnodes 40 and 120 min. after injection. Patients with edema of the lower limb (N=43) were compared with normal subjects (N=14). Early (N=9) and advanced stages (N=14) of postthrombotic syndromes can be distingushed by typical lymphoscintigraphic patterns in epi-and subfascial lymphatic compartments. A normal function of the subfascial lymphatics makes a postthrombotic syndrome very unlikely. Inpatients with primary lymphedema (N=20), both the epifascial and the subfascial lymphatic compartments are functionally compromised. These results indicate, that only separate evaluation of both the epifascial and subfascial compartment allows accurate functional assessment of the lymphatics in lower limb edema.

*Phlébologie 92.* Eds P. Raymond-Martimbeau, R. Prescott, M. Zummo.
John Libbey Eurotext, Paris © 1992, pp. 390-392

# Scintigraphic patterns in the study of lymphedema

Raúl Beltramino, Oscar López, Jorge Estrada, Carlos Medina, José Delevaux

*MATSA, Department of Nuclear Medicine, Laprida 533, 4000 San Miguel de Tucumán, Argentina.*

## INTRODUCTION

The possibility of the medical or surgical treatment of the lymphedema has developed direct vision techniques of the lymphatic system. Thus, the Rx. lymphografic was born (Servelle 1934). It became popular in 1954 with Kinmonth thought the method was spread all over the world. But:

* It is slow and tedious,
* lymphatics can not always be injected,
* allergic reactions may arise,
* it does not allow us to see the function of the lymphatic system,
* it is bloody and
* oclusive phenomena may be exaggerated.

In 1946, Hahn noticed that the radiocolloid that are placed in the small intestine are drained through the regional lymphatics. It is discovered later that the colloid mixed with radioactive substances produces energy that is captured and transformed in images. Therefore, the radioisotopic lymphografics was born. This method is world-wide accepted.

## TECHNIQUE

Prepare antimony sulfide with Tc 99 (1 milicurie) in a boiling water bath at 1 atmosphere of pressure for 30 minutes. Leave to cool, adjust the Ph with sodiun hidroxide and inject 0.1 to 0.2 ml in subcutaneous way in the first interdigital space of the members to be studied. This is due to the bilateral study.
The used equipment is a camera of 37 photomultipliers wide field make ELSCINT adapted to DYCON 80 digital computer. The images were registered in 128 x 128 matrixes and were transferred to an Rx film. The images were obtained not before the 2 first hours that the colloid injection was given.

## COMMENTARY

Based on our findings and relating the images with the patient's clinical study, we have decided to classify the results into 10 items that we call: "Radioisotopic lymphografic patterns"

1.- Normality:
vision of the lymphatic chains that follow the way of the saphena magna or cephalic vein, with vision of the inguinal, iliacs, lumboaortics and axillar nodes. Vision of the liver that shows the permeability of the thoracic duct and also the scapular nodes or the yugulo-subclavia joint.

2.- Absence of capture:
without radioactive activity it implies damage of the superficial lymphatic system.

3.- Hypo-capture:
decrease of capture radioactivity in the nodular groups in relation to the other member.

4.- Hypo-capture and blockage:
decrease of yhe radioactivity in nodular groups in relation to the other member, with absence of radioactivity in the upper nodular groups.

5.- Abnormal capture areas:
vision of the abnormal nodular groups that are not seen in the normal lymphografy. e.g: presence of mediastinal nodes.

6.- Focused hyper-capture:
vision of true lymphatic pools after the surgery or a consequence of nodular tumor formations in the necrossed malign tumors.

7.- Dermal back-flow:
great radioactive concentration in the skin of the distal extrem of the member with hypo-capture or lack of capture in the upper lymphatic nodes.

8.- Chyloux reflux:
vision of the radiotracer getting to the lumboaortic nodes and to the Pecquet's cistern with inversion of the flux and backward dilatation of the lymphatic channels (abdominal mega-lymphatics and in the damaged member).

9.- Lympho-lymphatics anastomoses:
its is observed in the lymphatic blockage of inguinal or iliacs nodes, collateral circulation of the sick side trying to drain through the healthy side by suprapubic circulation.

10.- Lympho-venous anastomoses:
for the post-surgery control of lymphatic-venous anastomoses. The hepatic image is usually seen in 40 minutes. If the anastomoses is permeable, the liver is seen on the screen in less than 10 minutes, through a quick drainage of the radiocolloid through the venous system.

## DISCUSSION

At the beginning of the lympho-venous derivation surgery, its was believed that its was important to know the pure morphological characteres of the lymphatic vessels and nodes. At present some authors think that you should have an exact knowledge of the lymphatics to make a lympho-venous anastomoses. This is only achieved with the Rx lymphografic. It is well known that this procedure may present serious problems. Some of them are: 1) severe obliterations produced by the irritation of the lymphatic light, 2) oil-embolisms, 3) bloody techniques, 4) infected wounds or lymphorrea, 5) sometimes the Rx lymphografic does not contrast all the vessels and nodes, this leads to false conclusions, 6) the speed of iodine substance within the lymphatic vessels is not the physiological speed, because its is pressed by the force of the embolus syringe.

This led us to the conclusion that the Rx lymphography does not provide elements that justify an undiscriminated use, placing it before the isotopic lymphography. The latter method, absolutly harmless (with the exception of the pregnant woman) has been of invaluable importance. With the found images and the patient's clinical study we could establish lymphografic patterns that we call: "Radioisotopic lymphografic patterns". This method provide an image of the lymphatic function, it studies the flux speed, it may be repeated in a short time and it is almost bloodless.

With this method it is also possible to detemine the percentage of capture at the node level and to measure the time of the lymphatic transport. These advantages are of great value in the study of the permeability of the lympho-venous anastomoses. The last but not the least, we can obtained images of the whole body.

We think that based on the patient's clinical study plus the lymphografic images, we could indicate a therapeutic treatment and/ or surgical treatment without taking the risk of the Rx lymphografy.

*Phlébologie 92.* Eds P. Raymond-Martimbeau, R. Prescott, M. Zummo.
John Libbey Eurotext, Paris © 1992, pp. 393-394

# Clinical and lymphoradiological investigations on stasis papillomatosis

H.H. Niederauer, U. Schultz-Ehrenburg, K.U. Tiedjen*

*Department of Dermatology, St. Joseph Hospital, Ruhr University, Gudrunstr. 56, D-4630 Bochum and*
** Institute of Radiology and Nuclear Medicine, St. Elisabeth Hospital, Bleichstr. 15, D-4630 Bochum, Germany.*

Stasis papillomatosis is a skin lesion found in chronically congested limbs. Dermal lymphostasis seems to be the most important pathogenetic factor. In order to further elucidate the etiology and pathogenesis of stasis papillomatosis we investigated the venous and lymphatic status of 10 patients with such skin lesions by means of clinical and lymphographical examination techniques.

## PATIENTS

Ten patients aged between 30 and 63 (median age 43.3 years) were studied. Three patients suffered from primary lymphoedema of the leg. Four patients had chronic venous insufficiency with secondary lymphoedema in two cases and circumscribed lymphatic disturbances due to venous ulcers in the others. Three patients had circumscribed lymphatic damage of different origin: posttraumatic, recurrent erysipelas and localized lymphatic dysplasia of unknown etiology.

## METHODS

The venous examination methods comprised Doppler ultrasonic reflux diagnosis and photoplethysmographic vein function measurements and in special cases phlebography, too.

For investigation of the lymphatic status, indirect (interstital) lymphography and isotope lymphography were performed. Isotope lymphography (ILG) was used to measure the overall lymph transport rate of an entire extremity (1) and indirect lymphography to show the morphology of the dermal initial lymphatics and precollectors and the subcutaneous collectors (2).
The indirect lympography was imaged in xeroradiography technique. Applying this method, the lymphatic vessels can be visualized with sharp contrast and subtile morphological assessment of the surrounding soft tissue is possible at the same time.

## RESULTS

Clinical findings: Widespread stasis papillomatosis of the entire lower limb was found in two patients with lymphoedema praecox and tardum. Eight patients had circumcribed papillomatous lesions. These were located three times in the inner ancle region (in two cases in the surroundings of venous ulcers), twice at the dorsal respectively plantar aspect of the forefoot, once at an amputation stump, once at the scrotum (due to recurrent erysipelas) and once at the distal lower leg (after trauma).

Isotope lymphography: An overall lymphostasis was seen in two patients with primary lymphoedema and two patients with CVI. In the other cases with circumscribed skin lesions ILG showed a normal global lymph drainage or could not be performed.

Indirect lymphography: Indirect lymphography was performed in all our cases. 8 different criteria of alterations of lymph vessels could be observed (Table).

Table. Signs of dermal lyphostasis in indirect lymhography

| Dermal initial lymphatics and precollectors: | Subcutaneous collectors: |
|---|---|
| - Injection deposit with irregular contours | - Rarefication / sclerosis |
| - Reticular distribution | - Ectasia / calcification |
| - Lymph cysts | |
| - Dermal collateralisation | |

## DISCUSSION

Clinically, widespread and circumscribed lesions of stasis papillomatosis can be distinguished. 2 of the 4 patients with an overall lymphostasis had widespread skin changes, the other two patients had only circumscribed papillomatosis of the foot. These latter cases show that circumscribed papillomatosis can also occur in limbs with an overall lymphostasis and not only in extremities with a normal global lymph transport rate.

In the involved skin areas, disturbances of the dermal and subcutaneous lymph vessels could be demonstrated by means of indirect lymphography in all our 10 cases. Pathogenetically, rarefication of subcutaneous collectors may be the primary event which leads to cutaneous lymphostasis and consequently to dilatation and cystic ectasia of the inital dermal lymphatics. Lymph cysts are the most advanced alterations which are highly diagnostical. They could only be observed in three of our cases.

In spite of the common pathogenesis we found a number of different causes leading to stasis papillomatosis. CVI and lymphoedema predominated, but in individual cases we also found trauma, recurrent erysipelas and local dysplasia of unknown origin. Finally, it shoud be emphasized that the skin lesions of stasis papillomatosis exhibit such a chacteristic macroscopic picture that their lymphatic origin can already be concluded clinically.

## REFERENCES

Tiedjen, K.U. (1989): Diagnostik des Lymphoedems. Pathophysiologie und nuklearmedizinische Funktionsdiagnostik. Phlebol. 18: 18-24

Partsch, H., Urbanek, A. and Wenzel-Hora, B. (1984): The dermal lymphatics in lymphoedema visualized by indirect lymphography. Br. J. Dermatol. 110: 431-437

*Phlébologie 92.* Eds P. Raymond-Martimbeau, R. Prescott, M. Zummo.
John Libbey Eurotext, Paris © 1992, pp. 395

# Simultaneous lymphography and phlebography in arm edema following combination therapy for breast cancer

E.P. Stefanovici, J.H. Müller

*Klinik für Chirurgie, Medizinische Akademie Magdeburg, Leipzigerst. 44, Deutschland, Germany.*

***The incidence of arm edema after combination therapy (surgery, chemotherapy, radiotherapy) in breast cancer is relativ high (1). A part of these patients are developing an important and groving invalid form. In 16 casesof arm edema with breast cancer patients we performed a simultaneous lymphography and phlebography with the aim to elucidate the causes of this complication. We conclude that an important arm edema with a difference between the arms circumference greather than 6 cm. develop only thouse patients with simultaneous obstruction of venous and lymphatic axillary vessels. The persistence of the venous flow prevents the formation of an important arm edema in case of complete axillary lymphatics obstruction. Besides our investigation permits the choice of a proper therapeutic procedure with patients suffering from the consequences of breast cancer therapy.***

## References

***1. M. Földi, S. Kubik. Lehrbuch der Lympholopgie, Gustav Fischer Verlag Stuttgart, Jena N.Y., 1991 p.238.***

*Phlébologie 92.* Eds P. Raymond-Martimbeau, R. Prescott, M. Zummo.
John Libbey Eurotext, Paris © 1992, pp. 396-398

# Indirect xero-lymphography in lymphedema, lipedema and venous insufficiency

Kurt U. Tiedjen, Klaus D. Heimann, Ursula Tiedjen-Kraft, Ulrich Schultz-Ehrenburg*

*Institute of Radiology and Nuclear-Medicine (Head : Pr. K.U. Tiedjen), Elisabeth-Hospital and Univ.-Dept. of Dermatology* (Head : Pr. U. Schultz-Ehrenburg), Josef-Hospital, University of Bochum, Germany.*

Interstitial administration of a water-soluble contrast agent with lymphatic uptake eliminates the invasive aspects of the direct lymphography. Using the xeroradiography with its contrast-intensifying effects we compared the contrast media Iotrolan and Iopamidol. Iotrolan with an iodine content of 300 mg/ml is an iso-osmolaric dimeric contrast medium especially developed for myelography and indirect lymphography. Iopamidol is a low osmolaric triiodinated agent with only 200 mg iodine/ml.

We inject 3,0 ml into the cutis of the forefoot or below the inner malleolus with the help of a 30 gauge needle and an automatic lymphography injector. Injecting at a rate of 0,3 ml/min the injection depots become visible as opaline urticae. Xeroradiograms are carried out immediately after appearing of the urtica, after three, six and ten minutes.

We investigated more than 150 patients with lymphedema, lipedema and venous insufficiency. We could not detect any differences in the behaviour of the contrast media concerning the imaging of the lymphatic patterns as well as the tolerance of the contrast media.

Evaluation criteria of the imaging in the indirect lymphography are

- shape and size of the injection depot
- imaging or non-imaging of initial lymphatics, precollectors and cutaneous lymph plexus with or without refluxes and collateralisation
- imaging or non-imaging of lymphatic collectors and bundles with number, diameter, shape and course of the lymphatic vessels.

**Normals**

The injection depot appears compact with well defined margins. One to five lymphatic collectors originate directly out of the depot without visible initial lymphatics. Normal lymphatic vessels have a diameter between 0,2 and 0,8 mm and a distance from 40 to 60 cm. The lymphatic valves are well visible (fig. 1). Lymph nodes are regularly not imaged with this indirect technique.

**Lymphedema**

The injection depot shows a diffuse and inhomogeneous form in more than 70 p.c. of the investigated extremities, but in nearly 25 p.c. a normal compact size. Initial lymphatics and precollectors become visible out of normal and diffuse depots in more than 80 p.c.. Refluxes and the filling of dermal lymph plexus in the sense of a collateralisation mechanism are further typical findings (fig. 2 and fig. 3). Lymphatic collectors are visible in nearly 90 p.c. of lymphedema extremities. They are dilated with diameters between 0,6 and 1,4 mm and appear varicosely.
The lymphangiographic findings of lymphedema are so typical and not varying in form, but not suited to differentiate primary and secondary lymphedema.

**Lipedema**

Two findings are characteristic. The injection depots look flame like in more than 80 p.c. and the lymphatic collectors follow a tortuous course through the fatty subcutaneous tissue (fig. 4).

Mixed forms of lipo-lymphedema demonstrate morphological patterns with components of lymphedema as well as of lipedema (fig. 5).

**Venous Insufficiency**

A functional and a morphological connection play a role. The functional correlation results in a better filling of the lymphatics with a slight dilatation caused by a compensation mechanism against the venous failure and the venous edema. Destructions and damages of the lymphatics accompany the severe venous disease (fig. 6). The injection depots are more frequently abnormal than normal and the diameter of the lymphatics correspond with lymphedema (0,6 to 1,1 mm) as well as the feature of the lymphatic network, too.

## Summary

The indirect lymphangiography especially in the combination with the xeroradiography is at present the method of choice to study and investigate the morphological patterns and the behaviour of the lymphatics in lymphedema and lipedema. In venous disorders and diseases the functional and morphological connections between the venous and lymphatic systems of the lower extremities are demonstrable.

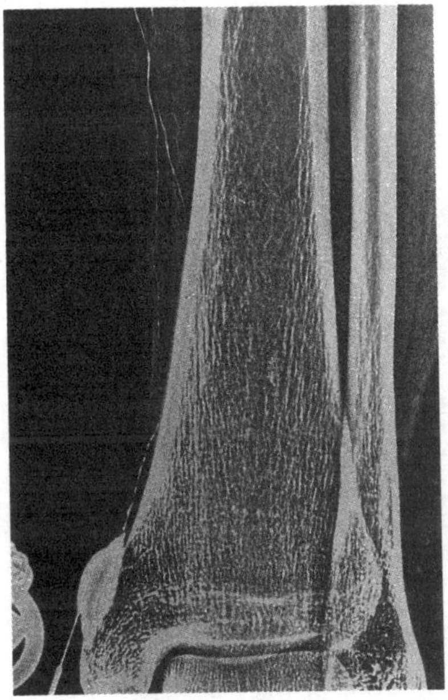

**Fig. 1** A normal indirect lymphangiography: A compact injection depot, two or three lymphatic vessels with normal valves.

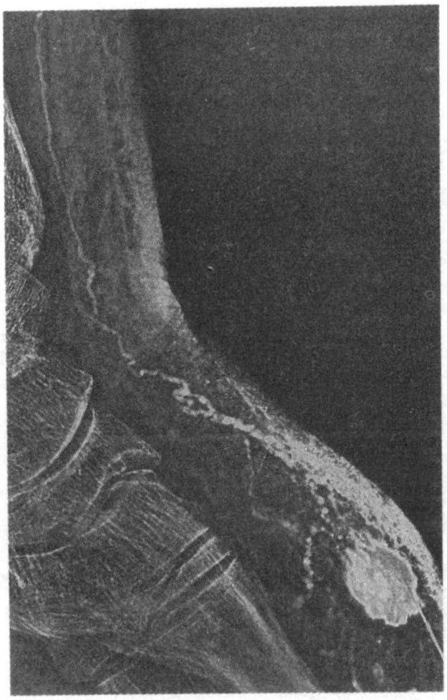

**Fig. 2** Lymphedema with nearly compact depot, refluxes into the dermal lymph plexus with contrasted prelymphatics and varicosely seeming precollectors and collectors.

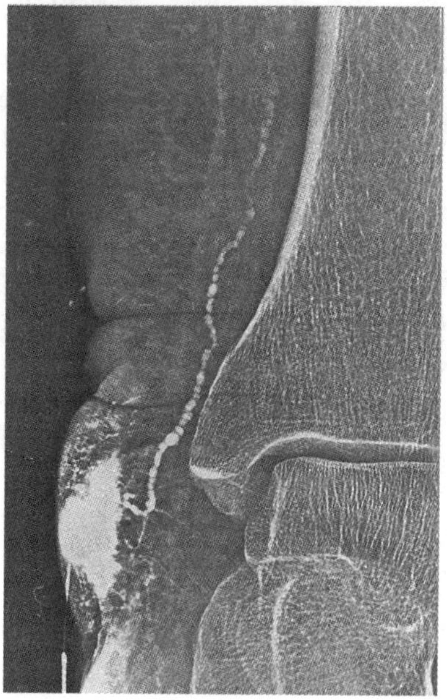

**Fig. 3** Lymphedema with a more diffuse depot, prelymphatics and refluxes and a strongly dilated lymphatic vessel.

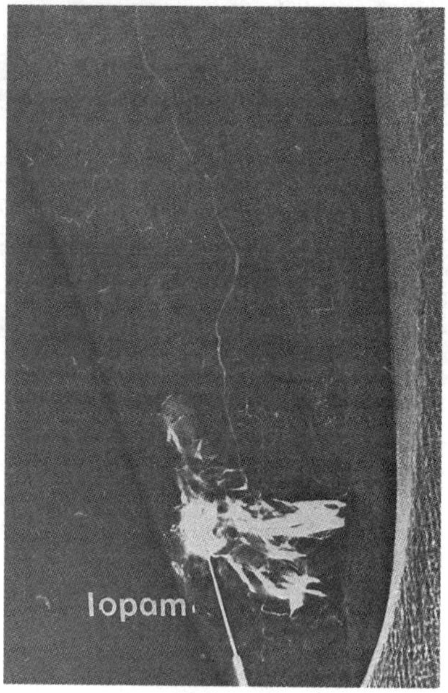


**Fig. 4** Lipedema: A characteristic flame like injection depot and the winding course of the originating lymphatic vessels.

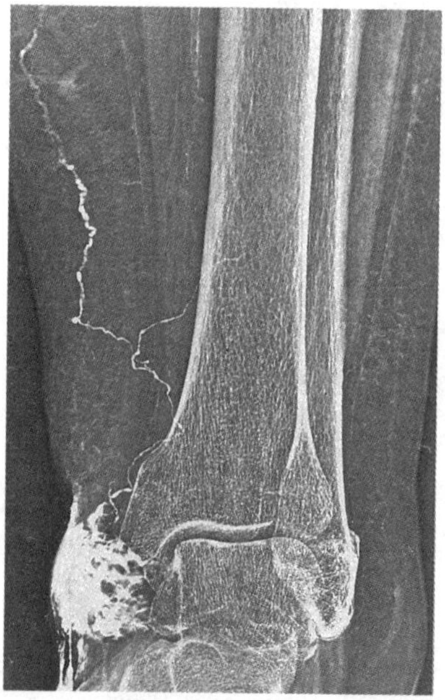

**Fig. 5** A mixed form of lipo-lymphedema with a nearly flame like depot and an irregular course of dilated "varicose" lymphatic collectors.

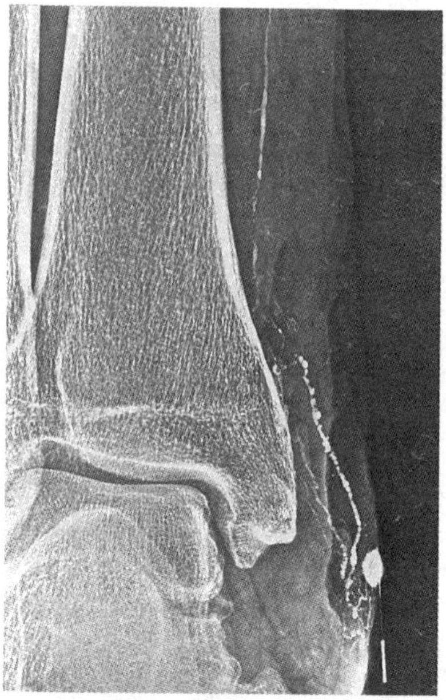

**Fig. 6** Venous disease with a leg ulcer over the inner malleolus. A small compact depot and strongly dilated and contrasted lymphatics.

Treatment of lymphedema

Bechyně M.
Lymfocentrum
Out- patients´ department for lymphedema
P R A H A - Czechoslovakia

Patients are regularly in contact with our department as out- patients or in the hospital.They become all informations directly and a schooling with TV or videofilm. We have good successes with two- days meetings after a finishing six weeks therapy where are patients with their family partners and learn all forms of rehabilitation therapy.

On the beginning of the therapy( out-patients or in the hospital)is twice a half of an hour a sequential pressotherapy, a manual lymphodrainage, a bandage, special exercises under the control of a medical man/a rehabilitation nurse. Daily measuring of a patient´s extremity is necessary as a psychologic support. If it is possible we inform the patient that the therapy is lifelong.With a good team work is the therapy effective and so could be prevented to get worse of lymphedemas. Long- term therapy is satisfactory.
Lymphoscintigraphy is a good helper for a diagnosis, and was compared with computertomography and soft-tissue sonography.

*Phlébologie 92.* Eds P. Raymond-Martimbeau, R. Prescott, M. Zummo.
John Libbey Eurotext, Paris © 1992, pp. 400-402

# Utilisation de la colchicine danns le traitement médical des lymphoedèmes des membres inférieurs

Yves Jouachim

*68, avenue Maréchal-Maunoury, 28000 Chartres, France*

## BASES THEORIQUES DE L'UTILISATION DE LA COLCHICINE DANS LES LYMPHOEDEMES :

A partir d'une étude pratiquée en 1982 à l'initiative du Professeur HOUSSET à l'hôpital BROUSSAIS à PARIS (JOUACHIM Yves, 1982, actualités d'Angélologie, VII, 4) avec le recul du temps et sur la base de travaux récents (CLUZ AN R. 1988, Actualité d'Angéiologie, XIII, 10), nous savons que la constitution d'un lymphoedème comporte :

1) Un facteur initial, révélateur, portant sur les conducteurs et/ou sur leurs relais ; plus indirectement sur la perméabilité artériolo-capillaire, chaleur par exemple.

2) Des facteurs surajoutés, bien décrits par J. PAUPE (1965, supplét. Concours Méd. n° 26); inflammation, lymphangiospasme, trombose lymphatique ... qui font de l'atteinte initiale, une maladie auto-entretenue. Celle-ci dépend beaucoup en outre du capital valvulaire restant (J.D. PICARD, 1991, Phlébologie, N° 3 585 à 587), (PECKING A. 1989, Acutalités d'Angéiologie XIV, 1 p.9).

Les propriétés de la COLCHICINE s'opposent en théorie à ces différentes atteintes :

- Action anti-inflammatoire Histio-tissulaire (SWEIG M., MALING M., WEBSTER M. Inhibition of... edema by Colchicine dérivatives, 1972 Journ. of Pharm. and Exp. Thérap. Vol 182 n°2)
- Action antispasmodique par la sécrétion de catécholamines adrénergiques (POISNER A. BERNSTEIN J. Possible rôle of microtubules in catécholamine release : effects of Colchicine (Journ. Pharm. Exp.Ther. 1971, Vol. 177, N° 1)
- Action sur la perméabilité capillaire par effet antihistaminique (GILLEPSIE E.LEWINE R., MALAWISTA St Histamine release, inhibition by colchicine. J1 Ph. and Ex Th., Vol. 164 N° 1 - 1968)
- Action contre la constitution de fibrose en libérant les enzymes proléolytiques à partir des macrophages (ACKERMAN N.R., BEEBE J.R. J. Ph and EX.Th.) - Colchicin and release of lysosomal enzymes. J1 of Pharmaco. and Exper. Therapeutics, Vol. 193 n° 2)

## CONDUITE DU TRAITEMENT ET RESULTATS

Ils dépendent de quatre facteurs principaux :

1) Absence de contre-indication

   a) grossesse, allaitement,
   b) toutes affections ou thérapeutiques pouvant altérer le transit intestinal

c) allergies

2) Adhésion

a) certaines professions s'accomodent mal du risque d'un dérangement intestinal.

b) enfants ou personnes âgées

3) Stade

La classification de Brunner peut servir de base, auquel cas c'est au stade II que nous réservons ce traitement.

Par contre, cette classification ne prend pas en compte des formes très souvent rencontrées en pratique courante : elles réalisent des atteintes limitées (orteils, pieds, chevilles) elles ont un caractère volontiers aigu, ou plutôt brutal, elles sont surtout récidivantes à certaines périodes de l'année ou dans des circonstances précises (chaleur, voyage, grossesse). Pour Jean-Daniel PICARD (Phlébologie, 1991, N° 3.585 à 587) il s'agit bien d'une valvulopathie lymphatique, avec ou sans destruction, comme celà se voit en pathologie veineuse.

On peut les différencier des poussées avec orage dermique ou hypodermique, véritables vascularites lymphatiques, bactériennes ou auto-immunes selon les travaux de VANDER MOLEN et FOLDI.

Cette forme de lympho-valvulopathie aigue, limitée et récidivante convient parfaitement au traitement colchicinique.

4) Mode d'Administration

Partis d'un fait thérapeutique, sans contre-partie opposable, nous n'avions pas matière à essai en double aveugle.

Par contre, nous avons utilisé plusieurs formes d'administration :

- dose moyenne, continue ;
- dose d'attaque, puis continue ;
- séquentielle sur la base des week-ends thérapeutiques de REBOUL

L'adeministration séquentielle nous semble la plus efficace, même si elle est la plus difficile à utiliser, malgré les pansements intestinaux.

Voici comment nous procédons :

| | | | |
|---|---|---|---|
| - dose d'attaque | : | 3mmg par jour | 2 à 3 jours |
| - dose réduite | : | 2mmg par jour | 3 ou 2 jours |
| - dose réduite ou nulle | : | 1mmg par jour | 2 ou 1 jour |

Ainsi, chaque semaine du lundi au dimanche, avec petite dose samedi/dimanche pour le repos hebdomadaire, modulable par le patient lui-même selon sa tolérance.

Et pendant 5 semaines consécutives.

Le résultat est parfois rapide, ou plus lent ; il est inutile de poursuivre après 5 semaines en cas d'échec.

POUR CONCLURE :

Les cycles colchiciniques figurent en place normale dans l'arsenal restreint des médications utilisées dans les lymphoedèmes.

Lorsque la réponse au traitement est positive, il n'y a en règle pas d'échappement et certains de nos patients l'utilisent avec succès à chaque poussée récidivante depuis de nombreuses années.

Dans d'autres cas, cliniquement moins spectaculaires, sur la base des travaux de J.D. PICARD et du Pr FOLDI, nous pensons que le traitement optimise l'efficacité des drainages manuels qui ne sont pas mis en route en phase active de la rétention, mais plutôt dans un second temps.

La rapidité d'action de la Colchicine à bonne dose, préserve ainsi tout ou partie du capital valvulaire restant.

Comme dit le Professeur CASLEY-SMITH, à défaut de parler de traitement des lymphoedèmes, essayons au moins d'être pragmatiques. (13e congrès de lymphologie, PARIS 1991).

*Phlébologie 92.* Eds P. Raymond-Martimbeau, R. Prescott, M. Zummo.
John Libbey Eurotext, Paris © 1992, pp. 403-405

# Meaning of the specific vaccino-therapy in the post-erisipelatous lymphoedema

F. Ghilardi, A. Favero, P. Mora, E. Berta, I. Ricci, U. Riba, A. Vercelli

*Centro Studio Malattie Vascolari, C. so G. Ferraris, 78, Torino, Italia.*

It is commonly known that carrier patients of chronic lymphedema have a high morbility to infections and these infections have the characteristics of the relapsing erysipelas.

On the basis of the above considerations, Stemmer concluded that the erysipelas episode could be the decisive moment, or more precisely pointed out, of the chronic lymphedema. So, we can justify the curiosity to imagine which are the deep reasons of this morbility, above all because the determining bacteria of the infection, if they can be eliminated during the first attack of the infection itself,are not found in the following episodes. ( Quinn )

The hypersensitivity to the streptococcal infection could therefor be the key of understanding the relapse cycles. A low capacity of constitutional defence against some bacterial infections has been proved in some subjects. This attitude seems to be connected to the congenital deficiency of some fractions of the group of immunoglobulins IgG and in particular of IgG2 and perhaps IgG4. At the same time the number of IgM appears to have risen. ( L.A. Hanson )

These subjects, due to the low plasmatic capacities of immunity defence, make up for the deficit with a cell-mediate, reaction of retarded type.Such activity, definitely insufficient to install a valid defence, determines on the contrary, the infiltration of the interstitium by the immunocompetents cells, wich is followed by a greter difficulty of the lympha circulation. Considering the above observations we have submitted all the patients suffering from chronic lymphedema who came under our observation, to an evaluation of the sensitivity to certain infections determined by 12 bacterial groups. ( tab.I )

The test was carried out by intracutaneous injection of 0,02 ml of vaccine. Readings were taken after 24 hours and the presence of a indurative derm-hypodermic reaction was considered positive.

We thereby selected 32 lymphedema carriers sensitive to the infection, in whom the relapsed erysipelas episodes with progressive aggravation of lymphedema were also detected at anamnesis.

The first important data of this evaluation is the positive skin test wich is only positively detected in:STAPHILOCOCCUS PIOGENES and STREPTOCOCCUS VIRIDANS both isolated and associated. ( tab. II )

The patiens were given a specidic weekly vaccine-therapy bysubcutaneous injection of the maximum amount of vaccine tolerated. The tolerability was evaluated on the basis of the local reaction. A slow and progressive reduction of the local skin reaction to the vaccine was observed during the treatment.
This reaction to the vaccine became negative in 80% of the cases (26 patients) in the cours of three years.
The treatment was suspended in these patients because the result obtained was considered stable. In the other cases the vaccine-therapy was continued.With the reduction of the skin reaction to the vaccine, a progressive reduction in the intensity and the frequence of the erysipelas episodes was observed, leading to their disappareance. This begins around the second year of treatment and finishes in the third. Equally a subjective and objective improvement of the lymphedema was observed in about half the cases. In particular a greater elasticity of the tissues was observed.
19 patients with indirect isotopic lymphoscintigraphy were studies before the beginning of the vaccine-therapy and after 3 years by means interdigital injection of500 microcuries of 99 mtc in both limbs. In 13 patients the reduction of accumulation of tracer was comparetively observed, indirect sign of a better defluvium. The evaluations of T/2 and K ì constant of decrease showed up as less significant than the image. There is the probability that this might happen as a consequence of the high dose of injected tracer for the necessity of obtaining significant images and without statistic fluctuations of count.
Following the clinical course of the 26 patients in wich the "erysipelas phenomena was resolved, it is reasonableto consider that in these subjects the vaccine-therapy strengthened the resistence to the infection by means of the restoring the immunitary capacities. The observation of the relative clinical improvement is supported by the better extraction of the tracer used for the isotopic lymphoscintigraphy, stimulates the formulation of an anatomic-functional hypothesis to justify it.
The interruption of the vicious circle: the growing infection in the lymphedema, blocks the stimulation of the proliferation of the lymphoblasts and the consequent connetive fibrosis. The restoration of the plasmatic defences also determines the clearing of the interstitium, of the immunocompetents cells, making room again for the lymphatic circulation.
Concluding we can hypotize that the erysipelas episode in the lymphedema is not determined by the lymphedema itself, but can derive its origin from the deficiencies immunitary system. The specific vaccine-therapy would be able to restore the immunitary of the carrier patient of lymphedema.
Through the method, however, we are able to dominate the infective component of lymphedema and consequently to impeed the aggravation of the conditiones of the limbs.
Of course all this means that expectations of our further proposed therapies are greater.

TABLE I

| TESTED BACTERIAL GROUPS | |
|---|---|
| DIPLOCOCCUS PNEUMONIAE | **STREPTOCOCCUS VIRIDANS** |
| HAEMOPHILUS INFLUENTIAE | BORDETELLA PERTUSSIS |
| KLEBSIELLA PNEUMONIAE | PROTEUS VULGARIS |
| NEISSERIA CATARRHALIS | PSEUDOMONAS AERUGINOSA |
| **STAPHILOCOCCUS PIOGENES** | ESCHERICHIA COLI |
| STREPTOCOCCUS HAEMOLITICUS | ALCALIGENES FAECALIS |

TABLE II

| MORBILITY | N° PATIENTS |
|---|---|
| STREPTOCOCCUS | 12 |
| STAPHILOCOCCUS | 14 |
| STREPTO+STAPH. | 6 |
| TOTAL | 32 |

BIBLIOGRAPHY :

1) CASLEY-SMITH J.R. - La structure et la fonction de la microcirculation. Circulation d'échange et de retour. Ed. Boots-Dacour, 1984; 35-55.

2) COGET J. - Therapeutiques medicales et chirurgicales. Phlébologie 1988; 41 (2) 359-369.

3) FOLDI M. - Insufficiency of lymphatic flow. FOLDI M., CASLEY-SMITH Jr. eds. Limphangiology. Stuttgart-New York:SCHATTNER 1983: 195-213.

4) HANSON L.A., SODERSTROM T., OXELIUS V.A. - Immunoglobulin Subclass Deficiencies. Karger Ed., Basel, 1986.

*Phlébologie 92.* Eds P. Raymond-Martimbeau, R. Prescott, M. Zummo.
John Libbey Eurotext, Paris © 1992, pp. 406-408

# Mesotherapy in lymphoedemas treatment

Dino De Anna, Paolo Zamboni, Vincenzo Gasbarro, Maria Grazia Marcellino, Abdullah Derwish, Giuseppe Zandi, Gian Franco Vettorello, Ippolito Donini, Paolo Carinci*

*Department of Surgery, Institute of General Histology and Embriology*, the University of Ferrara, 44100 Ferrara, Italy.*

In 15 years AA. employed mesotherapy, as one of the possible treatment for lymphoedema of the limbs,in 250 cases.
This method on average is able to reduce about 50% of the oedema after every therapeutic cycle.We used fybrinolitic drugs or benzogammapyrones.we injected maximum 20cc every limb for a total from 20 to 40 microinjection for every application. Frequence of the application was every week, for a total of 6 applications every cycles. Cycles were 2 or 3 for year.

## INTRODUCTION

In the past 15 years lymphoedema has been profitably treated by means of a new therapeutic remedy: mesotherapy.
Such method, which was codified by Michel Pistor in the early 50's, consists in administering different drugs, through dermoepidermic multi-injection in the topographic seat of the pathology
Mesotherapy is not very traumatic and it can be repeated at short intervals, moreover, as it operates directly on the seat of the disease, it allows for moderate quantities of drugs to be used, so that they do not interfere with the functionality of noble parenchymas such as liver and kidney.
In the specific case of the treatment of lymphoedema, the therapeutic action of the drugs used is based on the local activation of specific and not specific immunitary cells, which free the interstitial debris from subcutaneos tessues. Moreover a Booster effect is induced in the patient.
It is well known that when a lymphoedema begins established, regarless of its cause, there is an increase in pressure to 25/30 cms of water, values which greatly differ from the physiological ones of 0/1.
This induces the lymphatic components to spill into the subcutaneous tissue where the discarged proteins draw liquids by osmosis, thus worsening the pathological situation .
Mesotherapy acts on a three fold level:
1) the dermoepidermicinjections, by puncturing the skin, induce lymph to drain outside, thus reducing the oncotic pressure;
2) the drugs injected aid proteins and mineral salts to re-enter the lymphatic collector improving their permeability
3) the same drugs, moreover, by fibrinolitic action make easy the fagocitosis of protei debris.

## MATERIALS AND METHODS

Our group, since 1970, has studied this patholgy and suggested a physiopathological classification, related to a precise dignostic and therapeutic panel.
Since 1978 we have introduced mesotheraphy into our therapeutic protocol, trating 250 cases. The therapy consists of administering drugs a base of GAGS, Benzogammapyrones, separately introduced by means of disposable multinjector support with 5,7,12 or 18 needle. For every weekly application to be repeated for 4/6 cycles, a maximum of 20 cc of drug is administered, by means of 20/40 injection, in relation to the extent of the cutaneous area to be treated. On the following days the patient is subjected to bidaily dap-warm compresses, and later to complementary therapies, such as lymphatic massage, pressotheraphy, elastic copression and medical therapy.

## RESULTS AND DISCUSSION

From our experience we can state the mesotherapy, as a component of an integrated therapeutic protocol, is a very useful remedy in the treament of lymphoedema, reducing oedema by up to 50% preventing it from worsening and from evolving in fibrotic arrangiament of oedema. Morover, such therapy has never caused allergy to drugs or local or general infections.
Therefore we believe that mesotherapy is a method of treatment that should be generally known. In fact it is, in practice, a new way of administering drugs locally and so must be used particularly in the phlobolymphologic field.

## REFERNCES


Pistor M., 1968:
Exposé summaire des propietés nouvelles de la procaine locale en phatologie humaine".
Press. Med., pagg. 44-999.

De Anna D., Zamboni P., Tartari V., et coll.,1985:
L'impiego in mesoterapia di mucopolisaccaridi (Ateroid 40 L.R.U.) nel trattamento della stasi venosa e linfatica cronica, complicata dacellulite. Sperimentazione clinica.
Atti del IV Congrés international de Mésotherapie, Paris 3-6 ott.

De Anna D., Zamboni P., Gasbarro V., et coll.,1987:
Lymphoedema of the limbs: diagnostic and Therapeutic aproach
Proceedings of the IX Inter. Congr. of Lymphology, 24-27 sept

Donini I., De Anna D.,1988:
The Lynfedema: the problem of traitament still open.
XXVI World Congress of International College of Surgeons. International updating course on lynfophogy.
Milan, July, 3-9, 1988, Lecture Book II, pagg. 634-636.

Casley-Smith, Clodius L., Pillner N.B.,1980:
Tissue chenges in cronic experimental lymphodema in dogs
Lynphology, 13, 130.

Donini I., Battezzati M.,1972:
The lymphatic system.
Medical Books, ed. Picin Padova, Italy.

Foldi M.,1968:
Pharmacology and medical treatment of lynphoangiopathies.
Angeiologie, 20,67.

Gasbarro V., Carrella G., De Anna D., et coll.,1989:
Diagnostic non invasif du lymphoedeme des membres inferieurs. Le role de l'ecotomographie
Actes du 10éme Congrés Mondial Union International de Phébologie
Strsbourg, 25-29 Sept.; 1989, Vol. I, pagg 563-565.

## Post-inflammatory chronic phlebo-lymphedemas: a new therapeutical approach by a personal method of idrothermotherapy

C. Campisi, F. Boccardo, I. Faraj, A. Peressini, P. Padula, A.Lombardi
University of Genoa

The Aa. deal with their experience regarding the use of a personal method of thermotherapy, aiming at causing proper hyperthermic conditions just in suprafascial compartment of limbs, where lymphedema is mostly localized, and avoiding risks of possible complications brought about by microwaves.

The use of thermotherapy is indicated in primary or secondary chronic lymphedemas with relapsing acute or subacute lymphangites (III stage), secondary lymphedemas caused by filariasis (Wuchereria Bancrofti, Brugia Malayi) and lymphedemas with acute lymphangitis but without fever.

The presence of fever, associated ischaemic lesions, malignant lesions at the affected limb and pregnancy represent contraindications.

Authors' experience concerning the use of heating and humidity in the management of chronic lymphedemas of the extremities includes 67 cases: 33 primary lymphedemas with relapsing lymphangites (10 upper limbs and 23 lower limbs), 19 secondary lymphedemas with relapsing lymphangites (8 upper limbs and 11 lower limbs), 15 lymphedemas with acute lymphangitis (6 upper limbs and 9 lower limbs).

In Authors' about 1 year clinical experience by now using this new kind of thermotherapy, very good results were brought about in 82% of cases, good in 13%, fairly good in 5% and null in any of cases.

# THERMOTHERAPY FOR LYMPHEDEMA OF LOWER EXTREMITY: PRELIMINARY EXPERIENCE

Attilio Misuri, Alessandro Viacava, Germano Lucertini and Pietro Belardi

Cattedra di Chirurgia Vascolare - Università degli Studi di Genova (Italia)

Several methods have been proposed for treatment of lower extremity lymphedema. Recently attention has been directed toward thermotherapy. This method utilises application of heat to lymphedematous tissues to obtain proteolysis. This process produces peptides, that can be absorbed by venous network. Final result is reduction of fibrosis and decrease of edema. The method was studied in 11 patients for 15 limbs with lymphedema ( 7 unilateral and 4 bilateral). The treatment was applied for primary lymphedema of mild or moderate grade. No other treatment, but elastic stocking, was employed at the same time. Of 11 patients, 1 is male and 10 are females, age ranging 19 to 58 years (mean 34.2). Results were evaluated according to reduction of limb volume and prevention of complications, particularly lymphangitis. Results were classified as excellent, good, fair below or poor. We have observed results considered as good in 5/7 (71%) and fair in 2/7 (21%) in unilateral lymphedema and as good in 3/4 (75%) and fair in 1/4 (25%) cases of the bilateral ones. In all cases we observed reduction of tissue hardness, despite any instrumental test was not available for this aspect. Finally in 2 limbs with previous lymphangitis episodes no other episode appeared. Up today thermotherapy has been assessed by a few authors. Therefore its possibilities and limits are not well established. Our preliminary experience is constituted by a small series of primary lymphedema. Thermotherapy proved to be valid in 71-75% of cases treated. This method has need for further applications to evaluate its effectiveness in secondary lymphedema and in the severe cases.

*Phlébologie 92.* Eds P. Raymond-Martimbeau, R. Prescott, M. Zummo.
John Libbey Eurotext, Paris © 1992, pp. 411-413

# Lympho and liposuction with intraoperative ultrasounds in the therapy of lymphoedema of the limbs

Vincenzo Gasbarro, Dino De Anna, Paolo Zamboni, Giuseppe Navarra, Daniele Marcello, Rossana Viaggi, Savino Occhionorelli, Michele Rubbini, Ippolito Donini

*Department of Surgery, The University of Ferrara, 44100 Ferrara, Italy.*

Lymphoedema of the limbs in case of ipo-agenesis of the capillary and or acquired capillary failure can be treated by lympho-lyposuction, in order to prevent the evolution to fibroedema.
Intraoperative ultrasounds examination provide a map of the limphatic "lakes" of the limb and make easier their localization and drainage.
Follow-up of 20 patients shows a reduction of the oedema on average postoperatively of about 70% and after 2 years of about 35%

## INTRODUTION

Lymphoedemas are a serious chronic illness; limphatic oedema compares insidiously showing the patognomonic clinic aspects: the finger's back-flow with thick skin folds, furrowsin the malleolar region, and in the more serious cases elephantiac aspects and consequent problems in their treatment.
Authors suggested various Lymphoedemas classifications; also we proposed an etiopathogenetic ones too.
Lymphoedemas are divided in congenital or acquired: the first ones due to collectors or limphonodes ipo-agenesis; the second ones caused by collectors block or limphonodal block or higher vasal permeability or valvular insufficiency.
The etiopathogenesis guide the treatment, nevertheless in every lymphoedemas the first step is fisic therapy (intermittent pneumatic compression, compressive bendage, elastic stocking) associated to mesotherapy, limphatic massage drainage and farmacological treatment.
Demolitive (lipofascectomy etc.) and derivative (limphonode-vein or limphatic-vein anastomosis) surgical approach don't give good results. This is the reason because the Authors since some years ago tried to use new and alternative surgical techniques just like the lymphoedema lympho-lyposuction. These patients were previously selected using an ultrasound study in the research of limphatic "lakes" of the limbs. The use of needles made just for this and the intraoperative ultrasound permitted us to obtein very encouraging results.

## PATIENTS AND METHODS

Since more than one year in the Institute of General Surgery of Ferrara's University the Authors

performed 8 lympho-lyposuctions on lymphoedematosus limbs. The patients, 3 with congenital lymphoedema and 5 with acquired limphoedemas were selected on the basis of clinical data and ultrasound charatteristics. All this patients had a stabilized limphoedema with the liquid linphatic component not still organized but arranged in limphatic "lakes" separed by fibrous network.
This technique begin with the introduction in the subcutaneus tissue of a small calibre needle joined with an aspirator able to establish a 0,6 - 0,8 atmosphere vacuum. These needles positioned in this way allow us to empty the limphatic "lakes".
Therefore is fondamental to know exactly the position of the "lakes" and of the introducted needles. This information is done using a 7,5 MHz probe posizioned on a piece of sinthetic polymer.
The intervention require general anesthesia. The incision is performed in the esternal malleolar region, on the internal part of the knee and just on the anterior superior iliac thorn; at the end of the intervention we use to fill the residual cavity with fibrin glue, creating a tissue adhesion that assure the result during the years.

## RESULTS AND CONCLUSIONS

The surgical procedure shoved have never created general post-operative problems due to the redistribution of the extracellular liquid. This is perhaps due wheter to the use of fibrin glue to fill the residual cavity after the lakes empty whether to the postoperative elastocompression. The short skin incision avoid wound complications and limphatic fistula.
The therapeutic results obteined is a 50-60% reduction of the linphatic oedema at the end of the operation, and a 30-35% reduction in the 15 months follow-up.
The clinic and ultrasound follow-up of these patients after 3, 6, 9, 12, 15 mounths showes how the linphatic oedema worsening was more evident in that patient not followed our igienic and therapeutic protocol. This one require mesotherapic treatment monthly, pressotherapy and a right elastic contention.
In conclusion the limphoedema is a crhonic illness with an evolutive course that at this moment doesn't know a causal therapy. Also the technique proposed is only a symptomatic treatment, but the results obtained drive us to continue in this direction, specially searching to use the technique in local anesthesia.

## REFERENCES

BATTEZZATI M., DONINI I..
"Il sintema linfatico nella pratica clinica".
Ed. Piccin Padova, 1967.

BERNARDINI R., DE ANNA D., GALBIATI V.:
"Il trattamento del flebolinfedema con l'intervento tipo Thompson".
Ant. Med. Santoriana, pars I et pars altera; pag. 43, 1974.

BRESADOLA F., LIBONI A., SPISSU M., MENGHI R., DE ANNA D.:
"Le anastomosi linfo-venose".
Atti del 5° Congr. Naz. Soc. It. Pat. Vasc. 351-354. Minerva Medica, Torino 1986.

CHAVEZ C.M.;
"Understanding the therapeutic approches to lymphedema '.
Vascular Surgery 1977, 11, 175.

OLIVERS A.S., KINMONTH J.B.:
"Operations for lymphedema of thelower limbs".
Journal of Cardiovascular Surgery 1975, 16, 115.

DE ANNA D., LIBONI A., POZZA E., BUCCOLIERO F., SORTINI A., GUERRERA C., BRESADOLA F., DONINI I.:
"Protocollo per lo studio e trattamento dei linfedemi".
Atti 5° Congr. Naz. Pat. Vasc., pag.355-389,
Minerva Medica, Torino 1986

DE ANNA D., ZAMBONI P., GASBARRO V., CORCOS L., PAOLI M., DONINI I.:
"Lymphoedema of the limbs:diagnostic and therapeutic approach".
1988 Elnervier Science Publischers B.V., Progress in Lymphology
H. Partnch Editor.,pag. 395—398

DE ANNA D., ZAMBONI P., GASBARRO V., SALOMONI C., TADDEO U.
"In tema di terapia medico-fisica dei linfedemi: nostra esperienza".
Flebolinfologia 1988, 2, 729.

DEGNI M.:
"Surgical management of selected patients with lymphedema of the extremieties".
Journal of Cardiovascular Surgery 1984, 25, 481.

DONINI I., DE ANNA D.:
"The lymphoedema: the problem of treatment still open".
XXVI World Congress of the International College of Surgeons.
Milan, July 3-9, 1988 Lecture Book II, pag.634-636.

DONINI I., BATTEZZATI M.:
"The lymphatic sistem".
Piccin Medical Books, Padova (Italy), 1972.

DONINI I., ANFOSSI A.:
"Anastomosi linfatico-venoso (ricerche sperimen tali e cliniche)".
Minerva Chirurgica 1967.

DONINI I.:
"Le anastomosi linfonodo-vena nella terapia chirurgica di alcune forme di linfedema".
Terapia 1967, 54, 206.

KINMONTH J.B., TAYLOR G.W.:
"The lymphatic circulation in lymphoedema".
Ann. Surg. 1954, 139.

*Phlébologie 92.* Eds P. Raymond-Martimbeau, R. Prescott, M. Zummo.
John Libbey Eurotext, Paris © 1992, pp. 414-416

# Operative or non-operative treatment of lymphoedema

Peter Levicharov, Violeta Krasteva*, Emil Stoichev*

*Department of vascular surgery, National centre for cardio-vascular diseases, Miko Papo str. 65, 1309 Sofia, Bulgaria. * Department Physical therapy, IIIrd Municipal hospital, Miko Papo 65, 1309 Sofia, Bulgaria.*

Department of vascular surgery, National centre for cardio-vascular diseases, Miko Papo str. 65; 1309 Sofia, Bulgaria
*Department Physical therapy, IIIrd Municipal hospital, Miko Papo 65, 1309 Sofia, Bulgaria

The treatment of lymphoedema (LE) is still widely discussed problem. There are trends of active surgical treatment, as well as others, which on the contrary consider that surgical interventions can not achieve better results than correctly performed+obstinately maintained conservative treatment. After gaining enough experience in surgical management of LE and beginning independent application of non-operative methods, we had the desire to compare advantages and shortcomings of both contrary strategies.

## Material and method

Subjects in our study were 80 patients (25 male and 55 female) treated by different surgical methods; 100 patients (9 male and 91 female) subjected to two-phase antiedema therapy by Földi method; and 68 non-treated patients.

From the surgical methods most often we practised radical excision operations: two-stage Servelle operation, applied in 44 patients; one-stage Shayniss operation - in 19 patients; and two-stage Thompson operation - in 4 patients. In 4 patients we have performed artifical lymphnode-venous anastomoses according to Nielubowicz-Olczewsky, and in 9 patients with LE of upper extremity - thoracic sympathectomy with resection of Ist rib according to Servelle.

The method of Földi, applied by us mainly in the out-patient conditions comprises: a) special general and local manual massage - "manual lymph drainage", b) elastic-compressive bandages with sponge strips and several layers of elastic bandages, which the patient keeps for 24 hours and c) kynesie-therapeutical complex. The aim of general massage - direction of edematous liquid along anastomotic connections towards regions with non-affected lymph drainage. Compressive bandage following the massage plays the role of constant counterforce for the contracting muscles, which in the interval between massages continue to push the lymph towards healthy areas. The effect achieved is sustained by elastic stockings of highest compression degree, wearing and with permanent skin care.

Results:

As criteria for evaluation of the results from operative treatment served: residual volume of the extremity, the types of operative scars, and the functional effect. Proceeding from these criteria, we registered the following immediate postoperative results (table 1):

Table 1: Immediate postoperative results

| result | No. patients | % |
|---|---|---|
| very good | 39 | 48.70 |
| satisfying | 37 | 46.25 |
| bad | 3 | 3.75 |
| dead | 1 | 1.25 |

From the 51 patients followed up for different periods of time - from 1 to 10 years after operation- we obtained the following long-term results: (table 2)

Table 2: Long-term postoperative results

| result | No. of patients | % |
|---|---|---|
| very good | 25 | 49 |
| satisfying | 25 | 49 |
| bad | 1 | 2 |

From the patients treated by Földi method we can not yet present long-term results, but immediate results were the following (table 3):

Table 3: Results from treatment by Földi method

| result | No. of patients | % |
|---|---|---|
| very good | 70 | 70 |
| satisfying | 27 | 27 |
| bad | 3 | 3 |

As criteria for assessment of the results of this therapy we accept the degree of reduction of the extremity volume and possibility of sustaining the achieved effect.

The degree of initial improvement we evaluated by measuring the circumference and volume of displaced water by both extremities.

In the group of non-treated patients (47 with primary and 21 with secondary LE), mean duration of LE is 7.5 ± 4.5 years. The following results were registered (table 4):

Table 4: Results in non-treated patients

| spontaneous evolution of LE | No. of patients | % |
|---|---|---|
| impairment of edema | 27 | 39.7 |
| no change of edema | 21 | 30.8 |
| trend for improvement | 15 | 22.0 |
| dead | 5 | 7.3 |
| bilateralisation | 6 | 8.8 |

Discussion:

For a long time we supported active surgical approach to all forms of LE. With the improvement of our surgical technique and postoperative intensive cares this convection became firm. In support of this management were the satisfying long-term postoperative results. At the same time we always had in mind that radical excision operations are quite serious. They require meticulous and prolonged preparation and are connected with large blood and plasma losses; in the postoperative period require special cares; a lot of time and hard work; expenses of significant quantities bioproducts, medicaments and bandage materials. The analysis of different factors connected with the results from operative treatment led us to the conclusion, that conditio sine qua non for permanent good results is the longtime wearing of compressive-elastic bandages on the operated limb and constant pedantic care for the skin; things equally important for non-operative treatment too.

Following up by means of exhaustive questionnaire the evolution of LE in all patients treated in our clinic, we could form a control group of 68 patients, lost for follow up after discharge. The evolution their disease we accept as spontaneous since they neither underwent systemic treatment and prophylaxis, nor were under physician's supervision. The per cent of worsened and unchanged evolution in these patients (as it could be expected) was greatest, but there still were 22% of these in whom the disease showed a trend for spontaneous improvement. This fact showed us that excessive surgical activity is not justified. That is why recently we pay more attention to non-operative treatment; still more such are the contemporary tendencies. Our expertise from the Földi method up to now shows encouraging results that we are going to follow up carefully.

At last, comparing the advantages and shortcomings of both methods for treatment of LE we can say, that sirgical operations (especially excisional) remove in a great extent and most quickly a big mass of edematous tissue; but they are not esthetic and do not principally solve the problem with lymph drainage. Non-operative treatment is less radical, posesses a temporary efect and requires second application, but is more physiological, economic and from an esthetic point of view is more satisfactory. Besides, it does not bear the risks of the big intervention. Patients, candidates for operative treatment are becoming less. These are the very huge, non influenced by massages and elastic-compression postoperative and after X-ray treatment LE, in whom frequent erisypelas destroy totally in a large area the lymph routes and progressively lead to serious irreversible skin changes.

REFERENCES


1. Clodius, L., W. Pepersack - Etude critique de la chirurgie des lymphoedèmes. Ann. Chir. Plastique 1979, 24, No 3, p. 217-224
2. Clodius, L. - Chirurgie du lymphoedème. In: R. Cluzan, J.-P. Desprez-Curély et A. Pecking - Circulations d'echange et de retour. Edit. Boots-Dacour Laborat. 1984
3. Földi, M. - Thérapeutique conservatrice du lymphoedème. Symposium de lymphologie. 31.01-1.02.1981 Crans/Sierre
4. Földi, M. - Traitement physique complexe de la stase. In: R. Cluzan, J.-P. Desprez-Curély et A. Pecking - Circulation d'echange et de retour. Edit. Boots-Dacour Laborat. 1984
5. Servelle, M. - Pathologie vasculaire. T. III Pathologie lymphatique. Paris, Masson 1975
6. Stijns, H.J., Leduc, A. - The contribution of Physical Therapy in the Treatment of Lymphedema. In: L. Clodius - Lymphedema. Georg Thieme. Stuttgart. 1977, p. 27-32

*Phlébologie 92.* Eds P. Raymond-Martimbeau, R. Prescott, M. Zummo.
John Libbey Eurotext, Paris © 1992, pp. 417-419

# Our surgical experience in the pathology of the thoracic duct

Dino De Anna, Vincenzo Gasbarro, Paolo Zamboni, Enzo Pozza, Luca Pisano, Giuseppe Fiorentini, Antonio Morri*, Nicola Fabbri, Andrea Sortini, Vincenzo Pollinzi

*Department of Surgery, the University of Ferrara, Italy. * Department of Surgery, State Hospital, Republic of San Marino.*

## INTRODUCTION

In 21 years we operated on 40 patients for a pathology of the thoracic duct: 26 males (65%) and 14 females (35%), aged from 22 to 69.

Indications were iatrogenic,neoplastic,traumatic lesions,and cirrhotic-ascitogenic epathopathy.3 cases(7.5%)were operated for intraoperative lesions: in 1 patient, an injury from a stellate ganglionectomy resolved in 40 days with drainage; in 2 patients with intrathoracic lesions (1 secondary to esophagectomy, 1 to pneumectomy)we performed a simple ligation of the Duct, with complete resolution. We also ligated the Duct on 2 patients with neoplastic lesions (1 exeresis of a left cervical neoplasia, 1 adenectomy for lung cancer). On 4 cases(10%) operation was performed after traumatic lesions: 2 cases of simply resolutive drainage for intrathoracic rupture, 1 ligation for the same reason and 1 Duct-jugular anastomosys for cervical rupture. Finally on 31 cirrhotic and ascitic patients(77.5%) nonresponder to medical conservative treatment we performed, with excellent results, a Duct-internal jugular anastomosys.

## SURGICAL ANATOMY AND OPERATIVE TREATMENT

Indication to a Duct-jugular anastomosys is founded on a careful lymphographic study, which has to demonstrate two basic data:

- the Duct termination must be ectatic
- it must be single.

Ectasia is actually a sign both of lymphatic overflow and of partial obstruction to lymph drainage; on the other hand, when finding, even existing ascites, a Duct moderately or not at all ectatic, it may be or that progressing cyrrhosis has established a mechanic hindrance to lymph drainage, or that lymph drains through collateral ways, like paravertebral or internal mammary collectors or the great lymphatic vein.

Main operation steps, as we perform it, are the following:

-exposure of the cervical tract of the Duct through a skin incision running parallel to the left clavicula, and divarication of the sternal and clavicular capita of the sternocleidomastoid muscle;

- isolation of Duct termination and left internal jugular vein;
- flute-beak( lip, spout) section of the Duct 0.5-1 cm.above its termination, or double ligation at that level; this distance must be observed, as our histologic studies have demonstrated downstream a sclerotic stenosis of the Duct itself;
-finally, an end-to-side or a side-to-side Duct-vein anastomosys is made by an oversewn suture, using a nonabsorbable 6/0 ligature with atraumatic needle.The operation can be led under local anesthesia, that's important because these patients are often in poor general conditions.

## CASE HISTORIES

Up to now, we have treated 31 patients(21 males and 10 females) aged from 36 to 79. For 29 cases, indication was a cirrhotic ascites nonresponder to medical treatment; only for 2 cases indication was relapsing digestive hemorrhage. Concerning the Child staging of the cirrhosis, 8 cases(25.8%) had a 2nd stage and 23 cases(74.2%) a 3rd stage. Follow-up has been at 6 months, 3 years and 10 years.

## RESULTS AND DISCUSSION

Follow-up parameters have been: hematologic lab. ex. ( P.T., fibrinogen, ammonaemia, B.S.F. test, total bilirubin, total proteinemia, and proteic electrophoresis), thoracic duct lymphography( in 14 cases), course of ascites, general conditions, and the onset of complications inherent to the basic illness. Follow-up was carried out at 6 months for 29 cases( having occurred 2 deceases in the postoperative whose 1 for digestive hemorrhage, 1 for pneumonic abscess), at 3 years for 21 cases( other 8 deaths whose 6 for hepatic coma, 1 for digestive hemorrhage, 1 for circulatory failure), finally in 13 cases at 10 years( 8 deaths, whose 5 for hepatic coma, 2 for digestive hemorrhage and 1 for metastatic gastric cancer).
Parameters controls have stressed:
- disappearance of ascites in 10 patients(77%), reduction in 3 cases(23%);
- steadiness of the values of main hepatic parameters in all patients, with improvement( statistically significative ) of fibrinogen, total bilirubin and total proteinemia;
- in all cases, improvement of performance status index;
- only in 3 cases( all at 3rd Child's stage ), neurological troubles occurred, consistent in streched out-limb tremor, nervousness alternating to depressive neurosis and transitory amnesia. Such disturbs preexisted, even if slighter.
-the thoracic duct lymphography has demonstrated reduction of the Duct diameter, testifying disappearance of the lymphatic stasis and improvement of the lymph drainage into the venous system.

## CONCLUSIONS

At the beginning of our experience, we were performing the Duct-jugular anastomosys as an alternative to medical therapy of ascites. At present, we believe it can be of support to medical treatment, expecially when ascites is poorly manageable, and considering the simpleness and the absence of risks of this operation. Anyhow, the basic assumption must be the predominance of the lymphatic component in the pathogenesis of ascites, demonstrable by a lymphography. When this is present, it's better not wait to operate, for cirrhosis evolution will surely lead to an intrahepatic obstacle that would make the operation useless. Strictly concerning nonresponder ascites, the effectiveness of this operation has proved to be equal to that of porta-sistemic shunts, while if for immediate mortality the rate is pro lymphatic-venous anastomosys, for long-distance mortality results are practically superimposable. Finally, we don't believe justified a match with other kind of operations, like peritoneovenous shunts, these coming into play in a more advanced phase, when other pathogenetic factors dominate, such as renal hydroelectrolytic imbalances.

## BIBLIOGRAPHY


1) Bresadola F., Anfossi A., Liboni A.:
Studio della giunzione dotto toracico-sistema venoso in corso di cirrosi epatica ascitogena.
Min. Chir. , 28, 1193, 1973.

2) Bresadola F., Mannella P.:
Anastomosi linfovenosa cervicale nel trattamento dell' ascite cirrogena: studio linfografico.
Ann. Radiol. Diagn., 44, 455, 1973.

3) Bresadola F., Malacarne P., Mannella P., Abbasciano V., Sortini A.:
Il drenaggio interno del dotto toracico nella terapia chirurgica dell' ipertensione portale.
Contributo clinico.
Il Policlinico Sez. Chir. , 81,25 1974.

4) Bresadola F., Menghi R., Satta A., Sortini A., Carrella G., Faedda R.:
Surgical treatment of ascites.
Il Policlinico Sez. Chir. , 92,547 1985.

# Microsurgical reconstruction of lymph pathways by autologous vein grafts: personal method and clinical experience

C.Campisi, F.Boccardo, A.Peressini, P.Padula, M.Casaccia Jr., I.Faraj, A.Lombardi

University of Genoa

The Authors report their clinical experience about microsurgical treatment of chronic lymphedema of limbs by means of their personal method of interposition autologous lymphatic-venous-lymphatic (LVL) anastomoses.

This microsurgical operative technique is an alternative to other lymphatic shunting methods particularly where venous disease coexists in the same limb and where direct lymphatic-venous bypass is accordingly inappropriate.

This method consists of inserting suitably large and lengthy autologous venous grafts between lymphatic collectors above and below the site of blockage to lymph flow.

Using LVL shunts in 64 patients with obstructive lymphedema, improvement was seen in both limb function and edema, and in some, edema regression was permanent for as long as 5 years.

Positive results were obtained in 80% of cases.

*Phlébologie 92.* Eds P. Raymond-Martimbeau, R. Prescott, M. Zummo.
John Libbey Eurotext, Paris © 1992, pp. 421

# Transfert lymphatique libre

C. Becker, G. Hidden, A. Pecking, P. Bourgeois, D. Goffin

Le principe de transfert de ganglions dans un endroit qui a été dépourvu a été étudié en chirurgie expérimentale et a prouvé que des ganglions transplantés avec leur propre vascularisation peuvent rester fonctionnels. (Etude expérimentale histologique et isotopique, étude clinique isotopique). Nous avons opéré plus de 40 cas de lymphoedèmes (des membres supérieurs ou inférieurs) soit iatrogènes (post-chirurgie et radiothérapie), soit congénitaux. Tous ces cas sont des échecs de la physiothérapie. Nous avons réalisé 1 à 2 transferts libres de ganglions, pris dans leur amas graisseux, sur leur pédicule artériel et veineux (pas anastomose lymphatique). D'abord une reprise de la souplesse de la peau, ensuite une diminution de la périmétrie du membre d'à peu près 1 cm par mois, sont visualisées et confirmées par lymphographies isotopiques. La durée de l'intervention est de plus ou moins 2 heures et la durée d'hospitalisation moyenne est de 2 jours. Le traitement physique postop. consiste en drainages manuels pendant quelques mois.

Les complications de cette intervention semblent être des hématomes locaux. Il n'y a jamais eu d'oedèmes au niveau du site donneur, les sites donneurs étant les ganglions drainant la fesse et les ganglions cervicaux sur l'artère cervicale transverse.
Notre étude a permis de définir plus ou moins les indications. Il semblerait que les cas iatrogènes soient plus favorables que les cas congénitaux.

## LYMPHATIC VESSEL TRANSPLANTATION - EXPERIMENTAL STUDY.

FUAD AL ASSAL; A. K. CORDEIRO; A.C.S. GOMES.

PUC University Medical School. Campinas - Brazil.

This video report the technique and results of autologus vessel transplantation in 30 dogs. This research was considered Pionner in Medical Literature at the 7th Int. Congress of lymphology, Zeiss microscope, jeweler instruments mononylon 10-0 were used. Dissection in the hind leg of a vein and 2 lymphatic vessels one lateral and other medial to the vein. Transsection of the lateral one and introduction in its lumem mononylon 4-0 as catheter. Ressection of 2 cm of this vessel with catheter, that will be the transplant. Transsection of the medial vessel and between retracted stumps the transplant is placed and 2 microsurgical lympho-lymphatic anastomosis ' are made. Patency assessement: lymphography and others. From 30 dogs, 5 were for training, 10 died, and remainder 15 were divided in 3 groups of 5 dogs each: 1) 1º group with 1 anastomotic obstruction, 2 months after surgery (80% patency). 2) 2º group with 2 obstructions, 4 months after surgery (60% patency). 3) 3º group with 2 obstructions, 6 months after surgery (60% patency).

## New clinical microlympho-venous-anastomoses

Fuad al Assal, A.C.S. Gomes, Bolanho E., José Baracho de Alencar

PUC University Medical School Campinas, Brazil

The know technique of lympho-venous anastomoses (LVA) present variable clinical results in lympoedema. We attempted to do a technique that could improve clinical results at long term.

Casuistics: 30 cases of secondary lymphoedema, 6 of the upper limbs (UL) and 24 of the lower (LL), age: 24 to 65 years.

Method: Lymphography, Zeiss microscope, mononylon 10-0. LL: oblique incision at the groin dissection of inguinal lymphonodes and lymphatic vessels; incision of the anterior wall of the saphena or one of its branches, oblique section of the lymphatic vessel; 2 or 3 sutures are done piercing 2 coast (adventitia and media) of the lymphatic and 3 of the vein; or 3 shunts were done. UL: Similar technique, incision at the medial aspect of the arm or forearm and anastomosis of the lympathic with braquial or radial vein.

Results: UL: 1 unaltered, 5 with lymphoedema reduced 70%, 12 months after surgery. LL: 4 unaltered and the remainder had lymphoedema reduced 75%, 12 months after surgery. This technique may provide good results with 2 or 3 shunts.

*Phlébologie 92.* Eds P. Raymond-Martimbeau, R. Prescott, M. Zummo.
John Libbey Eurotext, Paris © 1992, pp. 423

# Results of varicose veins surgery in the presence of lymphedema

Reinhard H. Fischer

*Schreinerstr. 7, CH-9000, St-Gallen Switzerland.*

The question, whether or not varicous veins should be operated when primary lymphedema is present is not yet settled. In order to study this question we have reexamined 30 such patients with a total of 42 operated legs. Of the 30 patients 26 were women, 4 men. The average follow up time was 20 years. Swelling improved or disappeard in 13 of 39 legs, it stayed unchanged in 22 and it became worse in 4 cases. On erysipelas, the operation seemed to have a rather favorable influence. On complaints caused mainly by the varicous veins, such as painful tired heavy legs and cramps, the operation was as successful as in patients without lymphedema. These complaints improved or disappeared in two thirds of the cases, just as they did in a non-lymphedema control group. However, patients performed better prophylactic care postoperatively than they did preoperatively. Therefore part of improvement is due to the improved prophylaxis and not only to the operation. Analysis of every single case history revealed that not only the question whether or not an operation had taken place was crucial. Careful indication, the best possible preservation of the lymph tracts and a well instructed cooperative patient were prerequisites. The relatively good results in this study favor the operation if the varicous veins add considerably to the swelling and/or other complaints and complications.

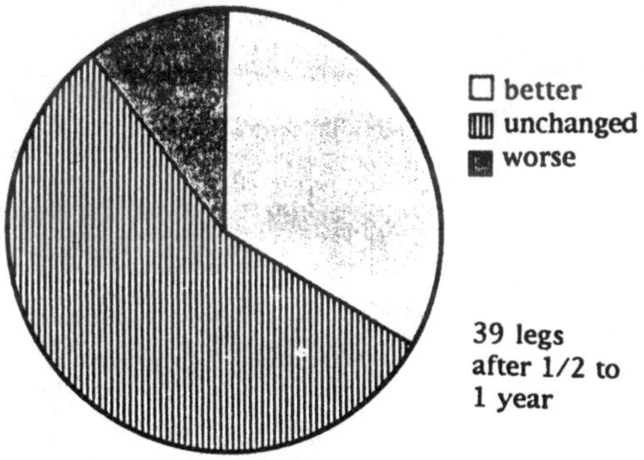


**Fig.** Change of swelling tendency after stripping operation in patients with primary lymphedema

**References:** Browse NL, Burnand KG, Thomas ML:Diseases of the Veins. London Baltimore Melbourne Auckland 1988. p. 205.
Früh G: Die Resultate der Chirurgie am oberflächlichen Venensystem beim primären Lymphoedem. Inauguraldissertation Zürich 1989.

# SURGICAL TREATMENT OF THE LYMPHOEDEMA OF THE ARM

Guy Henri MULLER

Reviewing the litterature, a few techniques only have given long term results in matter of lymphoedema. Resection of fat with or without skin and microanastomosis done very soon.

A musculo-fatty-cutaneous flap of anterior latissimus dorsi, transposed to the inner part of the arm, allows a new bridge to be built between the upper limb and the lateral chest wall. This flap works like a wick.

The oedematous and fibro-fatty tissues, are resected with the ILLOUZ technique. The results are very gratifiing with a certain degree of recurrence after 3 months, which necessitates a second stage operation and the help of medical and physiotherapic treatment.
Technique and results of seven cases having all more than a year of delay are presented. The decrease in circumferencis is on 20 % on the arm and 25 % of the forearm.
This results last for several years, and are statistically significant.

# B. Angiologie/*Angiology*

*Phlébologie 92.* Eds P. Raymond-Martimbeau, R. Prescott, M. Zummo.
John Libbey Eurotext, Paris © 1992, pp. 427-429

# Distribution of venous insufficiency and coexisting arterial impairment in unselected patients with leg ulcers

Olle Nelzén, David Bergqvist*, Anders Lindhagen

*Departments of Surgery, Kärnsjukhuset, S-541 85 Skövde and * Malmö General Hospital, University of Lund, S-214 01 Malmö, Sweden.*

Venous insufficiency is generally believed to be the factor responsible for the great majority of chronic leg ulcers. Evaluations based on unselected patients regarding patterns of venous insufficiency and other possible causative factors are still largely lacking. The aims of this survey were to register causative factors, to assertain the distribution of circulatory disturbances and to estimate the most probable cause in an unselected population of patients with chronic leg ulcers. A more detailed presentation of the results have recently been published (Nelzén *et al.*,1991).

## METHODS AND PATIENTS

In 1988 a cross sectional population study was performed in the county of Skaraborg (pop. 270.800), designed to detect all patients with current leg ulcers known to health care professionals (Nelzén *et al.*,1991). A total of 827 patients were found. Half of them were randomly selected to a clinical examination and 92% accepted. Among the examined 382 patients current ulcers were found in 463 legs. Female sex outnumbered male by a factor 1.4 to one, if age adjusted. Median age was 77 years and 85% were above retirement age. Bidirectional Doppler ultrasonography was used to detect and localize venous reflux and to measure ankle blood pressures. The etiological estimate was based on medical history and the results of clinical and noninvasive evaluations.

## RESULTS

One fourth of the patients had diabetes. History of deep vein thrombosis (DVT) in either leg was present in 25% of the patients. All but 40% of the patients had a restricted mobility. Ulcers were significantly more common in the left leg ($p<0.01$). In three-fourths of the legs the ulcer was located at the ankle. Isolated foot ulcers were seen in 24% of legs.

### Venous circulation

Venous incompetence was present in 72% of ulcerated legs which was significantly more than among nonulcerated legs 57% ($p<0.001$). In

34% the insufficiency was purely superficial (perforating vein incompetence included) and in 38% deep venous insufficiency (DVI) was evident; with (78%) or without additional superficial venous insufficiency (SVI). Half of the cases with DVI had a history of previous DVT. The amount of venous incompetence in right and left ulcerated legs was found equal. In female ulcerated legs a significant left sided predominance was noted fore legs with purely SVI ($p<0.05$). The amount of venous insufficiency showed no statistically significant difference between male (67%) and female (75%) ulcerated legs (NS). However, looking at subgroups, DVI was significantly more common among men ($p<0.001$) and conversely SVI was more common among women ($p<0.001$).

Arterial circulation

The outcome of ankle pressure measurements calculated as ankle brachial index (ABI) is shown in Table 1.

Table 1. Arterial circulation in 463 legs with ulcers

| ABI | n | % | |
|---|---|---|---|
| > 0.9 | 282 | 50 | Normal |
| ≤ 0.9 | 185 | 40 | Pathological |
| ? | 35 | 8 | Noncompressible |
| - | 11 | 2 | Not measured |

In four legs the ABI was normal due to a recent arterial reconstruction. In all 41-49% of all ulcerated legs showed arterial impairment depending on if legs with noncompressible arteries were counted or not. Arterial impairment was significantly more common in legs with ulcers than in legs without ulcers (32%)($p<0.05$). No sex or side preference was shown.

In 45 legs (10%) no venous or arterial circulatory disturbances were found.

Etiologic classification

Venous insufficiency was found objectively in 72% of ulcerated legs, but was concidered as clinically significant in 65% and as the major causative factor in only 54%. Arterial insufficiency was objectively proven in 41% of ulcerated legs, but concidered as clinically significant in 32% and as the major causative factor in 18%. In 22% of all legs with current ulcers arterial and venous impairement were coexisting and judged of clinical significance for the ulcer. The etiologic spectrum is shown in Fig. 1 as major causative factors. If counting only ulcers above the foot 70% were of dominating venous cause.

Sixty percent of legs with venous caused ulcers showed signs of DVI and the rest isolated SVI; with (65%) or without additional incompetent calf perforating veins. The detailed etiologic classification is more complex (Nelzén *et al.*,1991) and in 37% of all legs more than one factor was concidered of clinical significance for the ulcer to occur or persist.

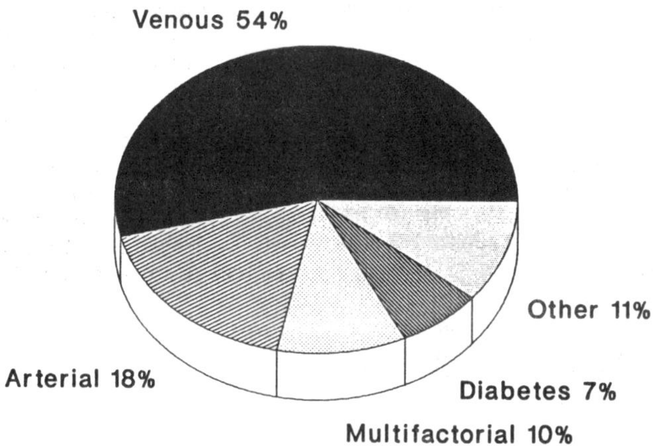


Fig. 1. Main causes of chronic leg ulcers. n=463 legs.

CONCLUSION

Venous insufficiency is still the major , but far from the only, causative factor found in legs with chronic leg ulcers. The etiologic spectrum is complex and ulcers with a mixed or multifactorial origin are are far from unkommon. Equally it is important to be aware of that coexisting arterial and venous impairment can be expected in every fifth ulcerated leg. Additionally this survey has pointed at the fact that a large number of venous ulcers (40%) are caused by varicose veins (isolated SVI). In all 40% of ulcerated legs showed potentially surgically curable circulatory disturbances, stressing the need for careful noninvasive evaluation of each patient presenting with a slow or nonhealing leg ulcer.

REFERENCES

Nelzén, O., Bergqvist, D., Lindhagen, A. (1991): Leg ulcer etiology- A cross sectional population study. J Vasc Surg. 14: 557-564.

Nelzén, O., Bergqvist, D., Hallböök, T., Lindhagen, A. (1991): Chronic leg ulcers: an underestimated problem in primary health care among elderly patients. J Epidemiol Community Health. 45(3):184-187.

## Accidental and Iatrogenic venous traumatism. Our experience on 91 cases

A. Kaufmann, C. Cince, Simona Niccari

IInd Surgical Clinic

Of the 241 vascular traumatism, in 91 cases venous were injured: 9-isolated (17%) and 82-associated with arterial injuries. Venous injuries were more frequently located in the superior limb (51 cases)-associated with the arterial ones/hand's traumatism are included, too/

We've met cava vein's injuries in 5 cases: 3 cases-during nephrectomies and 2 cases-during interventions for aorto-by-femoral by-passes.

On 259 patients with surgical interventions for the varicose disease, we've met femoral vein's injuries in 9 cases (0,36%) associated in 2 cases with arterial injuries.

Surgical therapy consisted in: suture (37 cases), graft (13 cases), patch (2 cases), ligature (14 cases). Associated injuries are discussed, too.

## Capillary permeability to albumin in diabetics and factors involved

P. Valensi, A. Behar, M. Attalah, F. Cohen-Boulakia, Jr. Attali

Dept. of Diabetology-Nutrition, J. Verdier Hospital, Bondy; Dept. of Nuclear Medicine, Hôtel Dieu, Paris, FRANCE

An increase in capillary permeability probably plays of major pathophysiological role in the chronic complications of diabetes. The aim of this study was to determine the factors related to an increase in capillary permeability to albumin (CPA) in a large number of diabetics. The investigation consisted of an isotopic test derived from the Landis test: after injecting technetium-labeled albumin and applying venous compression t an arm, radioactivity was counted on the forearm with an external gamma camera. Interstitial albumin retention (AR) was calculated 10 min after release of the venous compression. in a preliminary study of 5 diabetics with an increased AR (≥ 8%), the same test was carried out with labelled red blood cells and was always normal ("retention" = 0.7% ± 0.7). In the present study, 163 diabetics (74 IDD's and 89 NIDD's) were tested. AR was increased (≥ 8%) in 65 cases (39.9%). AR was more often increased in women (34/67 vs 31/96, p. < 0.02). Among the patients with signs of microangiopathy, AR was more often increased inpatients with peripheral neuropathy (35/83 vs 7/45, p - 0.002), and in cases of hypertension (23/54 vs 19/74, p = 0.044); according to the multivariate analysis, only the association of increased AR with the presence of peripheral neuropathy was significant. This study suggests that 1) the isotopic test with labelled albumin derived from the Landis test is an accurate investigation of CPA; 2) hormone factors are involved in the increase in CPA in the diabetic, with neuropathy and hypertension having a probable aggravating effect only in cases of microangiopathy.

*Phlébologie 92.* Eds P. Raymond-Martimbeau, R. Prescott, M. Zummo.
John Libbey Eurotext, Paris © 1992, pp. 431-433

# Evaluation of cutaneous venous circulation by R.L.R. in subjects affected by diabetes type II

A. Grasso, C. Costanzo, O.F. Cormaci, G. Mattisi, S. Romeo

*Cattedra e Scuola di Specializzazione in Chirurgia Vascolare (Direttore Prof. S. Romeo), Universita degli Studi di Catania, Italy.*

SUMMARY

The authors studied modification of cutaneous venous circulation in lower limbs of patients affected by diabetes type II. This research was carried out in a group of 120 subject whose average age was 45 years. They all were examined with doppler velocimetry both in arterious (Winsor index and analogic record) and venous districts (saphenic continence and venous pressure). Among this, a group of 70 patients who had no velocimetric alteration was detected; so that it was impossible to consider them artheriopathic or phebopatic patients. Successively an evaluation of cutaneous venous circulation was carried out in these patients by reflex light reography (R.L.R.) examining both venous repletion time (To) and venous drawing capacity (Dr). These parameters were abnormal in 75% of patients with an alteration in blood circulation in subcutaneous venous plexa and precisely of the venous repletion time (To) due to either a microvascular damage in arterious flow or a damage in venous compartiment. So was detected a reduction of arterial flow with an increment of To > 25 sec. in 36 patients (70%) and a reduction of venous repletion time with To < 20 sec. in 16 patients (30%).

The authors give a great importance to the research about subcutaneous venous plexa in diabetic subjets, because this allows us to evaluate microvascular damage in an early stage and so to start an adequate therapy in order to avoid further vascular complications of this disease.

INTRODUCTION

It is already well known that diabetic illness has one of its target in blood vessels. This vascular compromission may involve great or middle arteries (whose lesions are difficulty differenziable from atherosclerotic one) or may interest, with specific lesions, little vessels: small arteries, arterioles, little veins and capillaries.

Very few literaure data are available about vascular involvement of blood vessels in early phase of the illness; often the first vascular alterations are located in cutaneous vessels, while pathologic involvement of glomerular or retinal vessels comes later; involvement of great vascular system comes even later.

We have studied cutaneous vessels of lower limbs in diabetic patients not affected by vascular complicances by an instrumental research: reflex light reography allows us to study subcutaneous venous plexa, whose blood repletion is due to both arterious input and venous giving back; so it is possible to evaluate both venous or, indirectly, arterious districts (in fact a reduced local blood input implies a reduction of venous repletion).

MATERIALS AND METHODS

We have examined 120 patients affected by diabetes type II, aged between 25 and 70 years (average 45), 75 male and 45 female.

First all the subjects were examined by doppler flowmetry both in arterious (Winsor index and analogical graph) and venous (valvular continence, patency of deep venous system, ankle venous pressure) districts of lower limbs. This because we wanted to leave out of this study all subjects affected by both arterious or venous pathology and diabetic illness.

Only 70 patients out of 120 did not show vascular problems; successively in the last group, subcutaneous venous system of lower limbs was evaluated by reflex light reography (R.L.R.) in according to Wiernet's method.

The principal parameters we have taken into consideration were repletion venous time (To) which in healthy subjects ranged between 20 and 30 sec and venous drainage capacity (Dr)

RESULTS

Only 5,7% (18) of the 140 misurations obtained in all 70 patients were not reliable: we couldn't measure our parameters because patients were unable to carry out the movement of dorsal flexxion of foot correctly.

26,5% (35) of graphs (18 right and 17 left) showed normal To ranged between 25 and 30 sec. Remaining graphs were pathological and showed To lower than 20 sec. in 39 legs (29,5%), 21 on right and 18 on left; while in 58 legs (44%) To was higher than 30 sec.

Graph whose To was lower than 20 sec, evidence of a venous vascular alteration, were further divided into three groups according to venous alteration level: group I: light venous alteration. II: middle venous alteration. III: serious venous alteration.

Results are as follows:

| To | I | II | III |
|---|---|---|---|
| right | 16 | 4 | / |
| left | 13 | 5 | 1 |
| Tot. | 29 | 9 | 1 |

The 58 graphs, 30 on right and 28 on left, which showed To higher than 30 sec., are expression of a prolungation of venous repletion time due to an insufficient arterious input.

Venous drainage capacity is not a reliable parameter, because it is often influenced by various individual angulations of the movement of dorsal flection of the foot.

## CONCLUSIONS

We think that the obtained thindings are interesting; in fact it is clear that in diabetic patients microvascular alterations come from the superposition of sclerotic wall lesions both in arterious and venous districts (arteriole and venule).

This is important because, in an early stage, when vascular illness is not yet evident (all patients studied in the second stage did not have vascular damage) by means of a simple instrumental method such as R.L.R.; this allows to evaluate at once the vascular district where histological damage rises. This is very important for a specific therapy able to reduce the destroying complicances (diabetic gangrena) which are so frequent in advanced stages of diabetic ıllness.

## REFERENCES


1) S.B. Curri "Le microang iopatie" Inveni della Beffa 1986-pag. 221/230.

2) A.Grasso, S.Chiarenza, E.G.Rosato, G.Spinella, S.Romeo"Valutazione del circolo venoso con RLR e doppler cw in pazienti affetti da AOCP a carico degli arti inferiori" Angiologia 86 - Monduzzi Editore Bologna - pag. 1237/1241.

3) V. Wiernet "Diagnostic Phebologie fonctionnel par Rheographie a reflexion de Lumiere" Phebologie 1984, vol. 3 - pag. 303-308.

4) W. Goor "Un metodo nuevo para el flebologo la reografia por reflexion luminousa" Angiologia 1985, vol. 2 - pag.89/90.

5) G.Spinella, A.Grasso "La fotopletismografia a luce riflessa nella diagnostica delle flebopatie degli arti inferiori: utilita' e limiti nella nostra esperienza" Atti del 3 Congresso Italiano di Flebologia - Catania 1986 - Monduzzi Editore - pag. 261-264.

## LOWER LIMB HYPERHEMIA IN RELATION TO CLINICAL SEVERITY OF CHRONIC VENOUS DISEASE

D.Christopoulos,A.N.Nicolaides,G.Belcaro
B2 Surgical Clinic, Hippokrateion Hosp, Thessaloniki, Greece and Vascular Unit, St Mary's Hospital Medical School, London W2, U.K.

The aim of this study was to measure the arterial inflow in limbs with venous disease and assess its relation to chronic Swelling (Sw), skin changes (SC) (liposclerosis, pigmentation, eczema) and ulceration (U).

Twenty normal limbs (N), and 125 limbs with superficial or deep venous disease were studied. Arterial inflow (AI) was measured in ml/min using venous occlusion air-plethysmography (APG-1000). In normal limbs and in limbs with uncomplicated varicose veins AI was 50-103 ml/min(range). The range of AI was 73-156 ml/min in limbs with Sw and SC and 110-243 ml/min in limbs with ulceration.

In 20 limbs with varicose veins(with Sw and/or SC) AI was measured after the application of graduated compression elastic stockings (maximum compression 25mmHg). A median 15.6% reduction of AI towards normal was observed ($p<0.001$).

The results indicate that there is a marked increase in arterial inflow in limbs with swelling, skin changes and ulceration, which is probably due to chronic venous hypertension. Elastic compression produces significant reduction of this abnormal hyperhaemia.

## Exploration Non Invasive des Artériopathies Diabétiques

F. BECKER, G. VAILLANT*, J.M. BRUN*, R. BRENOT, M. DAVID
Service de Chirurgie Cardio Vasculaire et Angiologie - Service de Diabétologie (*)
Hopital du Bocage - 21034 DIJON - France

L'exploration non invasive des AMI diabétiques est indissociable du contexte et du but poursuivi. A l'inverse des AMI non diabètiques, les altérations de la microcirculation évoluent ici le plus souvent indépendamment de l'atteinte macrocirculatoire. Ces altérations étant du même ordre que les altérations microcirculatoires secondaires à la perte de charge sur les grands axes artériels, elle ne peut être valablement explorée qu'en l'absence de lésions significatives de macroangiopathie. Il faut tenir compte aussi d'un éventuel tabagisme actif, facteur de confusion au plan de la réactivité microcirculatoire. Si le patient présente des symptômes cliniques d'AMI, le protocole est identique à celui d'une AMI non diabètique et repose sur l'examen doppler couplé aux méthodes de quantification du degré d'ischémie pour différencier les vrais des faux stades III ou IV. Si les pouls périphériques ne sont pas perçus et le patient asymptomatique, l'examen se limite au doppler et à la mesure de pression distale. Si l'examen clinique des MI est normal et le sujet non fumeur, une étude de la microcirculation cutanée est proposée par pléthysmographie digitale, TcPO2 et Laser doppler. L'analyse de la réactivité microcirculatoire post-ischémique et posturale tient compte de signes de neuropathie périphérique et de l'équilibre glycémique.

( AMI = Artériopathie des Membres Inférieurs )

*Phlébologie 92.* Eds P. Raymond-Martimbeau, R. Prescott, M. Zummo.
John Libbey Eurotext, Paris © 1992, pp. 435

# La claudication intermittente : son traitement par voie directe avec les injections intra-artérielles

H.R. Van der Molen, S. Overvelde

*Policlinique Phlébologique, 7396 NJ Terwolde, Kadi jk 7a, Pays-Bas.*

Nous avons en 1988 suivi systématiquement 50 cas de claudication intermittente pendant trois mois de traitement, en notant et périmètre de marche avant et après une série d'intraartérielles fémorales données à un rhytme hebdomadaire.
50 malades (38 hommes, 12 femmes) âge moyen 68 ans.
Périmètre moyen au début 212 m.

Circonstances concomitantes: 7 diabétiques (4 hommes, 3 femmes)
14 affections vertébrales avec douleur radiculaire dont 10 discopathies et 4 ostéoporoses.
13 opérations vasculaires préalables.

Traitement:

1. abolir la cigarette
2. marcher au moins, si possible 3 kilomètres par jour.
3. régime sans graises animales remplacées par les huiles végétales tous les poissons sont accordés.
4. vitamines antiathéromateuses: ac. ascorbinique 3x250 mg par jour et B1 25 mg par jour (Miasnikov).
5. Lidocaine à 1% (10-15 ml) et intraartérielle femorale 1x par semaine avec priscol (Tolazoline) 10 mg.

L'artère est répérée si besoin au Doppler.
Resultats pour 44 cas qui ont continué le traitement.
Périmètre avant 213 m.
après 1618 m.

Il faut faire noter le perimètre et le temps de parcours 3 jours de suite. Il y a toujours des perimètres différents d'un jour a l'autre.
Il faut une vitesse approximative de 4 km à l'heure.
Il est vrai que l'abstention de tabac et l'exercice peuvent doubler chez ces malades le périmètre de marche. Pourtant avec les intraartérielles les résultats sont infiniment meilleurs.

*Phlébologie 92.* Eds P. Raymond-Martimbeau, R. Prescott, M. Zummo.
John Libbey Eurotext, Paris © 1992, pp. 436-437

# Saving of limbs suffering from arterial disease, treatened with amputation

H.R. Van der Molen, S. Overvelde

*Policlinic for Phlebology, Kadijk 7a, 7396 NJ, Terwolde, The Netherlands.*

Conservative treatment of 56 cases, where amputation of a leg was considered seriously.
36 men, of whom 5 diabetics and 20 women, of whom 10 diabetics.
The age varied from 42-82, average 68.
50 surgical interventions preceded the treatment.
1 operation in each of 10, 2 in 7, 3 in 6 and 8 in one patient mostly by-passes and endarteriectomy.
42 patients had 1 or more arterial ulcers and 20 gangrene.
The ulcers were generally gangrenous or partially necrotic.
The conservative treatment included 5 points.

1. stop smoking completely.
2. promote movement in any form, walking or trimming.
3. diet, excluding animal fats (except fish) to be changed for vegetable oils. 30 grams daily of the latter. Limit sugar. Insist on fruits and vegetables, onions are recommended, 100 g. daily in any form.
4. daily 3 x 250 mg ascorbic acid and 3 x 25 mg vitamine B, ( or corresponding complex) (Miasnikov 1965).
5. intraarterially (A.fem. sup. or prof.) of 10-20 ml 1% lidocain (needle 0,8x40mm). If necessary locate the artery with Doppler 10 mg of an α-blocking drug is added, but avoid this when β-blockers are given. The Tolazoline (priscol) widenes the skin vessels progressively as the number of weekly injections increases. The patient perceives the heat. The injections are given 2 or 3 a week in serious cases, afterwards once a week.

In all cases where ulceration or necrosis are present we give antibiotics: cristalline penicillin sodium 500.000 U in the same syringe, and reverine 275 mg or vibramycin 100 mg intraarterially in another syringe through the same needle.
Moreover Penidural Dr 1.200.000 U, 1x in a fortnight, intramuscular.

Result:

In 31 of 56 cases we have been able to avoid the amputation (in a few cases with exception of 1 or more toes).
Average number of injections: 48, average age 67.
In 12 cases we were not able to save the limb, even after an average of 31 injections. Average age of those patients was higher: 75 years.
13 other cases had an average of 7 injections, but we lost contact with the patients, the treatment was given in '70-'72 (5) in '80-'85 (7), '86 (1). Probably most of them are dead by now.
Ulcers and necrosis: in 17 of 28 men healed, 2 were still under treatment in 1989.
In 14 women, 5 were healed and 1 still in treatment (1989).
Gangrene of 1 or more toes lead to amputation of toes or even of anterior part of the foot, and was healed in 8 cases, 2 still under treatment (1989). In the few cases where part of the foot was necrotic and removed the treatment dured 2-3 years but the validity was recovered much earlier.
In 1989 and in 1992 we reviewed the 36 patients with their still existing limb.
The last results were (1992):
16 patients died, average 73 years. 3 patients could not be found. So we have information on 11 patients. 10 were in good condition, one less so, but this man still smoked. Average 67,5 years.
The 15 who died walked after treatment an average of 6,1 years with the saved limb. The 12 who are still living and gave information had lived for almost 9 years (average) with the saved limb.
The known causes of death for the 13 who died was 10x cardial failure, 1x gastric bleeding, 1x renal failure, 1x carcinoma of pancreas and 3 unknown. So there is no known case of amputation after treatment.
The saved limbs have functioned - as to those who died - 1,1,1,3,3,4,4,7,8,8,8,9,10,12,13 years and as to the still living patients 3,4,5,5,5,6,7,8,8,11,12,14 and 22 years.

# C. Hématologie/*Hematology*

# PATTERN A, B ET PHLEBOPATHIES

Gérard MEGRET

Hopital de la Salpêtrière Service Chirurgie Vasculaire
du Professeur Kieffer Paris-France

Dans les années 1960-1970 Friedman et Rosenman ont décrit, puis analysé une attitude comportementale (Pattern A) très fréquente chez les sujets atteints de maladies cardio-vasculaires. Ce type de comportement semblerait plus réactionnel à des conditions d'environnement socio-professionnel que spécifique d'une personnalité pré-établie.

Esprit de compétition, hyperactivité, sentiment d'urgence du temps, mobilité excessive des extrémités, faciès tendu, expression verbale saccadée et volubile, figurent parmi les traits comportementaux les plus caractéristiques de ce type ou Pattern A. Par opposition, le type B sera représenté par l'indifférence à la réussite, la nonchalance, l'attitude générale détendue, le débit verbal lent et calme. A titre d'exemple, le Pattern A se retrouverait chez 60 à 75% des consultants pour troubles cardiaques.

L'absence de référence concernant la répartition du Pattern A ou B dans une population phlébopathique a motivé cette étude. L'auteur applique l'éthogramme permettant le diagnostic du Pattern A ou B, élaboré par Th. Etienne et Coll. (C.H.R.U. Tours-Sud, France 1989) à l'étude d'une population homogène (500 femmes de 20 à 75 ans consultant pour troubles veineux). Les pourcentages des sujets A ou B dans les divers types de maladies veineuses, la dépendance possible avec d'autres facteurs de risque veineux et quelques hypothèses psychopathologiques seront développés.

*Phlébologie 92.* Eds P. Raymond-Martimbeau, R. Prescott, M. Zummo.
John Libbey Eurotext, Paris © 1992, pp. 442-444

# The incidence of protein C, protein S and antithrombin III deficiency in the phlebothrombotic subjects

Pier Luigi Antignani, Tiziana Di Fortunato, Aldo Sotira, Flavio Grassi, Alessandro Ricci, Mauro Bartolo

*Department of Angiology, s. Camillo Hospital, Rome, Italy.*

Summary

We examined 48 subjects (36 m. - 12 f., average age 40,3 y.) suffering from acute phlebothrombosis with unknown etiology. We effected the determination of protein C, protein S and antithrombin III. We considered, also, other biohumoral parameters as haemachrome, protidaemia, fibrinogenaemia, prothrombin time, partial prothrombinase time, FDP, immunocomplexes, ANA, ASMA, ACA, LAC and other coagulation parameters. 18 patients (37,5%) had a protein S deficiency (mean value 38,52%; normal range: 64-187%), 5 cases (12,5%) had a protein C deficiency (mean value 56,2%; normal range: 65-130%) and 3 (6,25%) had an antithrombin III deficiency (mean value 58%; normal range: 80-120%). Regarding to other parameters, we noticed ANA, ASMA and LAC positive in 3 patients with protein S deficiency.
We studied also 14 relatives of 4 patients with deficiency: 11 cases had a protein S deficiency and 1 case had a protein C deficiency.
Final thought, we think that in young subjects with phlebothrombosis must be done the determination of these coagulative factors to start a suitable therapy for prevention of the recidivous phlebitis.

## Introduction

Many episodes of phlebothrombosis of lower limbs as a not well defined genesis can be framed in those forms of hypercoagulability that include a whole of syndromes characterized by an hereditary deficiency of many proteins involved in the control of coagulation such as the antithrombin III, the plasminogen and the proteins C and S.
On the base of the suggestion of literature which shows as the deficit of proteins C and S and of antithrombin III can be a factor which predisposes to the development of venous thrombosis, we have valued which was the real incidence of such lack in a group of subjects arrived at our observation owing to an acute phlebothrombosis and that presented a familiar positive anamnesis for phlebopathies lacking clear etiologic rousing factors.

## Materials and methods

Since november 1988 to march 1992 there have been admitted in our division of Angiology 138 subjects (72 men and 66 women) affected by superficial or deep venous thrombosis of the lower limbs; in 48 of these ones (36 men and 12 women; average age 40,3 years) there has been effected the dosage of protein C, of protein S and antithrombin III with the immunoenzimatic method ELISA.
The assessment have been effected at the service of Hematology of University of Rome.
Other haemocoagulative and immunologic parameters have been valued such as Haemachrome, protidaemia, fibrinogenaemia, prothrombin time, partial prothrombinase time, FDP, immunocomplexes, ANA, ASMA, ACA, LAC, FDP, dimer test and other coagulation parameters.
In 4 subjects there has been possible to execute a familiar study for a total of other 14 cases of which 13 asymptomatic and 1 symptomatic owing to a previous phlebothrombotic episode.

## Results

Of the 48 patients, 18 presented a lack of free protein S (32,5% of the cases; average value 38,52%. Normal values of reference: 64-187%), 5 patients resulted lacking of protein C (12,5%; average value 56,2%. Normal values of reference: 65-130%) and 3 of them presented the lack of antithrombin III (6,25%; average value 58%. Normal values of reference: 80-120%). In 3 cases with deficit of protein S there was the positivity as regards to ANA, ASMA and LAC. Of the 14 relatives 11 of them presented a lack of protein S and 1 of protein C.
At a distance from the acute episode 18 patients of the 26 ones have been controlled and 16 cases were lacking.

## Discussion

The prevalence and above all the clinical importance of lacking of anticoagulant proteins vitamin-K dependent has not been completely defined. in a study of U.S.A. on the blood of givers, the heterozygote deficiency of protein C has resulted to be of one case on 300 (8). In a further policentric italian study executed on 253 subjects, has emerged that the deficit of antithrombin III is the most frequent (36%) followed by the deficiency of protein C (32%) and of protein S (18%) (10).
In particular way, the deficit of type I (relative to a reduction of antigenic activity) reaches the 74% of the kinds of deficit of antithrombin III, to the 75% for the protein C and to the 84% for the protein S.
From a clinical point of view the 51% of the subjects has presented a venous thrombosis and the 49% was asymptomatic.
In another study executed in the urban area of Frankfort has emerged that the deficit of type I heterozygous protein S was present in 5% of subjects examined while the deficit of type I heterozygous protein C in the 4% of subjects.
From such data we cannot draw a conclusion on the real incidence of the lacking of proteins C and S and of antithrombin III, because the percentages are very different; in any case all the data, included ours, state the importance of deficit of such substances in the determinism of phlebothrombosis, above all the venous ones, in young subjects.
The high percentage noticed in our case-report of deficiency of protein S as regards as the deficiency of protein C, that is a datum that doesn't agree with the results of literature, could be connected with the selection particularly careful of the subjects both for what concerns the familiarity and the absence of etiologic factors that are commonly at the base of thrombotic events.

In conclusion we think that the determination of the titre of proteins C and S and of the antithrombin III must be now effected on all the young subjects with phlebitic episodes and it is essential even in asymptomatic cases with familiarity for phlebopathy in order to carry out a fair prophylactic protocol both for the prevention of the relapses and in particularly risk conditions for thrombosis such as surgical operations, pregnancy, delivery, etc.

In all the symptomatic patients with deficiency there was been established according to the protocols of literature an initial therapy with sodium-heparin in the acute phase followed by a therapy for a long period with oral anticoagulant.

Such a scheme should be applied even to the asymptomatic subjects if it is necessary, in order to avoid collateral effects such as dermal necrosis due to the administration in the first request of the oral anticoagulant.

References

1) Antignani P.L., Di Fortunato T., Franzè A. (1990): Incidenza del deficit di proteine C ed S in soggetti con flebotrombosi. Atti VII congresso della Società Italiana di Flebologia Clinica e Sperimentale. Monduzzi Ed., Bologna, pag. 67-70.

2) Comp P.C. (1986): Hereditary disorders predisponing to thrombosis. Prog. Haemost. Thromb. 8: 71-102.

3) Glodson C.L., Shaner I., Hach V., Beck K.H., Griffin J.H. (1988): The frequency of type I heterozygous protein S and protein C deficiency in 141 unrelated young patients with venous thrombosis. Thromb. Haemost. 59:18-22.

4) Gruppo R.A., Leimer P., Frencis R.B., Marler R.A., Gilbestein E. (1988): Protein C deficiency resulting from possible double heterozygosity and its response to Danazol. Blood 71: 370-74.

5) Lazareth I. (1989): La protein C en dermatologie. Ann. Dermatol. Venereol. 116:591-3.

6) Millaire A., Jude B., Petetin N., Marquand A., Watel A., Ducloux G. (1988): Maladie thromboembolique veineuse et arterielle familiale par deficit en protein C. J. Mal. Vasc. 13:292-93.

7) Millaire A., Jude B., Toudex S., Thevenon A., Ducloux G. (1989): Thrombose arterielle femorale superficielle associée a un deficit en protein S et a une pelvispondylite rheumatismale. J. Mal. Vasc. 14: 263-64.

8) Rick M.E. (1990): Protein C and protein S vitamin-K dipendent inhibitors of blood coagulation. J.A.M.A. 263: 701-03.

9) Tollefson D.B.J., Friedman K.D., Marlar R.A., Bondyk D.F., Towne J.B. (1988): Protein C deficiency. Arch. Surg. 123:881-84.

10) Tripodi A., Mannucci P.M. (1989): A survey of inherited thrombotic syndromes in Italy. Res. Clin. Lab. 19:67-74.

11) Wiesel M.L., Grunebaum L., Freyssinet J.M., Cazaneve J.P. (1988): La proteine C: interet de son dosage en pathologie. Presse Med. 26:1333-37.

*Phlébologie 92.* Eds P. Raymond-Martimbeau, R. Prescott, M. Zummo.
John Libbey Eurotext, Paris © 1992, pp. 445-448

# Effects of sclerotherapy on blood coagulation: a prospective study

Pauline Raymond-Martimbeau, M.D., Jacques R. Leclerc, M.D. F.R.C.P.

*Dallas Non-Invasive Vascular Laboratory, 8226 Douglas, suite 609, Dallas, Texas 75225*

Central among the unresolved issues of sclerotherapy, is the effect of sclerosing agents on blood coagulation. The mechanisms by which some drugs injected intravenously obliterates diseased veins is not entirely understood. There is a paucity of data concerning the potential risks of sclerosing agents on systemic activation of blood coagulation mechanisms. Therefore, a study was undertaken to measure sensitive markers of the activation of blood coagulation in patients undergoing sclerotherapy of the lower extremities. The objective of this study was to determine the effect of a world-wide used powerful sclerosing agent, sodium iodine, on systemic blood coagulation. We have performed assays on patient's blood specimen with the purpose of verifying if **fibrinopeptide A**, a peptide released from fibrinogen during fibrin formation would be elevated following injection of a sclerosing agent and if the **fragment D-Dimer**, a sensitive marker of fibrin degradation, would be elevated in the post injection stage.

## Material and Method

### Study Population

26 consecutive patients undergoing sclerotherapy of varicose veins of the lower extremities, were examined, after the approved protocol had been explained and informed consent was obtained. The patients underwent a pretherapeutical examination which included clinical examination, SMAC and Duplex scan. Patients with previous history of deep vein thrombosis, liver disease, or recent injection sclerotherapy (less than 4 weeks) were excluded. A post-therapeutical Duplex scan was performed at the 7 and 15 day follow-up visits.

Hospitalized patients diagnosed with post-op Deep Vein Thrombosis were also included in the study.

**Study Protocol**

**Sodium iodine (Sclerodine)** was the sclerosing agent used for all treatments. Concentrations ranging from 0.20% to 6% and volume varying from 1 to 6 ml were used for primary saphenous, perforating and anastomotic vein incompetence, reticular and telangiectatic dilated veins. The injection technique used was the one previously described of primarly injecting the highest point of reflux. Blood sampling was obtained by clean venipuncture with minimal trauma to the vessel wall. Specimens were collected in a vacutainer tube containing sodium citrate anticoagulant. Samples were obtained before the injection and serially, 30 minutes, 48 to 72 hours, 7 and 15 days after the treatment. In the post therapeutical period, compression stockings were recommended for daywear, local compressive dressings applied for 24 to 48 hours on injected large vessel and ambulation was encouraged.

**Laboratory Method**

Blood specimens were centrifuged to obtain platelet-poor plasma. The plasma was transferred into a plastic tube and rapidly frozen at minus 70 degrees Celsius. **Fibrinopeptide A** measurement was obtained by a competetive enzyme-linked immunoassay known as the **Celia method** and the **fragment D-Dimer** by an enzyme-linked immunosorbent sandwich assay, the **Elisa method**. These two quantitative methods are alike. The test plasma is in reaction with a known antibody raised against the coagulation protein of interest. A second antibody coupled with an enzyme is added to the reaction and binding is initiated in a sandwich type of system. A chromogenic substrate is added and the activity of the bound enzyme is revealed by hydrolysis of the substrate that generates color. The color is then read by a spectrophotometer and the measurement is in correlation with the amount of color obtained.

These assays were performed in a specialized hemostasis laboratory at the Montreal General Hospital, Montreal, Quebec, Canada.

**Statistical Method**

Mean and standard deviation of **all assays** were calculated. Levels of FPA and fragment D-Dimer between groups were compared using one way analysis of variance. A two sided **P value** of 0.05 or less was considered statistically significant. (ANOVA)

**Results**

The results were as followed:

26 patients were examined for the study, one patient was excluded because of a previous history of deep vein thrombosis. The average age of the 25 studied patients was 42 years (ranging from 25 to 57 years). 24 female (96%) and 1 male (4%) were tested. 11 patients (44%) had non systematized varices and 14 patients (56%) had varices related to the saphenous systems. One week after the injection, 20 patients (80% of all cases) had clinical signs of vessel obliteration, and 11 patients (78.5% of the patients with varicosities) had an incompressible, Doppler-free vessel at the Duplex scan study. Two weeks after the injection 23 patients (98.8%) had a positive clinical examination and 12 patients (85.7% of the patients with varicosities) had a positive Duplex scan study. In this study, no complications were encountered.

As can be seen, in the baseline the FPA's mean was of 1.8 ng/ml and 2.1 ng/ml 30 minutes after the injection. The results at 4, 7 and 15 days were also similar at 1.9 and 1.8 ng/ml. The P value of 0.9 was not statistically significant of fibrin formation. The D-Dimer's mean in the baseline was of 308 ng/ml and it was found sensitively the same 30 minutes and 72 hours after the injection. The delayed measurements at 7 and 15 days were similar to the baseline ones. The P value of 0.97 was not statistically significant of fibrin degradation.

In the hospitalized patients diagnosed with post-op Deep Vein Thrombosis, the P value for the FPA (0.02) and D-Dimer (0.03) were statistically significant at the onset of the reaction. The FPA's mean in the baseline was below 2 ng/ml and at the onset of the reaction, it tested elevated at 20.3 ng/ml. The FPA measurements became rapidly normal following administration of anticoagulant. The D-Dimer mean was significantly elevated at the onset at 1.015 ng/ml and tested normal after the administration of anticoagulant.

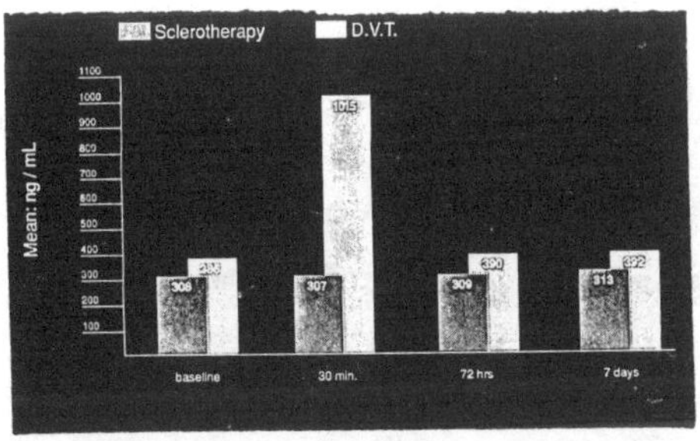


**Fig. 1** - Measurement of D-Dimer after Sclerotherapy vs. post-op Deep Venous Thrombosis

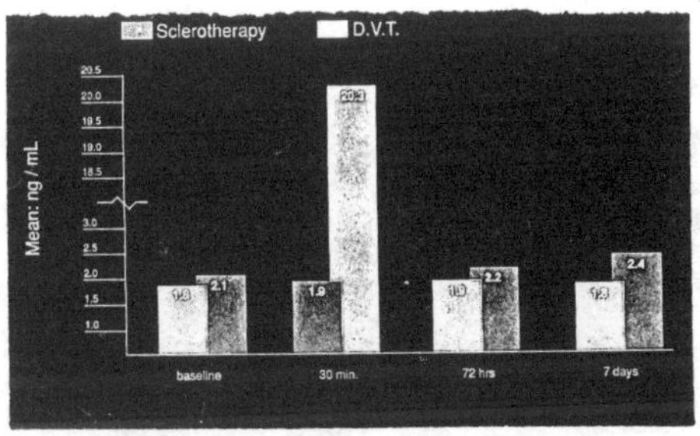


**Fig. 2** - Measurement of FPA after Sclerotherapy vs. post-op Deep Venous Thrombosis

## Discussion

An attempt of studying the effect of sclerosing agents on blood coagulation has been undertaken.

The **sclerotherapy technique** used was the most practiced one among the techniques reported.

**Sodium iodine** is a powerful sclerosing agent used world-wide for several decades, and which properties are described by many authors for the injection of various incompetence etiology and varigated vessel size.

However, its effect on systemic activation of blood coagulation is poorly understood. In our study we used sensitive markers of the activation of coagulation, the fibrinopeptide A and of fibrin degradation the fragment D-Dimer.

Our results clearly show that there is no evidence of thrombus formation immediately after the administration of a sclerosing agent. A delayed effect is unlikely since the levels of **D-Dimer** measured 7 and 15 days after the injection were also not significantly elevated.

The results obtained with the fragment D-Dimer were interesting. The fact that the mean levels were unchanged could result from three possibilities:

- ***the first one:*** that no thrombus was formed in the superficial veins;
- ***the second one:*** that there was formation of thrombus, however the thrombus would stay in the superficial veins and would not extend to the deep system; and
- ***the third one:*** that the test was not sensible enough to detect a superficial thrombosis.

It would be interesting to repeat this study with a controlled group of patients with superficial thrombophlebitis.

The results have been compared to data obtained from patients with Deep Venous Thombosis. The elevation of the sensitive markers of blood coagulation in these hospitalized patients was statistically clearly significant.

Work is in progress on the effects of other sclerosing agents on blood coagulation.

**Conclusion**

Finally, this study is very reassuring and provides a certain level of security to the practice of sclerotherapy. One can conclude that a patient could safely be treated in the optimal biology condition with the top to bottom, highest point of reflux sclerotherapy technique, as there is no evidence of activation of blood coagulation immediately after the administration of sodium iodine.

*Phlébologie 92.* Eds P. Raymond-Martimbeau, R. Prescott, M. Zummo.
John Libbey Eurotext, Paris © 1992, pp. 449-450

# L'activation de la coagulation lors de voyages aériens est-elle un mythe ou une réalité ? A propos d'un cas

J.P. Gobin[1], C. Négrier[2], M.C. Trzeciak[2], M. Dechavanne[2]

[1] *Angiologue, Lyon.* [2] *Laboratoire d'hémostase, Institut Pasteur, INSERM U.331, Hôpital Édouard Herriot, Lyon, France.*

Un patient de sexe masculin, sans facteur de risque particulier, a présenté deux épisodes de thrombose veineuse profonde (TVP) spontanée à la suite de vols longs courriers.

Une première TVP surale droite à l'âge de 33 ans, puis une seconde TVP surale gauche dix ans plus tard suivie d'une embolie pulmonaire.

Dans les deux cas, le diagnostic a été prouvé par doppler, phlébographie et scintigraphie pulmonaire lors de la deuxième TVP.

Ces deux épisodes thrombotiques ont été facilement résolutifs sous HEPARINE relayée par un traitement anti-vitamine K à dose efficace (SINTROM).

Un premier premier bilan d'hémostase, demandé après le deuxième épisode thrombotique et réalisé après l'arrêt de tout traitement, n'avait pas montré de déficit en antithrombine III, protéine C, protéine S, cofacteur II et plasminogène.

L'exploration du système fibrinolytique avant et après stase veineuse était également normale.

Les circonstances de survenue des thromboses nous ont conduit à étudier la génération de fibrinopeptide A (FPA), en tant qu'indicateur de la génération de thrombine, sur le sang provenant d'un temps de saignement (Simplate II, Organon Tecknika), en l'absence de tout traitement, à distance et immédiatement à la suite d'un vol long courrier, selon la technique de Weiss et Al.

Les valeurs mesurées durant les quatre premières minutes de recueil sont significativement augmentées après vol long courrier, alors qu'elles sont comparables à l'état basal à celles obtenues chez des témoins, bien que la cinétique soit légèrement plus rapide. Cette augmentation suggère une possible modification du système anti-thrombotique endothélial impliqué dans l'inhibition de la génération de thrombine lors de voyages aériens prolongés.

Le patient porte une contention élastique efficace (de classe 3), il est traité, actuellement, par acide acetysalicylique (250 mg/jour) et veinotonique.

Ses voyages s'effectuent dans de meilleures conditions de confort avec quelques mesures physiques de prevention (déambulation toutes les heures, bonne hydratation, ...).

Aucune thrombose veineuse profonde n'est survenue depuis deux ans.

## REFERENCES


1. BENOIT R : La maladie thrombo-embolique du voyageur, (le syndrome de la classe economique). Journal des Maladies Vasculaires 1992, 17-B : 84-87.

2. CARRUTHERS M, ARGUELLES A E, MOSOVICH A : Man in transit : Biochemical and physiological changes during intercontinental flighs. Lancet 1976 . i : 977-981.

3. CRUICKSHANK J M, GORLIN R, JENNETT B : Air travel and thrombotic episodes : The economic class syndrome. Lancet 1988 ; ii : 497-498.

4. HARVEY J, WEISS, LAGES B : Evidence for tissue factor-dependent activation of the classic extrinsic coagulation mechanism in blood obtained from bleeding time wounds. Blood 1988 ; 71 : 629-635.

5. HEATH D and WILLIAMS D R : Man at high altitude. Churchill Livingstone, Edinburgh, London, Melbourne New York, 1981.

6. HOMANS J : Thrombosis of deep leg veins due to prolonged sitting. New Engl J Med 1954 ; 250 : 148-149.

7. KYRLE P A, WESTWICK J, SCULLY M F, KAKKAR V V, LEWIS G P : Investigation of the interaction of blood platelets with the coagulation system at the site of plug formation in vivo in man effect of low-dose aspirin. Thrombosis and Haemostasis, 1987 ; 57 : 62-66.

8. POBER J S : Cytokine - mediated activation of vascular endothelium. Physiology and pathology. Am J PATHOL 1988 ; 133 : 426-433.

9. SARVESVARAN R Sudden natural deaths associated with commercial air travel. Med Sci Law 1986 ; 26 : 35 38.

10. SYMINGTON J S, STACK B H R Pulmonary thromboembolism after travel. Brit J Dis Chest 1977 ; 71 : 138-140.

11. VESTERQVIST O : Measurements in vivo synthesis of thromboxane and prostacyclin in in humans. Scand J Clin Lab Invest 1988 ; 48 : 401-407.

*Phlébologie 92.* Eds P. Raymond-Martimbeau, R. Prescott, M. Zummo.
John Libbey Eurotext, Paris © 1992, pp. 451-453

# Effect of low molecular weight heparin, dextran and their combinations on experimental venous thrombosis in rabbits

Stefan E. Matthiasson, Bengt Lindblad, Thomas Mätzsch, Jan Holst, David Bergqvist

*Department of Surgery and Experimental Research, University of Lund, Malmö General Hospital, S-214 01 Malmö, Sweden.*

**Summary:** An experimental model based on the combination of endothelial damage and flow reduction was used to induce jugular vein thrombosis in rabbits. The effect on thrombosis of a low molecular weight heparin (LMWH), dextran 70, placebo and their combination was studied in a double blind fashion with doses used in prophylaxis. The combination of LMWH and dextran was found to reduce the frequency of occlusive thrombi (p=0,03) and numerically, however not significantly, further reduce the overall frequency of thrombosis and thrombus weights compared with the LMWH.

**Introduction:** Venous thromboembolism is a significant threat to patients immobilised due to illness or after major surgical procedures. In modern surgery thromboprophylaxis in risk groups is considered necessary. Unfragmented heparin (UH) and dextran are widely used and are effective (Clagett & Reisch, 1988). In recent years low molecular weight heparins (LMWH) have rapidly developed as effective, safe and practically useful thrombophrophylactic agents (Kakkar & Murray, 1985). After introduction of LMWH the use of dextran has diminished in thromboprophylaxis but on the other hand there has been an increased use for volume expansion in surgical and trauma patients. Dextran and heparin have different effects on the haemostatic systems. It is therefore important to evaluate the combined effect of dextran and heparins on haemostasis as well as the effect on thrombus formation.

**Material & methods:** A total of 62 white New Zealand rabbits of both sexes were used. Mean weight was 2,7 kg ( SD±0,3). The animals were sedated prior to the anesthetic procedure with xylazincloride 1 ml im. The anesthesia was with sodium penthobarbital. Thrombosis was induced according to an experimental rabbit model as described by Peterson & Zucker, 1970 and modified by Björck et al, 1984. Jugular veins were exposed through a transverse cervical incision. A 1 cm segment of each vein was isolated between vascular clamps and flushed with Ringer's solution. Each segment was then filled and washed with 1 ml 0,5% polidocanol to induce endothelial damage. After 5 minutes the vein segment was drained and flushed with Ringer's solution and declamped. A ligature was placed proximal to the segment causing a restriction of the lumen to 0,8 mm using a needle with that diameter.

The animals were divided into 4 groups with 15 animals in each group.The following groups were studied:

1) Saline with Polygeline (placebo-control group)
2) Saline with Dextran
3) LMWH with Polygeline
4) LMWH with Dextran

**Acknowledgements**: This study was supported by grants from Kabi-Pharmacia AB, Sweden, Stig and Ragna GORTHONS Foundation, Helsingborg, Sweden and the Swedish Medical Research Council (00759).

**Substances**: *LMWH* (Fragmin®) is a chemically degraded heparin with a molecular weight of 4.000-6.000 daltons. Dosage: 70 XaI Units/kg. *Dextran* (dextran 70, Macrodex®) with a mean molecular weight of 70,000 (20.000-115.000) daltons. Dosage: 0,5 g/kg. *Polygeline* (Haemaccel®) was used as a placebo drug for dextran. *Saline* (NaCl 9 mg/ml) was used as a placebo drug for heparin.

**Statistical analysis**: For statistical analysis Student's t-test for unpaired observations was used for evaluation of thrombus weights. The Chi Square test, including homogenicity testing, was used to evaluate the frequency of thrombosis and occlusive thrombi between the different groups. P<0.05 was considered significant.

**Results:**

| | THROMBOSIS | | | OCCLUSIVE THROMBOSIS | | |
|---|---|---|---|---|---|---|
| | % | n | | % | n | |
| Saline + Polygeline | 100% | (30) | | 87% | (26) | |
| LMWH + Polygeline | 67% | (20) | p=0,007 | 27% | (8) | p=0,0001 |
| LMWH + Dextran | 40% | (12) | p<0,00001 | 7% | (2) | p<0,00001 |
| Saline + Dextran | 100% | (30) | ns | 63% | (19) | p=0,01 |

**Table 1**: Frequency of thrombosis and occlusive thrombi (P; compared to control group)

*Freqency of thrombosis & occlusive thrombi (table 1):* All animals in the saline/polygeline and saline/dextran groups had a high frequency of thrombosis. Most of the trombi were occlusive, 87% and 63% respectively. Dextran/polygeline did not significantly reduce the frequency of thrombosis but reduced the frequency of occlusive thrombi (p=0,01).The groups receiving LMWH with or without dextran showed a reduction in the total frequency of thrombosis (p<0,00001 and p=0,007 respectively) and the frequency of occlusive thrombi (p<0,00001 and p=0,0001 respectively) as compared with the control group. Although numerically lower the LMWH/dextran group did not show any significant reduction of frequency of thrombosis (p=0,18) but a reduction of occlusive thrombosis (p=0,03) compared with the LMWH/polygeline group.

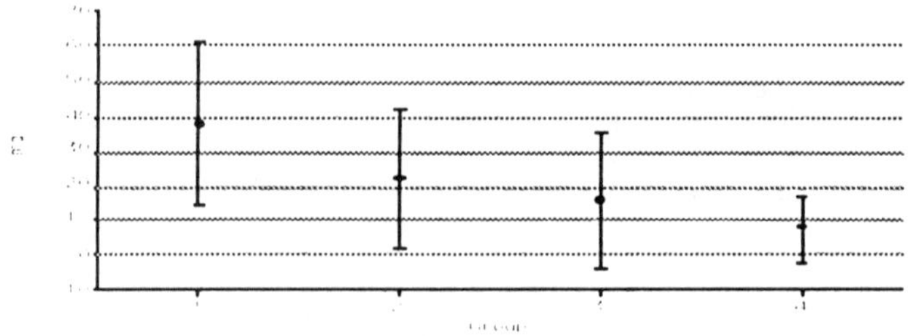

Fig. 1: Mean thrombus weights (mg)±SD.
1: Saline/polygeline, 2: Saline/dextran (p=0,008), 3: LMWH/polygeline (p=0,001),
4: LMWH/dextran (p=0,0001) (P; compared to control group )

*Thrombus weights (fig 1)* : All groups receiving LMWH had a significant reduction in thrombus weights compared with the control group. The lowest mean weight was observed in the LMWH/dextran group but compared with the LMWH/polygeline group this was not statistically significant (p=0,17).

**Discussion**: The possibility of an increased bleeding risk by combining heparins and dextran in prophylactic dosage has been indicated. Due to different actions of the drugs the theoretical advantage of combining heparins and dextran to prevent thrombosis, is of iterest. When low molecular weight heparins are given preoperatively for thromboprophylaxis and dextran intraoperalively for volume expansion the unintentional combination of heparins and dextran can become more frequent. Combining LMWH with dextran does not influence haemostasis towards a haemorrhagic direction when clinically relevant doses are used (Holst et al, 1992). As expected, LMWH showed to be effective in reduceing the frequency of thromboses but this was not the case with dextran. In previous studies, dextran has been effective when given some hours before thrombus induction (Ah-See et al 1974). In this study the vein segment was not exposed to dextran before the endothelial damage and the maximal inhibitory effect of dextran on the platelet adhesiveness is found after 2-7 hours (Bergqvist, 1985).

**Conclusion:** The combination of LMWH with dextran showed a significant reduction in frequency of occlusive thrombi and a numerical tendency to further reduce the frequency of thrombosis and thrombus weights when compared with LMWH with polygeline. However, statistical significance was not obtained and further evaluation is needed before it can be concluded that LMWH and dextran are additive in reducing the frequency of thrombosis as it is in reducing the frequency of occlusive thrombosis in this study.

## REFERENCES


Ah-See A K, Arfors K E, Bergqvist D, Tangen O. (1974): Effect of dextran on experimental venous thrombosis in rabbits. Throm and Diath Haemorrhagica 32:284-91.

Bergqvist D. (1985): The influence of plasma volumes expanders on initial haemostasis in the rabbit mesentery. Acta Anaesthesiol Scand 29:607-9.

Björck CG, Bergqvist D, Esquivel C, Nilsson B, Rudsvik Y. (1984): Effect of heparin, low molecular weight heparin and heparin analogue on experimental venous thrombosis in the rabbit. Acta Chir Scand 150:629-33.

Clagett GP and Reisch JS. (1988): Prevention of venous thromboembolism in general surgical patients. Results of Meta-analysis. Ann Surg 208:227-40.

Holst J, Lindblad B, Mätzsch T, Bergqvist D. (1992): Effect on primary haemostasis of prophylactic regimes of low molecular weight heparin, unfractionated heparin, dextran and their combinations. An animal experimental study (in press) Thromb Res .

Peterson J & Zucker MB. (1970): The effect of adenosine monophosphate, arcaine and anti-inflammatory agents on thrombosis and platelet function in rabbits. Throm and Diath Haemorrh 23:148-58.

*Phlébologie 92.* Eds P. Raymond-Martimbeau, R. Prescott, M. Zummo.
John Libbey Eurotext, Paris © 1992, pp. 454-455

# Prophylaxie de la maladie thromboembolique veineuse

Jacques R. Leclerc, M.D.

*Hôpital Général de Montréal, 1650 Ave Cedar, bureau 7118, Montréal (Québec) H3G 1A4*

Il existe deux types de prophylaxie en médecine clinique: la prophylaxie primaire et la prophylaxie secondaire. La prophylaxie primaire repose sur la prévention de la maladie avant que celle-ci ne se manifeste. Les immunisations constituent un bon exemple de mesures prophylactiques primaires. La prophylaxie secondaire vise à prévenir la récidive d'une maladie. L'administration de bêta-bloquants ou d'aspirine après l'infarctus du myocarde sont de bons exemples de mesures prophylactiques secondaires. En médecine clinique, la maladie thromboembolique veineuse est un des désordres pour lesquels des mesures prophylactiques primaires peuvent être dispensées.

Chez les patients hospitalisés, la thrombose veineuse profonde et l'embolie pulmonaire constituent de graves complications. Les techniques objectives de diagnostic ont permis de démontrer que la thrombose veineuse profonde survient beaucoup plus souvent qu'on ne le pensait. Cette affection touche particulièrement les patients ayant subi une intervention chirurgicale majeure telle, par exemple, la prothèse de la hanche. En l'absence de mesures prophylactiques, des complications thromboemboliques surviennent chez la moitié de ces patients. Donc, la thrombose veineuse profonde se manifeste chez un certain nombre de patients hospitalisés soit à la suite d'une intervention chirurgicale majeure où comme complication d'une autre maladie comme, par exemple, l'accident cérébro-vasculaire ou le cancer.

L'embolie pulmonaire est aussi un grave problème pouvant parfois entraîner le décès du malade. Aux États-Unis, on estime qu'environ 200 000 malades décèdent chaque année suite à l'embolie pulmonaire. Environ 50% de ceux qui succombent sont en phase terminale d'une maladie sérieuse mais l'autre moitié aurait sinon pu se rétablir complètement (e.g. après la chirurgie de prothèse de la hanche ou du genou).

Un certain nombre d'opérés ayant développé une thrombose veineuse profonde souffriront dans les années suivantes d'insuffisance veineuse chronique, accompagnée de douleur et d'oedème périodique ou d'ulcération veineuse.

**La philosophie de la prophylaxie**

La nécessité d'utiliser des mesures prophylactiques primaires pour la maladie thromboembolique découle de deux principales observations:

1. La majorité des patients qui succombent à l'embolie pulmonaire meurent souvent dans l'heure qui suit le début des symptômes, avant même qu'un diagnostic ne soit porté ou un traitement amorcé.

2. La plupart des embolies pulmonaires résultent d'une thrombose veineuse profonde du membre inférieur. La thrombose veineuse profonde du membre inférieur est souvent insidieuse chez les malades hospitalisés et il est notoirement reconnu que le diagnostic clinique n'est pas fiable. Ainsi, la prévention de la thrombose veineuse est la méthode par excellence pour réduire l'incidence d'embolie pulmonaire et d'insuffisance veineuse chronique. L'efficacité de cette approche a déjà été démontrée par de nombreuses études cliniques.

   Quelques causes cliniques augmentent le risque de maladie thromboembolique veineuse chez les patients hospitalisés à savoir: les traumatismes, l'âge avancé, l'obésité, les affections malignes, les cardiopathies, l'immobilisation prolongée ou la paralysie d'un membre inférieur, la prise de contraceptifs oraux et les antécédents thromboemboliques veineux.

**Les interventions prophylactiques**

On adopte deux approches pour prévenir la maladie thromboembolique veineuse chez les patients à haut risque:

1. Le diagnostic précoce de la thrombose veineuse subclinique à l'aide du dépistage des patients à risque. Cette méthode est cependant non désirable sur le plan coût-efficacité.

2. L'emploi de méthodes prophylactiques primaires. La méthode prophylactique par excellence regroupe les caractéristiques suivantes: elle est sécuritaire et efficace, peu coûteuse, facile à administrer et accessible aux patients, médecins et personnel infirmier et simple à surveiller. Pendant cette session, nous discuterons des principales modalités prophylactiques disponibles tout en comparant et contrastant leurs avantages et inconvénients principaux.

*Phlébologie 92.* Eds P. Raymond-Martimbeau, R. Prescott, M. Zummo.
John Libbey Eurotext, Paris © 1992, pp. 456-458

# Low molecular weight-heparin in prevention of deep vein thrombosis in major vascular surgery

Bruno Gossetti, Luigi Irace, Salvatore Venosi, Francesca Romana Fornasin, Fabrizio Benedetti-Valentini

*2nd Chair of Vascular Surgery, (Head : Prof. F. Benedetti-Valentini), « La Sapienza » University of Rome, Italy.*

*In our experience a retrospective study of the incidence of Deep Venous Thrombosis (DVT) in patients operated upon by aorto-iliac-femoral procedures showed an 8% of DVT as judged by clinical and ultrasounds data. A subsequent study was undertaken on 65 patients, aged 56-75 years, mean 65, submitted to major vascular surgery: 50 aorto-femoral or bifemoral bypass for aorto-iliac chronic occlusive disease, 10 aorto-aortic or aorto-iliac/femoral bypass for elective aneurysmectomy, 5 reconstruction of the Venae Cavae. All were treated by 3200 UIaXa/daily of LMW-Heparin FLUXUM (LMW-He) iniected subcutaneosly from one day preoperatively and prolonged for 8 days after surgical procedures. During the early postoperative days all the patients were investigated by clinical examination, ultrasounds (venous pressure measurement, waveform analysis and echotomography) and 125 I-Fibrinogen uptake test. A DVT was detected during the second and the third postoperative day respectively in the calf of two patients (3,07%) by means of the 125 I-Fibrinogen test in both and by echotomography only in one of them; clinical examination was completely negative in both cases. The administration of LMW-He did not affect the blood loss during surgery or postoperatively and did not lead to other unfavorable side effects. Those results allow us some considerations: a) 125 I-Fibrinogen test has an high sensitivity to discover a thrombosis in the calf veins, but its routinary employment is unnecessary because of its high cost, time consuming use, and the relief of subclinic and selfsolved DVT; b) echotomography can recognize postoperative DVT, also the subclinic ones; c) incidence of DVT in our experience is lower than the incidence reported by some Authors (17 - 20%) in similar patients; d) the LMW-He seems to be an effective and safe drug in preventing postoperative DVT, particularly in high risk patients.*

The incidence of Deep Venous Thrombosis (DVT) after vascular surgery varies from 5 to 30% (Angelides, 1977; Nicolaides, 1975), depending on several factors: the age of the patient, the trauma of the operation and/or an history of foregoing DVT. As reported by some Authors (Nicolaides, 1981) also the coexisting risk factors (previous miocardial infarct) increase the per cent risk of DVT. Furthermore such a great variability in percentage depends also on the methods of postoperative investigations (Russel, 1985) and on the medications emplojed during and after surgery. The reliability of ultrasounds is high only for popliteal-femoro-iliac thrombosis (Barnes, 1986), and phlebography is not yet an easy and repeatible method for postoperative screening (Nicolaides, 1981). *125*I-Fibrinogen Uptake Test (FUT) showes an high sensitivity and specificity in identifying a DVT of the lower limbs, but can sometimes provide a false positive response for severe oedema, haematoma, pronounced varicose vein or surgical wounds (Bekermann, 1984). In this study we have evaluated and compared the incidence of DVT after surgical arterial repair of the lower limbs, in two groups of patients, with the same characteristics in age, coexisting risk factors and type of procedures, treated respectively by antiplatelets drugs (APD), and Low Molecular Weight-Heparin (LMW-He).

## CASE MATERIAL

Six hundred and ninety patients underwent a major vascular surgery: 659 aorto-femoral/bifemoral bypass (AF) for chronich obstructive disease, 22 aorto-aortic or aorto-iliac/femoral for elective aneurysmectomy (AA), 9 reconstructions of Venae Cavae (VC). The age of the subjects ranged from 56 to 82 years, with a mean of 67 years; the coexisting risk factors were represented by hypertension in 179 cases (25,9%), angina or previous myocardial infarct in 132 (19,1%) and diabetes mellitus in 118 (17,1%). In 34 patients (4,9%) a history of previous superficial or deep phlebitis was also recorded. Various medications were employed from the day of the surgical procedure till 8 days after, at least, to prevent postoperative DVT: (group A) APD (dipiridamolo, indobufene, ASA differently associated) in 625 cases (609 AF, 12 AA, 4 VC); (group B) 3200 UI aXa of LMW-He, in single subcutaneous dose, in 65 (50 AF, 10 AA, 5 VC). The incidence of DVT during the postoperative period was evaluated by clinical and ultrasound investigations in both groups and by FUT in all patients of group B. The FUT was considered positive when there was a difference of 20% in uptake in the same site of the opposite leg or in adiacent sites of the same leg or over the same site, provided that abnormality persisted during the subsequent 24 hours. In the patients of groups B aPTT, XaI and Fibrinogen were also investigated intra and postoperatively. Incisional and total blood loss during the surgical procedure, postoperative drainages and wound haematoma formation were always noted.
Clinical examination and ultrasound investigations detected a DVT in 50 patients of group A (8%); echotomography showed a DVT in 1 patient of group B (1.5%). In this group the FUT showed a DVT in the vein of the calf in 2 patients (3%), operated by an AF. In patients of group B the anti-Xa levels, measured during operation showed considerable variations (0.12 ± 20 U/ml), while aPTT showed a moderate prolongation (32 ± 5 sec.), not associated with an increase of blood loss. Postoperative blood loss was also normal in quantity as judged by the drainages. One patient of group B (1.5%) developed

inguinal wound haematoma. The subcutaneous administration of LMW-He never caused side effects in the site of injection.

## DISCUSSION

The comparison between the two groups of patients allows us to make some points: 1) all of them were high risk patients for DVT, presenting a mean age of 67 years and many concomitant risk factors as angina or previous myocardial infarction and superficial or deep phlebitis; 2) all surgical procedures required a total laparatomy, increasing the risk of DVT; 3) FUT showed an high sensitivity to discover a thrombosis in the calf veins, also if not revealed by clinical or ultrasound examinations, but its routinary employment is unnecessary because of its high cost, time consuming use, and the relief of subclinic and self-solved DVT; 4) echothomography can recognize postoperative DVT, also the subclinic ones; 5) LMW-He in the single subcutaneous injection seems to be an effective and safe drug in preventing postoperative DVT, particularly in high risk patients, operated upon by major vascular surgical procedures, showing besides a low incidence of postoperative wound haematoma.

## REFERENCES


Angelides, N., Nicolaides, A.N., et al., (1977): Deep venous thrombosis in patients having aorto-iliac reconstruction. Br. J. Surg. 64: 517-521.

Barnes, R.W. (1986): Doppler techniques for evaluation of lower-extremity venous disease. In Introduction to vascular ultrasonography 2nd Edition, ed W.J. Zwiebel, pp. 333-349. U.S.A.: W.B. Saunders Company.

Beckermann, C.(1984): The fibrinogen uptake test and fibrinogen scintigraphy for detection of deep vein thrombosis. In Imaging of the peripheral vascular system, eds S.M. Pinsky, G.J. Moss, S. Srikantaswamy, U.Y. Ryo, S.A. Gould, G.D. Pound, pp. 201-219. London: Grune & Stratton.

Benedetti-Valentini, F., Gossetti, B., et al., (1990): Low mulecolar weight-heparin (Fluxum) in prevention of deep vein thrombosis in surgical patients. Lecture Book Montorsi M., Zennaro F. Eds Monduzzi Editore, Milano pag.527-29, 1990

Gossetti B., Irace L., et al., (1988): Prevention in deep vein thrombosis in vascular surgical procedures by LMW-Heparin. International Angiology;7:25-27.

Levine M.N., Hirsh J. (1988): Clinical use of low molecular weight heparins and heparinoids. Sem. Thromb. Hemostas.;14:116-125.

Nicolaides, A.N., Irving, D. (1975): Clinical factors and the risk of deep venous thrombosis. In Thromboembolism: aetiology, advances in prevention and management, ed A.N. Nicolaides, pp. 193-204. Lancaster: MTP.

Nicolaides, A.N., Hobbs, J.T. (1981): The $^{125}$I-Fibrinogen test: development and current status. In Investigation of vascular disorders, eds A.N. Nicolaides, J.S.T. Yao, pp. 369-376. U.S.A.: Churchill Livingstone.

Russell, D.H., Hirsh, J. (1985): Comparative value of tests for the diagnosis of venous thrombosis. In Noninvasive diagnostic techniques in vascular disease, ed E.F. Bernstein, pp. 779-796. St. Louis: C.V. Mosby Company.

## Ambulatory care for ambulant patients with acute deep vein thrombosis

Werner Blättler

Office for Vascular Diseases, Zürich, Switzerland

A follow-up study is reported on 49 patients with acute deep vein thrombosis (DVT) treated on an ambulatory basis. Venography had shown crural DVT in 27% and proximal extension in 73%. The initial treatment consisted of heparin (7,500 U iv, 40,000 U sc), ethylbiscoumacetate (900 mg), phenprocoumon (9 mg), and a ready made compression stocking for the calf. The patients were advised to undertake frequent strolls, the first when leaving the office. Pain, swelling and incapacity for walking vanished within two days. The partial thromboplastintime was prolonged 2.4-times on the first day and the thromboplastintime was in the therapeutic range on the second day already. Until follow-up 4 patients died of other diseases. There was no clinical pulmonary embolism, no secondary hospitalisation and only one new DVT. Of 844 months of patients at risk of recurrence 50% passed under anticoagulants and 70% with compression therapy. At an average of 19 months, 82% of patients were asymptomatic and 45% showed mild chronic venous insufficiency. In contrast, impaired drainage function (by lightreflectionrheography) was found in 79% overall and in 100% after DVT of the proximal veins. The discrepancy is explained by the compliance with compression therapy.

## TRAITEMENT AMBULATOIRE DE THROMBOSES VEINEUSES PROFONDES PAR FRAXIPARINE ET CONTENTION. ETUDE PORTANT SUR 108 PATIENTS.

L. BELLENGER

CABINET MEDICAL. 23800 LA CELLE DUNOISE. FRANCE.

Ce travail concerne actuellement 108 personnes, 83 femmes et 25 hommes, d'un âge moyen de 61,7 ans, présentant une thrombose veineuse profonde (TVP).
La localisation des thromboses était jambière isolée (26,8%), jambière et poplitée (26,8%), poplitée et fémorale (28,6%), humérale (0,9%) et dans 16,6% des cas, la TVP provenait de l'extension d'une thrombose saphène, externe (7,4%) ou interne (9,2%).
Ont été exclus de l'étude les sujets présentant une thrombose complète de la veine fémorale commune, ou, a fortiori, une thrombose ilio-cave.
L'ancienneté moyenne de la TVP était de 15,9 jours, allant de 1 à ... 220 jours.
Le diagnostic fut porté sur les résultats des examens clinique (79,6%), Döppler (91,7%), échographique (86,1%), ou phlébographique (7,4%).
La durée du traitement initial fut de 9,8 jours chez 75% des patients, 15 jours chez 12% d'entre eux, 20 jours chez 10% et 30 jours chez 2,8%; la posologie moyenne était de 458,6 U aXa/kg/j, répartie en deux injections sous-cutanées.

Une reperméation complète fut observée à J10 dans 35,8% des cas, entre J15 et J30 dans 57,5% des cas, à J50 (3,8%) et à J141 (0,9%); 2 patients furent perdus de vue.
Les complications furent des incidents locaux mineurs au niveau de certains points d'injection (58%), 1 hématome important post-traumatique (0,9%), 1 thrombopénie (142 Giga/l), 2 récidives (1,8%) de la TVP à l'arrêt du traitement et 2 embolies pulmonaires (1,8%) avec taux d'amputation inférieur à 30%.
Le coût moyen (surveillance et traitement) s'est élevé à 4348,4 FF.

*Phlébologie 92.* Eds P. Raymond-Martimbeau, R. Prescott, M. Zummo.
John Libbey Eurotext, Paris © 1992, pp. 460-462

# Local thrombolytic therapy and thrombectomy acute iliofemoral venous thrombosis

C.R. Askerkhanov, C.I. Gireev, C.M. Makhatilov, S.G. Adilkhanov

*Surgical clinic, Daghestan medical institute, 1 Lenin sq., 367012 Makhachkala, Caucasus, Russia.*

It is well known that the fibrinolitic therapy and thrombectomy is the most effective method of treatment of acute iliofemoral venous thrombosis. Regionary and selective infusion of fibrinolitics appreciably improved the results of treatment of acute venous thrombosis, however in high extensive forms of disease the efficiency of this therapy doesn't satisfy surgeons /Savelev V.S. et al., 1972; Van-de-Loo J. at al.,1983; Gireev G.I. et al.,1989/.

The defectives of venous thrombectomy with using femoralis access is the inefficiency of surgical operation in iliac localization of thrombosis and connected with this the threat of thromboembolitic complication, injuring of valves of iliofemoral segment while using thrombextractors, postoperative lymphorrhoea /Shalimov A.A. et al., 1984/.

Between 1982 and 1991 the results of treatment of 137 patients with acute iliofemoral venous thrombosis were analyzed. There were 53 men and 84 women, between 18 and 69 years of age /average age is 42/.

105 patients received thrombolitic therapy and were randomly divided into four treatment groups.

In the first treatment group 41 patients were injected the intravenous infusion /IVI/ of streptokynase /100000 I.U./ hr during two days/.

22 patients of the second group underwent regionary infusion /RI/ of streptokynase.

For 27 patients of the third group /RI/ was combined with paravenous instillation of curative mixture /PICM/. Curative mixture consisted of heparin /5000 ME/, hydrocortison /50 ME/, chimotripsin /10mg/, 150ml 0.25 per cent of solution of novocaine and was injected to paravenous cellular tissue of obstructed segments.

In the fourth treatment group 15 patients received PICM with intrathrombotic infusion of /ITI/ streptokynase. ITI was realized by the use of thin catheter with additional lateral aperture, which was put into thrombotic masses through the vena tibialis posterior, thus, that it's end will be 3-5 cm below upper level of thrombus. In the presence of flotation thrombosis in all treatment groups cava-filter implantations preceded thrombotic therapy.

The results of treatment evaluated in a direct and follow-up study by ultrasound and phlebographic examinations /Tabl. I/.

DIRECT RESULTS OF THROMBOLITICS THERAPY. TABLE I.

| Methods of thrombolitic therapy | Results of treatment | Periods disease /days/ | | | | Total | % |
|---|---|---|---|---|---|---|---|
| | | <3 | 4-7 | 8-12 | >12 | | |
| IVI /41 patients/ | ** | 3 | 4 | 1 | - | 8 | 19.6 |
| | * | 2 | 15 | 10 | 6 | 33 | 80.5 |
| RI /22 patients/ | ** | 2 | 2 | 1 | - | 5 | 22.7 |
| | * | 1 | 6 | 6 | 4 | 17 | 77.3 |
| RI & PICM /27 patients/ | *** | 2 | - | - | - | 2 | 7.4 |
| | ** | 2 | 3 | 1 | - | 6 | 22.2 |
| | * | 1 | 6 | 7 | 5 | 19 | 70.4 |
| ITI & PICM /15 patients/ | *** | 2 | 1 | - | - | 3 | 20.0 |
| | ** | 1 | 3 | 2 | - | 6 | 40.0 |
| | * | - | 2 | 2 | 2 | 6 | 40.0 |

* * * - patency rate of the iliofemoral segment;
* * - partial restoration of highway blood;
* - absence of effect of treatment.

Total or partial restoration of blood highway in time less than three days from beginning of disease resulted on 60.0, 66.7, 80.0, and 100 per cent according to 1,2,3, and 4 treatment groups.
Three patients had pulmonary embolism. No mortality was encountered. Follow-up results were studied at 75 patients. 13.3 per cent of patients of the first treatment group, 18.8 per cent - the second, 26.3 per cent - the third and 40 per cent - the fourth were completely free from postthrombotic symptoms.

Venous thrombectomy was performed in 32 patients with acute iliofemoral venous thrombosis. **Technique of operation.** From pararectal extraperitonial access the vena iliaca communis is mobilized and taken on tourniquets. Through the slit of venous section of vena saphena parva in the direction of blood current is introduced the catheter of Fogarty of our modification. The end of catheter taken out from section of vena iliaca communis. The balloon of thrombextractor blows out and performs thrombectomy [Fig.1 A,B,C]. In postoperative period the patients received PICM. During in 4 days of postoperative period the patients were treated with unbreaking regionary infusion reopoliglukin-heparin mixture [15 ml and 300 ME accordingly] with adding to it on the second and third days streptokynase [60000 IU /hr]. Later the patients were treated with desagregants, heparin, trental, vitamin PP, etc. 26 patients were operated on for radical thrombectomy. The direct results of radical thrombectomy are produced in Tabl.2.

DIRECT RESULTS OF RADICAL THROMBECTOMY TABLE 2.

| Results of treatment | Periods of disease(days) | | | | Total | % |
|---|---|---|---|---|---|---|
| | until 3 | 4-7 | 8-12 | more 12 | | |
| Restoration of highway blood | 5 | 9 | 5 | - | 19 | 73 |
| Rethrombosis | - | 2 | 3 | 2 | 7 | 27 |

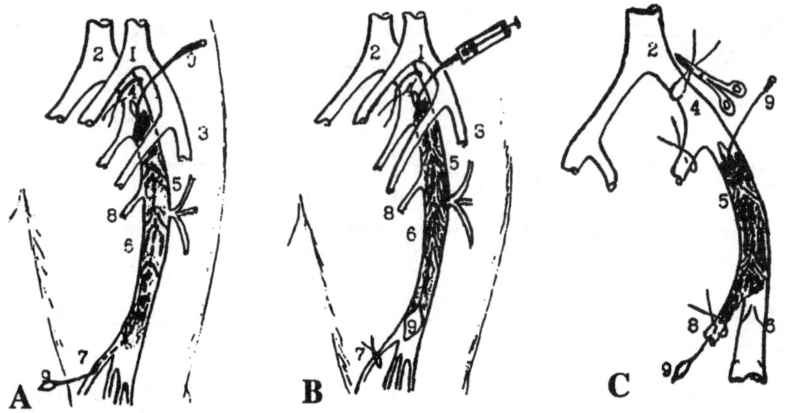


Fig.1.Diagram of suggested method of venous thrombectomy with iliofemoral localization [A,B], with sapheno-femoro-iliacus localization [C]. 1 Aorta, 2 V.cava inf., 3 A.iliaca ext., 4 V.iliaca comm., 5 V.iliaca ext., 6 V.fem., 7 V.saph.parva, 8 V.saph.magna, 9 Thrombextractor.

In the period of 7 days from the beginning of the disease with radical thrombectomy complete clearance of all obstructed segments was achieved in 87,5 per cent of patients. Complications were observed in 9.3 per cent. There was no operative pulmonary embolism or mortality.

In long term period [1-2 years] were studied the results of treatment of 24 patients. Open iliofemoral veins with competent valves were recorded in 62.5 per cent patients.

CONCLUSIONS

I. The ITI of streptokynase combined with PICM permits to improve results of thrombolitic therapy, to restoration of highway blood during 72 hours from the beginning of disease in 66.7 per cent of patients, in the period of 4-7 days we achieve partial restoration and early recanalization.

2. The offered method of surgical treatment and preventive rethrombosis permits to raise efficiency of thrombectomy and escape operative pulmonary embolism, radically removes thrombosis masses from vena iliaca, preserves competence valves, decreases frequency of rethrombosis.

REFERENCES

Gireev G.I., Askerkhanov G.R., Zakariev Z.M. /1989/: Local thrombolitic therapy in complex treatment of acute iliofemoral venous thrombosis. J. Vestn. Chir., 6, pp. 124-127.

Savelev V.S., Dumpe E.P., Yablokov E.G. /1972/: Illnesses of main veins. Moscow, Medicine, p.440.

Shalimov A.A., Sukharev I.I. /1984/: Surgery of veins. Kiev, p.256.

Van-de-Loo J., Kriessman A., Trubestain G., et al. /1983/: Controlled multicenter pilot study of urokynase-heparin and streptokynase in deep vein thrombosis. Thromb. Haemost., 50/3/: p. 660-663.

*Phlébologie 92.* Eds P. Raymond-Martimbeau, R. Prescott, M. Zummo.
John Libbey Eurotext, Paris © 1992, pp. 463-465

# Functional early results after venous iliofemoral thrombectomy with non invasive methods

K. Ktenidis, D. Pohl, A. Westerich, S. Horsch

*Department of General and Vascular Surgery, Teaching-Hospital of Cologne-Porz, Urbacher Weg 19, 5000 Köln 90, Germany.*

SUMMARY: From January 1987 until December 1989, 52 patients after iliofemoral thrombectomy in our hospital underwent a follow-up examination for early results. Apart from the indispensable clinical examination, we performed a combined non-invasive program, consisting of doppler ultrasound, strain gauge (SPG) and photoplethysmography. The phlebodynamometry and phlebography were the reference methods. 27% (n=14) showed no clinical symptoms. 52 % (n=27) displayed minor complaints. In 9 cases (17%), the chronic venous insufficiency of degree I were realized. Signs of the advanced postthrombotic syndroms were found in 4 % (n=2). The sensitivity and specificity of doppler ultrasound were 95% and 57% respectively. The SPG demonstrated a sensitivity of 94% and specificity of 30%. The sensitivity and specificity of photoplethysmography amounted to 80% and 66% respectively. To summarize, the proposed non-invasive program not only serves to confirm the initial diagnosis of deep venous thrombosis, but is also a useful device for postoperative control. In order to plan postoperative treatment (time of anticoagulation, prevention of re-thrombosis), these methods are of great importance to evaluate the degree of collateralisation (SPG) and to realize in time venous insufficiency (PPG, Doppler). The advantages of this program are non-invasive, low costs and good applicability.

INTRODUCTION: The deep vein thrombosis of lower extremities still plays, without a doubt, a substantial role in clinical everyday life. The early registration of the thrombosis and the execution of a causal therapy on the patient are of top priority. The aims of the therapy are clearly defined as follows (2): Prophylaxis of lung embolism, Avoidance of the post-thrombotic syndrome, Abolition of a risk to the extremities in case of phlegmasia coerulea dolens. In case of an absence of contra-indications an aggressive procedure (thrombolysis, thrombectomy) is to be chosen treatment (2). The following report presents early results after a mean observation period of 24 month following a venous iliofemoral thrombectomy. The value of the non-invasive functional tests in the postoperative quality control, with phlebography and phlebodynamometry used as references, was of central interest.

MATERIAL, METHODS AND RESULTS: From January 1987 until July 1989, 52 patients underwent thrombectomy in our clinic. Those treated were 22 women and 30 men of an average age of 58. The examination program comprised of, asides from the

clinical state, the Doppler ultrasound, the strain gauge and photoplethysmography. In addition, the phlebography and phlebodynamometry were performed as reference examination methods.
Approximately one third of the patients showed no clinical symptoms. Over 52% (n=27) displayed minor complaints. Signs of advanced postthrombotic syndroms (PTS) with skin induration and pigment discolouration were found in 4%.(n=2).

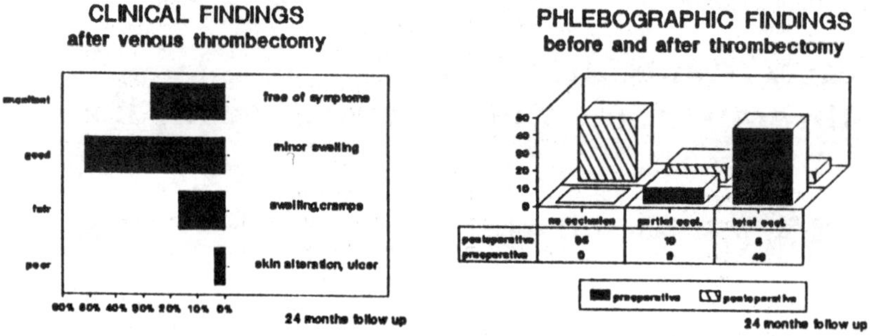


(Fig. 1 Clinical and phlebographic finding)

In 30 cases the thrombosis reached phlebographically the iliacal vein. In 22 cases the femoral vein was effected. In 9 cases the floating thrombs were decisive in the indication for the operation. A normal phlebographic state was reached post-operatively in 36 cases. Recanalisation could not be achieved in all segments of the vein in 6 cases (Fig.1b). Out of 38 examined patients, 35 showed normal phlebodynamometric findings. 3 patients showed pathological absolute pressure drop and recovery time. The statistical analysis of the results demonstrated a sensitivity of 95% and a specificity of 57% of the Doppler ultrasound. The patency of the iliofemoral veins was layed down as the reference criterion. The reference method was phlebography.

**STRAIN GAUGE PLETHYSMOGRAPHY**
sensitivity and specificity

| SPG \ phlebography | patency | no patency |
|---|---|---|
| normal | 38 | 7 |
| abnormal | 2 | 3 |

sensitivity: 94%
specificity: 30%

**PHOTOPLETHYSMOGRAPHY**
sensitivity and specificity

| PPG \ phlebo-dynomometry | normal | abnormal |
|---|---|---|
| normal (without/with Tournique) | 23/21 | 2/2 |
| abnormal (without/with Tournique) | 6/5 | 1/4 |

| | without T. | with T. |
|---|---|---|
| sensitivity: | 78% | 80 % |
| specificity: | 33% | 66 % |

Fig. 2 Reliability of Doppler,SPG and PPG

The sensitivity and specificity of the strain gauge plethysmography amounted to 94% and 30% respectively. The reference method here was also phlebography. The photoplethysmography demonstrated a sensitivity of 80% and a specificity of 66%. In this case the reference method was phlebodynamometry. In 14 cases, the phlebodynamometry was not applicable. The photoplethysmography was not possible in 10 cases (without tourniquet) and 6 cases (with tourniquet). The strain gauge plethysmography was not performed in 7 cases. (Fig. 2)

DISCUSSION: The clinical result is, finally, the guideline by which the venous thrombectomy of the lower extremity is to be measured. Since this however, is only possible qualitatively to semi-quantitavely, one is dependand upon apparative methods. Phlebography and phlebodynamometry represent the standard methods in the judgement of the vein system of the lower limb. (2,4) Phlebography especially shows certain weak points, such as poor judgement in the function of the venous valve system and the collaterisation, depending on the type of phlebography and on the examiner. The Doppler ultrasound gives direct information about the patency of iliaco-femoral and saphena vein. The strain gauge plethysmography measures the capacity of the vein system and the maximum venous outflow. Both are decisive functional criteria for the patency of the strategically important iliofemoral veins or their collaterisation. The photoplethysmography (PPG) tests non-invasively the epifascial vein (without tourniquet) and the subfascial vein (with tourniquet) insufficiency according to the recovery time. The summary of the tests is that the postoperative control of progress can be carried out in a satisfactory manner with non-invasive methods. Specific questions of postoperative-care such as: Duration of the anti-doagulation (phenprocoumon,..), Duration of the compression stocking therapy, Efficiency of the arteriovenous fistula can be answered well with assistance from the non-invasive functional tests. Further advantages, apart from the non-invasiveness, are the simple clinical application and the low costs.

REFERENCES


Cramer MBS. (1983): The detection of proximal deep vein thrombosis by stain gauge plethysmography, through the use of an outflow/capacitance discriminant line.
Bruit Vol. VII

Horsch, S., Pichlmaier, H. (1983): Surgery of venous system present state of the art
Thoracic. cardiovasc. Surgeon: 31, 8-15.

Jian-Ming LI, Anderson FA, Wheeler HB. (1983): Non-invasive testing of venous reflux using photoplethysmography: standardization of technique and evaluation of interpretation criteria
Bruit Vol. VII.

Stirnemann, P., Althaus, U., Kirchhof, B., Triller, J, Nachbur, B., Senn,A. (1984): Early phlebographic results after ilio-femoral venous thrombectomy
Thorac. cardiovasc. Surgeon 1984: 31 - 299-303, 1984

*Phlébologie 92.* Eds P. Raymond-Martimbeau, R. Prescott, M. Zummo.
John Libbey Eurotext, Paris © 1992, pp. 466-468

# Fibrinolytic therapy to patients with deep vein thrombosis in the subacute phase

V. Bachvarova, D. Lukanova, N. Goranova

*Section and Clinic of Angiology, National Center of Cardiovascular Diseases, 65 Miko Papo Str, Sofia, Bulgaria.*

THE THROMBOLYTIC THERAPY IS THE ONLY CONSERVATIVE METHOD FOR RECANALIZING TREATMENT FOR DEEP VEIN THROMBOSIS (DVT). THE TREATMENT FOR D V T FOLLOWING CHILDBIRTH AND ABORTION IS A PROBLEM DUE TO THE UTERUS BLEEDING SURFACE AND POSSIBLE INFECTION COMPLICATIONS.

THE AIM OF OUR RESEARCH IS TO ASSESS THE CLINICAL EFFECT OF FIBRINOLYTIC THERAPY ON D V T PATIENTS IN THE SUBACUTE PHASE (1 TO 4 WEEKS AFTER THE ACUTE PHASE)

M A T E R I A L   A N D   M E T H O D S :

WE APPLIED FIBRINOLYTIC THERAPY WITH STEPTOKINASE (STREPTASE OR AVELYSIN) TO 15 D V T PATIENTS OF VARIOUS LOCALIZATION, 8 OF WHOM MEN AND 7 WOMEN, ALL OF AVERAGE AGE 29. 4 OF THE WOMEN HAD GONE THROUGH CHILDBIRTH OR ABORTION. THE THERAPY CONSISTED OF AN INITIAL DOSE OF 250 000 UI PER HOUR FOLLOWING CORTICOID PREMEDICATION, AND A SUPPORTING DOSE OF 100 000 UI PER HOUR. THIS SCHEME WAS APPLIED UNTIL OBSERVATION OF CLINICAL EFFECT BUT NO MORE THAN 5 DAYS OR UNTIL MANIFESTATION OF A FEBRILE ALLERGIC REACTION. STREPTOKINASE THERAPY WAS FOLLOWED BY HEPARIN THERAPY OPTIMIZED BY PARTIAL THROMBOPLASTIN TIME CONTROL AND THEN FOLLOWED BY INDIRECT ANTICOAGULANT THERAPY FOR THE PERIOD CONSIDERED NECESSARY FOR THE DEVELOPMENT OF RECANALIZATION PROCESSES (ABOUT A YEAR). THE 4 PATIENTS WHO HAD GONE THROUGH CHILDBIRTH OR ABORTION WERE TREATED BY ADEQUATE HEPARIN THERAPY UNTIL EPITHELIZATION OF THE UTERUS OCCURED (2 WEEKS), THEN BY FIBRINOLYTIC THERAPY WITH STREPTOKINASE UNDER THE ABOVE SCHEME. (TABLE 1)

T A B L E   1

| AVERAGE AGE YEARS | D V T DATING FROM WEEKS | AVERAGE THERAPY DURATION | | |
|---|---|---|---|---|
| | | STREPTASE | HEPARIN | INDIRECT ANTICOAGULATS |
| 29 | 2.5 | 14 HOURS | 7 DAYS | 8 MONTHS |

OUR EXPERIENCE SHOWS THAT MOST OF THE D V T PATIENTS ARE ADMITTED IN THE HOSPITAL LATE, THE DISEASE BEING IN THE SUBACUTE PHASE, DUE TO DIAGNOSIS PROBLEMS AND SELFTREATMENT.

THE STAGES OF CHRONIC VENOUS INSUFFICIENCY OF THE EXTREMITIES WERE ASSESSED AS FOLLOWS:

0 - NO SYMPTOMS, RESPECTIVELY REGRESSION OF SYMPTOMS; I - OEDEMA AND CYANOSIS; II - SECONDARY COMPENSATORY VARICAE; III - PIGMENTATION, DERMATOSCLEROSIS; IV - VENOUS ULCER.

## R E S U L T S A N D D I S C U S S I O N :

T A B L E 2 - EARLY CLINICAL EFFECT

| SUPERFICIAL VENOUS FAILURE | OEDEMA | COMPLAINTS |
|---|---|---|
| % PATIENTS | % PATIENTS | % PATIENTS |
| 9 | 36 | 22 |

THE FOLLOWING COMPLICATIONS WERE OBSERVED: A RAISE OF HEPATIC ENSYMES, HAEMATOCELE, GUM BLEEDING.

THE LATE CLINICAL EFFECT WAS RECOGNISED BY POSTTHROMBOTIC SYNDROME DEVELOPMENT 1 AND 2 YEARS AFTER THE TREATMENT. IN 22 PER CENT OF THE PATIENTS ONLY 0-1 STAGE OF POSTTHROMBOTIC SYNDROME WAS OBSERVED.

FOR COMPARISON WE HAVE TRACED THE FORMATION OF POSTTHROMBOTIC SYNDROME IN THREE GROUPS OF D V T PATIENTS TREATED DURING THE ACUTE PHASE OF THE DISEASE:

I - CONTROL GROUP (WITH CONTRAINDICATIONS TO ANTITHROMBOTIC THERAPY);
II - WITH ANTICOAGULANT THERAPY
III - WITH FIBRINOLYTIC THERAPY.

TABLE 3 ILLUSTRATES THE RESULTS. TO BE MORE CONVINCING, THE AVERAGE 7TAGE OF POSTTHROMBOTIC SYNDROME HAS BEEN CULCULATED BEFORE THE TREATMENT AS WELL AS 1, 2 AND 5 YEARS AFTER IT.

USING THE CRITERION $x^2$ = 37,48 WE PROVED THAT POSTTHROMBOTIC SYNDROME HAD CONSIDERABLY PROGRESSED IN ALL GROUPS.

T A B L E 3 - AVERAGE STAGE OF POSTTHROMBOTIC SYNDROME

| GROUP | NUMBER OF PATIENTS | BEFORE | 1 YEAR AFTER | 2 YEARS AFTER | 3 YEARS AFTER |
|---|---|---|---|---|---|
| I - CONTROL | 37 | 0,43 | 1,5 | 2,06 | 2,20 |
| II - ANTICOAGULANT | 133 | 0,28 | 0,77 | 1,14 | 1,22 |
| III - FIBRINOLYTIC | 44 | 0,13 | 0,42 | 0,43 | 0,77 |

THE ABOVE DATA SHOW THAT FIBRINOLYTIC THERAPY HAS CONSIDERABLE AND STATISTICALLY SIGNIFICANT ADVANTAGES OVER HEPARIN THERAPY. (2) EVEN AFTER THE FIFTH YEAR THE PERCENTAGE OF THE PRACTICALLY HEALED STREPTOKINASE GROUP PATIENTS IS MUCH GREATER THAN THAT OF THE HEPARIN GROUP PATIENTS AND FAR GREATER THAN THAT OF THE CONTROL GROUP PATIENTS. (3)

BY FIBRINOLYTIC THERAPY DURING THE FIRST 1-6 DAYS OF D V T COMPLETE RECANALIZATION IS ACHIEVED IN 61 PER CENT OF THE CASES AND PARTIAL IN

26 PER CENT. WHEN APPLIED IN D V T CASES WITH 1-TO-3-WEEK DURATION THIS METHOD LEADS TO COMPLETE RECANALIZATION IN 19 PER CENT AND PARTIAL IN 51 PER CENT; THEREFORE WE EXPECT THE FIBRINOLYTIC THERAPY IN THE SUBACUTE PHASE TO GIVE EFFECT IN 70 PER CENT OF THE CASES. (1)

THIS MEANS THAT THE LONG-TERM RESULTS OF FIBRINOLYTIC THERAPY FOR D V T WITH PATIENTS IT THE ACUTE PHASE DO NOT DIFFER FROM THOSE WITH PATIENTS IN THE SUBACUTE PHASE.

POSTTHROMBOTIC SYNDROME, IF DEVELOPED, LACKS THE INVALIDIZING SYMPTOMS OF SKIN INDURATION AND VENOUS ULCER. IT IS DEMONSTRATED AS OEDEMA, IN MOST CASES INCONSTANT, MANIFESTED ONLY DURING EXCESSIVE PHYSICAL STRAIN. SMALL DOSES OF STREPTOKINASE SIFFICE FOR THE FRAGMENTATION OF DEEP VEIN THROMBI WHICH THEREFORE BECOME SUSCEPTIBLE TO PHYSIOLOGIC THROMBOLYSIS. THUS PHYSIOLOGIC LYSIS IS MORE EFFECTIVE BEING PROTECTED BY LONG-TERM ANTICOAGULANT THERAPY AT THE CHRONIC STAGE.
POSTTHROMBOTIC SYNDROME DEVELOPS IN 100 PER CENT OF THE CONTROL GROUP PATIENTS, IN 50 PER CENT OF THE HEPARIN GROUP PATIENTS AND IN 30 PER CENT OF THE STREPTOKINASE GROUP PATIENTS.

ANTITHROMBOSE THERAPY TO D V T PATIENTS AIMS AT MAXIMAL RECANALIZATION OF THE OCCLUDED SEGMENTS AND AT PRESERVATION OF THE VENOUS VALVE FUNCTION. ITS SUCCESS DEPENDS ON SEVERAL FACTORS, MAINLY THE DURATION OF THE DISEASE AND ITS CHARACTER. WHEN ANTITHROMBOSE THERAPY IS APPLIED AT A LATER STAGE THE CHANCES OF SUCCESS DIMINISH CONSIDERABLY AS FAR AS THE DEVELOPMENT OF CHRONIC VENOUS INSUFFICIENCY IS CONCERNED. THE VENOUS VALVES ENGAGED IN THE THROMBOSE PROCESS CANNOT RESUME THEIR NORMAL FUNCTION. (4) THE HIGH INCIDENCE OF HEAVY INVALIDIZING FORMS OF POSTTHROMBOTIC SYNDROME AMONG PATIENTS ON ANTICOAGULANTS INDICATES THAT ANTICOAGULANT THERAPY, THOUGH ADEQUATELY APPLIED ON A LONG-TERM BASIS AND STRICTLY CONTROLLED, CANNOT BE EXPECTED TO LEAD TO RECOVERY OF THE VEIN FUNCTION.

THEREFORE, THE USE OF FIBRINOLYTIC RECANALIZING THERAPY BOTH IN THE ACUTE AND SUBACUTE D V T PHASES WILL BE OF CRUCIAL IMPORTANCE FOR THE PATIENTS' FUTURE AND WILL BENEFICIALLY INFLUENCE THE CONTEMPORARY ASPECTS OF THE WIDE-SPREAD VENOUS PATHOLOGY.

## C O N C L U S I O N :

ACCORDING TO OUR EXPERIENCE FIBRINOLYTIC THERAPY OF D V T SHOULD BE APPLIED TO ALL PATIENTS WITH NO CONTRAINDICATIONS WITHIN THE FIRST MONTH OF THE DISEASE. THE ALMOST COMPLETE VEIN RECANALIZATION IN CASES OF D V T FOLLOWING CHILDBIRTH OR ABORTION ACHIEVED BY OUR METHOD OF TREATMENT PROVES THAT THIS METHOD IS PERSPECTIVE AND HAS TO BE APPLIED.

## R E F E R E N C E S :


1. DEUTSCHINOFF, A., BATCHVAROVA, V.(1979): KLINISCHE SPATERGEBNISSE NACH LANGZEITBEHANDLUNG VON AKUTEN FEMORO-ILIAKALEN PHLEBOTHROMBOSEN. FOLIA HAEMAT. 106, 516, 945-955
2. COLLEN, D., LIJNEN, H. (1984): NEW APPROACHES TO THROMBOLYTIC THERAPY. ATHEROSCLEROSIS, 4, 579-585.
3. TRUBESTEIN, G., TRUBESTEIN, R. ET AL (1986): DIE FIBRINOLYTISCHE THERAPIE MIT STREPTOKINASE UND UROKINASE BEI TIEFER VENENTHROMBOSE. MED. KLIN, 81, 3, 79-84.
4. VAN DE LOO, J., KREISSMANN, A. ET AL (1983): CONTROLLED MULTICENTER PILOT STUDY OF UROKINASE - HEPARIN AND STREPTOKINASE IN DEEP VEIN THROMBOSIS. THROMB. HAEM., 50, 3, 660-663.

## Fixed dose subcutaneous LMW heparin vs adjusted dose IV heparin in the initial treatment of symptomatic proximal DVT

P. Prandoni, A.W.A. Lensing, H.R. Buller, A. Cogo, M. Carta, A. Ruol, and J.W. ten Cate.

Institute of Internal Medicine, Padua, Italy; Centre for Haemostasis and Thrombosis Research, Amsterdam, the Netherlands

**Objective:** To determine the relative effectiveness and risk of bleeding of fixed dose subcutaneous LMW heparin (CY 216) as compared to adjusted dose intravenous heparin in the initial (10 days) treatment of proximal deep vein thrombosis (DVT).

**Design:** Open, randomized trial. 170 consecutive symptomatic patients with venography proven proximal DVT.

**Regimens:** 1) CY 216: subcutaneous injections every 12 hours according to body weight (12,500 aXa IC U for patients <55 kg; 15,000 aXa IC U for patients between 55 and 80 kg; 17,500 aXa IC U for patients >80 kg). 2) Adjusted dose heparin: continuous intravenous infusion to maintain the APTT within 1.5 to 2.0 times of the mean normal control value.

**Outcome Measures:** 1) Symptomatic: objective diagnosis of recurrent venous thromboembolism (DVT or pulmonary embolism) and bleeding (major or minor) complications. 2) Asymptomatic: differences between pre- and post-treatment (day 10) venographic scores and lung segment scores (perfusion lung scans).

**Follow-up:** Six months (of which at least 3 months warfarin sodium therapy; INR, 2.0 to 3.0).

**Results:** 12 of the 85 patients (14.1%) in the intravenous heparin group and 6 out of the 85 patients (7.1%) in the LMWH group developed symptomatic extension or symptomatic recurrent venous thromboembolism (difference in incidence, 7.0% (P>0.2) in favour of the LMWH group (95% CI, -3.3% to 15.3%). 3 of the 85 patients (3.5%) of the intravenous heparin and 1 of the 85 patients (1.1%) receiving LMW heparin developed major bleeding during or in the first 48 hours after (LMW) heparin treatment (difference in incidence, 2.4% in favour of the LMW heparin group; p>0.2; 95% CI, -2.8% to 4.7%).

**Conclusions:** Subcutaneous LMW heparin (CY 216) is at least as safe and effective as intravenous adjusted dose heparin in the initial treatment of symptomatic proximal vein thrombosis.

## Low molecular weight heparin in prophylaxis in comparison with low dose unfractionated heparin, a cost-effectiveness analysis

B. Horisberger, M. Sagmeister

Interdisciplinary Research Centre for Public Health

In patients confined to bed, particularly those recently operated upon, there is a danger of thrombus formation in the venous system of the lower extremities and of the pelvic cavity. Patients undergoing operations and prolonged immobilisation are therefore treated with anticoagulants as primary prophylaxis against thrombosis.

The most-feared complication in the early phase of deep vein thrombosis is pulmonary embolism. In Switzerland 3\739 patients died from the sequelae of pulmonary embolism during 1986 (WHO: 1987). 5 to 10 years or later, following deep vein thrombosis, a post-thrombotic syndrome developed in about 50% of cases (Gallus; 1976)

Low-dose Heparin prophylaxis has been widely adopted in Switzerland in addition to other prophylactic procedures (heparin, dihydergot, low-molecular-weight dextran, intermittent compression etc. and is now routinely employed in numerous clinics.

Since 1986 a low-molecular-weight (LMW) heparin (Fraxiparine, Sanofi Pharma AG) is registered in Switzerland for the prophylaxis of thromboembolic complications.

*Phlébologie 92.* Eds P. Raymond-Martimbeau, R. Prescott, M. Zummo.
John Libbey Eurotext, Paris © 1992, pp. 470-472

# Current indications and rationale of the surgical prophylaxis of pulmonary embolism

G. Emanuelli, A. Farina*, R. Rossi, F. Dassi, C. Frigerio, F. Lavorato

*Clinica Chirurgica, Istituto di Scienze Biomediche San Gerardo, Monza. * Chirurgia Generale IIa, Ospedale Crema, Italy.*

Pulmonary embolism is an acute and all too often fatal event which begins, in most cases, in a deep venous thrombosis of the lower limbs. According to statistical data in USA, pulmonary embolism (PE) is the cause of 15% of the total annual deaths in that country.
Not much can be done for most of these patients whose death comes rapidly in around an hour. Our principal objective therefore is to diagnose the source of emboli in those who survive. There is in fact an incidence of new embolic events of around 30% : we must give these "survivors" a precise topographic diagnosis and consequent medical or surgical treatment.
Based on such presuppositions a phlebografic examination of the lower limbs together with visualization of the inferior vena cava becomes necessary. The indications of which therapy to use (medical and/or surgical) therefore can be found in an exact clinical and above all instrumental diagnosis being carried out immediately! Only under such circumstances can one discuss the most suitable and effective therapeutic protection for a patient in order to give him sufficient guarantee of functional success to save him from post-phlebitic syndrome, pulmonary embolism and its relapses, by removing the thrombosis either partly or completely.
Our experience and way of thinking about surgical prophylaxis of PE considers a series of anatomo-clinical and venous physiopathological data which is necessary in order to plan a correct therapeutical programme to solve possible venous obstruction, to avoid a thromboembolic complication and above all to prevent the post-thrombotic syndrome. We therefore repeat that the main treatment of DVT is represented by anti-coagulative therapy: this has considerably reduced the possibility of progressive thrombosis or of the development of a primary or recurrent embolism. For this reason we think that interrupting inferior vena cava is the only way to prevent primary or recurrent emboli where medical therapy cannot be applied or is ineffective and always when there are indications of the possibility of a fatal PE. It must be remembered that such procedures are prophylactic and must be put into practice "in good time" to be effective. Even though abolishing the source of emboli medically is the best prophylaxis of PE, the role of surgery must be considered as either an alternative (thrombectomy) or a parallel (venous interruption) means of treatment.

Our direct surgical approach to DVT is essentially limited to the femoro-iliac-caval axis (proximal DVT) when there is a menacing PE because of a floating thrombus in this site. Also when it is in the inferior vena cava or in the case of thrombo-phlebitis leading to ischemia only in this case of ineffectiveness or contraindication to medical therapy.
The use of a loco-regional thrombolysis with caval protection through a filter has been a therapeutical acquisition of ours, which obviates a possible embolism in the case of loco-regional treatment. Recently catheter-filter have become available which give a temporary protection and can be removed at the end of the treatment. In respect of the systemic one, this method has greatly improved the data of venous patency in the short term and is indicated in the case of "full duct" DVT recently emerging. In direct surgery on proximal venous axis, after removing the thrombi we apply an Adams de Weese clip only when the thrombectomy leads on to the vena cava. We think this is the only indication of the use of a caval clip along with its use in the case of contemporary surgery for another pathology in which there is also an indication of venous interruption. Regarding other indications, we prefer endoluminal methods as they have the great advantage of allowing a very good and continuos blood flow though the inferior vena cava, thus avoiding vascular hemo-dynamic changes in patients who sometimes already have a precarious cardio-circulatory balance. Besides this, the tendency towards the development of collateral para-caval venous lines is minimized and this is a critical factor in the prevention of recurrent PE. Operating morbility and mortality are very acceptable using such trans-venous methods and even though our follow-up is limited to the last 6 years, the evaluation of our results leads us to prefer these methods to those of most foreign authors.
The following tables show our experience in this field.
Thus it seems reasonable to prefer these methods in choosing a surgical means of anti-embolic prophylaxis, above all in older patients, and in particular in those for whom partial or total thrombosis removal is not indicated or feasible using medical-surgical methods. In the case of young patients we prefer a direct surgical solution initially or secondarily when a medical cure is ineffective, or always when anatomic site, thrombosis morphology and age impose it. This is without neglecting the possibility of a venous protection which could be either venous or clip according to site of surgical aggression.
In conclusion we note that, when possible and effective, a surgical/medical association of thromboembolic prophylaxis improves results in the longer term thus reducing embolic relapses, favouring venous patency and reducing post-thrombotic syndrome due to the base disease. One must be conscious therefore that as there is no defined plan to treat PE, it is essential to balance the use of the therapeutic means we have at our disposal in order to achieve the highest guarantee of obtaining a good thromboembolic prevention.

## REFERENCES

Emanuelli G.,LavoratoF.,Barigozzi P.,Rossi R.,Colombo M.:Our experience in surgical prophylaxis of pulmonary embolism. Atti dal IX World Congress of Phlebology, Kyoto, Sett.1986.

Emanuelli G.: Ruolo della chirurgia nella prevenzione della tromboembolia polmonare. Chirurgia - Arch.Trim., 15: 69-74, 1991

Clinica Chirurgica - Università di Milano
Polo di Monza - Direttore: Prof.F.Lavorato

**Patients and methods**
(Oct.'84 - Mar.'92)

| | |
|---|---|
| Caval filters | 249 |
| Transvenous approach: | |
| - right internal jugular | 215 |
| - left internal jugular | 1 |
| - right femoral | 20 |
| - right brachial | 13 |
| Placement: | |
| - uprenal vein | 46 |
| - downrenal vein | 203 |
| - unsuccessful placement | 2 |

Filters placement into inferior vena cava
(Oct.'84 -Mar.'92)

| | |
|---|---|
| Greenfield (SGF) | 80 |
| Greenfield percutaneous (TGF) | 13 |
| LGM temporary (LGT) | 2 |
| LGM (LEM-LGM 30) | 82 |
| SP 2010 | 12 |
| SP 2612 | 15 |
| Filcard DF01 | 9 |
| Filcard DF04 | 2 |
| Filcard DF06 | 6 |
| Filcard temporary RF01-RF02 | 12 |
| Gunther | 6 |
| Dil Biomat | 3 |
| Cardial | 3 |
| FCP 2000 | 3 |
| Vascor | 1 |
| Total | 249 |

Thrombolitic therapy with UK or SK in patients with:

| | |
|---|---|
| - filter definitive | 18 |
| - filter temporary | 13 |
| Total | 31 |

Short time complication (in the first month from implant) on 175 filter

| | |
|---|---|
| - Right internal jugular thrombosis | 0.57 % |
| - Right renal vein thrombosis | 0.57 % |
| - Downfilter inferior cava vein thrombosis | 1.14 % |
| - Upfilter inferior cava vein thrombosis | 2.85 % |
| - Filter migration (innocuos embolia) into pulmonary art. | 0.57 % |

Follow-up from 8 months to 7 years of 151 filters
(Octbre '84 - Octobre '91)

| | |
|---|---|
| - Long term maintenance of patency | 97.50 % |
| - Peripheral edemas (PFS moderate) | 11.00 % |
| - Microembolic pneumonic recidivant (non fatal) | 1.98 % |
| - Lateral basculation | 3.96 % |
| - Filters taken off | 3.30 % |
| - Legs broken | 3.96 % |
| - Caudal migration | 6.60 % |
| - Proximal migration | 1.32 % |
| - Caval wall transfixion of theSGF with interest of next organs (kindney, duodenum, aorta, retroperit.) | 6.62 % |
| - Death rate after 1 month | 4.62 % |
| - Death rate after 6 years by different causes | 13.20 % |
| - Death rate for P.E. (suspected) | 1.98 % |
| - Death rate for P.E. (checked) | 1.32 % |
| - Mortality after 1 month | 4.62 % |
| - Mortality after 6 years for different patologies | 13.20 % |
| - Mortality for P.E (suspect) | 1.98 % |
| - Mortality for P.E (checked) | 1.32 % |

Absence of operative mortality because of the method employed and absence of mortality either in a brief and in a long period (10 month-5 years) for non-thrombotic complications (included filters remotion)

*Phlébologie 92.* Eds P. Raymond-Martimbeau, R. Prescott, M. Zummo.
John Libbey Eurotext, Paris © 1992, pp. 473-474

# Effect of unfragmented heparin alone and in combination with dextran on experimental venous thrombosis in rabbits

Stefan E. Matthiasson, Bengt Lindblad, Thomas Mätzsch, David Bergqvist

*Department of Surgery and Experimental Research, University of Lund, Malmö General Hospital, S-214 01 Malmö, Sweden.*

**Summary:** An experimental model based on the combination of endothelial damage and flow reduction was used to induce jugular vein thrombosis in rabbits. The effect on thrombosis of an unfragmented heparin (UH) was compared with the effect of the combination of UH and dextran in a double blind fashion using prophylactic relevant doses. No statistically significant difference were found for thrombus weights (p=0,95) or the frequency of thrombosis (p=0,36) between the two studied groups. No occlusive thrombi were observed.

**Introduction:** Venous thromboembolism is a threat to immobilised patients. In modern surgery thromboprophylaxis in risk groups is considered necessary. Low dose UH is used for this purpose and it's efficacy is well documented (Collins et al, 1988). Dextran is also an effective thromboprophylactic agent (Clagett et al, 1988). The use of dextran for thrombophrophylaxis has diminished but on the other hand increased as a substite for blood and plasma. Dextran and heparin have different effects on the haemostatic systems. It is therefore important to evaluate the combined effect of dextran and heparin on haemostasis as well as the effect on thrombus formation.

**Material & methods:** Thirty white New Zealand rabbits of both sexes were used. Mean weight was 2,6 kg ( SD±0,2). The animals were sedated with xylazincloride 1 ml im and anesthesized with sodium penthobarbital. Thrombosis was induced according to an experimental rabbit model as described by Peterson & Zucker, 1970 and modified by Björck et al , 1984. Jugular veins were exposed. One cm long segment of each vein was isolated between vascular clamps and flushed with Ringer's solution through a intradermal needle. Each segment was then washed with 1 ml 0,5% polidocanol to induce endothelial damage. Two groups were studied with 15 animals in each group:

1: UH with Dextran
2: UH with Polygeline

**Substances** : The *UH* is a standard heparin sulphate with a molecular weight of 5.000-20.000 daltons and specific activity 140 XaI Units/mg. Dosage: 70 XaI Units/kg. *Dextran* (dextran 70, Macrodex®) with a mean molecular weight of 70,000 (20.000-115.000) daltons. Dosage: 0,5 g/kg. *Polygeline* (Haemaccel®) was used as a placebo drug for dextran.

---

**Acknowledgements**: This study was supported by grants from Kabi-Pharmacia AB, Sweden, Stig and Ragna GORTHONS Foundation, Helsingborg, Sweden and the Swedish Medical Research Council (00759).

**Statistical analysis** : For statistical analysis Student's t-test, for unpaired observations, was used for evaluation of thrombus weights. The Chi Square test was used to evaluate the frequency of thrombosis between the different groups. P<0.05 was considered significant.

**Results:**

*Frequency of thrombosis & occlusive thrombi*: The frequency of thrombosis was lower than expected compared with our earlier studies (Matthiasson et al, 1992), 13% (4 out of 30 veins) in the group receiving UH and dextran and 7% (2 out of 29 veins) in the group receiving UH and polygeline. There were no occlusive thrombi. There was no significant difference in the frequency of thrombosis between the two groups (p=0,36).

*Thrombus weights* : No significant difference in thromb weights was observed between the groups (p=0,9) (Fig. 1).

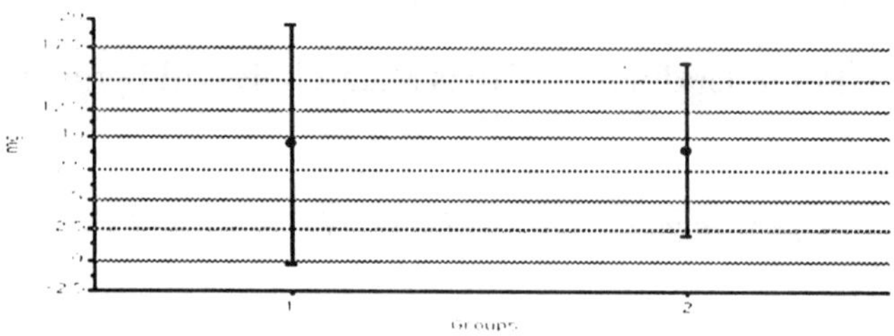

Fig. 1: Mean thrombus weights (mg)±SD.
1: UH/dextran, 2: UH/polygeline.

**Discussion:** The risk of an increased bleeding by combining UH and dextran in prophylactic dosage has been advocated. The theoretical advantage of combining heparins and dextran to prevent thrombosis, due to different actions, is insufficiently documented. In practice the unintentional combination of heparins and dextran is more frequent when heparin is given preoperatively for thromboprophylaxis and dextran intraoperalively for volume expansion. Dextran has a complex mechanism of action which contributes to the thromboprophylactic effect (Bergqvist, 1988) and similarily heparin works through the coagulation cascate by inhibition of thrombin and to a lesser extend factor Xa (Verstrate, 1990). The combination of UH with dextran did not show any significant difference in frequency of thrombosis or in thrombus weights.

**Conclusion:** The data from the present study indicate that a combination of low dose UH and dextran is only as effective in thromboprophylaxis as UH alone but is not superior altough theoratically it might be expected.

**References:**


Bergqvist D. (1988): Effects of dextran. National board of health and welfare. Drug information committee. Workshop, Uppsala, Sweden 2:169-78.

Björck CG, Bergqvist D, Esquivel C, Nilsson B, Rudsvik Y. (1984): Effect of heparin, low molecular weight heparin and heparin analogue on experimental venous thrombosis in the rabbit. Acta Chir Scand 150:629-33.

Clagett PGP & Reisch JS. (1988): Prevention of venous thromboembolism in general surgical patients. Results of meta-analys. Ann Surg 208:227-40.

Collins R, Scrimgeour A, Yusuf S and Peto R. (1988): Reduction in fatal pulmonary embolism and venous thrombosis by perioperative administration of subcutaneous heparin. N Engl J Med 318:1162-73.

Matthiasson SE, Lindblad B, Mätzsch T, Holst J, Bergqvist D. (1992): The effect of low molecular weight heparin, dextran and their combinations on experimental venous thrombosis in rabbits (in manuscript) .

Peterson J, Zucker MB. (1970): The effect of adenosine monophosphate, arcaine and anti-inflammatory agents on thrombosis and platelet function in rabbits. Throm and Diath Haemorrhagica 23:148-58.

Verstraete M. (1990): Pharmacotherapeutic aspects of unfractionated and low molecular weight heparins. Drugs 40:498-530.

# D. Gynécologie/*Gynecology*

*Phlébologie 92*. Eds P. Raymond-Martimbeau, R. Prescott, M. Zummo.
John Libbey Eurotext, Paris © 1992, pp. 477-479

# Prenatal and postnatal development of the veins

Jitka Kočová, Maruše Horáková

*Department of Histology and Embryology, Faculty of Medicine, Charles University, Karlovarská 48, CS-30166 Plzeň, and Mošnova 25, CS-15000 Praha 5, ČSFR, Czechoslovakia.*

The high incidence of venous diseases (Bobek et al. 1966, Horáková, Hloušková 1978, Widmer 1989) of the lower limbs in man prompted us to study the structure of the veins from clinical and theoretical point of view.

We investigated microscopically development of the venous wall in the limbs of man (from 28 postconceptional day up to the end of the first decennium) and selected mammals with different ways of locomotion. Electronoptically we compared the normal and pathological development in human fetuses as well as the postnatal structure of limb vessels in rat and the bat.

Results:
1. In mammals with dissimilar ways of locomotion and different shapes of the limbs, variations in the anatomical arrangement and histological structure in the superficial and deep veins have been found. In the individual species the wall of the limb veins can be distinguished both by extent of the media and adventitia, and by amount of smooth muscle cells.
2. In embryological series of the forearm and of the shin we first saw a typical wall structure, with elastic and muscle elements, in the arteries, than in the superficial veins and lastly in the deep veins. The superficial veins appear sooner that the deep veins in both phylogeny and ontogeny (Kočová 1989).
3. Peripheral lymphatics come into existence at the same time when the coherent basal membrane develops in blood vessels and when the individual limb structures differentiate (Kočová 1988).
4. On comparing the veins of both limbs we find that the greater amount of circular muscle in the superficial and deep veins of the pelvic limb in man is postnatal adaptation of the vessels to the stress caused by the hydrostatic pressure of the blood in a erect position and biped locomotion.
5. Individual variations in the amount of the smooth muscle and collagen connective tissue exist already in the children of the similar age (Fig. 1.).

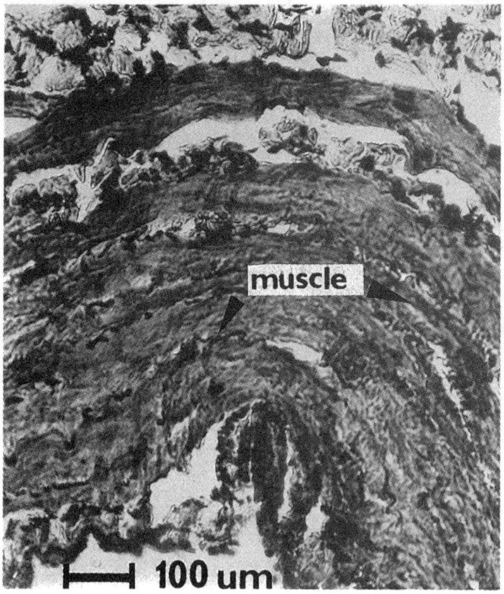


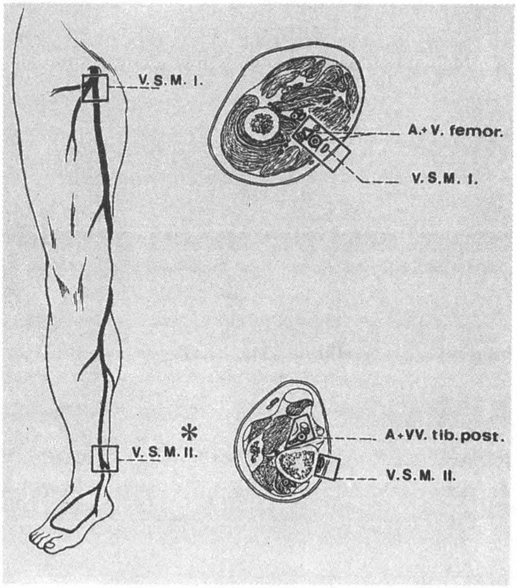


Fig. 1.: Circular muscle in the lower segment of
*v. saphena magna in children

The main problem of the practical phlebology is the fact that till present time it has been impossible to influence congenital disorders in the development of the venous wall. We investigated the period of the first appearance of the varicosity - from the childhood to the age of the sixty years.

We examined 741 children in the age between 6-14 years from the basic school in Prague. We studied the cohorts of the children and of the adults patients coming incidentally into our phlebological and we compared the development of the varicosities in both groups with respect to the hereditary load.

The incompetent trunc varices or perforating veins were found in 13,9 per cent of school children. The occurence of the varices was bigger in boys with numerous sport activities (18,6 per cent) than in girls (9,4 per cent). The family predisposition has been found in children with varicose disease in 71 per cent. In the families of healthy non affected children varices occured only in 56 p.cent.

We analyzed the family history of the 2.259 of our patients and we proved, that in the genetically loaded persons the varicosities occur statistically significant earlier. The Fig.2. shows and 45 per cent of all primary varices appear in the childhood and youth, e.g. to the age of 20 years. The number of the varicosities increases till thirty: in this period there is significant difference (P=0,005) between the cohort with and without hereditary load. Later after thirty the first occurence of primary varices decreases significantly in the families with hereditary load.
Summarizing our observations we may conclude that in the persons with hereditary load varicosities manifest mostly befor thirty, without hereditary load the first varices appear after thirty and in old age.

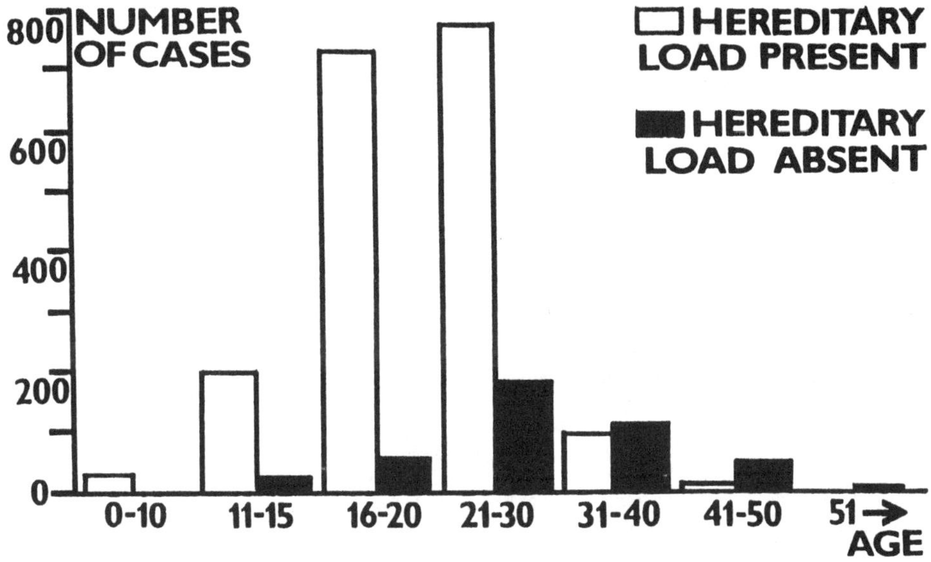


Fig. 2.: First appearance of varices by age

REFERENCES


Bobek K., Cajz L., Čepelák V., Šlaisová V., Opatrný K., Barcal R. (1966): Etude de la fréquence des maladies phlébologiques et de l'influence de quelques facteurs étiologiques. Phlébologie 19, 217.

Heede G. (1989): Prevaricose epidemiological symptoms in 8 to 18-aged pupils. Phlébologie 89, A.Davy, R.Stemmer eds., 157-159.

Horáková-Nedvídková M., Hloušková Z. (1978): Makromorphologische Veränderungen der oberflächlichen Beinvenen im Kindesalter. In: Ergebnisse der Angiologie (Hrsg.) K. Salfeld 18, 19-23. F.K. Schattauer, Stuttgart-New York.

Kočová J. (1989): Structure and development of the veins and lymphatics. Phlébologie 89, Eds. A Davy, R. Stemmer, 7-9, John Libbey Eurotext Ltd.

Kočová J. (1988): Development of the blood and lymph vessels of limbs. Progress in Lymphology XI, 51-54, Elsevier Science Publ. Amsterdam.

Widmer L.K. (1989): Zur Epidemiologie von Varikosis und chronisch-venöser Insuffizienz. Phlébologie 89, Eds. A.Davy, R.Stemmer, 151-156, John Libbey Eurotext Ltd.

## Les reflux pelvi cruro jambiers

Docteur Paul Albert Ouvry

Clinique Saint-Pierre, 76200 Dieppe, France

Les varices en rapport avec l'incontinence ostiale des saphènes internes et des saphènes externes sont fréquentes et bien connues.

Les varices vulvaires et leurs prolongements à la face postéro interne des membres inférieurs sont moins fréquentes et moins bien connues, mais constituent, après les grosses, une voie possible de récidives variqueuses.

Les reflux pelvi cruro jambiers méritent donc d'être connus.

La découverte d'une insuffisance des varices ovariennes confirmée par des phlébographies sélectives a permis d'expliquer certains «syndromes de congestion pelvienne et a débouché sur des interventions chirurgicales efficaces au point de vue gynécologie. Les varices vulvaires et éventuellement crurales accompagnant ces syndromes pouvaient être considérées comme accessoires. Mais la plupart des varices vulvaires et de leurs prolongements sur les membres inférieurs que l'on peut rencontrer en pratique phlébologique ne s'accompagnent pas de syndrome de congestion pelvienne.

À propos d'une série de 30 observations de varices vulvaires il a été possible de mettre en évidence certains caractères communs quant à l'étiologie, la clinique et la thérapeutique des varices vulvaires et des varices des membres inférieurs d'origine pelvienne.

*Phlébologie 92.* Eds P. Raymond-Martimbeau, R. Prescott, M. Zummo.
John Libbey Eurotext, Paris © 1992, pp. 481-483

# Estroprogestins and microcirculation

Claudio Allegra, Anita Carlizza, Alfonso Mari

*Department of Angiology, S. Giovanni Hospital, via S. Giovanni in Laterano 155, Rome, Italy.*

## INTRODUCTION

Oral contraceptives and their consequences on microcirculation are still an unsolved problem. Circulatory complications seem to appear only in thrombophilic risk situations, in case of deficiency in some coagulative factors, or in presence of elements increasing the total blood viscosity. The question is whether in no-risk situations such drugs are likely to cause vasculopathies or phlebostatic syndromes and whether such pathologies are connected with the action of estrogens and/or progesteron. Therefore our questions are: "Are oral contraceptives a cause of phlebopathies?", "Which are the most detrimental? Estrogens or progesteron?", "Is the pathological event dependent on the dosage?", "Which is the role of treatment duration and free intervals?", "In case the pathological event should appear, would it be reversible?".

Literature provides different opinions. Experimental researches on animals have shown a different involvement of estrogens and progesteron. Apart from Tacchi's topic experiment (1960), which revealed the appearance of interstitial oedema and venous dilation, all the others, carried out through nailfold and conjunctiva capillaroscopy, are not significative (Merlen, 1973; Allegra 1982). The results of experiments on animals, however, have been obtained in laboratory using a strong dosage of OPS (Oestroprogestatifs de Synthese) given directly. Therefore they have an experimental character and cannot be obtained in the clinic.

Only in a particular clinical situation named "constitutional phlebostasis" an increase in peripheral oedema and the appearance of corymb microvarices after the use of OPS at full dosage, have been recorded (Allegra, 1982).

The aim of our study was to assess the effects of a prolonged administration of estroprogestins at different doses of estrogens, on the capillary-venular system.

## MATERIALS AND METHOD

We carried out an open randomized comparative study to assess and compare the effects on the capillary-venular system and on venous haemodynamics, of MERCILON, an oral contraceptive containing a low dose of estrogens (0,020 mg ethinylestradiol) plus a selective non androgenic progestogen (0,150 mg desogestrel), and GINODEN, a combination containing a higher dose of estrogens (0,030 mg ethinylestradiol) plus 0,075 mg gestodene.

46 female volunteers, aged 18 to 42, were divided into two groups: A (22 pts) and B (24 pts) by simple random.

Exclusion criteria were the following: a) smokers, b) hormonal treatment, including hormonal contraception, during the last three months before entering the study, c) regular drug therapy or self-medication during the whole study, d) personal history or familiarity for phlebopathies, e) overweight, f) thromboembolic diseases in history, g) disturbance of the liver functions, h) known or suspected mammary carcinoma, i) undiagnosed genital bleeding, l) cardiovascular diseases, m) women post-partum, post-abortion and breast feeding, n) diabetes or abnormal GTT (glucose tolerance test), o) more than two pregnancies.

Group A received MERCILON (low dose of estrogens), group B received GINODEN (higher dose of estrogens). The drug was administered for 21 days a month, starting on the first day of the menstrual cycle, for 6 months. We considered instrumental parameters: a) capillaroscopy at the nailfold of the hand and the foot (Wild Capillaroscope, 10 x); b) orthostatic peripheral venous Doppler tensiometry; c) LRR at the ankle (Laumann LRR); experimental clinical parameters: circumference of the ankle, oedema and heaviness of the lower limbs, microvarices. Parameters of tolerability both laboratory (haemocrome; metabolic, coagulative, hepatic, renal parameters) and clinical (arterial arm pressure, heart rate, weight) were also considered. Experimental parameters were evaluated at times 0, 30, 90, 180 days. Tolerability parameters were evaluated at times 0 and 180 days. For every variable, Student's T test was computed within each group (A and B) and between the two groups.

## RESULTS

Clinical parameters: a) The oedema of the lower limbs showed a slightly significant ($p < 0.05$) increase in both groups without important differences in the Student's T test between the two groups. b) No changes in varices of the saphena magna were recorded. c) Red and blue corymb microvarices showed a slightly significant increase in both groups. A comparison between the two populations was not possible because they were not homogeneous for this variable at start. d) Heaviness at the lower limbs increased slightly significantly ($p < 0.05$) and similarly in the two groups.

e) Pain didn't change significantly in either of the population.
f) A slightly significant increase in the diameter of the lower 3rd of the leg was shown in group B.

Instrumental parameters

LRR $T_0$ : a significant decrease was recorded in group B ($p < 0.05$), no significant changes in group A.

LRR $\Delta$R : a trend similar to LRR $T_0$ with a more sharp decrease in group B was shown ($p < 0.001$).

VENOUS DOPPLER TENSIOMETRY : In both groups a trend to increase, still below the threshold of significance was recorded.

BIOMICROSCOPY : a) in both treatments, a significant ($p < 0.001$) increase in the number of capillaries was recorded. Such increase was significantly less evident in group A. b) The transparency of the medium didn't change significantly in group A, while it decreased significantly ($p < 0.001$) in group B; the analysis between the two groups pointed out a highly signifcant difference between the two treatments. c) Significant ($p < 0.001$) variations in the arterio-venous relationship were registered in group B. d) A significant increase in the distance among dermic papillae turned up progressively, from time 0 to time 3, in group A, and immediately, from t1 to t2, in group B. e) Newformed capillaries appeared in a significant ($p < 0.001$) number of patients of group B, while no case was recorded in group A. The reported data are consistent with capillary stasis and an increase in permeability.

DROP OUT : 4 patients of group B dropped out, 2 patients after 1 month and 2 patients after 3 months, because of mostly gynaecological but also vascular complications (orthostatic eodema of the ankles, itching, heaviness and light pain in the legs) observed also in 7 more patients who carried on the trial.

TOLERABILITY : parameters of tolerability didn't show any significant changes.

## CONCLUSIONS

In all the patients investigated, we observed the vascular and haemorheological effects of a prolonged estroprogestinic administration. In patients treated with Mercilon (small dose of estrogens), such effects, primarily microcirculatory, turned up in the capillaroscopic picture without a relevant clinical evidence. On the contrary, the treatment with Ginoden (stronger dose of estrogens) produced more significant capillaroscopic changes and a significant impairment of LRR besides clinical signs and symptoms such as orthostatic oedema, itching, heaviness, slight pain in the lower limbs.

## REFERENCES

Allegra, C., and Criscuolo, A. (1982): Contraccettivi orali e varici. Min. Angio. vol. 7, n. 2, pag. 97-99.

Merlen, J.F., and Sarteel, A.M. (1979): Contraceptifs oraux et microcirculation cutanée. J. Mal. Vasc. IV, 3.

THROMBOSE VEINEUSE ET GROSSESSE

E.CERAUDO, M.R. DEL GOBBO*, G.PONTORIERO**
I Service de Chirurgie-**Service de Gynécologie-Obstétrique
Hopital de Jesi-*Ambulatoire de Phlébologie Jesi ITALIE

Entre 1987-1990 nous avons relevé 22 cas de phlébothromboses dont 15 profondes et 7 superficielles qui représentent 0,5% de 3926 grossesses parvenues la notre observation. Les causes qui déterminent l'apparition des ces lésions sont, en partie d'ordre général(hérédité, précédentes, phlébotromboses, précédent emploi de contraceptifs oraux, sédentarité, diabéte, obésité, age avancé)et en partie liées à l'état de grossesses(augumentation de la concentration des facteurs plasmatiques de la coagulation I,II,V,IX, X, augumentation de la volemie d'environ 1,2lt avec engorgement et rallentissement de la vitesse linéaire, empêchement du retour veineux à cause de la compression des veines pelviennes par l'utérus gravide, precédents avortements, danger d'avortment et conséquente hopitalisation).Toutes les patientes ont été soumises à des contrôles cliniques périodiques,de laboratoire et instrumentaux avec vélocimetrie doppler et pletismographie straingauge.La thérapie s'est servie de héparine calcique au dosage de 25 mille unités par jour,bandage compressif et respectivement déambulation aux cas de thrombose veineuse des membres infériéurs et repos au lit dans des cas de thromboses des veines du bassin. Nous n'avons pas relevé de complicantions d'aucune espéce et toutes les grossesses ont été menées à terme.

*Phlébologie 92.* Eds P. Raymond-Martimbeau, R. Prescott, M. Zummo.
John Libbey Eurotext, Paris © 1992, pp. 485-487

# Antithrombin III deficiency and pregnancy

E. Baggio, G. Lipari, E. Butturini, E. Fiorini, F. Zusi, S. Girardi, P. Stancampiano, G. Rosa, R. Vecchioni

*Surgical Department (Head. Prof. R. Vecchioni), University of Verona, Italy.*

Decreased antithrombin III^ activity has been known as a predisposing factor for venous thrombosis since 1965, when Egeberg described it [5].

Congenital antithrombin III^ deficiency, or Egeberg's disease, is inherited by dominal autosomal transmission. Most affected subjects are heterozygotes, with AT III levels of 50 - 60 %. Homozygosis, which is fortunately rare, is characterised by extremely severe deficiency, and by often fatal venous and arterial thromboembolism.

Incidence varies from 1:13000 to 1:14000, through incidences as high as 1:5000 have been described (1).

Clinical onset typically occurs at a young age, in most cases of DVT often followed by pulmonary thromboembolism and far less often associated with varicophlebitis

Incidence of DVT is as high as 70 - 80 % in patients with this deficiency.

Episodes of thrombosis occurred spontaneously, as well as with a predisposing conditions such as surgery, pregnancy and delivery. Pregnancy and childbirth are well known to be associated with hypercoagulability and hypofibrinolysis, irrespective of specific alterations in the individual patient. Hypercoagulability is related to elevated fibrinogemia, observable as early as the second month of pregnancy and probably caused by hyperproduction. Accompanyng elevation of factors VII and X has also been observed. In addition there is a decreased in AT III, remaining murginally within the physiological range in normal subjects.

In a patient with congenital AT III^ deficiency, the basal risk level is gratly increased in pregnancy.

Antithrombotic prophylaxis is subject to limitations during pregnancy with treatment, especially in the first three months, incidence of neonatal malformations is about 10.4% , as against 0.7% with heparin.

Fetal mortality reported by Hall et al (6), including miscarriages and stillbirths, is quite high with both heparin ( 21.5%) and warfarin (18.7%).

Heparin treatment throughout pregnancy can further reduce congenitally deficient AT III, as a result of increased consumption.

Treatment so far suggested for AT III in pregnancy is heparin for the first 17 weeks, warfarin in weeks 18 - 32, and heparin until delivery, followed by AT III infusions immediately afterwards (4).

Our treatment has been based on a more "physiological" approach, consisting of exogenous

AT III (Kybernin) at a frequency and dosage sufficiently high to ensure normal AT III.

This as been associated with prophylactic administration of heparin 0.2 ml b.i.d.

### *PERSONAL EXPERIENCE*

Over the last three years, we have treated three patients with AT III deficiency in pregnancy already known in one case and diagnosed during inpatient DVT treatment in the other two.

***Clinical case N^ 1***

M.C., 29 years, primigravid in fourth month of pregnancy. Known congenital type I AT III deficiency (paternal transmission ), and history of popliteal-femoro-iliac DVT treated with fibrinolytic agents and partial recanalisation. AT III on admission was 65-70%.

Following informed consent, AT III prophylaxis was administered, togheter with heparin s.c. 5000 I.U. b.i.d.. Bilateral compression by class 2 elastic stockings was also applied.

AT III was administered at an attack dose of 2000 I.U. (infusion of 1000 I.U. in 500 cc of physiological solution over a period of about three hours), with subsequent modifications of dosage so as to ensure AT III activity > 80%.

The initial dosing frequency of about once every five days was increased to once every 4 days from the 5th to the 7th month, and once every three days in the 8th month. AT III "consumption" increased further in the last month, necessitating an infusion every second day.

Throughout treatment, APTT was normal.

Close clinical observation continued throughout pregnancy and routine Doppler CW of the lower limbs was performed, without signs of venous thrombosis.

A female, baby was delivered by Caeserean section in the 35th week. By express desire of the parents, the baby's haemocoagulative profile has not yet been investigated. Prophylaxis with AT III, heparin and elastic compression was continued up to the 20th day post-partum after which pharmacological treatment was discontinued.

***Clinical case N^ 2***

R.S., 34 years secundipara, in the 7th month of pregnancy, referred for acute iliac-femoral DVT. AT III activity on admission was 60 - 70 % .

AT III prophylaxis was administerd, togheter with heparin s.c. ( 5000 I.U. x 2 ). Elevated AT III " consumption" at the end of pregnancy necessitated that administration be increased to 1000 I.U. on alternate days. Elastic compression was applied.

From the 20th day post-partum, this treatment was replaced by Coumarine to prevent recurrence of thrombosis, until the 4th month post-partum.

***Clinical case N^3***

C.Q., 40 years, primigravida in the 3th month of pregnancy, referred for popliteo-femoro-iliac thrombosis. AT III activity on admission was 55 - 60 %.

Prophylaxis with AT III and combined heparin was administered according to the usual schedule.

The patient is currently in the 8th month of pregnancy. Close observation and Doppler tests have shown no sign of rethrombosis.

### *CONCLUSIONS*

The need for antithrombotic prophylaxis in pregnant women with congenital and/or acquired AT III deficiency is unquestionable.

Good results have been obtained, not only by us but also in the literature (10), with prophylaxis based on exogenous AT III combined with heparin. This treatment, which continues throughout pregnancy, gives encouraging results but is costly.

The haemocoagulative profile should be throughly assessed in all young patients with a history of DVT, particularly in women of child-bearing potential, in severe thromboembolic complications.

## *BIBLIOGRAPHY*

(1) ABILGAARD U.
Higly purified Antithrombin III with heparin cofactor activity prepared by disc electrophoresis
Scan.J. Cli. Lab. Invest. 21 (1968) 89

(2) BRANDT P.
Observation during the treatment of Antithrombin III deficient women with heparin and Antithrombin concentrate during pregnancy, parturition, and abortion
Thrombosis Research 22; 15 - 24, 1981

(3) CAPODICASA E., DE BELLIS F.
Eparine a basso peso molecolare
Edizioni C.E.L.I. 1989

(4) DE STEFANO V., LEONE G., DE CAROLIS S., FERRELLI R., DI DONFRANCESCO A., MONETA E., BIZZI B.
Managment of pregnancy in women with Antithrombin III congenital defect: report of four cases
Thrombosis and Haemostasis 59 (2) 193 - 196 (1988)

(5) EGEBERG O.
Inherited antithrombin deficiency causing thrombophilia
Thrombos. Diathes. Haemorrh. 13 (1965) 516

(6) HALL et Al.
Ann. J. Med. 68: 122, 1980

(7) LAHARRAGUE P., BIERME' R., CERENE A., BOUCAYS A., MASSIP P.,
Antithrombin III substitutive treatment of the hereditary deficiency
Thrombos. Haemost. 43 43 (1980) 72

(8) KIWIT J.C., SABIERRS H.H.K., SCHMNITT C.
Familiarer AT III-Mangel
Wehrmed. Mschr. 27 (1983) 65

(9) RAVAGNI-PABIZEN P., ZENORINI M.T., LIPARI G., BUTTURINI E., BAGGIO E., ROSA G. SIGNORI E.
Profilassi delle complicanze tromboemboliche in gravidanza e puerperio.
Atti III Congresso Internazionale di Flebolinfologia , Ferrara - S. Marino, Settembre 1991, pagg 14.20-14.23

(10) SCHRAMM W., MARX R.
Congenital and acquired Antithrombin III deficiency. Clinical symptoms and therapy with Antithrombin III concentrate.
Ann. Univ. Srav. Med. Suppl. 3 (1983) 41/VI & 45/VI

(11) TENGBORN L., BENGTSSON T.,
Antithrombin concentrate. Thromboprophylaxis during pregnancy in a patient with congenital Antithrombin III deficiency.
Acta Obstet Gynecol 1986; 65: 375-6

(12) THALER E., NIESSER H., KLEINBERGER G., GASSNER A.
Antithrombin III replacement therapy in patients with congenital and acquired Antithrombin III deficiency
Thromb. Haemostas. 42 (1979) 327

## Ilio-femoral dumping syndrome

R.A. Schobinger

Dept. of Surgery, Klinik St. Anna

The shifting of blood from the pelvic venous system into the lower extremity is a well known feature in presence of valvular incompetence in the iliac-femoral-popliteal and saphenous axis. This pathological hemodynamic situation usually associated with varicose veins and/or chronic venous insufficiency (CVI) may be termed ilio-femoral dumping. The combination of a symptomatic pelvic congestion syndrome with varices and/or CVI may be called ilio-femoral dumping syndrome. Its diagnosis can be established by a pointed gynecological and phlebological history and careful clinical examination, Doppler sonography and retrograde ilio-femoral phlebography and must be suspected in some cases of rapidly recurrent varicose veins, of thigh varices persisting after pregnancies, of CVI and of pelvic congestion syndromes associates with CVI. Additional selective ovarian phlebography in 60 multiparous patients, none of which had gynecological surgery, and who exhibited market varices and a CVI of various degrees demonstrated ovarian valvular insufficiency and varicosities with reflux into the iliac venous system. In some instances contrast material injected into the left renal vein in an almost upright patient cascaded down via the external and internal iliac venous system into the deep and superficial veins of the leg. A similar involvement of the right ovarian vein, which enters the inferior vena cava at a sharp angle and is difficult to catheterize, could be demonstrated only in 2 cases. Interruption of an ovarian venous reflux should therefore, whenever possible, be associated with radical peripheral venous surgery. Short of valvuloplasty or transplantation such combined proximal and peripheral approach, conveniently done under epidural anesthesia available results. This has been the therapeutic modality adopted by the author. Modern phlebology should, in diagnosis and therapy, not limit itself to the periphery but in selected cases also encompass the iliac and gonadal venous systems.

Representative phlebograms will be shown.

*Phlébologie 92.* Eds P. Raymond-Martimbeau, R. Prescott, M. Zummo.
John Libbey Eurotext, Paris © 1992, pp. 489-490

# Les reflux d'origine pelvienne

Cappelli M.*, Ermini S.**, Turchi Adolfo***, Bono G*

** Studio flebologico via Datini 46 Firenze Italy; ** Studio flebologio via Tizzano 18 Grassina Firenze Italy; *** 1° U.O. Chirurgia generale Ospedale S.M. Annunziata USL 10/H Firenze Italy*

L'emploi des appareils duplex dans la cartographie hémodinamique réalisée à la fin d'une intervention CHIVA a permis la réalisation d'une étude sélective des collatérales de la jonction saphène-fémorale jusq'à arriver à la reconstruction d'une carte de la crosse anatomique e fonctionnelle. Nous pouvons en fait évidencier la direction du drainage physiologique des collatérales qui peut e^tre effectuer soit vers l'arc saphénien que vers l'haut. Physiologiquemente nous ne rencontrons jamais la présence d'un Valsalva positif excepté que pour une éventuelle propagation de la jonction saphène-fémorale incontinente. Pour tel motif la recherche d'un Valsalva dans une collatérale expression d'un reflux d'origine pelvienne, doit etre effectuer positionant le doppler pulse loins de l'embouchement dans l'arc saphénien.C'est connu comme les veins qui entrent dans le petit bassin peuvent constituire des points de reflux vers le membre inférieur par le système saphénien (collatérales médiales) ou bien par les systèmes extrasaphéniens ( veines fessières obturatrices ischiatiques). Tel évent resulte plus fréquemment pour les femmes qui ont eu des grossesses. La conferme ou moins du repertoir velocimetrique vient effectuée pendant l'intervention. La recherche d'un Valsalva sur les collatérales doit etre effectuée excluant le reflux principal de la jonction saphène-fémorale, positionant deux clips en contraposition a tel niveau. L'utilisation de guaines stérilisées permet de mettre la sonde de 8 MHz sur la portion terminale de la saphène faisant effectuer au malade un Valsalva.

Vu que l'incision inguinale dans l'intervention CHIVA doit etre particulièrement haute pour pouvoir effectuer une squelettrisation parfaite de la cross avec ses branches, l'espace que nous avrons à disposition sur la saphène terminale résul tera insuffisant. Il sera donc impossible obtenir une angulation obtimale consid erant aussi le problème de l'insonorisation de la fémorale commune située en bas que souvent est siège du reflux pour incontinence de la valvule iliaque-fémoral Pour ce motif nous avons préféré tester le Valsalva sur la saphène loins de la cross, au niveau de la cuisse, dans un point précédemment marqué sur la peau. cela permet aussi une meilleure utilisation de la frequence de la sonde de 8MHz.

Une fois démontré la présence d'un reflux saphénien aux clips positionées il faut individuer l'origine. Alternant la fermeture des collatérales et faisant executer à niveau le Valsalva nous pouvons identifier celle qui est responsable du reflux et confirmer l'étude duplex exécutée avant l'intervention.

Avec telle méthode nous avons étudié 223 cas retrouvant la présence de shunts veino-veineux d'origine pelvienne dans 54 malades (24%) de ceux-ci dans 34 cas le reflux se manifestait sur les collatérales de la crosse.

A signaler la présence d'une crosse saphénique secondaire de petites dimensions qui échographiquement avait été interprété comme un shunt pelvienne.

CONCLUSION:

Le but du travail est celui de poser l'attention sur la présence de telle problematique parce qu'il s'agit de points de reflux non controlables étant d'origine intra-abdominale. Leur ligature pourrait expliquer beaucoup de récidives.

*Phlébologie 92.* Eds P. Raymond-Martimbeau, R. Prescott, M. Zummo.
John Libbey Eurotext, Paris © 1992, pp. 491

# Vulval-perineal varicosities as a cause of varicose veins of the legs

Lawrence L. Tretbar, M.D. FACS

*Univ. of MO Kansas City School of Medicine*

87 legs of 64 women, presenting with vulvo-perineal varices and distal varicosities following pregnancy, were examined with Doppler ultrasound. Their ages ranged from 25-74 years with pregnancy occurring 4-40 years before examination.

In 47/87 legs the vulval varices were connected to varices of the lower legs with no reflux demonstrated in the saphenous systems. The most common junction was with the posterior medial branch of the long saphenous vein extending the varicoses along the posterior thigh as Giacomini's vein and often to the calf.

Vulval varices connected with the Long Saphenous Vein in 44 legs creating incompetence of the saphenous trunk below the juncture. In half the upper saphenous vein and saphenofemoral junction was competent.

Incompetent saphenofemoral junctions were obliterated by clipping-in-continuity and the varices by injection sclerotherapy or avulsion.

No major complications occurred. Results were excellent.

## An alternative in the treatment of feminine pelvic varicocele by means of the utilization of venous rehabilitation and hydrosmina in 100 cases

Dra. O. Carrion, Dr. J. Castro, Dra. M. Zafra, Dr. P. Amillategui,
Dr. J. Leal Monedero

Hospital Ruber Internacional

From May 1991 to February 1992, a group of 100 patients was chosen, radiologically carriers of pelvic varicocele and who presented venous congestion in grade IV in the lower members with small venous dilations. A clinical, exploratory and radiological study was carried out on this group for their diagnosis. In all the patients, independently of their final therapeutic indication, medical rehabilitation treatment was indicated for a period of six months.

In this work the clinical results obtained with this mixed treatment are expounded, believing that although primary causes which can be treated by means of other techniques exist in this pathology, the clinic of congestion on a pelvic level as much as in the lower members improves, being a highly congestive etiology, and therefore which clinically comport as feminine pelvic varicocele and radiologically are negative.

## Varicocèle Pelvienne Feminine avec Manifestation de Congestion dans les Membres Inférieurs: Traitement Mixte à l'aide d'un Traitement d'Embolisme Pelvien Antérieur et une Chirurgie Postérieure des Membres Inférieurs appliqué à 186 Patients.

Dr. J. Leal Monedero, Dra. O. Carrión,
Dr. J. Castro, Dr. J.M. Obispo, Dr. S. Zubicoa

Dans l'évaluation du système veineux, le système pelvien et les membres inférieurs doivent être considérés comme une unité fonctionelle, ce qui est amplement démontré dans la varicocèle pelvienne feminine.

Depuis septembre 1989 nous avons pratiqué un traitement chirurgique de cette pathologie dans plus de 150 cas, obtenant des résultats différents. Néanmoins, la gravité chirurgique de la pathologie variquese a augmenté parce que une ou deux laparotomies supplémentaires ont été nécessaires.

Dans ce travail effectué sur un groupe de 186 patients depuis 1989 à janvier 1992, on a fait un diagnostic antérieur à l'iliocavographie sélective avec une évaluation des 4 axes ovariens et des iliaques internes appliquant un traitement d'embolisme dans ces axes qui étaient considérés insuffisants et une chirurgie posterieure conventionnelle variqueuse des membres inférieurs. Nous allons exposer les méthodes et les techniques suivies, le matérial utilisé ainsi que les complications.

Les résultats obtenus ont été fort satisfaisants et pour cette raison nous pensons que ce traitement complémentaire est parfaitement approprié pour les patients avec varicocèle pelvienne feminine.

## SURGERY OF THE GONADAL VEINS IN PELVIC VARICES AND THE PELVIC CONGESTION SYNDROME.

ABRAHAM LECHTER, MD.

HOSPITAL MILITAR CENTRAL, BOGOTA - COLOMBIA

FROM 1984 TO 1982 TWO HUNDRED AND SEVENTY EIGHT (278) OPERATIONS HAVE BEEN DONE FOR VARICES OF PELVIC ORIGEN (250 OPERATIONS) AND THE PELVIC CONGESTION SYNDROME (28 OPERATIONS).

BILATERAL LIGATION AND RESECTION OF THE GONADAL VEINS WERE PERFORMED IN 260 CASES. UNILATERAL LIGATION (28 CASES ) HAS BEEN ABANDONED.

ANATOMY OF THE GONADAL VEINS HAS BEEN STUDIED FINDING A HIGH NUMBER OF VARIATIONS THAT ARE IMPORTANT IN VASCULAR INVASIVE STUDIES AND SURGICAL TECHNIQUE.

THE CLINICAL PICTURE OF BOTH CONDITIONS HAS BEEN CLARIFIED.

INVASIVE GONADAL VEIN PHLEBOGRAPHY AND LAPAROSCOPY ARE VERY HELPFUL IN THE POSITIVE DIAGNOSIS OF THESE PROBLEMS.

THE SURGICAL TECHNIQUE WITH INCREASING EXPERIENCE HAS BECOME A PERFECTIONED ROUTINE.

THE RESULTS HAVE BEEN EXCELLENT AND ENCOURAGING. PHOTOGRAPHIC MATERIAL AND TABLES AMPLY ILLUSTRATE OUR PRESENTATION.

## PROGESTERONNE ET MALADIE VARIQUEUSE

Dr. Saul C. ROMERO

Centro MEDICO DE FLEBOLOGIA. Asunción -PARAGUAY
Cerro Corá 1096

Il a dans l'organisme de la femme une hormonne spécifique à son sexe la progestéronne, laquelle constamment imprègne ses tissus. Cette hormonne est un composant normal de son univers endocrinien et son taux de pressence augmente chaque mois dans les 15 jours qui précédent les règles. Quand cette hormonne surpasse son niveau normal, elle exerce l'action de relaxer les fibres musculaires lisses presentes dans la constitution des parois des vaisseaux sanguins. Si la distension deteriore la structure parietale des vaisseaux, les varices seront constituées. Durant la grossese l'on remarque l'apparition des varices et l'exaltation des preexistantes. Il existe une autre cause qui fait augmenter le nombre de femmes qui soufrent de ce mal. Dans notre époque, on utilise des contraceptifs orales. Une pillule contraceptive contie dans sa composition une hormonne d'action progestéronal. Elle élève le niveau hormonal et par consequent agresse aussi les fibrilles musculaires lisses. Le generateur commun des varices pendant la gestation ou la période de contraception constitue le taux élévé de progestéronne dans le sang. L'utilisation de contraceptif pour la prevention de la natalité, est trés importante des l'age de 18 ans et jusqu'a 30 ans, selon notre étude statistique.

# E. Orthopédie/*Orthopedic surgery*

*Phlébologie 92.* Eds P. Raymond-Martimbeau, R. Prescott, M. Zummo.
John Libbey Eurotext, Paris © 1992, pp. 497-498

# Osteoporosis in phlebology

H.R. Van der Molen, S. Overvelde

*Phlebology Policlinic, Terwolde, The Netherlands.*

Introduction:

It happens rather often that a patient comes to the office in order to have varicose veins sclerosed, or complaining of walking difdicuity with pain in the legs, located elsewhere than the varicose veins and not in the calf when walking.
The examination includes in such cases the sign of Lasègue and even more the "inverted Lasègue" and pressure pain on the lumbar vertebrae on the spinae, (patient lying prone) or lateral from spinae:
a röntgenogram of the lumbar spine will, apart from disc trouble, show very often an osteoporosis.
The signs are well described by Geusens (1986)

1. corpus vertebrae monoconcave.
2. biconcave: disc swelling to lens-shape
3. superior plate fractured.
4. both plates fractured.
5. vertebrae compressed, reduced in height.

The expanding of the discs is explained by pressure of nucleus pulposus (Snapper 1949), adjoining plates being weakened.
The radiograms show: intravertebral vertical stratification hypervisibility of contours: "windowshape" of corpora.
More sophisticated is the Dual-photon-absorptiometrie.

We studied 82 patients suffering from osteoporosis (67 women and 17 men). Majority between 60 and 80 years.

Symptoms; pain in legs with or without low back pain.

a. nocturnal pain in legs (somethimes restless legs), left side 49x and right side 48x.
b. pain localisation: high lateral 47x, medial 13x, anterior 34x and posterior 21x.
   leg lateral 50x, medial 21x, anterior 34x, posterior 36x.
c. Lasègue positive left 29x and right 38x.
d. inverted Lasègue (rapid flexion of leg in prone position of patient) left 69x and right 73x.
   So this is the most constant sign.

e. Pressure on lumbar vertebrae patient lying prone, with fist on spinae + 49x.
with thumb: paraspinal pressure: "ringing the bell" + left 36x and right 31x

Coxarhtrosis was found, with Forestier's sign, left side 16x and right side 8x.

Treatment of primary osteoporosis.

1. remobilisation
2. calcium as tertiary phosphate in high dosis.
3. decadurabolin 25 mg intramuscular injection 1x in a month, for 2 years.

Calcium alone is without effect; Nilas 1984, Rus 1987, Tiggs 1987, Stevenson 1988.
The combination anabole steroids + calcium is effective (Snapper 1949) Phosphate loss by giving "soluble" calciumsalts is to be avoided.
Giving the decadurabolin in the cited doses never causes any virilisation effect.
Contraindication is: men with prostate carcinoma. Diabetics should strictly be controled.
Other treatments: calcitonin intranasal or intramuscular is much more expensive.

Biphosphonate: can be used in the very rare cases where anabolic steroids are contraindicated or without effect. The effect is positive, but comes later.
Flurorides: too much side effects.
Cacitriol: (vitamin D3) in elderly patients promotes athero-sclerosis. We avoid it.

Results

For 82 cases: very good improvement after 12 months in 62 cases, partial improvement in 13, no effect in 6 cases.
Detailed study was made in 37 cases.

| | before treatment | | after 1-1½ years | |
|---|---|---|---|---|
| Nocturnal pain | left 21 | right 20 | left 8 | right 7 |
| Lasègue | 13 | 17 | 6 | 7 |
| inverted Lasègue | 28 | 31 | 19 | 19 |
| pressure lumbar spinae | 24 | | 13 | |
| paraspinal pressure | 20 | 11 | 9 | 9 |

# The thrombosis of the deep veins of the shank in the orthopedic practice - a sonographic study

Ekkehard Röhr

The routine sonographic examination of the deep veins of the legs in patients with complaints as to the knee-joint or the tarsal joint, in particular with condition after injury, revealed that the fresh thrombosis of the deep veins of the shank is a relatively often occurring disease. In altogether 5,000 cases of different diseases that were treated orthopaedically "fresh thrombosis of the deep veins of the shank" was in total 32 times diagnosed. In all of these cases there was clinically no suspicion of such a disease.

*Phlébologie 92.* Eds P. Raymond-Martimbeau, R. Prescott, M. Zummo.
John Libbey Eurotext, Paris © 1992, pp. 500-502

# L'appareillage du pied diabétique

D. Miault*, JP. Brun**, P. Miault, E. Deschamps*, P. Priollet**, J.M. Cormier**, C. Laurian**

* *C.M.C. de Villiers Saint-Denis, 02310 Charly-sur-Marne, France.* ** *Hôpital Saint-Joseph, 7, rue Pierre Larousse, 75674 Paris Cedex 14, France.*

Les lésions podologiques du pied diabétique qu'il existe ou non une artérite associée sont des complications fréquentes qui nécessitent des soins coûteux, souvent des hospitalisations, et dont les conséquences peuvent conduire à des amputations d'un niveau beaucoup plus haut situé que le siège des lésions.

Outre le traitement médical et ou chirurgical, l'appareillage occupe une place de choix dans la prise en charge de ces pieds.

Les buts en sont :

- La prévention des troubles trophiques lorsque celui-ci en est indemne qu'il soit partiellement amputé ou non.
- L'aide à la cicatrisation lorsqu'il existe des troubles trophiques ou après une mise à plat ou une amputation partielle.

Toutes les décisions d'appareillage doivent être prises au sein d'une consultation d'angiopodologie. Elles sont fonction du stade évolutif du pied. Elles portent sur le choix du chaussage, sur la nécessité de la confection d'orthèses plantaires ou d'appareillages spéciaux.

## LA PREVENTION DES TROUBLES TROPHIQUES

### Le pied non-amputé

#### LES CHAUSSURES

La priorité est donnée au chaussage qui ne doit pas occasionner de lésions cutanées par friction, compression ou serrage excessif.

Par définition, les chaussures doivent être en cuir souple, sans bout dur avec un chaussant large et des coutures absentes au niveau de l'avant pied.

Actuellement quelques chaussures spéciales répondent à ces critères :

- Les chaussures thermoformables ou "Pantorzortes", elles sont en plastiques doublées de mousse de polyurétane et peuvent se modeler en tout point sur les déformations du pied après chauffage.
- Les chaussures à ouvertures multiples en tissu type "Pullman" ou "Corolle".
- Les chaussures "Podiabètes". Elles sont en cuir, légères, esthétiques. Elles comportent un chaussant spécialement large, pas de coutures au niveau de l'avant pied ou des insertions thermoformables permettent une meilleure adaptation aux déformations.

Nous pensions que les chaussures sur mesures, trop souvent sources de blessures, doivent être d'indications exceptionnelles.

LES ORTHESES PLANTAIRES PREVENTIVES

Elles ont pour but de pallier à l'insuffisance du capiton plantaire et aux déformations du pied et des orteils qui en modifiant les appuis habituels, entraînent l'apparition de durillons étant à l'origine d'ulcérations qu'ils masquent souvent. Elles servent aussi à amortir les charges, à répartir les pressions entre l'avant et l'arrière pied, à mettre les zones à risque en suspension relative quand la rééquilibration de la statique plataire est insuffisante pour faire disparaître les hyperkératoses.

Le choix du matériau constitutif de l'orthèse est capital. Il doit être souple avec possibilités de densités variables, élastique, non-agressif et lavable.

Actuellement nous utilisons deux matériaux : le silicone et les mousses de polyuréthane coulées. Avec le silicone la variation des proportions dans le mélange permet d'obtenir des zones de densités différentes pour une même semelle. Avec la mousse de polyuréthane on peut faire varier la densité de toute la semelle de manière uniforme.

La semelle doit être réalisée à partir du moulage en charge de l'appui plantaire avec ou sans éléments correcteurs.

<u>Le pied est le siège d'une amputation partielle cicatrisée</u>

- L'amputation des orteils

Dans tous les cas d'amputations des orteils il existe une hyperpression, la charge de l'avant pied devant s'effectuer sur une surface moins large. Une barre rétrocapitale s'impose pour soulager les appuis au niveaux des orteils restants. Les espaces laissés libres par la disparition des 2ème et 3ème orteils par exemple, doivent être comblés par des orthoplasties en silicone pour éviter les déformation des autres orteils à l'origine de nouvelles blessures.

- L'amputation transmétatarsienne

Le mode d'appareillage idéal nous paraît être le silicone par le biais d'un chausson comportant une rigidification de la semelle pour éviter la cassure entre avant et arrière pied à la phase d'élan de la marche, une barre rétrocapitale pour décharger la partie antérieure du moignon, une hémicoupole interne pour caler le médio-pied, un faux bout dont la partie en contact avec le moignon doit être plus souple pour éviter les blessures.

- L'amputation de Chopart

Devant tous les inconvénients des appareillages classiques notre expériences nous a conduit à rechercher d'autres solutions parmi lesquelles la bottine en silicone donne satisfaction. Il s'agit d'une botte semi-rigide réalisée sur le positif du moulage du moignon. Cette botte s'introduit dans une chaussure de série.

L'AIDE A LA CICATRISATION

<u>Le pied non amputé porteur de troubles trophiques</u>

L'appareillage va permettre une reprise précoce de la marche, impératif nécessaire surtout quand il s'agit d'un diabétique artéritique.

Quand les lésions sont peu importantes, on peut envisager :

- Soit une décharge provisoire de l'avant pied avec un chausson qui prend appui sur le talon et libère l'avant pied si les lésions siègent à ce niveau
- Soit une orthèse plantaire de répartition d'appui. Là encore le silicone et les mousses de polyuréthane sont les matériaux de choix.

L'orthèse plantaire doit être réalisée en charge. Elle doit prendre appui sur la peau saine en circonscrivant la zone ulcérée en la mettant en décharge relative. Le comblement de l'excavation en regard de la lésion permet d'éviter tout phénomène de succion des parties molles qui entrainerait un oedème et une extension des lésions. Lorsque la semelle est en silicone l'excavation est comblée par du silicone de densité moindre. Quand elle est en mousse de polyuréthane on comble l'excavation avec une mousse de latex extra souple.

Quand les lésions sont trop étendues on réalise une orthèse de décharge de tout le pied.

Le pied est le siège d'une amputation partielle non cicatrisée

- Les amputations d'orteils non cicatrisées

Le pied est chaussé d'un chausson ouvert type "Sanimed".

- L'amputation transmétatarsienne non cicatrisée

On utilise pour la déambulation un chausson court ouvert avec fermeture par fixation auto agrippante. Des semelles en silicone ou en mousse de polyuréthane peuvent être introduites dans ces chaussons suivant les modalités précédentes pour prévenir la survenue de nouveaux troubles trophiques.

- L'amputation de Chopart non cicatrisée

On réalise une bottine en silicone qui a les mêmes caractéristiques que celle utilisée pour les moignons cicatrisés. Elle est plus large pour maintenir les pansements en place. Elle comprend une semelle anti-dérapante et permet la déambulation sans chaussure.

EN CONCLUSION

Qu'il soit préventif ou provisoire, l'appareillage du pied diabétique doit permettre une déambulation précoce, doit faciliterla cicatrisation, doit être évolutif, faire l'objet d'un suivi régulier, nécessite l'étroite collaboration entre le médecin podologue, le diabétologue, le chirurgien et l'appareilleur.

BIBLIOGRAPHIE

BAUMGARTEN. R
Der diabétische fuss
Orthopädie Technik 1988, 9, 519-525

CAPRON. L
Le pied du diabétique
Sang Thrombose Vaisseaux 1991, 83-84

CLAUSTRE. J, SIMON. L
Pied neurologique trophique et vasculaire
Paris, Masson, 1984

EVENO. D
Les amputations partielles de pied
Techni-Média 1988, n° 3, 30-37

GAUNEL. C
L'appareillage des lésions diabétiques du pied
Artères et Veines 1989, Vol 8, n° 1

PAQUIN. JM. MIAULT. D
L'appareillage de l'amputé diabétique
Artères et Veines 1989, 8, 55-63

LARSEN. K, HOLSTEIN. P, DECKER. T
Limbs salvages in diabetics with foot ulcers
Prosthetics and Orthetics Internantional, 1989, 13, 100-103

*Phlébologie 92.* Eds P. Raymond-Martimbeau, R. Prescott, M. Zummo.
John Libbey Eurotext, Paris © 1992, pp. 503-505

# Étude rétrospective de 3079 phlébographies systématiques des membres inférieurs dans un service de traumatologie et de chirurgie orthopédique

Pr E. Letournel - Dr. J.-P. Moulinie

*C.M.C. de la porte de Choisy - Paris*

La prévention des thromboses veineuses profondes et des embolies pulmonaires en chirurgie orthopédique et traumatologique a toujours été et est toujours la préoccupation essentielle de l'équipe chirurgicale.

En effet, après mise en place d'une arthroplastie totale de la hanche ou du genou et malgré une prophylaxie anticoagulante systématique, le risque de phlébite radiologique oscille contre 7 et 24%.

La corrélation clinique avec une phlébographie positive n'est pas toujours patente. En effet, dans notre expérience, on peut estimer les phlébites cliniquement décelables à 1 ou 2% alors que la phlébographie est positive dans 24% des cas. Les phlébographies sont faites systématiquement après les arthroplasties totales ou partielles de hanche ou de genou mises en première intention ou après changement, avant et après les interventions sur des polytraumatisés présentant des fractures du bassin ou du cotyle, après les ablations d'ostéomes de hanche, les ostéotomies tibiales, les fractures des membres inférieurs opérées ou non sous garrot et enfin, lors de toute suspicion de thrombo-phlébite pré ou post-opératoire.

Dans notre service au Centre Médico-Chirurgical de la Porte de Choisy, plus de 3,000 phlébographies post-opératoires des membres inférieurs ont été pratiquées. On peut en retenir shématiquement que la moitié des patients ayant une thrombose veineuse profonde (TVP) n'ont aucun signe clinique et, à l'inverse, que la moitié des patients présentant des signes cliniques évocateurs de TVP ont une phlébographie normale. C'est pourquoi, la phlébographie reste l'examen de référence dans le diagnostic des TVP, la clinique ne permettant pas, à elle seule, d'éliminer ou d'affirmer le diagnostic.

Cette étude rétrospective porte donc sur l'exploitation de 3079 dossiers de patients du service d'orthopédie qui ont subi une ou plusieurs phlébographies uni ou bilatérales.

Cette étude porte sur les phlébographies réalisées entre le 1er janvier 1978 et le 1er juillet 1992.

La période choisie pour faire la phlébographie avait été le 7e jour, puis le 3e jour, depuis le 1er janvier 1979 afin de détecter les thromboses précoces, souvent les plus dangereuses. Pour se mettre à l'abri d'un maximum de complications emboliques nous pensons qu'il faut prendre en compte toutes les phlébographies positives, y compris celles qui mettaient en évidence un simple et unique petit thrombus sural radiologique.

Ensuite l'introduction à cette étude avait été faite en 1988 lors d'une première exploitation de 1978 à 1988 de 2226 phlébographies portant sur 2877 opérés (2059 prothèses totales de hanche, 326 changements de prothèses totales de hanche, 177 prothèses totales de genou, 272 fractures de cotyle et du bassin et 43 ostéomes de hanche). Sur les 2226 phlébographies, 652 étaient positives, soit 29.3%. La posivité étant notée à partir d'un thrombus unique sural jusqu'au thrombus flottant fémoral menaçant. Depuis 1988 au 1er juillet 1992, 857 nouvelles phlébographies ont été pratiquées, 197 ont été positives dont 152 en post-opératoire immédiat, soit 22,98%, la fréquence reste donc la même.

Il y eu au cours de ces 3079 phlébographies, 17 incidents ou accidents (0.5%) (2 oedèmes des membres inférieurs, 5 nécroses cutanées, 5 veinites, 1 phlébite vraie, 3 allergies en cours d'examen et un collapsus réversible après traitement symptomatique).

Ces phlébographies sont cotées par le score de Marder qui quantifie les thromboses veineuses profondes des membres.

En conclusion: bien entendu associée à des traitements préventifs anticoagulants qui obéissent depuis 1978 à différents protocoles qui ont tous évolué, la phlébographie nous a permis de noter que le nombre des embolies pulmonaires n'avait été que de 54 (soit 0.5%) sur environ 11000 opérés en orthopédie de 1978 à 1992. Sur ces 54 embolies pulmonaires il y a eu 9 décès soit 0.08% d'embolie pulmonaire en mortelle en 14 ans sur 11000 patients. Si l'on compare ces chiffres à ceux d'une série américaine publiée dans le New England Journal of Medecine de mai 1988 et concernant 6400 patients traités 109 embolies pulmonaires (1.7%) avaient été relevés dont 18 mortelles (0.3%).

Dans notre service les phlébographies systématiques post-opératoires nous ont donc permis de prévenir les risques graves, parfois mortels des embolies pulmonaires relativement fréquentes en chirurgie orthopédique.

Pratiqué au CMC de la Porte de Choisy, cet examen, invasif certes mais finalement bien supporté par le patient a été un indicateur incomparable dans la prévention et le traitement des thromboses veineuses profondes des membres.

Grâce à la phlébographie systématique associée à un traitement anticoagulant prophylactique dont les produits et les protocoles se sont affinés et perfectionnés au cours des années, en particulier grâce à l'apparition des héparines fractionnée dites héparine de bas poids moléculaire, le service d'Orthopédie et de Traumatologie du C.M.C. de la Porte de Choisy, a un nombre peu élevé de complications thrombo-emboliques.

*Phlébologie 92.* Eds P. Raymond-Martimbeau, R. Prescott, M. Zummo.
John Libbey Eurotext, Paris © 1992, pp. 506-507

# Biochronogram and treatment of the Klippel Trenaunay servelle syndrome

C.M. Papendieck, D. Duncan, V.S. Rositto, E. Stefano

*Universidad del Salvador, Facultad de Medicina, Catedra de Cirugia Infantil, Tucuman 1845, 1050 Buenos Aires, Argentina.*

In similitude with the classic syndrome of Klippel Trenaunay,this syndrome is also a varicose osteohypertrophic corporal nevus,segmental or systemic.THE DIF_ FERENCES ARE: 1.-The corporal segmental or systemic hypertrophy is not harmo - nic.They usually are children moderately or severely malformed in their corporal proportions. 2.-The angioma -nevus, is an inconstant flat or tuberous hemangio- ma. 3.-The varices con present as such since birth,or are important phlebecta - sias that become insufficient before adolescence. The syndrome is dominated by the venous hypertension of the corporal segment involved. There are no arterio- venous fistulae.Venous hypertension present in the foetus is the cause of lymph atic malformation and hypertension. The basic physiopatology is congenital ve - nous hypertension due to malformation of this vascular system,or to venous mal- formation due to other circumstances,for example,in the lower limb, malinsertion of the third adductor,in the groin the inadequate closure of the crural ring;in the axila the malinsertion of the coracobraquial muscle,in the neck a supernume rary rib, or in general the intrinsec venous malformation,or extrinsic due to segmental agenesis or hypoplasia of venous trunks. The anatomic or functional obstruction of a regional venous system induces immediately a local lymphatic hy pertension. Since the pathology starts in the embryo the partial lymphatic hyper tension becomes a regional lymphangiomatosis. These factors rule the future of the pathology and the patients. The greac opportunity for correction of the ve - nous and lymphatic circulations,for growth disorders and the treatment of macro- podias,is in the pediatric age group,and in essence the sooner the better.Having corrected or improved the venous return,we have acted on the hypertension and on scoliosis.We have performed venous translocations,by-passes with a single venous anatomosis and free venous grafts.The large lymphangiomas must be resected.Lympho-venous anatomosis or translocations can be done.With hypertonic dextrose solution, extensive lymphangiomatosis con be sclerosed, The surgery of macropodia is possible In the upper limb, in which the malformation is not as frequent,it is usually associated with large hemolymphangiomas of the neck,dorsum,axilla or laterothorax. The treatement for the large hand is not accepted or not possible.Axillary blocade due to a mixed vascular tumor leads to extreme lymphoedemas of the hand and forearm , whith that are practically untreatable.Having reached this stage,there is a clear risk of a Steward Treves Syndrom.A disarticulation in a child does not help the use of a prothesis,which in any case requires a change every 6 months all through child hood.This should be considered before a decision is reached.

We do a classification of the primary venous anomaly,a description of the natural biochronogram,the evaluation of discrepancies at the end of growwth (Moseleys table) and the different possibilities of treatment: the transitory epiphiseal arrest with staples,the venous popliteal banding,the therapeutic arteriovenous fistulaes, the treatment of axial deformities and the elongation of limbs,the G.A Ilizarov technique,or the monolateral strut: Orthofix or Wagner, and the specific venous and lym - phatic interventions in pediatrics.

REFERENCES:

Servelle,M.: Les grosses jambes.Tournay- M.L'Expansion Scientifique,Editeur.Paris 1968.

Servelle,M.: Les oedemes chroniques des membres chez l'enfant et l'adulte.Ed.Ma - sson,Paris,1962.

Papendieck,C.M.: Angiodysplasias in pediatrics.Ed.Medica Panamericana,Buenos Ai - res,1988. ISBN 950-o6-1731-5

Papendieck,C.M.: Pediatric angiologycal chapters.Ed.Medica Panamericana.Buenos Aires,1002.

# F. Dermatologie/*Dermatology*

*Phlébologie 92.* Eds P. Raymond-Martimbeau, R. Prescott, M. Zummo.
John Libbey Eurotext, Paris © 1992, pp. 511-512

# Dermatological manifestations of necrotizing vasculitis

U. Schultz-Ehrenburg

*Department of Dermatology, St. Josef-Hospital, University of Bochum, Gudrunstr. 56, D-4630 Bochum, Germany.*

Most cases of necrotizing vasculitis (NV) either affect the skin exclusively or involve it in systemic spread. Therefore, the possibility of visceral manifestations must be considered in all cases of NV. The organs most frequently affected are the kidneys, the joints, the gastrointestinal tract, the respiratory tract and the central nervous system.

Clinically, the skin lesions show a great variety of features like papules, nodules, necrosis, ulcers and purpura. Two main groups can be distinguished, i.e. small vessel vasculitis (SVV) and large vessel vasculitis (LVV) (Table 1). The SVV forms manifest mainly in the upper cutis where postcapillary venules, capillaries and arterioles are involved. In contrast, the LVV forms occur in the subcutaneous fat and involve small, medium and large arteries (and veins).

There are two pathways to NV, an immunological one and a non-immunological one. Both are transmitted by complement and have a final pathogenesis in common. In the Arthus reaction, it are the circulating immune complexes which penetrate the vascular wall and are deposited there. In the Shwartzman reaction we find bacterial endotoxins instead. The immune complexes or the endotoxins activate complement which leads to the chemotaxis of neutrophils. The neutrophils release their enzymes and reactive oxigen species (ROS), what results in the destruction of immune complexes but also in hemorrhage, fibrin deposits and necrosis of the vessel wall and the surrounding tissue.

Immunoglobulins and complement can be demonstrated in the vascular wall. Since the immunoglobulins are rapidly destroyed, this proof is possible only in very fresh lesions. For this reason, direct immunofluorescence is only of slight relevance to clinical diagnosis. The key to diagnosis is the histological examination. Diagnostical criteria are the perivascular nuclear dust from disintegrated neutrophils and perivascular fibrin deposits.

In cases of LVV, the biopsies always come too late to detect specific immunofluorescence phenomena. Therefore, it was possible to demonstrate immunoglobulins or even antigens in the arterial wall in few exceptional cases, only.

The histology of LVV has some particularities. The thick vascular wall acts as a barrier to the passage of immune complexes. As a result, there are no perivascular nuclear dust and fibrin deposits. The inflammation takes place mainly within the vascular wall and takes a much longer time. The course can be divided into three stages: the acute inflammation, a granulomatous stage, and a final fibrotic stage. The surrounding adipose tissue initially reacts with necrosis, which is resorbed by lipophagic granulomas.

Possible etiological factors include infections, drugs, autoimmune diseases, lymphomas or neoplasias, foreign proteins and nutritional factors. The medical history and a careful clinical examination have to take these possibilities into account. Unfortunately, there are many cases of NV in which no causative factor can be identified.

The therapy has to be divided into symptomatic, immunosuppressive and causative measures (Table 2). It is most important to eliminate suspectable drugs and other trigger factors or - if present - to treat causative infections with antibiotics.

In many cases, the only way out is immunosuppressive therapy. Here, prednison and azathioprine have proved to be of great value. Once there are no new skin lesions, the dose can be slowly reduced over a period of weeks and months. Thus, it should be possible to bring the patient down to a reasonable maintenance dose and in favorable cases finally to stop the medication entirely.

Table 1. Classification of vasculitis

Small vessel vasculitis

- "Allergic" vasculitis
- Henoch-Schönlein purpura
- Septic vasculitis
- In: systemic lupus erythematosus
  dermatomyositis
  rheumatoid arthritis

Large vessel vasculitis

- Livedo racemosa ("reticularis")
- Livedo with nodules/ulcers/gangrene
- Polyarteritis nodosa
- Cutaneous polyarteritis nodosa
- Nodular vasculitis
- Erythema induratum
- Wegener's granulomatosis
- Allergic granulomatosis
- Giant cell arteritis

Special and uncertain forms

- Cryoglobulinemic vasculitis
- Pyoderma gangrenosum
- Malignant atrophic papulosis
- Necrobiosis lipoidica
- Lymphomatoid granulomatosis
- Thromboangiitis obliterans
- Superficial migratory thrombophlebitis

Table 2. Treatment

Symptomatic measures
- Compression bandages
- Antiphlogistic agents

Causal therapy
- Elimination of triggers
- Antibiotics

Immunosuppression
- Corticosteroid
- Azathioprine
- Plasmapheresis

REFERENCES

Schultz-Ehrenburg, U. and Niederauer, H. H. (1989): Hyperergische Vaskulitis. Small vessel vasculitis - large vessel vasulitis. Phlebol. u. Proktol. 18: 143-152.

## Temporary substitute of the skin bio-fill

César F. Sanchez, Prof. E. Altmann-Canestri, R. Barcelo, N. Rosli, U.Tropper

Our work team has performed research studies on different substances for the treatment of the ulcerous bed. Of all, the one that gave more positive results was the BIO-FILL.

This substance is obtained through biotechnological means inducing its production from an Aerobacter-type bacterium

The BIO-FILL is a semitransparent homogenous membrane, approximately O.5 mm thick. At a microscopic level, it is a real network of cellulose mircofibriles obtained by biosynthesis. It has selective permeability following the passage of water vapor but preventing that of microorganisms. It is an inert substance, insoluble in organic solvents. These properties make it a good temporary substitute of the skin.

The BIO-FILL, basically used as biological dressing for 1st- and 2nd-grade burns, proved to have curative properties as it speeds up the cicatrization process.

Based on the experience obtained with this product in burnt patients,our team implemented, the use of the BIO-FILL for the treatment of ulcers, achieving their cicatrisation in a shorter period. In the case of extensive ulcers, it rapidly induces the formation of an excellent granulation tissue that assures the success of the self-graft.

It is applied on the ulcer as if it were a piece of paper firmly attached to its brim. It does not require adhesive, it must only be previously moistened with physiological solution. Its duration on the damage area will range from 1 week to 1 month. After this period, the ulcer in close or the bed is ready for an eventual self-graft.

*Phlébologie 92.* Eds P. Raymond-Martimbeau, R. Prescott, M. Zummo.
John Libbey Eurotext, Paris © 1992, pp. 514-516

# Acrosyndromes vasculaires « dits veineux », leur traitement

A.M. Sarteel-Delvoye, J.L. Robert, C. Robert

*C.H. Saint-Philibert, 115, rue du Grand-But, 59160 Lomme, France.*

*On entend par "acrosyndrome vasculaire", toute manifestation circulatoire localisée au territoire cutané des extrémités et dans laquelle les troubles vasomoteurs qu'ils soient primitifs ou secondaires jouent un rôle fondamental". Classifiés en 1972, au congrès de l'Union d'Angéiologie à FLorence, les acrosyndrômes vasculaires dits veineux ont particulièrement été étudiés par J.F. Merlen.*

***I - L'acrocyanose :***

*Cliniquement l'acrocyanose se* ***caractérise*** *par une* ***cyanose permanente*** *indolore des extrémités supérieures et inférieures, avec une* ***hypothermie locale,*** *une moiteur permanente, parfois gênante, motivant la consultation et une* ***infiltration élastique*** *des téguments. La cyanose d'intensité variable ne se modifie pas aux changements de position, elle s'efface à la pression, laissant une tache blanche de Laignel Lavastine.*

*De* ***nombreux aspects cliniques*** *ont été décrits :*

*-* ***l'acrocyanose essentielle :*** *prédominant chez la femme, débutant pendant la période puberbaire, supposent un terrain familial et constitutionnel de dysesthésie au froid.*
*-* ***l'érythrocyanose malléolaire :*** *soit rusticanus de Moncorps, grosse jambe infiltrée d'oedème, lipoedème et cyanique, soit gacilis avec jambes fines, la cyanose étant disséminée aux seuls orifices pilaires.*
*-* ***l'adipocyanose :*** *soit localisée face interne des genoux, face externe des bras soit lipoedème diffuse des jambes.*
*-* ***l'acrocyanose peut être faciale :*** *touchant le nez, les pommettes, les oreilles et être marquée d'un fin réseau de télangiectasies, bien décrite par Kluden et Coget.*
*- Ambard, Franco et Carpentier ont associé acrocyanose et varices sous le terme* ***d'acroiodèse.***
*-* ***Enfin les associations :*** *acrocyanose et Raynaud ou érythermalgie sont fréquentes, se méfier des mains sèches ou éffilées mais également engelures qu'il faudra prévenir. Chez certaines longilignes, les pouls tibiaux postérieurs et pédieux sont difficilement perceptibles.*

***Paraclinique*** *: la* ***capillaroscopie*** *va nous montrer plusieurs tableaux, soit une forme infantile avec des boucles dilatées, ouvertes, longues, de calibre égal, forme de l'adolescence; soit un tableau régulier de boucles légèrement dilatées sur les deux branches,* *un très léger oedème, de nombreuses goutelettes de sueur; soit un trouble de la perméabilité plus important; soit des tableaux plus avancés avec des boucles très dilatées surtout sur la branche efférente, avec circulation granulaire, oedème péri-capillaire très important; soit enfin des boucles très dilatées sur un plexus veinulaire lui-même très dilaté, une stase très importante, mais toujours une bonne visibilité de la toile de fond. Nous éliminerons une connectivite. Nous associons à cet examen un* **Doppler pulpaire** *qui est absent en hiver, faible en été et un* **Doppler artériel** *par prudence.*

*Bien que nous ne demandons pas d'***artériographie***, des études ont montré sur sériographie un retour veineux précoce signant l'ouverture ample des anastomoses artério-veineuses plus nombreuses que normalement au niveau des extrémités et une exiguïté artérielle tronculaire par hypoplasie constitutionnelle et immaturité chez les adolescentes (Rose de Manchester).*

**Une thermographie** *infra-rouge montre des températures très diminuées, les couleurs sont dans la zone des bleus et l'on ne retrouve aucun réchauffement lors de l'immobilisation.*

*Des* **biopsies de pulpe** *ont montré un nombre très augmenté d'anastomoses glomiques encapsulées, hypertrophiées, au voisinage des glandes sudoripares augmentées en nombre. Ceci explique l'augmentation de la bradykinine et l'hypersudation particulèrement gênante dans certains métiers.*

**Du point de vue biologique,** *les examens sont peu caractéristiques, on relève parfois une augmentation des 5 HIAA urinaires (métabolique de la sérotonine), Lampertico et Curri en I981 une augmentation de la prolactinémie nous même en I978 une augmentation de la viscosité sanguine et une diminution de la filtration érythrocytaire. Une note endocrinienne avait été recherchée, insuffisance ovarienne ou thyroïdienne, ou hypophysaire, mais aucune preuve biologique n'a été retrouvée ni même la présence de cryoglobulines ou agglutinines froides.*

*Le* **traitement** *est surtout préventif, rappeler au patient de se protéger du froid humide par le port de gants et de vêtements chauds, par des pommades grasses ou préparations à base de toniveineux (biflavonoïdes,dérivés de mélilot, d'aescine). L'on peut conseiller la réadaptation au froid par trempage quotidien des extrémités dans de l'eau de plus en plus froide jusqu'à la température de la glace fondante. L'hypotonie des plexus veinulaires pourra être réduite par les toniveineux. Cependant le traitement de fond reste les intraveineuses de fluoresceïnate de sodium à 5 p cent, 2 à 3 ml par injection lente, série de 10 à 12, une par semaine et ceci dès le mois de novembre. Y sera associée une ampoule de Stérogyl ou Auxergyl, une ampoule au début de chaque mois pendant 3 mois. Les cures thermales à Salies de Béarn et Salso Maggiore peuvent donner de nettes améliorations. Ces eaux sont bromoïodiques. Une ionophorèse pourra être instituée si les troubles de la sudation sont importants. Nous estimons qu'il n'y a aucun intérêt à corriger la note endocrinienne, ou l'anxiété ou la mélancolie qui sont rarement retrouvés.*

**II - Autre syndrôme vasculaire permanent dystonique :**

**La livedo réticulaire** *: Réseau violacé des jambes, cuisses, bras, avant-bras, parfois pigmenté, exagéré au froid extérieur résultant de la distribution réticulée ou annulaire des veinules des plexus sous papillaires superficiels et profonds. Si ces formes sont dites banales chez le nouveau-né, elles sont parfois particulièrement disgracieuses chez l'adolescent et l'adulte. Le traitement est celui de l'acrocyanose, axé sur la protection contre le froid, les capillaro-protecteurs, le sport, les cures thermales ; mais il est en fait assez décevant.*

*III - Acrosyndrome dystrophique :*

**La livedo racémosa** : *Mailles irrégulières en zig-zag avec infiltration, de localisation lombaire, aux membres supérieurs et inféreurs, elles sont acquises par endophlébite ou endartériolite. Les étiologies sont très nombreuses et interviennent dans le cadre clinique d'une connectivite, dermatomyosite, périartérite noueuse, L.E.D., mais également hyperparathyroïdisme, phéochromocytome, pancréatite aiguë hémorragique, thrombocytémie, maladie de Vaquez, pathologie immune, cryoglobulinémie, maladie des agglutinines froides, intoxication à l'amantadine, artérite oblitérante, par embolie du cholestérol au cours de la maladie des caissons, par injection intra-vasculaire de Bismuth ou produit huileux (dermite livéoïde de Nacalau), secondaire à un accident vasculaire cérébral, à une chorée, à un syndrôme post-thrombotique ... Leur traitement particulièrement difficile relève de l'étiologie.*

## CONCLUSION

*Ces acrosyndrômes vasculaires veineux considérés comme banals sont souvent génants dans la vie courante. Ils nécessitent un bilan complet du fait de leur association.*

## *REFERENCES*

**Merlen J.F.** - *1982 - Réflexions sur l'acrocyanose, de certains paradoxes et de sa pathogénie. J. Mal. Vasc. Masson.. 8, 171-173*

**Merlen J.F. , Sarteel-Devoye A.M.** - *1985 - Acrocyanose, acroasphysie, acrorhigose. Sem. Hôp. Paris. 61,4,209-211*

**Priollet P, Lazareth I.** - *1990 - Acrosyndrômes vasculaires E.M.C. (Paris). Dermatologie. 12240 A,30,9, 9p.*

**Sarteel-Delvoye A.M.** - *1982 - Les acrosyndrômes vasculaires. Artères Veines. 1,4,243-250*

**Sarteel-Delvoye A.M.** - *1978 - La déformabilité des hématies dans les acrosyndrômes vasculaires et les connectivites. Mém. Path. Vasc. Paris. 70p.*

# G. Pathologies diverses/*Miscellaneous*

*Phlébologie 92.* Eds P. Raymond-Martimbeau, R. Prescott, M. Zummo.
John Libbey Eurotext, Paris © 1992, pp. 519-522

# Corrélations entre les maladies auto-immunitaires et les lésions valvulaires veineuses des jambes

Lorenzo Tessari

*Cabinet Phlébologique (Dr. Gl. Bassi) Trieste, Casa di Cura (Dr. P. Pederzoli), Peschiera d.G., Verona, Italy.*

Les maladies à héziopathogénèses auto-immunitaires sont caractérisées par des manifestations cliniques différentes selon le tissu(organe cible)plus directement intéressé par le processus morbide: sous-cutané,appareil cardiovasculaire,poumons,oeil,système nerveux,appareil articulaire osseux.

CLASSIFICATION DES MALADIES AUTO-IMMUNITAIRES

1-Maladie de Hashimoto
2-Lupus Érythémateux Systémique
3-Anémie Hémolytique Auto-immunitaire
4-Pourpre Throbocytopenique Idiopatique
5-Arthrite Rhumatoïde
6-Encéphalo-Myélite post-virale
7-Hépatite Chronique de Lupus
8-Adrénalite Auto-immunitaire
9-Orchite Auto-immunitaire
10-Uvéite Auto-immunitaire
11-Polyarthrite Noneuse
12-Sclérodermie
13-Dermatomyosite
14-Glomérulo-Néphrite
15-Fièvre-Rhumatismale
16-Granulomatologie de Wegener
17-Maladies de demielinisation de l'encéphale

Cette liste est bien sûr arbitraire et a été intensionellement limitée à ces situations morbides qui,selon un unanime consentement, sont admises comme ayant une nature auto-immunitaire certaine ou présumée. Ces maladies,malgré la diversité de leurs causes étiopathogèniques que je ne m'attarde pas à décrire,sont caractérisées par la formation de complexes immunitaires mobiles ou tissulaires; dans le premier cas ils se déposent dans les structures vasculaires avant encore que ne survienne quelque altération tissulaire, dans le second cas ils s'installent à l'endroit-même par la capacité anticorps-poiéthique des cellules hématiques parvenues dans cette zone d'inflammation(Sokoloff 1953).

Laissons de côté pour l'instant les aspets pathogéniques sur les autres organes et concentrons notre attention exclusivement sur le secteur vasculaire. Selon les recherches expérimentales de Cochrane et de son école, confirmées ensuite par de nombreux résultats cliniques, divers facteurs jouent un rôle important dans la détection des lésions vasculaires dues à la circulation de complexes immunitaires; examinons-en quelques-uns:

-on sait par la clinique qu'il existe une corrélation évidente entre une microlésion de pression locale et la vasculite(Edwards '80)

-les études de Cooke et de ses collaborateurs(1972) ont démontré que dans l'arthrite chronique expérimentale provoquée chez le lapin par stimulation immunologiques les complexes antigènes-anticorps se localisent de préférence dans les tissus soumis à une charge supplémentaire.

-les dépôts d'immuno-complexes sont plus consistants dans les zones de turbulence du flux sanguin et dans les secteurs plus soumis à la gravité des diverses régions corporelles(Kniker-Cochrane 1968).

-chez les animaux supérieurs, la prévalence des dépôts immuns et des lésions vasculeuses dans les zones les plus déclives induit à retenir que des différences de pression entrent aussi en jeu(Cochrane '68).

A confirmation de la localisation valvulaire des complexes Ag.-Ac., la soit-disant théorie mécanique a été formulée:

"Des micro-traumas répétés comme il arrive dans les zones de majeur frottement entre les voiles valvulaires lors de leurs mouvements d'ouverture et de fermeture, favoriseraient les échanges réciproques avec le flux sanguin et l'éventuelle pénétration des complexes immunitaires-mêmes."

Les complexes antigènes-anticorps qui se sont déposés sur les parois vasculaires, et en quantité plus consistante, pour les motifs surmentionnés, sur les bords valvulaires cardiaques et veineux, provoquent l'agrégation des plaquettes avec formation de microthromboses et la libération, de la part des cellules, des amines vasoactives qu'elles contiennent, avec une conséquente hyperperméabilité; ils activent en outre la chute complémentaire, amorçant la séquence cytolytique $C_5$-$C_9$ qui est suivie d'un dommage cellulaire et vasculaire. Le préjudice d'une telle pathologie au niveau des valvules cardiaques, avec les troubles dynamo-fonctionels qui en découlent, a été démontré depuis des années et reconnu par tous.

Moins éclatantes sont au contraire les conséquences cliniques liées à la valvulopathie veineuse toujours présente en ces maladies auto-immunitaires et qui peuvent se manifester par des aspects cliniques sensiblement différents quant à l'entité et à la symptomatologie.

Si nous focalisons notre analyse sur le système veineux, sur tout ce qui a été signalé par les divers anatomo-pathologistes, nous pouvons ponctualiser ce qui suit:

-selon Sokoloff et ses collaborateurs(1953)c'est à la lésion vasculaire qu'il faut attribuer le dommage tissulaire initial

-selon Fassbender(1967)au cours de l'arthrite rhumathoide on rencontre souvent des phénomènes de phlébite et périphlébite ce qui indique que les diverses composantes du district vasculaire sont toutes atteintes par le prosessus maladif

-récentes observations immunofluoroscopiques ont relevé l'existence d'une "vasculite latente" qui met en valeur la pathogénèse due à des immunocomplexes induisant aussi à supposer qu'un événement traumatique, même de modeste entité et tel qu'il passe inaperçu,(par exemple les turbulences valvulaires veineuses) particulièrement s'il se réitère,frappant ainsi des structures déjà intéressées au point de vue immunitaire,déterminent dans ces districts une croissance du dépôt d'immunocomplexes(Larsson 1967,Conn et autres 1976, Larsson et Lithner 1972, Schroeter et alt. 1977, Doude et alt. 1977).

-Kniker et Cochrane (1968) ont démontré en outre que la concentration d'immunocomplexes est supérieure dans les zones de turbulence hémathique comme le sont les districts valvulaires,en correspondance des ramifications vasculaires et dans les secteurs les plus inclinés de l'organisme, comme le sont par exemple les membres inférieurs.

Souvent les maladies auto-immunitaires sont caractérisées par des recrudescences des processus inflammatoires à charge de la musculature et des articulations, qui obligent le patient à réduir sa propre mobilité et à garder le lit (à cause de la vive douleur que le mouvement réveille). Laconséquente stase veineuse périphérique secondaire(due à l'inutilisation de la pompe hématocinétique musculaire du mollet) favorise un depôt plus consistant des complexes antigènes-anticorps dans les membres inférieurs et sur les limbes valvulaires.

-Cet exposé conduit à valeuriser la thèse que,comme il advient au cours de ces maladies au niveau cardiaque valvulaire, des complexes Antigènes-Anticorps puissent se déposer sur les valvules du système veineux profond des membres inférieurs avec une conséquente lésion cicatricielle de ces dernières et un renversement successif cinético-fonctionel du flux hématique, qui porte au tableau clinique final d'un pseudo-syndrôme post-phlébitique sans la présence d'une thrombophlébite antécédente.

Cette association possible entre les maladies autoimmunitaires et les syndromes pseudo-post-phlébitiques n'est ni admis ni trés clair pour beaucoup d'auteurs, vu que le rapport "cause-effet" entre les deux pathologies est très disjoint et dilué dans le temp ( comme on le sait, le syndrome post-phlébitique emploie quelque fois bien des années pour se rendre cliniquement évident) et présente des cadres cliniques extrêmement différents d'un cas à l'autre et selon les veines intéressées.

BIBLIOGRAFIA


ASCHOFFL L.: Verh. dtsch. Ges. Path.,8 46, 1904

ASTORGA G.P., WILLIAMS R.C. jr: Arthr. Rheum., 12,547,1969

AUER J.:J. exp.Med.,32?427,1920

BANERJEE S.K., GLYNN L.E.: Ann. N.Y. Acad.Sci., 86,1064, 1960

BASSI GL.:Compendio di terapia flebologica; Minerva Medica, Torino 1985

BASSI GL., STEMMER R.,Traitements mecaniques fonctionnels en phlébologie Piccin, Padova 1983

BAUM J., STĄSTNY P.,ZIFF M.:J.Immunol. 93,985,1964

BENNET G.A.,ZELLER J.W.,BAUER W.: Arch Path., 30,70,1940

BENTLEY C.,BITTER-SUEMANN D.,HADDING U BRADE V.:Eur.J.Immunol.,6,393,1977

BERKER B.,BENACERRAFF B.:J.exp. med., 123,119,1966

BROUGHAM P.A.,TULLOCH G.,DALE D.J., McGILL P.E.:IX Europ. Congr. of Rheumatology,Wiesbaden,1979 (Abst.)p37

BUSANNY-CASPARY W.:Virchows Arch.path. Anat.,322; 452,1952

CALDERON J.,WILLIAMS R.T.,UNANUE E.R.: Proc.nat. Acad.Sci.,71,4273,1974

COCHRANE C.G.:J.exp.Med.,118;489,e503 1963

COCHRANE C.G.:J.exp. Med.,134;755,1971

COCHRANE C.G.,HAWKINS D.:J.exp.Med., 127,137,1968

COCHRANE C.G.,KOFFLER D.:Adv.Immunol., 16,185,1973

COCHRANEC.G.;WEIGLE W.O.:J.exp.Med., 108,591,1968.

COLLINS D.H.:J.Path.Bact.,45,97,1937.

COLLINS D.H.:Ann.rheum.Dis.,1,38,1939.

CONN D.T.;SCHROETER A.L.,McDUFFIE F.C. Arthr.Rheum.,19,15,1976

COOKE T.D.,JASIN H.E.:Arthr.Rheum.,15, 327, 1972a.

COOKE T.D.,HURD E.R.,ZIFF m.,JASIN H. E.:J;exp.Med.,135;323;1972a.

COOKE T.D.,RICHER S.:Ann.N.Y.Acad.Sci. 256,10,1975.

DAWSON M.H.,PAPPENHEIMER A.M.:Am.J. Path.,6,625,1930.

DOUDE R.,PERMIN H.,JUHL F.etal.:Scand. J.Rheumatol.,6,57,1977

DINGLE J.T.: Phil.Trans.R.Soc.B.(Lond) 271,315,1975

EDWARDS J.C.W.:Ann.rheum.Dis.,39,138, 1980

FAHR T.:Ergebn.inn.Med.Kinderheilk., 54,357,1938

FASSBENDER H.G.:Frankfurt Z.Path.,76; 243,1967

FASSBENDER H.G.:Pathology of rheumatic Diseases. Springer-Verlag, Berlin-Heidelberg, 1975

FLOYD M.TESAR J.T.:Clin.exp.Immunol., 36?165?179.

GAARDER P.I.,NATVIG J.B.:Scand.j.Immunol 3,559,1974

KLEMPERER P.,POLLACK A.D.,BAEHR G.:J.Amer Med. Ass.,119,331,1942.

KLINGE F.:Beitr.path.Anat.,83,185,1929.

KLINGE F.:Virchows Arch.path.Anat.,278, 438,1930a

KNIKER W.T.,COCHRANE C.G.:J.exp.Med.,127 119,1968.

KNUSEL O.,FEHR K.,LAMBERT P.H.,ZUHLER R. H.,BONI A.:Schweiz.med.Wschr.,109,1584 1979.

KOBAYASHI J.,ZIFF M.:Arthr.Rheum.,16,471 1973.

KOBAYASHI J.,ZIFF M.:Arthr.rheum.,18,475 1975.

LAI A FAT R.F.M.,vanFURTH R.:Immunology, 28,359,1975.

LARSSON O.:Acta med.Scand.,480,1,1967

LARSSON O.,LITHNER F.:Acta med.Scand., 192,13,1972

MIELKE H.,DANIEL W.,DEICHER H.et al.:IX Europ. Cong. of Rheumatology (Abstr.) p.126,Wiesbaden,1979

MITCHELL N.S.,SHEPARD N.:J.Bone Joint Surg.,60A, 349,1978.

MITNICK H.,HOFFSTEIN S.,WEISSMAN G.:Arth Rheum.,21,918,1978

MOVAT H.Z.,MORER.H.:Amer.J.clin.Path., 28,331,1957.

NOWOSLAWSKI A.,BRZOSKO W.J.:Path.europ. (Brux.),2,302,1967b.

PERMIN H.,JUHL F.,WUK A.,BALSLOV J.T.: Scand.j. Rheumatol.6,105,1977.

PETERSON R.D.,COOPER M.D.,GOOD RA.:Amer J.Med.,38,579,1965.

ROSE H.M.,RAGAN C.,PEARCE E.,LIPMAN M.O. Proc.soc.exp.Biol.Med.,68;1,1948.

ROSSLE R.:Virchows Arch.,288,780,1933.

SANDRITTER W.,BENEKE G.:Symposion"der Rheumatismus"Badeb-Baden 1965.Hauss W.H.Gerlach U.eds.Steinkopff,Darm1966

SCHMIDT D.H.,KAUFMAN B.M.,BUTLER V.P.:J. exp. Med.,139,278,1975.

SCHNYDER J.;BAGGIOLINI M.:J.exp.Med.148, 435, 1978.

SCHROETER A.L.CONN D.L.,JORDON R.E:Ann. rheum. Dis.,35,321,1976.

SCHWARTZ S.,STEINBROKER F.:Amer.Heart j. 40,100,1950

SHERMAN G.,LEE T. J.EXP.Med. 145,76,1977

SHEVACH E.M. JAFFE E.S. GRENN J. Transpl Rev. 16,3,1973.

SILVER I.A.Phil.Tran.R.Soc.Lond.B271,261

SNYDERMAN R.SHIN H.S.DANNENBERG A.M.J. IMMUNOL. 109,896,1972.

SOKOLOFF L. McCLUSKEY R.T.BUNIM J.J.Arch Path.,55;475,1953.

SOKOLOFF L.:The pathogenes.of rheum.arth in "Inflam. and Dis.of Connect. Tisue a Hahnemann Sympo."Mills L.C And Moyer j.h.eds. Saunders,Philadel.London

SOKOLOFF L. The pathophysiol.of peripheral blood vessels in coll.dis.In "The periph.blood Vessels"1963.

*Phlébologie 92.* Eds P. Raymond-Martimbeau, R. Prescott, M. Zummo.
John Libbey Eurotext, Paris © 1992, pp. 523

# Phlebitis-like onset of focal eosinophilic fasciitis : case report

Valtiero Fregonese, Nevio Gonano, Giovanna Biasi, Paolo Pfeiffer, Luigi Mozzon

*Vascular Surgery Unit, Regional General Hospital, « S. Maria Della Misericordia », Udine, Italy.*

Diffuse Eosinophilic Fasciitis (EF) is a recently described syndrome,often arising after vigorous physical exercise and always presenting fasciitis,myositis,eosinophilia and hypergammaglobulinemia.Corticosteroids improve clinical features,but spontaneous recovery can occour.Some cases of restricted EF were also described.

A 57-years-old woman affected with contact allergy came to our Hospital suffering from a painful pseudotumor into right calf (caput medialis of gastrocnemius),with diffuse edema and limited walking.Considered as an usual superficial phlebitis, an anticoagulant treatment was performed:clinical data rapidly improved.Soon later we observed a focal indurated mass,painful,irregularly bordered,showing no change after gastrocnemius.Biochemical data revealed a mild CPK elevation while X-rays examination and CT scan were negative. US scan of calf soft tissue showed a solid,egg-shaped,hypoechogenic mass (2,2 x 1 cm diameter). During muscle contraction that mass became twisted. The patient underwent large surgical biopsy of the lesion until gastrocnemius itself:histological examination showed fibrous tissue with many angiectasias and large infiltrates of eosinophils,supporting the diagnosis of EF. After corticosteroids therapy the patient considerably improved and did not relapse until 9 months. So, we stress the importance of careful discrimination of clinical findings in diagnosing EF.

Reference: Serratrice,G.,Pellissier,J.F.,et Al.(1990):Fasciitis,Perimyositis,Myositis,Polymyositis,and Eosinophilia. Muscle & Nerve 13:385-395.

*Phlébologie 92.* Eds P. Raymond-Martimbeau, R. Prescott, M. Zummo.
John Libbey Eurotext, Paris © 1992, pp. 524

# Venous insufficiency in patients with systemic scleroderma

H.J. Elsmann, E. Rabe, H.W. Kreysel

*Universitätshautklinik Bonn, Germany.*

Systemic scleroderma is a chronic connective tissue disease with Raynaud's phenomenon, sclerosis of the skin and more or less internal participation.
We investigated the veins of 30 consecutive scleroderma-patients by clinical methods and by Doppler-Ultrasound.
Varicose veins were seen in 83,3 % and sings of chronic venous insufficiency in 46,7 %.
By Doppler-Ultrasound insufficient femoral and/or sapheno-popliteal junctions were found in 56,7 %, pathological reflux in the deep venous system in 46,7 %.
This is much more than the epidemiological studies show.
Further on we studied the so-called veni-vasomotor reflex in 10 normal persons and ten sclerodermapatients by means of laser-doppler fluxmetry.
The two groups showed no difference with regard to te resting flux both in supine and standing position with a significant decrease of the flux values in the standing position.
The results support our hypothesis that the high rate of pathological venous findings in sclerodermapatients may be due to the participation of the venous wall in the connective tissue defect.

# PRISE EN CHARGE PHLEBOLOGIQUE DES MALADES SEROPOSITIFS.

J-Jérôme GUEX,M.D., 32 Bd Dubouchage, F 06000 NICE
Alain PESCE, M.D., Hopital de Cimiez, F 06000 NICE

Il nous est apparu que le nombre de patients seropositifs desireux de faire traiter leurs varices et varicosités etait en trés nette croissance. Ceci en raison de l'augmentation de l'incidence de la maladie dans la population, de sa diffusion à des personnes non marginales et enfin au fait que les patients savent que si leur pronostic est péjoratif à long terme il y a une période de latence pendant laquelle il doivent pouvoir mener une vie normale.

Doit-on considerer les variqueux seropositifs comme les autres variqueux, ou au contraire doit-on leur refuser un traitement lorsqu'il n'est pas vraiment indispensable c'est la grande question qui se pose en pratique car beaucoup de patients se sont vu opposer une fin de non recevoir; en ce qui nous concerne, nous ne faisons pas de différence de principe.

1) La contamination par le HIV n'a pas d'influence notable sur les maladies veineuses.
2) Elle ne change pas la faisabilité du traitement.
3) Les risques pour les soignants existent mais ils sont limités.
4) Il faut surtout éviter tout risque de transmission aux autres patients.
5) On a pu observer des changements dans l'attitude des praticiens.
6) Alors que pouvons-nous faire ?

- Constatations d'ordre psychologique:

  La peur du SIDA n'est pas une raison pour avoir peur des patients serpositifs.

  Si vous refusez de traiter un patient qui a reconnu être seropositif, soyez sur qu'il ira ailleurs et qu'alors, il ne le dira probablement pas.

- Conseils pratiques:

  Serigues, aiguilles, gants, protection personnelle etc...

  Controle de la seropositivité des patients avec leur accord.

*Phlébologie 92.* Eds P. Raymond-Martimbeau, R. Prescott, M. Zummo.
John Libbey Eurotext, Paris © 1992, pp. 526-528

# Budd-Chiari syndrome with regard to 5 cases

J. Latorre, O. Pastor, J.R. Escudero, C. García, J. Alegret, A. Aris, J.M. Caralps, E. Viver

*Department of Angiology and Vascular Surgery, Hospital de la Santa Creu i San Pau, av., S. Antonio M. Claret, 167, 08025 Barcelona, Spain.*

The Budd-Chari Syndrome is not frequent pathology. The first case described in the medical literature corresponds to Budd, in 1857. Later on, Chiari described a board of hepatic insufficiency in 7 patients, whose necrospcopy revealed a strange proliferation of the endothelium of the centrolobulillar venule, which he defined as "endophlebitis obliterans".

CLINICAL:

We can distinguish two ways of clinical presentation:

1) An acute way, with a fulminating hepatic insufficiency. It is not frequent.

2) A chronic way, progressive, that courses with a moderate hepatic insufficiency, characterized by massive ascites hepatomegaly, splenomegaly, jaundice and abdominal collateral circulation.

This board is produced by a dificulty in the hepatic venous drainage, that can be induced by several factors, which we will clasify in three groups:

- The first group corresponds to the original description of Chiari. They are patients showing a proliferation of the endothelium of centrolobulillares venule. It has been described as associated to the consuption of certain infusions (tea), rich in alkaloids of pirazoline.

- A second group shows thrombosis of supra-hepatic veins or inferior cava. It can be associated to hemathological diseases, neoplasia, pregnancy, consumption of oral contraceptives, etc.

- The third group are patients showing inferior intracava

membrane. It is the most frequent cause, at world level, with a big incidence in Far Eastern countries.

## DIAGNOSTIC:

Several diagnostic techniques have been used for the detection of this syndrome. All of them are helpful, but the one which is still of a capital importance is the veingraphy of the inferior vena cava system, with taking of pressures and the hepatic biopsy. The echo-doppler plays a role more and more important, because it allows a quick and non invasive diagnostic; the findings of this technics would be the inversion or absence of flux at the level of the supra-hepatic veins.

## MATERIAL AND METHOD:

In our Center we have had the oportunity of treating five patients affected by the Budd-Chiari Syndrome.

It was the case of five males, with ages between 10 and 38 years. All of them started whith clinics of moderate hepatic insufficiency, showing one of them, as well, edeme and pains in EEII.

In all the cases, apart from the analytical and routine explorations at the entry, it was made an abdominal TC, ilium-cavagraphy and splenoportography taking gradients of pressures and hepatic biopsy by puncture.

Three of the cases showed intracave membrane and two a tumor-like relapse: one of them at the expense of its right supra-renal adenocarcinoma, dried two years before and another one at the expense of a rabdomiosarcoma of spinal column dried eleven months before.

## RESULTS:

The treatment was surgical in all the cases, being made two resections of intracava membrane and one by-pass with right auricle inferior cave PTFE. In all the cases of tumor-like relapse it was practised the resection of same by combined boarding inferior cava auricle with extra-corporeal circulation.

Concerning the results, the two patients of tumor-like relapse died after 3 and 2 years respectiveley, by anaphylactic shock the first one and by progression of the tumoral disease the second. During that period, their clinical of hepatic insufficiency remited and they had a good life quality. One of the patients to whom it was made a membrane resection died during the immediate postoerative due to a disorder of the coagulation. The two other patients remain asymptomatic.

## DISCUSSION:

There are numerous discrepancies at a world level a propos of the treatment shows a very highy percentage of failures, arising the controversy among the diverse existing surgical alternatives. All of them have had a goal the decompression of the porta system.

The ideal therapeutics would be, providing it was possible, the elimination of the obstacle to the venous drainage (cases of direct membrane resection or thromboectomy of inferior cava). If that was not possible, the porto-cava anastomosis is the technic of choice, excepting when the evolution of the disease may mean an irreversible of the hepatic parenchyma, in which case it would be taken into consideration the organ transplanting.

Concerning the diverse alternatives of shunt porto-cava, we velieve that in the cases of gradients of significant pressure (>/20 mmHg) and/or stenosis <75%, it seems adviceable the shunt meso-cava.

At the present time the new endovacular techniques seem to play un promising role; we have found descriptions of two cases of patients treated by means of endoluminal dilatation and location of stents, with initial hopeful results.

**CONCLUSIONS:**

In our experience, the membrane of the inferior vena cava started with a Budd-Chiari Syndrome. From the embryological development of the VCI we can verify that the MVCI are of a congenital etiology and the said anomaly took place in the 23 stadium of the Carnegie (30 mm of length CR: 57 days).

The treatment of the Budd-Chiari Syndrome is essentially surgical. The Budd-Chairi Syndrome secondary to an intracava tumor, shows an accumulated permeability of 50% after three years and has coursed with a good quality of life.

## Pathologie veineuse dans le syndrome de la traversée thoraco-brachiale

Tuscano G., Lonardi, R., Veronesi G., Pepe C., Sava G., Benincasa A.

Istituto Policattedra Patologia Chir. Cattedra Cujrurgia Vascolare Universita Modena

La pathologie veineuse, au cours du syndrome de la traversée thoraco-brachiale, est peu fréquente, mais peut représenter le début symptomatologique pour une complication thrombotique aiguë. Outre la thrombose veineuse aiguë, plus connue, il faut considérer deux autres situations: l'obstruction intermittente de la veine sous-clavière et les obstructions chroniques. Au cours de la période 1973-1989, nous avons observé et traité 54 membres avec pathologie veineuse due au syndrome de la traversée thoraco-brachiale. Le traitement de ce syndrome, qui dépend de l'état clinique évolutif, est reporté dans cette communication, ainsi que les résultats qui, dans deux cas seulement traités par thrombectomie veineuse, n'ont pas été satisfaisants.

## VASCULAR IMPLICATION IN BEHCET'S DISEASE

NAGA, R (MD). MOLOKIA, F. (MD).

Fac. of Med. ALEXANDRIA UNI., EGYPT

The poster illustrates the variable clinical pictures of Behcet's disease focusing on the affection of the venous system.

A detailed profile of the biochemical serum changes in these cases is shown. Histopathology of skin and subcutaneous tissue is included. The progress and remission of the disease under management is shown.

# Cellulitis: Histopathology and thermography

César F. Sánchez, MD, C. Brandolino, MD, C. Pickenly, MD, G. Sánchez, MD, U. Tropper, MD
"Dr. César F. Sánchez" Phlebology clinic

Due to the controversies of this pathology which has been ignored by the medical science for many years, the authors have carried out an exhaustive histopathologic and thermographic study in affected women by comparing them with healthy men in order to determine tangible basis for the standardization of its evolution and therapy.

# XI.
# EXPLORATIONS DIAGNOSTIQUES
# *DIAGNOSIS ASSESSMENTS*

*Phlébologie 92.* Eds P. Raymond-Martimbeau, R. Prescott, M. Zummo.
John Libbey Eurotext, Paris © 1992, pp. 533-535

# Alterations of venous flow resistance in the postthrombotic extremity : long term results

A.J.M. Brakkee, J.P. Kuiper

*University Hospital, dept. of Dermatology, Postbox 9101, 6500 HB Nijmegen, The Netherlands.*

Ten years ago we introduced a new non invasive method for the measurement of the venous blood flow resistance in human extremities using strain gauge plethysmography (1).
Our experience since then has learned us much about the long term behaviour of this heamodynamic parameter especially in the normal and the postthrombotic extremity.
For the measurement in the lower extremities (also arm measurements have been carried out) strain gauges are put around the calfs and pneumatic cuffs at the thighs. After cuff inflation to a mild pressure e.g. 50 mmHg, the plethysmographic record shows an evident volume increase that reaches a maximum when the pressure in the congested venous system equals the effective cuff pressure. After that the cuffs are deflated instantaneously and the rapid calf volume decrease as a result of the venous emptying is recorded. The tangent to this curve is the venous emptying rate. Essential for our method is to repeat this procedure a few times with other cuff pressures (40, 30, 20, 10 mmHg) in order to find the relationship between the venous emptying rate and the congestion pressure. From the slope of this linear relationship a value for the venous outflow resistance (expressed in resistance units: ru) can be calculated, in analogy to Ohm's law.
In previous studies (2,3,4,5,6) normal values and their age and sex dependency have been established. Also the influence of pathological conditions has been studied and especially a marked resistance increase (up to a factor of 10) caused by deep venous thrombosis has been found.

Repeated measurements in a number of patients during a post thrombotic period of months or even years have learned that the rate at which the pathological high flow resistande is reduced shows important individual differences (fig.1).

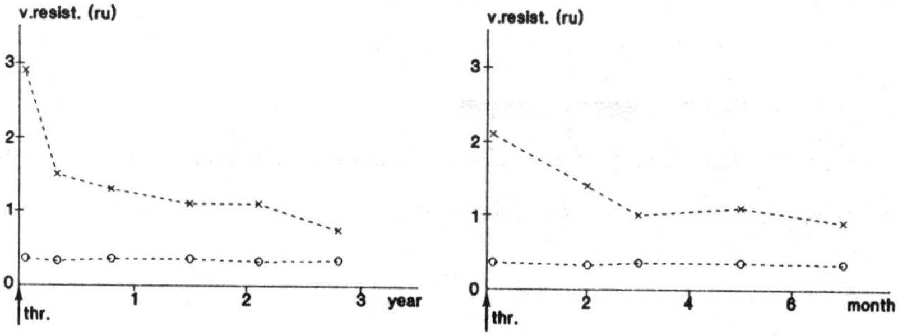


fig.1 Different rates of venous resistance reduction in two patients (x: thrombotic leg; o: unaffected leg)

The resistance reduction rate is used as a guidance for continuation of medication and plays a role in the choice of an adequate external compression e.g. by therapeutic elastic stockings. In patients with a one-sided thrombosis the venous resistance in the unaffected leg is, as in normals, highly stable.

Another important experience is that the occurrence of a rethrombosis can easily be diagnosed. Although mostly the venous resistance has not yet been normalised after the previous event an even limited renewed thrombotic process may be evident from a significant resistance increase (fig.2).

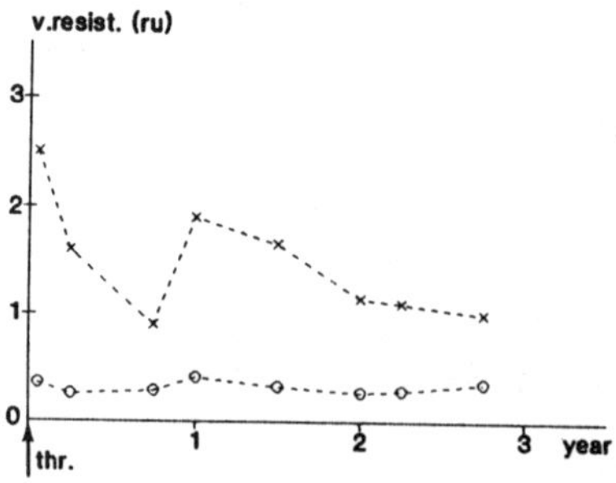


fig.2 Renewed thrombotic process a year after the first event (x: thrombotic leg; o: unaffected leg)

**References:**

1. Brakkee,A.J.M., Kuiper,J.P.: Plethysmographic measurement of venous flow resistance in man. VASA 1982, 11, 166-173.
2. Klein Rouweler,B.J.F., Brakkee,A.J.M., Kuiper,J.P.: Plethysmographic measurement of the venous flow resistance and the venous capacity in the human leg. Part one: the method. Phlebology 1989: 4: 241-250.
3. Klein Rouweler,B.J.F., Brakkee,A.J.M., Kuiper,J.P.: Plethysmographic measurement of the venous flow resistance and the venous capacity in human legs. Part two: normal values related to age, sex and site of measurement. Phlebology 1989: 4: 251-257.
4. Klein Rouweler,B.J.F., Brakkee,A.J.M., Kuiper,J.P.: Plethysmographic measurement of venous flow resistance and venous capacity in humans with deep venous thrombosis. Phlebology 1990; vol 5/1,:21-29.
5. Klein Rouweler,B.J.F. Brakkee,A.J.M., Kuiper, J.P.: Venous flow resistance and venous capacity in humans with primary varicosis of the long saphenous vein. Phlebology 1990; vol 5/1,:31-35.
6. Klein Rouweler,B.J.F., Brakkee,A.J.M., Kuiper,J.P.: Plethysmographic measurement of venous flow resistance and venous capacity in humans with primary lymphoedema. Plebology 1990; vol 5/1,:37-40.

## ULTRASONOGRAPHIC STUDY OF SUPEFICIAL VENOUS SYSTEM OF THE THE LOWER LIMB

MAKOTO MO, TAE IWASAWA+, FUMIHIKO WAKAO+,
HISASHI GOTOH, AKIHIKO MATSUMOTO, EIJI ARITA*
Department of Surgery, and Radiology+, Yokohama City University School of Medicine, Department of Surgery*, Yokohama Minami Kyousai Hospital

High resonance ultrasonography(10 MHz) was employed to investigate the superficial venous system of the lower limbs in varicose veins patients and healthy volunteers. The greater saphenous vein in varicose veins patients was dilated at the thigh and knee, but not at the ankle. The ultrsonography visualized 2.7 dilated perforating vein per a leg in varicose veins patients, whereas only 0.3 preforating veins was found in healthy volunteers. During operation, perforating veins were comfirmed in 94 % of sites where ultrasonography predicted presence of dilated perforating veins. Ultrasonography is useful for preoperative evaluation of lower limb venous system in varicose veins patients.

*Phlébologie 92.* Eds P. Raymond-Martimbeau, R. Prescott, M. Zummo.
John Libbey Eurotext, Paris © 1992, pp. 537

# The treatment of complex varicose problems. The importance of popliteal phlebography in the topographic diagnosis of reflux

P. Castells, J.V. Roig, F. Llopis, A. Solana, S. Lledó

*Sagunto Hospital, Sagunto, Valencia, Spain.*

Clinical exploration and the application of noninvasive techniques are both fundamental to the study of patients with varices. Nevertheless, the complexity of the venous system of the lower limbs has obliged us to perform popliteal phlebography in 30% of our patients.

The present video shows the correlation existing between refluxes detected by Doppler flowmetry and the much more objective image provided by phlebography in locating pathological refluxes.

The surgical act is likewise reflected, simultaneously showing the X-ray images and their anatomical correlation during surgery.

*Phlébologie 92.* Eds P. Raymond-Martimbeau, R. Prescott, M. Zummo.
John Libbey Eurotext, Paris © 1992, pp. 538-540

# The pump function of the deep venous system : non-invasive measurement in supine position

H.J.L. Van Gerwen, A.J.M. Brakkee, J.P. Kuiper

*University Hospital dept. Dermatology, Postbox 9101, 6500 HB Nijmegen, The Netherlands.*

## Introduction

For the quantification of the venous muscle pump function several non-invasive methods have been developed in the past decennia (1,2,3). In our department we have a considerable experience with a method for measuring indirectly ambulatory venous pressure using strain gauge plethysmography (4,5). Unfortunately the method is quite timeconsuming and has some other disadvantages. Based on the same principle we have developed a new simplified procedure for testing exclusively the functioning of the deep veins. In this new procedure the complete measurement is performed in supine position.

## Method

With the patient lying on a couch in a comfortable horizontal position the venous pressure in the leg is increased by venous congestion induced by inflation of a pneumatic cuff around the thigh. The corresponding volume increase is registered by means of strain gauge plethysmography. Standardised leg movements will reduce the increased venous pressure; the height of this reduction depends on the functioning of the deep veins.

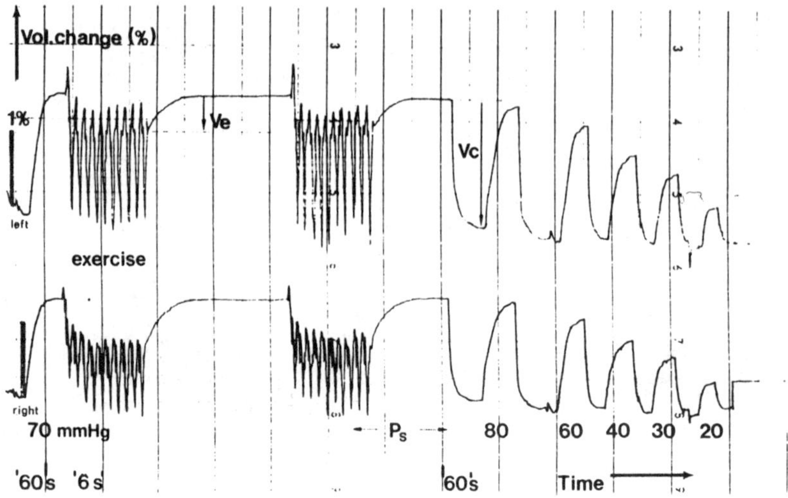


**Fig.1**: Registration of volume increase after venous congestion, expelled volume after exercise (Ve) and volume decrease (Vc) after deflation. Additionally volume changes at different cuff pressure levels (Ps) are measured, to obtain pressure-volume relation.

The volume expelled by exercise is measured (Ve (%); fig.1). With an additionally obtained pressure-volume-relation (fig.1), the expelled volume can be converted into the corresponding pressure decrease (Pe (mmHg); fig.2). This pressure decrease expressed as a fraction of venous pressure during congestion (Pc) is a useful measure for the pump function of the deep venous system: Pf = Pe/Pc * 100%. Pf appears to be independent of the height of the used cuff pressure (fig.3)

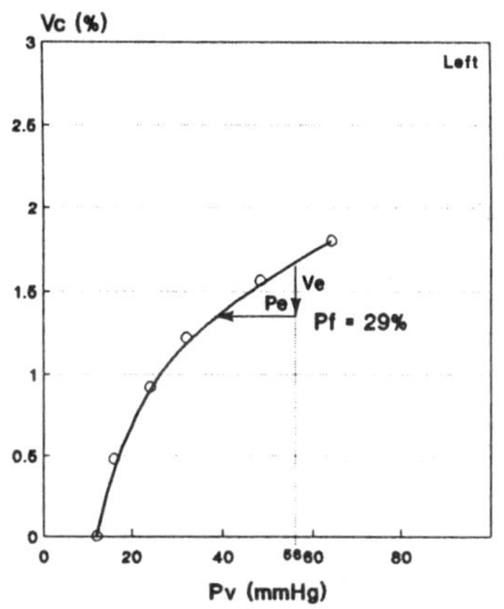


**Fig.2:** Pressure-Volume relation (Pv-Vc) and conversion of expelled volume Ve (%) into corresponding pressure decrease Pe (mmHg). Example of deep venous insufficiency.

### Results

In fig. 4 the results of 31 tested normal limbs and 28 tested limbs known with chronic deep venous insufficiency are shown.

A relative pressure fall of more than 65-70% indicates a good functioning of the deep veins, whereas a Pf value of less than 45 % is an indication of severe deep venous insufficiency.

The measurements of the 28 limbs with severe chronic deep venous insufficiency were repeated 4 times with intervals of one week. For each individual the standard deviation of those 4 measurements was calculated. The mean standard deviation was 5.6%.

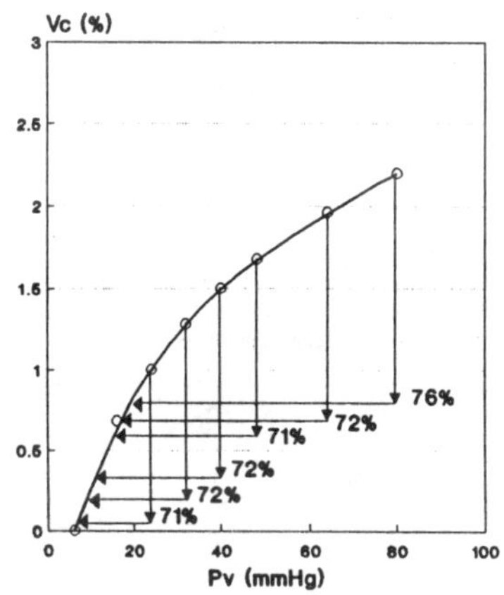


**Fig.3.:** Pv-Vc relation in a normal limb. Relative pressure fall (Pf) at different congestion pressure levels.

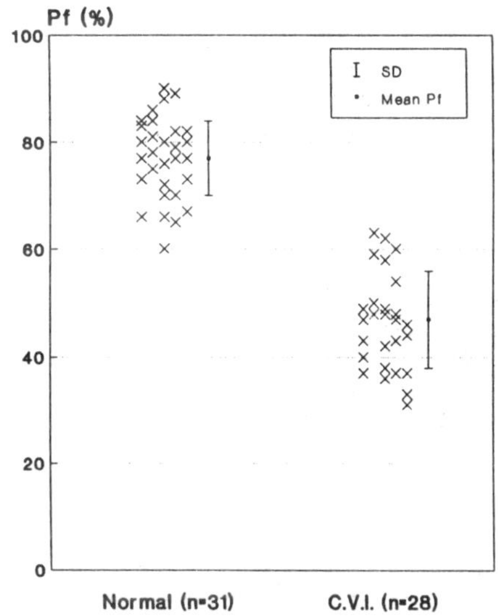


**Fig.4:** Results of 31 normal limbs (mean Pf 77%) compared with the results of 28 limbs known with severe deep venous insufficiency (mean Pf 47%).

### Discussion

The 'Supine Venous Pump Function Test' is the only method for measuring venous pump function in the horizontal position. The capacity of the deep veins and the muscle pump to propulse blood towards the heart against a cuff pressure is tested by measuring the pressure reduction due to calf exercises in a congested venous system.

In measurements in the standing position reflux through possible superficial veins can strongly influence the results. In the horizontal position however reflux due to gravity has been eliminated. In this way, the function of mainly the deep veins can be determined.

**References**

1 Thulesius O., Norgren L., Gjöres J.E. Foot-volumetry, a new method for objective assessment of edema and venous function. *VASA* 1973; band **2**(4): 325-29.

2 Wienert V., Blazek V. Eine neue apparative nichtinvasive Diagnostik der chronischen venösen Insuffizienz. *Phleb.u.Prokt. 1982;* ***11****: 110-13.*

3 Christopoulos D.G., Nicolaides A.N., Szendro G., Irvine A.T., Bull M., Eastcott H. Air-plethysmography and the effect of elastic compression on venous hemodynamics of the leg. *J.Vasc.Surg.* 1987; **5**(1): 148-59.

4 Kuiper J.P., Brakkee A.J.M. Unblutige Venendruckmessung. *Hautarzt* 1971; **22**: 153-59.

5 Brakkee A.J.M. Plethysmographic Measurement of Peripheral Circulatory Parameters in Man. Adv.cardiovasc.Phys., vol.5 (Part II), pp. 53-66 (Karger, Basel 1983)

*Phlébologie 92.* Eds P. Raymond-Martimbeau, R. Prescott, M. Zummo.
John Libbey Eurotext, Paris © 1992, pp. 541-543

# La cartographie veineuse par échographie-doppler

Ph. Blanchemaison, D. Chahine, X. Mouren, Ph. Caillard

*Hôpital Tenon, 4, rue de la Chine, 75020 Paris, France.*

Trois types d'appareil Doppler peuvent être utilisés dans l'exploration veineuse superficielle :

- Le Doppler continu qui utilise deux sondes, l'une d'une fréquence de 8 MHZ pour l'exploration des veines superficielles l'autre d'une fréquence de 4 MHZ pour l'exploration des veines profondes

Couplé à l'échographie, qui permet de voir en direct les vaisseaux, il permet de résoudre la plupart des situations.

- Le Doppler pulsé complète les renseignements apportés par l'échographie, graâce à la position d'une "ligne de tir", visualisée sur l'écran. Il présente un intérêt dans certaines zones difficiles du membre inférieur où les veines peuvent être superposées : varice du creux poplité, veines intramusculaires du mollet (veines jumelles).

Le Doppler pulsé permet une étude complète anatomique et hémodynamique, sans aucune impasse. Il se pose donc directement en rival de la phlébographie.

_ Le Doppler couleur, dernier-né de l'imagerie vasculaire ultrasonore est encore peu répandu car les appareils restent tès onéreux. Il s'agit d'une technique utilisant également le Doppler pulsé avec une image échographique classique, sur laquelle viennent se superposer des informations sur la vitesse du sang (par l'intensité de la lumière) et le sens de circulation sanguine (par la couleur).

TECHNIQUE :

La conduite de l'examen respectè les étapes suivantes :

- Examen clinique préalable avec prémarquage au crayon dermographique effaçable.

- Puis échographie avec sonde de haute fréquence (7,5 ou 10 MHZ) : en précisant le diamètre et la variété anatomique des crosses saphènes, à l'aine, et au pli poplité.

- La sonde d'échographie suivra ensuite en descendant l'ensemble du tronc saphénien, en recherchant une variation de calibre localisée et surtout le départ d'une veine perforante plongeant en profondeur à travers l'aponévrose musculaire vers une veine profonde.

- Rarement vu d'emblée dans leur totalité, les veines perforante apparaissent dans différents plans de coupe. L'échographie permet de les repérer lorsque leur calibre est supérieur à 2 mm. Un premier marquage des veines perforantes est ainsi noté.

- Le Doppler confirmera les données de l'échographie concernant les perforantes mais surtout permettra de préciser quels sont les troncs incontinents qui en dépendent.

- Ce sont les seuls troncs veineux incontinents qui seront dessinés sur ce que l'on appelle une cartographie veineuse superficielle.

Sur ces trajets, seront marqués par une flèche les points clés, bifurcation veineuse, départ d'un shunt veino-veineux, ou portion veineuse sous-jacente à une veine perforante dilatée.

RESULTAT :

Un reflux veineux superficiel peut avoir cinq origines :

- Les veines profondes.
- Les crosses saphéniennes.
- Les perforantes, centrées ou non, au nombre de 140 en moyenne par membre inférieur et dont certaines peuvent être plus particulièrement le siège d'un reflux.

- Les veines d'origine pelvienne (communication avec les veines périnéales, inguinales, génitales, hémorroïdaires, fessières).

- Il existe de plus des varices des membres inférieurs dont l'alimentation ne provient ni des veines profondes ni des veines pelviennes (shunts de type II).

Les examens ultrasonores peuvent être effectués, soit dans le cadre d'un bilan de dépistage, soit dans le cadre d'un bilan préthérapeutique des varices.

Dans le cadre d'un bilan de dépistage, il doit permettre :

- D'affirmer le caractère hémodynamique d'une insuffisance veineuse superficielle (présence d'un reflux sanguin ou non) ou de savoir si elle se limite à une simple ectasie pariétale des veines des drainage (diamètre du tronc saphénien supérieur à 5 mm).

- De contrôler l'état des troncs veineux profonds : avalvulation congénitale ou acquise.

- D'éliminer une pathologie vasculaire associée (angiodysplasie fistuleuse, anévrysme, anomalie de la veine cave inférieure).

Dans le cadre d'un bilan préthérapeutique des varices, il doit permettre de répondre à deux questions :

- Existe-t-il ou non des sites de reflux à l'origine des varices à traiter ,

- Quelle est leur localisation ?

Il est possible de réaliser ainsi de véritables cartographies veineuses superficielles grâce aux examens par échographie et Doppler ; cette cartographie est aussi spécifique d'un patient qu'une empreinte digitale.

C'est en fonction de cette cartographie que l'on pourra décider des différents types de traitement possibles.

*Phlébologie 92.* Eds P. Raymond-Martimbeau, R. Prescott, M. Zummo.
John Libbey Eurotext, Paris © 1992, pp. 544-546

# Doppler venous pressure : validation of the method

Mauro Bartolo, Pio Maurizio Nicosia, Pier Luigi Antignani, Anna Rita Todini

*Department of Angiology, s. Camillo Hospital, Rome, Italy.*

Summary

By means of the Doppler method as previously described by us since 1975, venous pressure can be measured indirectly. To validate the method, we did venous pressure (VP) measurements by means of both Doppler and invasive method in 45 subjects (26 f. - 19 m., 20 to 65 years old). In healthy subjects Doppler VP were 67 mmHg and invasive VP 82 mmHg; in phlebopatic subjects Doppler VP were 92 mmHg and invasive VP 79 mmHg (average values).
The invasive VP doesn't differ between healthy and phlebopatic subjects while Doppler VP is 17% lower than the invasive values in healthy and 16% higher in phlebopatic ($p < 0,01$).
In 5 cases we simultaneously measured Doppler, invasive VP and air cuff pressure tracings during Doppler VP measurements. We found that all of these the start of the "wind" venous noise shows the actual VP existing in the limb segment examined. In normal subjects the cuff inflation doesn't modify the invasive VP; repeating the measurements, the pressure, decreased in both invasive and Doppler findings, reaches a minimum level after 3-4 measurements (values that we assume as standard). In phlebopatic subjects during the cuff compression pressure rises above the basic level; in this case too, the Doppler pressure always clashes with the venous one; repeating the measurements at close intervals, a moderate or no tensive decrease taken place. These tensive modifications are explained by the "pump" action exerted by the air cuff and by the venous functional conditions of the examined limb.

## Introduction

Being the difference among the tensive Doppler values, proposed by us in 1977, and those ones quoted by literature and that are obtained by invasive method, there has been necessary a contemporary measurement of venous pressures by means of the two methods.

## Materials and methods

There has been noted in 45 subjects (26 women and 19 men of an age between 20 and 65 years) the venous pressure at the ankle by means of Doppler method and the venous pressure by direct prick of superficial vein of the back of the foot by means of electromanometric capsule Statham placed at the same height of the cuff used for an indirect relief (to outweigh the hydrostatic gradient between two levels of recording).

The group of subjects examined was established by 20 cases apparently healthy and by 25 subjects suffering from venous insufficiency of various entity. It has been used a criterion of selection only clinic of the subjects because the inquiry concerns exclusively the evaluation of the homology of the two methods of relieves of venous pressures.
In 40 cases examined we have proceeded at first at the Doppler recording and subsequently to the manometric one.
In 5 lower limbs of 3 healthy subjects and in 10 pathological cases, we have proceeded at the simultaneous findings of the direct pressure of vein, of the pressure in the pneumatic cuff and of the Doppler tracing detected on the long saphenous vein.
The signals recorded during the measurements have been sent to a polygraph OTE on photographic paper, making the two manometric traces coincide on the same scale.

Results

There are reported in tab.I the values of orthostatic pressure in the 45 cases examined.

**Tab. I: Invasive and Doppler venous pressure values (average values in mmHg +/- S.D.) measured in normal and phlebopatic subjects.**

| | Invasive | Doppler | |
|---|---|---|---|
| All cases | 79,85+/-7,70 | 86,76+/-15,73 | |
| Healthy | 81,70+/-6,62 | 67,62+/-13,63 | (t=1,56; n.s.) |
| Phlebopatic | 79,33+/- 7,70 | 92,08+/-11,67 | (t=2,70; p=0,05) |

The data as a whole prove a percent difference more than the 8,65% of the average Doppler value as regards to the invasive one. Analyzing the data, the Doppler pressures in the healthy subjects are lower of the 17 % while in the phlebopatic ones are higher of the 16 %.
The invasive pressures don't differ in a significant way between healthy and phlebopatic subjects.
In the cases where we have proceeded at the contemporary finding of invasive pressure, of the cuff pressure and of the Doppler signal during the indirect finding, we have been able to note that:
1) in all the cases and in every functional condition the beginning of the Doppler "noise of wind" allows us to recognize, reading the sphygmomanometer, the real venous pressure existing in the district examined;
2) in the subjects that are clinically healthy the inflation of the cuff doesn't modify the invasive venous pressure; during the decompression of the cuff we can notice the typical Doppler noise that at its beginning coincides with the unlock of the venous flow in the moment when the venous and pneumatic pressure are equal and the two manometric racings intersect; then follows a decrease of venous invasive pressure that slowly come back at the basic orthostatic level. If there are repeated relieves, we obtain a progressive lowering of invasive pressure and of the relative Doppler relieves that are on a least level after 3 or 4 relieves and that are always absolutely homologous;
3) in phlebopatic subjects during the compression of the cuff there is an hypertension as regards to the basic values. Also in this case, the pressure noticed by the Doppler method coincides always with that one existing in the vein; there is a tensive decrease subsequent to Doppler measurement more limited and more transient than the normal or no fall of pressure in noted; the repetition of relieves doesn't produce a reduction of pressure respect to the orthostatic basic level.

Discussion

The comparison between the invasive values and Doppler ones of venous pressure noticed in 20 normal subjects and in 25 phlebopatic ones, gives the reason for various facts:
1) the pressure noticed usually on the sphygmomanometer in the moment when the decompression

of the cuff allows again the venous outflow is really that one existing inside the vein;
2) The disparity with the current literature mainly consists in the fact that in orthostatism all the authors notice in static conditions venous pressures equal both in normal subjects and in phlebopatic ones while with the Doppler method we note an hypertension in phlebopatic subjects and an hypotension in normal ones. This disparity isn't due to a mistake in the procedure but to the presence of the cuff. In fact, the presence of the cuff is the only experimental condition that diversifies the invasive test by the Doppler one;
3) the venous district below the cuff reacts on the obstacle caused by the hypertension of the air-tube with two different forms: there is hypotension in case of a normal venous involvement, achieving in this way a kind of squeezing of blood from the leg by means of the venous pump of the calf; hypertension in case of spoiled reactivity or reflux or reduced total vascular lumen in case of phlebopathy. These are the reasons of the difference of orthostatic invasive relieves by non invasive ones;
4) the venous dynamic response which is induced by the cuff implies physiopathologic implications much finer than the simple invasive relief in static conditions and is as a watershed among the normal and pathologic subjects even before the possible functional tests.

References

1) Bartolo M. (1977): Phlebodopplertensiometry, a non invasive method for measuring the venous pressures. Folia Angiol. 25:199.
2) Bartolo M., Pittorino L., Antignani P.L. (1981): Rilevazione della pressione venosa con metodica doppler e possibili cause di errore. Atti III congresso nazionale della Società Italiana di Patologia Vascolare, Palermo, dicembre.
3) Bartolo M.; Nicosia P.M., Antignani P.L. (1989): Validation of doppler venous pressure measurement. Acta of X world congress of Union Internationale de Phlebologie, Strasburg, september, pag. 220.

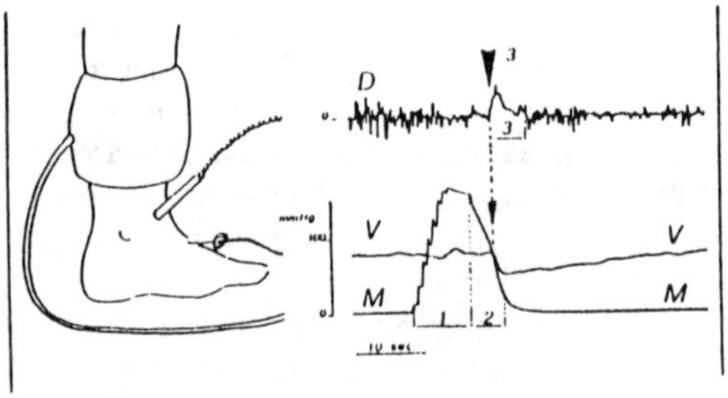


Fig.1: Phlebodopplertensiometry and invasive relieves in normal subject. The two manometric traces (invasive venous pressures and pressures in the cuff) are in the same scale.
D: Doppler trace; V: invasive V.P.; M: pressure in the cuff; 1: insufflation; 2: decompression;
3: Doppler "noise of wind".

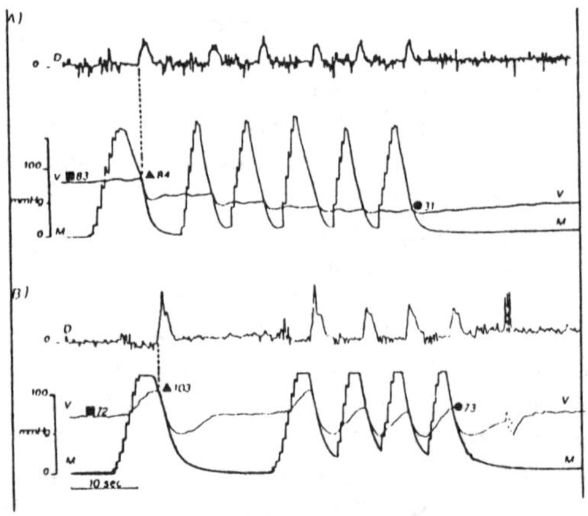

Fig.2: Repeated measurements of venous pressure in orthostatism.
A: normal subject: there is a decrease of tensive values.
B: phlebopatic subject: the repeated measurements cause a poor pressure decrease.

■ basal V.P. D: Doppler trace
▲ initial Doppler relief V: invasive V.P.
● final Doppler relief M: cuff pressure

## Clinically not expected reflux paths in primary varicosis detected by Doppler ultrasound.

Zeiske, D., Schlenzka, K., Wendekamm, U.

Klinik für Hautkrankheiten, Medizinische Akademie Magdeburg

On 43 lower extremities out of 127 belonging to 67 patients we found reflux paths that were not expected clinically by Doppler ultrasound-sonography of varicose veins. On 12 extremities (10 %)—we detected reflux paths which omitted proximal venous segments in terms of a collateral circulation. In 31 cases (24 %) reflux paths corresponded to anatomical courses of the veins, yet clinically were masked. Our results emphasize the significance of the Doppler ultrasound-sonography with regards to an optimum planning of varicose surgery.

## The reliability of duplex scanning in the measurement of venous reflux in the lower limb

T Lees, D. Lambert

Department of Surgery, University of Newcastle upon Tyne, U.K.

Duplex scanning may be used to quantify venous reflux in individual veins of the lower limb, though these measurements are difficult to reproduce accurately.

We have attempted to assess the reliability of venous blood flow measurements, made by a single experienced operator, by duplex scanning in vivo in the long saphenous(LSV), short saphenous(SSV), common femoral(CFV), and popliteal veins(PV) by an analysis of the variation of repeated measurements in the same vein. Vessel diameter and blood velocity measurements (forward and reflux peak, mean, and time averaged velocity) were made in the above veins in limbs with venous reflux following a standard calf compression. 66 readings in 33 limbs in the LSV, 30 readings in 15 limbs in the SSV, 20 readings in 10 limbs in the PV and 14 readings in 7 limbs in the CFV were taken.

The variance components of these measurements due to variability between legs ($s_B^2$) and to measurement error within legs ($s_W^2$) was calculated and the reliability (r) of a measurement calculated from the equation $r = 1/[1 + s_W^2/ns_B^2]$, where n = number of readings taken[1].

The duration of flow and vessel diameter are measurable precisely in all veins if 2 or more readings are taken (r>90%), but velocity measurements are less precise with a range of "r" between 56% for reflux time average velocity in the short saphenous vein and 98% for the mean velocity at peak reflux in the popliteal vein. Further studies are now in progress to assess the reliability of these measurements between individual operators.

1. Dunn G. Reliability, consistency, and stability. In: Design and analysis of reliability studies. Edward Arnold 1989:3:41-44.

# ETUDE INFORMATISEE DE LA PAROI VEINEUSE PAR L'ECHOTOMOGRAPHIE

Ph.CAILLARD*, X.MOUREN*,M.MASSONEAU**
B.THEBAUT**, M.CLOAREC*

* Policlinique Médicale - Hôpital TENON - Paris, FRANCE
** IODP 326, rue de Vaugirard 75015 Paris, FRANCE

Le but de ce travail est de mettre en évidence, de façon précise et chiffrée, les variations de l'épaisseur de la paroi veineuse dans l'insuffisance veineuse.

Le principe est la mesure instantanée par analyse informatique d'une veine saphène au niveau de cuisse, dans les différents stades de la classification clinique de l'insuffisance veineuse.

Le travail porte sur la comparaison de l'épaisseur de la paroi veineuse entre un premier groupe de sujets témoins de stade O de la classification, un groupe de stade I ayant une symptomatologie sans varice visible, un groupe de stade II ayant des varices sans atteinte saphénienne, un groupe de stade III ayant une atteinte saphénienne, un groupe de stade IV ayant des troubles trophiques.

L'intérêt de ce travail repose sur la possibilité d'objectiver les variations de l'épaisseur de la paroi veineuse saine et une paroi veineuse pathologique en fonction de son évolution clinique.

*Phlébologie 92.* Eds P. Raymond-Martimbeau, R. Prescott, M. Zummo.
John Libbey Eurotext, Paris © 1992, pp. 549-551

# Ultrasonographic detection and the role of the perforating veins in primary varicose veins

Kenichi Koyano, Shukichi Sakaguchi

*Hamamatsu University School of Medicine, 3600 Handa-Cho, Hamamatsu, 431-31, Japan.*

The incompetent perforating veins are considered to have a important role in the progression of chronic venous insufficiency. However, in patients with primary varicose veins, incompetent perforating veins are often observed in limbs without lower limb stasis syndrome, therefore in primary varicose veins the role of the perforating veins is obscure. In this study, ultrasonographic examination of the perforating veins was performed to evaluate the diagnostic accuracy and to elucidate the role of the perforating veins in extension of the primary varicose veins and the progression to chronic venous insufficiency.

## Patients and Methods

In one hundred and nineteen limbs of eighty patients with primary varicose veins, a 7.5MHz echosonography was used for detection of perforating veins(perforators). The examination was performed with patient sitting on the edge of a bed. The probe was moved to scan the entire part of the lower leg to find out the perforators and the caliber was measured. Intraoperatively the sites of perforators were exposed to confirm the existence and to measure the caliber directly and the competence of the perforators was judged by Turner Warwick test(bleed-back test). The diagnostic sensitivity of echosonography was evaluated and the relation of the incompetent perforators to the types of varicose veins and to chronic venous insufficiency was studied.

## Results

The positive predictive value of the echosonography for detecting the location of the perforators was 89.8 per cent(230 out of 256 points). Fourteen points were accidentally found out intraoperatively, however only two perforators were incompetent. The correlation between the caliber measured preoperatively and the competency judged at operation revealed that the perforators with the caliber of more than 4 mm were definitely incompetent, but no clear distinction could be made in those with caliber under 4mm.

As previously reported(Koyano & Sakaguchi,1988) we classified varicosities of the long saphenous vein into several types. Type I: reverse flow is observed in the entire saphenous trunk from the saphenofemoral junction to the ankle. Type II : the reverse flow of the saphenous trunk is localized until the upper part of the lower leg. Type III and IV: the reverse flow is revealed only in the thigh. The incidence of finding out the Cockett's perforators (Cockett's / whole perforators detected) was not different among these types as shown in Table 1. Whereas the incidence of incompetency of Cockett's perforators is higher in type I (52.6 per cent) than in type II (30.4 per cent) and in type III,IV (18.2 per cent). The same study was made concerning the perforators in the medial and proximal part of the leg including the Boyd's perforator and there were no differences between type I and type II in regard to the incidence of detection and incompetency of the perforators in this region. Type III and IV, in which the reverse flow of the saphenous trunk is limited in the thigh, have significantly lower incidence of incompetency of both Cockett's and Boyd's perforators.

The incompetency of Cockett's and Boyd's perforators was compared among three groups, i.e. varicosities without stasis syndrome, those with pigmentation and/or induration and those with ulceration(Table 2). The comparison revealed statistically no significant correlation between the incompetency of the perforators and degree of the stasis syndrome. On the other hand, in limbs which types of varicosities were examined, 23 (92 per cent) out of 25 limbs with stasis ulcer belonged to type I, 2 limbs were in type II and no ulceration was observed in type III and IV . Futhermore, measurement of reflux volume by mercury strain gauge plethysmography(Sakaguchi et al.,1972) demonstrated that type I have a large amount of reflux volume than type II and Type III,IV ($6.4 \pm 6.7$, $4.0 \pm 3.8$, $2.0 \pm 0.8$ ml/min/dl-tissue, respectively).

Table 1. The types of varicosities and the incidence of incompetency of Cockett's perforators

| type<br>limbs | I<br>39 | II<br>46 | III,IV<br>17 | |
|---|---|---|---|---|
| incidence of detection | 38/91<br>41.8* | 46/112<br>41.1* | 11/33<br>33.3* | points<br>% |
| incidence of incompetency | 20/38<br>52.6** | 14/46<br>30.4** | 2/11<br>18.2** | points<br>% |

* n.s. ** $P<0.05$

Table 2. Incidence of incompetency and stasis syndrome

| | no complication | pigmentation induration | ulceration | |
|---|---|---|---|---|
| Cockett's perforator | 27/65<br>41.5* | 13/21<br>61.9* | 6/11<br>54.5* | points<br>% |
| Boyd's perforator | 15/45<br>33.3** | 8/16<br>50.0** | 2/6<br>33.3** | points<br>% |

* n.s. ** n.s.

## Discussion

The examination of the perforators has conventionally been performed by tourniquet test and phlebography. However the sensitivity and accuracy are not satisfactory to point out the precise location. Echosonography has been widely used in many medical fields and is now applied to the venous diseases of the extremities. In our study the positive predictive value of the echosonography for pointing out the location of perforators is satisfactory (89.8 per cent). The method has the advantage of the other conventional ones in accuracy to detect the perforators and the incidence of missing the incompetent perforators may be very low. However, judging the incompetency is still difficult by echosonography especially on the perforators which diameter is under 4 mm. For precise decision of the competency, another supporting system such as duplex ultrasound imaging may be necessary.

Type I varicosities which reverse flow reaches directly to the ankle region has higher incidence of incompetency of Cockett's perforators and in type II with reverse flow until upper part of the lower leg the incidence is lower and moreover type III,IV in which the reverse flow is limited in the thigh have lowest incidence. This fact may indicate that the ankle perforators function as drainage pathway at the bottom of the reverse flow and in the course of time, the perforators gradually dilate and could become incompetent.

The incompetent perforators are considered to have a important role in the development of venous ulceration. However the relation of the outward flow through the incompetent perforators to the venous hypertension is questioned in primary varicose veins (Recek,1971; Bjordal,1972). Our study showed no direct correlation between the incompetency of the perforators and lower limb stasis syndrome and the plethysmographic examination indicated that the important factor in the progression of the venous ulcer in primary varicose veins could be the reverse flow in the superficial veins in stead of the outward flow through the incompetent perforators.

## References


Bjordal, R.I.(1972): Circulation patterns in incompetent perforating veins in the calf and in the saphenous system in primary varicose veins. Acta Chir.Scand.138,251-261.

Koyano,K. & Sakaguchi,S.(1988):Selective stripping operation based on Doppler ultrasonic findings for primary varicose veins of the lower extremities. Surgery 103,615-619.

Recek,C.(1971): A critical appraisal of the role of ankle perforators for the genesis of venous ulcers in the lower leg. J. Cardiovasc. Surg.12,45-49.

Sakaguchi,S. et al.(1972): Functional segmental plethysmography with mercury strain gauge. Angiology 23,127-135.

**L'echodoppler dans la recherche des perforantes incontinentes dans la sindrome post-phlebitique.**

Paolo Detullio, Marco Lombardi, ^Attilio Manfredi.
Divisione di Chirurgia Generale. USL 6. Borgo Val di Taro (PR)
^Cattedra di Chirurgia Generale. Università degli Studi di Parma. Parma (ITALY).

Le repérage des perforantes incontinentes est un moment indispensable dans le traittement de la sindrome post-phlebitique. La clinique montre parfaitment ses limites lorsque l'on aborde le diagnostic et la localisation des perforantes incontinentes. L'echodoppler est la parfaite association des deux caracterès indissociables de l'étude des perforantes que sont le versant anatomique et le versant hémodynamique. L'echodoppler des perforantes est donc bien le complément anatomo-hémodynamique de la clinique. Nous avons étudiè dans notre pratique 36 malades de sindrome post-phlebitique avec echodoppler. Les resultats mettent en évidence une grande sensibilitè de cette methode pour reperer tutes les perforantes incontinentes et pour definir la stratégie therapeutique optimale à fin de prévenir des gestes incompletes et des recidives.

*Phlébologie 92.* Eds P. Raymond-Martimbeau, R. Prescott, M. Zummo.
John Libbey Eurotext, Paris © 1992, pp. 553-555

# Dynamic and morphologic evaluation of saphenofemoral junction by duplex scanning

Ernesto Di Nardo, Stefano Michelagnoli, Giovanna Colamussi, Antonio M. Calafiore

*Cardiovascular Surgical Clinic, University of Chieti, Via Forlanini 50, 66100 Chieti, Italy.*

Frequently superficial chronic venous insufficiency is determined by blood reflux from deep circulation to superficial veins because saphenofemoral junction valvular incompetence. A long term sequelae of this reflux is progressive superficial veins failure with increased distal venous pressure, edema, development of skin changes and, at least venous ulcer of the calf.

Photopletismography and doppler CW have been for many years the best and most commonly non invasive methods for evaluation of venous reflux, but they cannot provvide to visualize saphenofemoral junction, recognize anatomic variability of greater saphenous vein and so to measure the velocity peak of venous reflux.

It has been demonstrated that real time duplex scanning is an accurate, non invasive method to visualize precisely vessels, to measure flow velocity and direction.

The aim of this work was to improve quantitative and non invasive evaluation of saphenofemoral reflux trough study of morphologic and dinamic aspects saphenofemoral junction.

## MATERIAL AND METHOD

Fifty patients with symptomatic superficial venous insufficiency were studied.

They were 18 male (36%) and 32 female (64%) and mean age was 54 years.

Seven patients presented bilateral insufficiency.

Then fifty-seven legs with symptomatic superficial insufficiency were scanned at saphenofemoral junction with 7.5 MHz duplex ultrasonic probe.

In erect position, diameter of saphenofemoral junction was measured in longitudinal and cross sectional area few centimeters after valvular structure and doppler sample volume was recorded in the lumen of saphenous vein.

Legs were allowed in three following groups:

- group I: saphenofemoral junction diameter higher than

9 mm

- group II: saphenofemoral junction diameter included between 6 mm and 9 mm
- group III: saphenofemoral junction diameter lower than 6 mm

An automatic cuff inflator was used for rapid inflation of a cuff placed at the thigh and standard pressure of 100 mmHg was applied.

The velocity peaks of reflux, after cuff deflation, was recorded in saphenous vein.

## RESULTS

No incompetence of deep venous system was found.

At duplex study came out:

- 18 legs had saphenofemoral junction diameter higher than 9 mm and they were allowed to group I
- 22 legs with diameter included between 6 mm and 9 mm were assigned to group II
- 17 legs with diameter lower than 6 mm were allowed to group III

Velocity peaks of saphenofemoral refluxs, after cuff deflation, ranges from 10 m/s to 75 m/s, it was recorded at 3 cm from valvular junction system.

Duration of reflux ranges from 2.0 sec to 8.3 sec.

Incompetent perforating veins were found on 21 legs; two were in group I, 12 were in group II and 7 were in group III.

Correlating velocity reflux peaks with saphenofemoral diameter groups it was recorded:

- in 10 legs of group I (55.5%) a reflux velocity peak higer than 0.40 m/s
- in 16 legs of group II (72.7%) reflux velocity peak was included between 0.40 m/s and 0.20 m/s
- in 10 legs of group III (64.7%) reflux velocity peak lower than 0.20 m/s.

## DISCUSSION

The saphenofemoral reflux depends by gravity, it is determined by insufficiency of safenofemoral junction valve and often it can be osserved clinically with a simple Trendelemburg manouver or evidenced with wave manouver ( Schwartz sign).

Duplex scanning allows the precise localization of the saphenofemoral junction valve, measurement of junction diameters and reflux velocity peak.

Use of an automatic cuff inflator permits to standardize distal compression, time of decompression and to obtain a transvalvular reflux gradient depending only by degree of failure of valves.

Quantitative evaluation of severity of venous reflux, until recently, could be achieved, invasively, by ambulatory venous pressure and so it cannot be used as routinarly test (1).

More recently use of air-plethysmography (2) and duplex scanner (3,4,5) permitted a non invasive quantification of venous reflux.

Clinical significance of reflux has been demonstrated many years ago, so ligation of the greater saphenous vein must interrupt venous reflux in varicose veins of the legs.

Emodinamic evolution of saphenofemoral junction reflux is not separable from morphologic changes in that the increase of reflux and the increase of reflux velocity peak coincide with an increase of saphenofemoral junction diameter.

Although many others factors influence hemodinamic mechanism of varicose veins , we believe that duplex scanning emodinamic and morphologic evaluation of saphenofemoral junction seems to be useful to standardize a rational planning of patient management, a better use of new methods of treatment and a wide assessment of natural history of patients with superficial venous insufficiency.

## REFERENCES


Bjodal,R.I.(1977): Haemodinamic studies of varicose veins and the post-thrombotic syndrome.In The treatment of venous disorders, ed. J.T. Hobbs pp.38-55 Lancaster: MTP Press Ltd.

Christopoulos,D.,Nicolaides A.N.,Szendro G.(1988):Venous reflux: quantification and correlation with the clinical severity of chronic venous disease. Brit. J. Surg. 75, 352-356.

Di Nardo, E., Colamussi G. (1990): L'eco color doppler nella valutazione morfologica e dinamica dell'insufficienza venosa superficiale degli arti inferiori. Comunication to VI National Congress of Italian Society of Phlebology .(In Press)

Vasdekis, S.N., Clarke, G.H., Nicolaides, A.N. (1989): Quantification of venous reflux by means of duplex scanning. J. Vasc. Surg. 10, 670-677

VanBemmelen, P.S., Bedford G., Beach K., Strandness D.E. (1989): Quantitative segmental evaluation of venous valvular reflux with duplex ultrasound scanning. J. Vasc. Surg. 10, 425-431

*Phlébologie 92.* Eds P. Raymond-Martimbeau, R. Prescott, M. Zummo.
John Libbey Eurotext, Paris © 1992, pp. 556-558

# Apports et limites de l'écho-Doppler pulsé dans la récidive variqueuse

Christian Daniel, Marc Lefebvre-Vilardebo

*2, rue de la Réunion, 92500 Rueil-Malmaison, France.*

Le regain d'intérêt actuel pour la pathologie variqueuse est sans nul doute lié aux progrès engendrés par l'application par l'Angéiologue de l'Echo-Döppler à l'insuffisance veineuse superficielle, et à la collaboration entre Médecin et Chirurgien Vasculaires au sein d'équipes spécialisées, intéressées par cette pathologie difficile et volontiers récidivante en fonction des traitements qui lui sont opposés.
A partir d'une expérience personnelle de plus de 200 reprises chirurgicales de récidives variqueuses, nous avons répertorié les variations anatomiques les plus fréquemment en cause, qu'il est possible d'analyser par Echo-Döppler. Celui-ci permet de dresser une **"cartographie dynamique quantifiée"** du réseau variqueux, la plus complète possible, représentée par un schéma (si l'écho-marquage n'est pas réalisé) et devant déboucher sur un traitement à notre avis plus ciblé de la maladie variqueuse.
Il nous est apparu qu'à côté des causes classiquement décrites de récidive souvent précoce (variations anatomiques, erreurs techniques, crosses mal liées) il faut évoquer les échecs post-sclérothérapie, les récidives par les collatérales de la veine fémorale et, assez rarement, la néogénèse.

## L'ECHO-DÖPPLER DOIT ETUDIER LES TRONCS VEINEUX PROFONDS

En recherchant des signes en faveur d'une séquelle de thrombose veineuse profonde, car un certain nombre de récidives post-stripping, notamment précoces et évolutives, sont dues à des séquelles (en particulier d'avalvulation) des troncs veineux profonds.
En dépistant les varices secondaires à une hyperpression (compression extrinsèque) ainsi que les anomalies des voies profondes, veine double (poplitée), veine atrésique, avalvulation ou hypovalvulation.

## L'ECHO-DÖPPLER DANS LA RECIDIVE VARIQUEUSE

On entend par récidive la réapparition de varices dans un territoire déjà traité (par sclérose ou éveinage). L' insuffisance du geste est probable en cas de récidive précoce.
Un bon examen clinique permet certes une bonne approche diagnostique, mais seul le bilan Echo-Döppler peut retrouver précisément l'origine et les trajets des reflux et en apprécier l'importance :

a). Erreurs d'Indication
- Par bilan topographique erroné ou incomplet : Réalimentation d'une branche saphène de cuisse par des varices périnéo-crurales méconnues et laissées en place ;

Alimentation de la saphène externe par une branche de la saphène interne ou inversement d'une branche saphène interne jambière par la saphène externe ; Saphène externe se prolongeant en veine postérieure de cuisse (sans crosse en poplité) alors que le traitement a consisté en une sclérose ou une ligature au pli poplité.
- Par sous-estimation du reflux et du calibre qui peuvent être source de sclérothérapie inefficace. L'Echographie montre une sclérose incomplète avec persistance d'un chenal ou d'un décollement pariétal expliquant la récidive. Il faut alors tenter une sclérose du chenal sous échographie ou réorienter le patient vers un geste d'exérèse.

b). Gestes incomplets, résultats d'attitudes trop systématiques :
- Eveinage court saphène interne avec un axe jambier dilaté laissé en place secondairement rebelle à la sclérothérapie.
- Crossectomie isolée de la saphène interne, laissant un tronc alimenté par une ou plusieurs perforantes ou (et) des varices périnéo-crurales.
- Section saphène externe au pli poplité, quel que soit son mode de terminaison.
- Chirurgie isolée, non complètée par une sclérothérapie.
- Saphène double ou accessoire non dépistée.

c). Erreurs de Réalisation
- Sclérothérapie incomplètement efficace (repermeation plus ou moins précoce).
- Ligature non sélective des collatérales de la crosse avec récidive d'une varice antérieure de cuisse aliméntée par des veines inguino-abdominales externes.
- Crosse saphène interne totalement laissée en place !
- Moignon de crosse laissé en place avec collatérales sus ou sous-aponévrotiques.
- Récidive par une collatérale du carrefour saphéno-fémoral , (collatérale interne de la veine fémorale à l'aplomb de la crosse), connectée à un réseau superficiel. Même si l'on ne peut donner une quantification des reflux à leur niveau, on peut percevoir le sens et l'importance relative de leur flux en mode pulsé par l'épreuve de toux.
Dans tous ces cas l'Echo-Döppler indiquera idéalement une reprise du carrefour saphéno-fémoral.
- Récidive par une perforante non dépistée ou négligée (essentiellement Huntérienne, de Dodd ou de Boyd, varice dépendant d'une perforante de Cockett). Il faut ici souligner la difficulté de mesure directe des reflux au niveau de la perforante, même avec le Duplex. Il est plus facile de l'apprécier dans la varicose sous-jacente en comprimant le tronc sus-jacent, mais ces reflux peuvent être majorés dans les grosses varicoses. Les perforantes sources de récidive, sont essentiellement excentrées car souvent non détruites radicalement par l'éveinage saphène. La limite de détection est liée au calibre, habituellement supérieur à 2 mm en cas d'incontinence. Leur individualisation reste cependant difficile en cas d'aspect plexiforme.
- Tronc stratégique laissé en place : saphène antérieure réalimentée directement par une veine sous-cutanée abdominale, saphènes internes accessoires réalimentées par des perforantes, absence de ligature des collatérales périmalléolaires de la saphène interne d'où persistance de varices résiduelles du pied.
- Saphène externe non liée au ras de l'axe profond. L'Echo-Döppler retrouve généralement l'origine du reflux : crosse résiduelle, perforante du creux poplité (d'aspect dilaté en "baïonnette"), veine postérieure de cuisse (saphène accessoire postérieure, Giacomini), de la saphène interne. Parfois l'origine est plexiforme (venant de la fémorale superficielle, profonde...) et difficile à analyser.
- Veine jumelle incontinente, (perforante jumelle interne réalimentant une varice saphène externe). Il faut préciser la continence du tronc et des veines jumelles (et s'il existe un tronc commun avec la saphène externe) afin d'éviter tout geste intempestif.
L'expérience des récidives de varices met ainsi en évidence les pièges anatomiques et les pièges évolutifs de la maladie variqueuse. Elle permet de les rechercher en Echo-Döppler avant toute thérapeutique de première intention afin de tenter de prévenir au mieux la récidive.

## LA NEOVASCULOGENESE

Elle est rare, mais caractéristique en échographie. C'est un aspect en double manchon avec chenal circulant central ou excentré, unique ou multiple, siège d'un reflux plus ou moins important en Döppler pulsé. En fait il s'agit souvent d' une recanalisation haute d'un trajet d'éveinage (ou thrombus) réalimenté dans notre expérience soit par une récidive à l'aine le plus souvent (collatérale de la veine fémorale ou de la crosse) soit par une ou plusieurs perforantes. Une Echo-sclérose du chenal est souvent efficace si elle est réalisée précocement.

## DISCUSSION ET CONCLUSIONS

Le bilan va permettre de dresser l'indispensable "**cartographie dynamique quantifiée**" et de personnaliser l'indication thérapeutique. Cette cartographie, réalisée par l'Angéiologue, est le résultat de la confrontation entre un examen clinique et un bilan ultrasonique minutieux nécessitant une bonne expérience et un temps d'examen important. Elle doit comporter tous les éléments anatomiques et hémodynamiques à l'origine de la récidive en place ou susceptibles de gènerer une récidive ultérieure. Malgré tout, il existe quelques limites à cet examen dans certains cas particuliers, (perforantes fines et plexiformes, récidives complexes..). Lorsque la définition échographique n'est pas satisfaisante malgré l'audition d'un reflux, les modes pulsé et couleur peuvent être d'un apport intéressant.
A l'opposé des études privilégiant la néogénèse et les facteurs d'évolutivité (biochimiques, génétiques, endocriniens) nous pensons que la récidive relève souvent d'un traitement (notamment chirurgical) inadapté ou mal réalisé. C'est le cas des néocrosses qui sont des moignons de crosse réinjectant une collatérale laissée en place. Il ne faut pas non plus négliger les échecs de sclérothérapie souvent oubliés dans les statistiques de la récidive (récidive précoce ou nécessitant des reprises de sclérose fréquentes) car considérées comme une évolution de la maladie variqueuse. Tout geste thérapeutique de première intention devrait être controlé en Echo-Döppler afin d'éviter d'étiqueter récidive ou évolutivité le résultat d'un traitement incomplet.
L'Echo-Döppler occupe une place de choix pour adapter la stratégie face à une récidive, permettant de cibler les gestes complémentaires: sclérothérapie, varicectomie, reprise chirurgicale. Cet examen est capable de détecter assez facilement les reflux à leur stade de début ainsi que la néogènése, permettant éventuellement de les traiter par Echo-sclérose.
Malgré tout, il faut se garder de tomber dans le piège de la théorie hémodynamicienne exclusive qui tend à suggérer que la guérison de la maladie variqueuse peut être obtenue par la simple correction des reflux superficiels. Il faut se méfier des reflux intermittents susceptibles de régresser par un simple traitement médical, mais également des reflux surestimés ou étiquetés pathologiques alors qu'ils ne représentent que la conséquence de varicoses sous-jacentes. De plus, la maladie touche la paroi veineuse, mais également les capillaires, lymphatiques, et le tissu périveineux, sans parler d'une déficience de la pompe musculaire du mollet (assez fréquente chez la femme) ou d'une anomalie de la voûte plantaire.
Il faut donc savoir utiliser tous les atouts de la phlébologie: sclérothérapie, mais également traitements phlébotoniques, règles d'hygiène de vie, voire contention. Tous ces éléments, dans le cadre d'équipes médico-chirurgicales spécialisées, sont à même de réduire considérablement la fréquence de la récidive variqueuse.

## REFERENCES

Davy A., Ouvry P. (1986): Possible explanations for recurrence of varicose veins. In Phlébology, 1, 15-21.
Lefebvre-Vilardebo M., DANIEL C. (1990): Peut-on prévenir les récidives variqueuses ? In Angéiologie, 42, 7/8, 181-185.
Franco G. (1992): Echo-Doppler couleur et exploration veineuse superficielle. In Artères et Veines, Vol.11, 31-35.

## ECHO DOPPLER PULSE ET COULEUR DANS L'EXPLORATION DES RECIDIVES VARIQUEUSES POST CHIRURGICALES

G.FRANCO, C.ELBAZ,G.NGUYEN KHAC,M-C.NGUYEN-MORERE,J_F.UHL.
C.E.R.M. 150 rue de Rennes .75006 PARIS

167 malades ,35 hommes et 132 femmes ,d'age moyen 50 ans ,ayant beneficie d'une chirurgie veineuse superficielle pour varices essentielles, atteints de recidive variqueuse, rebelle à la sclerotherapie ont ete explores par le meme examinateur en echo-doppler pulse et couleur(ATL UM9).Le delai moyen entre le geste chirurgical et l'exploration (ce qui ne veut pas dire la recidive)fut de 12,2ans.
Ce bilan a etabli une cartographie detaillee des varices , des points de reflux et a decele les anomalies meconnues de la voie veineuse profonde.97 malades avaient subi une chirurgie bilaterale.70 une chirurgie unilaterale soit un total de 264 membres atteints de recidives.Sur 182 membres ayant eu une chirurgie de la saphene interne (SI) on denombre 117 recidives du meme territoire , 6 recidives saphene externe(SE) isolee et 59 recidives des deux territoires combines.l'evolutivite propre du territoire SE etant ainsi de 36% .Sur 77 chirurgies combinees, 30 recidives du territoire SI, 7 du territoire SE et 40 mixtes furent retrouvees.On compte 125 crosse de SI restantes(68%),40 neo crosses SI(21%),24 crosses de SE restantes(31%),26 troncs anatomiques de SI(10%) et 22 troncs de SE(29%) en place,75 perforantes de cuisse(28%),13 perforantes de la fosse poplite(16%) ,104 perforantes de jambe(51%), 36 veines perineales incontinentes (14%).Chez 70 malades (27%) une anomalie de la voie veineuse profonde meconnue fut retrouvee.Ces chiffres illustrent l'importance de la recherche des points de reflux negliges et ou evolutifs dans le traitement de la recidive de varices.

*Phlébologie 92.* Eds P. Raymond-Martimbeau, R. Prescott, M. Zummo.
John Libbey Eurotext, Paris © 1992, pp. 560-561

# Doppler couleur veineux et phlébites. Méthodologie-résultats (expérience du CHR de Nîmes)

J.P. Laroche, M. Dauzat, G. Muller, F.M. Lopez, Ch. Janbon

*Unité d'exploration Vasculaire, CHR Nîmes, B.P. 26, 30006 Nîmes, France.*

Le DOPPLER COULEUR dernière évolution de l'ultrasonologie est utilisé au CHR de NIMES depuis 1988. Le but de ce travail est de définir une méthodologie d'utilisation, et d'évaluer son intérêt par rapport au duplex dans le diagnostic des thromboses veineuses profondes des membres inférieurs.

I ) **Doppler Couleur Veineux : METHODOLOGIE/SEMIOLOGIE**

- Matériel : Comme le Duplex, le Doppler Couleur (DC) doit posséder une sonde de basse fréquence (2 à 3,5 MHz) et une sonde de haute fréquence (7,5 MHz). Ces deux types de sonde permettent une étude complète de l'arbre veineux des membres inférieurs de la veine cave inférieure (VCI) aux veines surales.

- Méthodologie : - le Doppler Couleur est réalisé de manière BILATERALE et COMPARATIVE, STATIQUE et DYNAMIQUE, associant une étude morphologique en échotomographie, une étude hémodynamique par l'analyse du signal Doppler Pulsé, et la visualisation directe des flux par le codage couleur directionnel (bleu pour les veines, rouge pour les artères).

- De la VCI à la veine fémorale superficielle, le patient est en décubitus dorsal ; de la veine poplitée aux axes suraux le patient est assis au bord de la table d'examen jambes pendantes, ce qui assure un remplissage optimum des veines et donc une meilleure étude. Si cette position est impossible, l'examen est réalisé en décubitus.

- Le signal couleur comme le signal Doppler Continu et pulsé est obtenu spontanément au niveau des veines proximales, en distalité des compressions musculaires sont nécessaires.

- Sémiologie Couleur : Veines normales à l'état basal : La veine apparait en échotomographie comme une structure anéchogène; bordée d'un fin liseré souple. En Duplex le signal est rythmé par les mouvements respiratoires ; la veine est codée en bleu avec une rythmicité respiratoire : extinction ou réduction du flux couleur en inspiration, avec un renforcement en expiration. La compression des masses musculaires provoque une accélération se traduisant au pulsé par un renforcement du signal, en couleur par l'apparition d'un halo blanc au sein du bleu (phénomène de désaturation). La veine est compressible par la sonde ; au cours de cette manoeuvre on peut noter un discret reflux en rouge, correspondant à l'inertie valvulaire. Le DC est donc une étude en mode TRIPLEX.

- **Sémiologie Couleur : Thrombus veineux récent :**
Le thrombus récent se définit comme un matériel échogène, dont l'échogénicité est celle des tissus contingus ; Matériel endoluminal fixe imperméable au codage couleur. L'absence de flux couleur correspond à l'absence de signal sonor en Doppler Continu et Pulsé. La veine est peu ou non compressible ; Son diamètre est augmenté par rapport au côté opposé sein ; Enfin il existe quelquefois une parésie valvulaire (Valvule engluée dans le thrombus). Une hyperéchogénicité mobile en aval du thrombus existe témoin de la stase. Ce phénomène s'il rend difficile la définition du pôle supérieur du thrombus en Duplex disparait en DC, les flux sont trop lents et ne sont pas codés. On retrouve un flux continu en saphène interne au condyle interne en Doppler Continu, et au niveau de la crosse en Pulsé et en Couleur. Enfin si le codage couleur s'insinue entre la paroi et le thrombus sur tout sa circonférence, en coupe transversale : le thrombus est flottant. Ces différents critères sont valables de J-0 à J-12.

II ) **APPORT DU DOPPLER COULEUR PAR RAPPORT AU DUPLEX**
- Anatomique : Le codage couleur permet une meilleure identification du confluent ilio-cave, de la veine fémorale profonde et des axes suraux. L'apport du DC au niveau sural est déterminant.
- Le Thrombus : Son caractère récent, son caractère flottant, son pôle supérieur sont parfaitement analysés par le DC.

Le Doppler Couleur bénéficie d'une sémiologie identique à celle du Doppler Continu à tous les niveaux " on voit ce que l'on entend". Le manipulateur doit s'y référer en permanence : C'est l'apprentissage nécessaire et indispensable. Le Doppler Couleur : Phlébographie Ultrasonore des années à venir ! . . .

**BIBLIOGRAPHIE :**
**DAUZAT M., LAROCHE J.P., de BRAY J.M., DEKLUNDER G., COUTURE A., CESARI J.B., BARRAL F.**
L'étude ultrasonographique des veines des membres inférieurs
In : Ultrasonographie Vasculaire Diagnostique : Théorie et Pratique.
Ed. VIGOT, PARIS, 1991, 386 - 437 (106 références bibliographiques)

# Color-duplex-investigations of insufficient perforating veins at the lower leg

E. Rabe, A. Fratila, H. Kluess, H.W. Kreysel

Universitats-Hautklinik Bonn, Germany

In the past, insufficient perforating veins were mainly investigated by clinical signs, Doppler-ultrasound and phlebography. With the color-duplex systems it is possible to visualize the anatomic picture and the flux and reflux of the blood during compression and decompression of the calf as well in the perforating veins as in the corresponding deep and superficial veins. By this investigation we are able to diffentiate three types of insufficient perforating veins.

Typ 1 is the primary insufficient perforating vein which acts as an upper insufficiency point like the crosses of the saphenous veins.

Typ 2 is the secondary insufficient perforating vein in varicosis-patients. It can be present with and without reflux in the corresponding deep vein.

Typ 3 is the secondary insufficient perforating vein in post-thrombotic syndrome with massive reflux in the deep veins.

This classification has some importance for the question how the insufficient perforating veins should be treated.

*Phlébologie 92.* Eds P. Raymond-Martimbeau, R. Prescott, M. Zummo.
John Libbey Eurotext, Paris © 1992, pp. 563-564

# Is photoplethysmography useful in venous disease ?

S. Sarin, D.A. Shields, J.H. Scurr, P.D. Coleridge Smith

*Department of Surgery, University College and Middlesex School of Medicine, The Middlesex Hospital, London, W1N 8AA, UK.*

Photoplethysmography (PPG) refilling tests are widely used in order to assess venous function in patients with varicose veins or venous ulceration. Correlation of photo-plethysmography has usually been made with AVP measurements taken as the 'gold standard'. These techniques may assess different aspects of venous function. With the development of Duplex Ultrasound Scanning it is now possible to assess the presence or absence of reflux in the venous system with accuracy, and reflux has been shown to correlate highly with the presence of clinical disease. The aim of this study was to determine the effectiveness of photoplethysmography in detecting venous disease, defined clinically and by Duplex Scanning.

152 consecutive patients were assessed using clinical criteria, PPG and duplex ultrasound. Both limbs were assessed for the presence of varicose veins, lipodermatosclerosis (LDS) and ulceration. LDS was defined as induration and pigmentation of the skin in the gaiter area. Duplex imaging (Acuson 128, Acuson, Mountain View, California) was undertaken with the patient standing, taking his or her weight on the limb contralateral to that being examined. Reflux was defined as reverse flow in a vein, lasting more than 0.5 seconds, following the release of manual calf compression. All the scans were performed by the same experienced venous ultrasonographer (SS). In particular, the presence or absence of reflux in the long and short saphenous, common femoral and popliteal veins was assessed. Superficial venous incompetence (SVI) being defined as reflux in the long or short saphenous systems and deep venous insufficiency (DVI) as reflux within the popliteal or common femoral veins. PPG transducers were attached 5 cms proximal to the medial malleolus, and the sitting patient asked to perform 10 dorsiflexions at the ankle. The 95% refilling time was determined using a computerised vascular laboratory (Vasculab//CE, Medasonics Inc, Fremont, California).

There were 78 normal limbs, 132 limbs with uncomplicated varicose veins and 94 limbs with varicosities complicated by liposclerotic skin changes. Receiver Operative Curves were constructed for refilling time in the range 10-20 seconds to establish the sensitivity and specificity for each set of criteria and compared to the clinical and duplex diagnosis.

**RESULTS**

The sensitivity and the specificity of the PPG test are indicated in the following table for 95% refilling time of less than 20, 15 and 10 seconds to indicate abnormality for both, limbs subgrouped by clinical, and duplex scanning criteria.

| | **<20secs** | | **<15secs** | | **<10secs** | |
|---|---|---|---|---|---|---|
| | **Sens** | **Sp** | **Sens** | **Sp** | **Sens** | **Sp** |
| **Clinical**-superficial VVs | 59% | 55% | 49% | 82% | 32% | 92% |
| -LDS/ulcers | 78% | 55% | 58% | 82% | 21% | 92% |
| **Duplex**- superficial reflux | 74% | 61% | 57% | 80% | 30% | 88% |
| - deep reflux | 79% | 61% | 50% | 80% | 45% | 88% |

Though the sensitivity of PPG 95% refilling times at diagnosing clinical disease is much less than that of predicting duplex ultrasound detectable superficial or deep reflux vein reflux, neither values are very high. Depending on the value of the 95% refilling time used to indicated abnormality, the sensitivity and specificity of the test varies. In order for the test to be useful, the value of the 95% refilling time used to indicate abnormality of venous function needs to be tailored to meet the requirements of the vascular laboratory.

*Phlébologie 92.* Eds P. Raymond-Martimbeau, R. Prescott, M. Zummo.
John Libbey Eurotext, Paris © 1992, pp. 565-567

# The influence of probe position, calf muscle function and lipodermatosclerosis on venous refilling time

P. Rashid, M.C. Stacey, S.E. Hoskin, C.A. Pearce

*University Department of Surgery, Fremantle Hospital, Alma Street, Fremantle, Western Australia.*

## INTRODUCTION

Photoplethysmography (PPG) is a simple, reproducible and non-invasive test commonly employed in the assessment of venous reflux in the lower limb (Browse, Burnand et al 1988). The PPG probe measures the reflectivity of infra-red light in the skin which partly depends on the volume of the blood in the capillaries (Hertzman 1938 and Molitor, Kniajuk 1936). By placing the measuring probe on the leg and asking the patient to contract the calf muscle, a reduction in reflectivity is observed. The time taken to refill the skin microvascular bed at the completion of exercise is the Venous Refilling Time (VRT in seconds) (Challoner 1979). Refilling time measured by venous pressure tracings and PPG have been shown to correlate closely and are thought to measure reflux in the veins of the leg (Barnes, Collicot et al 1978; Abramowitz, Queral et al 1979)

There has been little investigation into the regional differences in refilling time in the ankle region and elsewhere in the leg. The pigmented indurated skin (lipodermatosclerosis - LDS) occurs mainly in the gaiter region of patients with chronic venous ulceration and if this directly influences infra red light reflectivity it could be the cause of the shorter times measured.

The aim of this study was to investigate the regional differences in venous refilling on the leg and to examine the effect of lipodermatosclerosis and calf muscle function on venous refilling time in both controls and patients with chronic venous disease.

## PATIENTS AND METHODS

Patients with leg ulcers or past proven leg ulceration were entered into this study from the Leg Ulcer clinic at Fremantle Hospital and age matched control subjects were recruited from retirement village residents. Patients with Venous ulcers in which there was another possible cause (eg. Diabetes Mellitus, Arterial Disease, Rheumatoid Disease) were excluded.

Patients accepted as controls had clinically normal legs and gave no history of leg ulceration, deep venous thrombosis (DVT), varicose veins, major leg trauma or major surgery which may have predisposed them to DVT and a subsequent venous abnormality. Patients with venous disease had extensive investigations to determine the cause of ulceration, and all had lipodermatosclerosis.

PPG assessment was carried out in each patient using the Parks Medical Electronics[R] Vascular Mini-Lab III (Model 1059). To assess the regional differences in venous refilling 6 positions were used - dorsal foot (2 cm proximal to the web between the great and second toe), 7.5 cm proximal to the inferior edge of the medial malleolus (medial, posterior, lateral and anterior leg) and 5 cm below the medial tibial condyle. Patients were requested to perform 10 ankle dorsi/plantar flexions (active) and then to let the leg hang dependent. The readings were repeated with the operator performing 10 bi-manual calf muscle compressions with the probe in the 7.5 cm (medial) position to compare the effect of active and passive calf pump function.

To assess the effect of LDS on venous refilling time, the recording was performed in the same fashion in the gaiter area, first over LDS skin than over adjacent non-LDS skin, using the standard ankle flexion exercise.

RESULTS

There were 31 venous and 38 control patients in the first part of this study. VRT was shorter in the medial gaiter region then at the knee and the dorsal foot in both groups.

The shortest VRT (median in seconds) recorded in the control group was not the medial gaiter (30.2 seconds) but the anterior (22.0 seconds) and lateral (22.0 seconds) gaiter positions. In the venous group, the shortest VRT was recorded in the medial gaiter (12.8 seconds) position [Fig 1]. When each position in one group was compared with the same position in the other (Wilcoxon rank sum test), venous patients recorded a shorter VRT than controls in the foot ($p<0.01$), knee ($p<0.01$), medial gaiter ($p<0.01$) and posterior gaiter ($p<0.01$), but they were not different in the lateral gaiter ($p=0.56$) and anterior gaiter ($p=0.48$) regions (Fig 1)

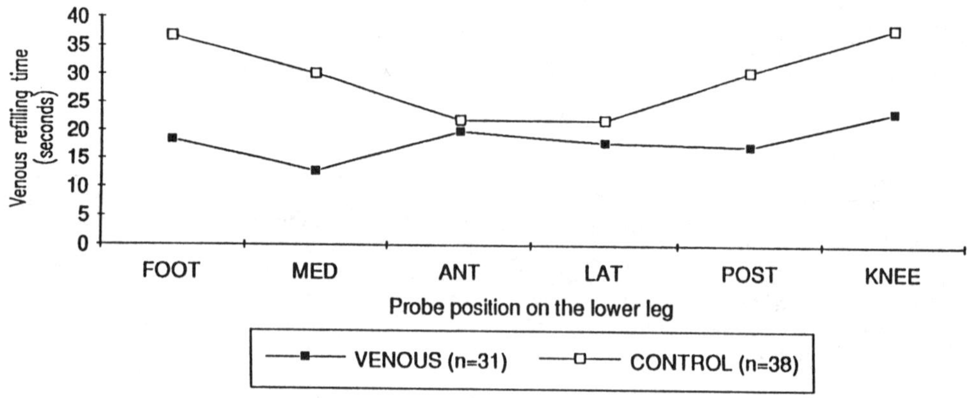


Figure 1. Venous refilling time for controls and patients with venous disease (median) at different probe positions.

With passive calf compression, there was no significant difference in VRT between normal (median 35.9 seconds) and venous ulcer patients (22.4 seconds, $p=0.09$). However, when calf muscle emptying was performed actively, the VRT reduced significantly in both groups, but the VRT for the venous group (12.8

seconds) was significantly shorter than for the control group (30.2 seconds, $p<0.01$).

Twenty-eight patients with clearly demarcated pigmented LDS were assessed with the standard (active) PPG test as described above. VRT was just significantly shorter in the non-LDS skin (median = 8.7 seconds) when compared to LDS skin (median = 9.3 seconds) ($p=0.02$).

DISCUSSION

This study confirms that in control subjects, there is some regional difference at the ankle producing a more rapid refilling. In patients with venous disease, refilling is shortest in the medial gaiter region, the commonest location of venous ulceration.

When compared to controls, patients with venous ulceration have a lower VRT at the knee, foot, medial and posterior gaiter, with the lowest VRT at the medial gaiter region, Clearly, venous reflux affects the whole leg, but preferentially, the medial and posterior gaiter regions. These results indicate that any of the four sites (knee, foot, medial and posterior gaiter) could be used to differentiate between normals and venous patients as long as corrected reference ranges are used for each probe position.

There was no reduction in VRT over pigmented LDS skin when compared to adjacent, normal looking skin. In fact, there was a small increase in the VRT. Lipodermatosclerosis itself is therefore not the reason for the lower VRT in the gaiter region.

VRT using plethysmographic methods has generally been taken to indicate reflux in veins, while calf muscle pump function has been taken to be reflected by measures of expelled volume of the leg. However, passive calf emptying produced no difference in VRT between controls and venous patients whereas active emptying resulted in shorter VRT in venous patients. These findings tend to indicate that the refilling time may actually reflect the ability to empty the calf muscle pump rather than just reflux in the veins. These findings may be due to two possibilities - a) a leaky and inefficient calf muscle pump due to incompetent valves or, b) impaired calf muscle contractility as suggested by the histological studies of Taheri et al (1982).

REFERENCES

Abramowitz H B, Queral L A, Flinn W R, et al (1979): The use of photoplethysmography in the assessment of venous insufficiency: A comparison to venous pressure measurements. *Surgery* Sept:434-441.

Barnes R W, Collicot R E, Hummell B A, et al (1978): Photoplethysmographic assessment of altered cutaneous circulation in the post-phlebitic syndrome. *Proc Assoc Adv Med Instrum* 13:25- .

Browse N L, Burnand K G, Thomas M L, et al. (1988): Diseases of the veins - Pathology, Diagnosis and Treatment" Edward Arnold Publ., London.

Challoner A V J. (1979): Photoelectric plethysmography for estimating cutaneous blood flow. In *Noninvasive Physiological Measurements Vol 1. eds* Rolfe P NY Acad Press.

Hertzman A B (1938): The blood supply of various skin areas as estimated by the photo-electric plethysmograph. *Am J Physiol* 124:328- .

Molitor H, Kniajuk M (1936): A new bloodless method for continuous recording of peripheral circulatory changes. *J Pharm Exp Ther* 1 57:6- .

Taheri S A, Lazar L, Elias S M et al. (1982): Vein valve transplant. *Surgery,* 91: 28-33.

*Phlébologie 92.* Eds P. Raymond-Martimbeau, R. Prescott, M. Zummo.
John Libbey Eurotext, Paris © 1992, pp. 568-571

# Light reflection rheography and venous pathology of upper limbs

Pier Luigi Antignani, Sergio Pillon, Flavio Grassi, Maria Laura Paiella, Mauro Bartolo

*Department of Angiology, s. Camillo Hospital, Rome, Italy.*

Summary

Light reflection rheography (RRL) is a photopletismographic method that has recently become widely used in vascular diagnostic practice. The venous pathology of upper limbs classically is subdivided into three fundamental phases: the first, prodromic and very prolonged phase, characterized by an intermittent obstructed outlet; the second, acute phase, characterized by venous thrombosis, and the last phase, chronic or postphlebitic, is characterized by a persistent increase of the limb's volume and other symptoms.

We have studied 148 subjects (average age 42+/-13 y.): 71 patients presented the intermittent venous obstructive syndrome at the first functional stage under clinical and instrumental examination (doppler and duplexscanner), 47 cases were affected by venous thrombosis of the axillo-subclavian axis (demostrated also by phlebography) and a control group of 30 subjects lacked clinical and instrumental evidence of venous outlet pathology. The measurement head was put on the medial face of the forearm at a distance of 10 cm from the elbow's articulation and fixed with a biadhesive ring. The patient, in orthostatism, raises the arm slowly and continously until it was completely vertical, always grazing the wall. After some seconds the subject does the opposite movement of lowering the limb to the original position. On the curve we recognize characteristic aspects perfectly correlated to instrumental ultrasound findings and to clinical phase. In the subjects with the acute phlebitis, the correlation with the phlebography was 100%.

## Introduction

Light reflection rheography (LRR) permits the study of the subcutaneous venous plexus by a unique electronic optical system devised by Weinert and Blazek (8) and composed of three diode emitters of radiation in the proximal bands of the infrared and by a photoreflector receiving the reflected light.

Through invasive and noninvasive techniques many authors (1,2,5,7) have demonstrated that the degree of reflection is strictly correlated with the amount of blood present in the venous plexus and is inversely proportional to it.

Even if the main application of the methodology is the study of lower limbs' phlebopathy, it has recently been used in other fields as evidence of the versatility of the apparatus (3,4,6). In this paper we present an our original application of the method to the study, in the thoracic outlet syndrome, the venous compromission.

## Materials and methods

We have studied 148 subjects (average age 42+/-13 years): 71 patients presented the intermittent venous obstructive syndrome at the first functional stage under clinical and instrumental examination (doppler c.w. and duplexscanner), 47 cases were affected by venous thrombosis of the axillo-subclavian axis (demonstrated also by phlebography) and a control group of 30 subjects lacked clinical and instrumental evidence of venous outlet pathology.
The measurement head was put on the medial face of the forearm at the distance of 10 cm from the elbow's articulation and fixed with a biadhesive ring.
The patient, in orthostatism with his back against tha wall of the observation room, raises the arm slowly and continously until it was completely vertical, always grazing the wall. After some seconds the subject does the opposite movement of lowering the limb to the original position.
Afterward the recording was repeated while the upper limb was raised passively.
The LRR recordings were taken continously during all the movements.

## Results

On the curve we recognize in the normal subjects an ascending branch when the upper limb is raised, followed by a plateau, and then by a descending branch, when the limb is lowered.
The rise is steep and vertical and gives evidence of a quick, maximal emptying until the plateau is reached, when downflow and balanced inflow occur. With the upper limb's return in adduction there is also a quick refilling with an initially quicker descending branch corresponding to the good inflow.
In subjects with venous thoracic outlet syndrome at the first or functional stage, a partial outlet is noted when the limb is raised until the vein is compressed; from this moment the subcutaneous venous plexus keeps on receiving arterial blood and consequently fills up. When the limb is lowered slowly, downflow begins again in a gradual way that becomes maximum when vein decompression becomes complete. Adducting the limb causes a quick refilling.
In case of acute phlebothrombosis, when the limb is raised, emptying is almost nonexistent; because of the absence of collateral circulation, instead of the plateau there is a gradual refilling due to arterial inflow, which becomes complete when the limb is adducted. In all these patients the above-mentioned picture is observed.
Where a collateral flow is present when the limb is adducted, refilling occurs slowly, owing, not to a concomitant arterial disease, but to the incomplete outlet. The evidence that downflow in this phase depends on superficial collateral circulation is obtained by compressing the cephalic vein by hand.

## Discussion

The resulting photophletismographic curves were strictly related to the venous conditions and to the different stages of the syndrome. It is interesting that was a complete correspondence with phlebography in patients affected by upper limb phlebothrombosis. In 6,25% of the normal subjects the LRR gaves false-positive results and in 5,63% of patients with intermittent phase the LRR was not able to demonstrate the disease. Otherwise those results are important because we think that a phlebographic examination doesn't seem feasible in patients with poor symptomatology.
We think, also, that the study of waveforms can provide the greatest amount of interesting data. The good concordance with clinical, doppler, duplexscanner and phlebographic reports in case of acute phlebothrombosis of the axillo-subclavian axis, and the semplicity of execution, certainly superior to dynamic doppler examination, which needs expert operators, lead us to propose this methodology as an efficient method of screening and evaluating the upper limb's venous pathology.

## References


1) Antignani P.L., Pillon S., Conte M. (1986): Alcune peculiari applicazioni della reografia a luce riflessa. Atti Workshop di Emodinamica Strumentale Periferica. Campanara di Pesaro, giugno.

2) Antignani P.L., Pillon S., Gattamelata C.(1987): Valutazione dello scarico venoso dell'arto superiore con reografia a luce riflessa. Atti IX congresso nazionale della Società Italiana di Patologia Vascolare. Monduzzi Ed, Bologna.

3) Antignani P.L., Pillon S., Todini A.R. (1988): Thoracic outlet syndrome: evaluation with light-reflexion-rheography. Acta of "Angiodyn '88", Toulouse, France, october.

4) Antignani P.L., Pillon S., Di Fortunato T., Bartolo M. (1990): Light reflection rheography and thoracic outlet syndrome. Angiology 41: 382-86.

5) Goor W. (1984): Une methode nouvelle pour le phlebologue: la rheographie a reflexion lumineuse. Phlebologie 37: 309-15.

6) Pillon S., Antignani P.L., Bartolo M. (1987): Valuation of venous diseases of the arm with light reflexion rheography. Acta of Congress of "Union Internationale de Phlebologie", Essen, october.

7) Verstraete M. (1980): Methods in angiology. London, Nijhnoff Martinus Ed.

8) Weinert W., Blazek V. (1982): Eine neue methode zur unblutigen dynamischen venendruckmessung. Der Kautarzt 33:498-507.


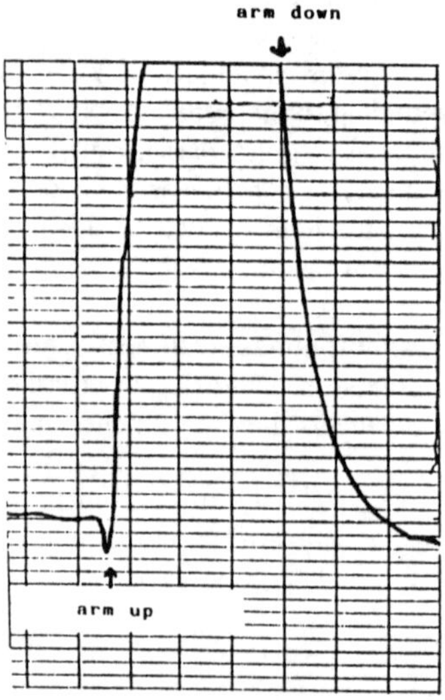


FIG. 1. Postural changes of LRR waveform on an upper limb in a normal subject. At the first arrow the patient starts moving the limb up, arriving at 180 degrees; at the second arrow the subject is lowering the limb to the starting position.

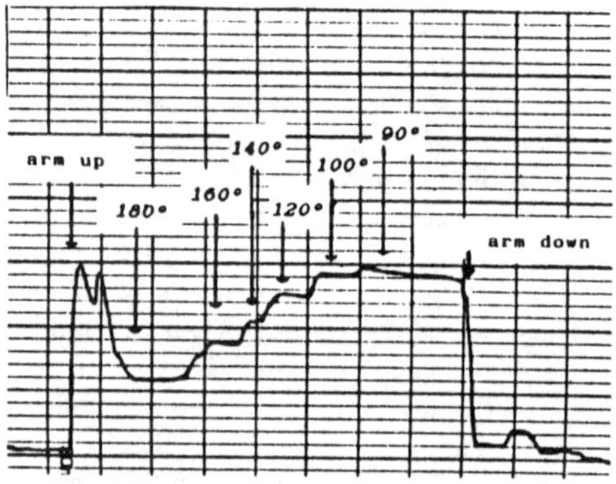


FIG. 2. Postural changes of LRR waveform on an upper limb in a patient with thoracic outlet syndrome in the first stage. At the first arrow the patient starts moving the limb up; it is possible to point out the degrees at which the venous outflow stops. When the limb is lowered, the emptying starts again.

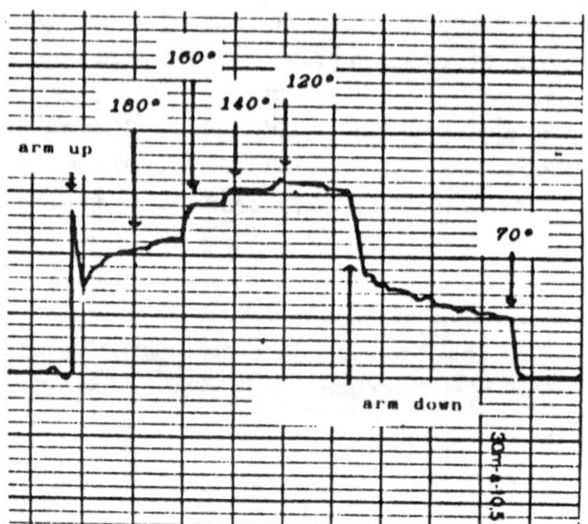


FIG. 3. Postural changes of LRR waveform on an upper limb in a patient with thoracic outlet syndrome in the first stage. Note that when the limb is raised, the outflow stops. When the limb is lowered to 120 degrees, the outflow starts again. In this phase the waveform is modified owing to the arterial compression, which stops at 70 degrees.

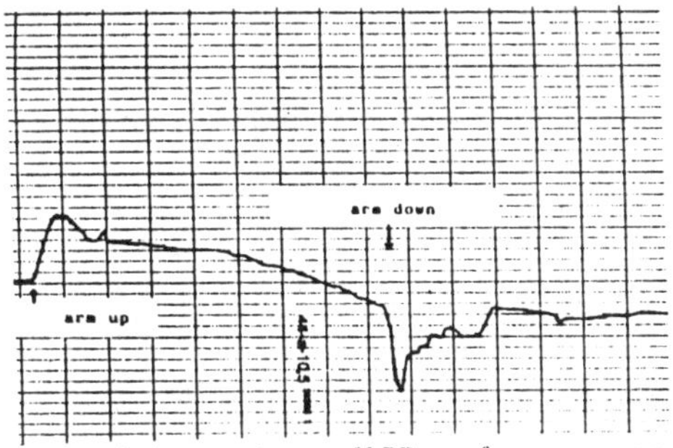


FIG. 4. Postural changes of LRR waveform on an upper limb in a patient with acute phlebothrombosis. Note the reduced outflow and the slow refilling, due to arterial inflow and the absence of venous collaterals.

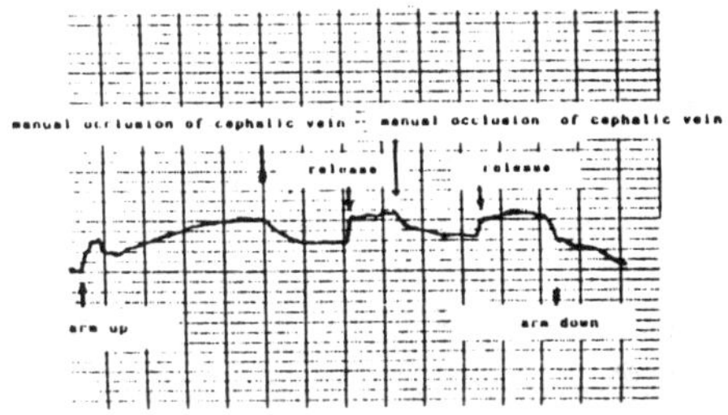


FIG. 5. Postural changes of LRR waveform in severe axillary phlebothrombosis. Note the very low outflow. Manual compression on the cephalic vein can demonstrate that the outflow is due to this vein only.

*Phlébologie 92.* Eds P. Raymond-Martimbeau, R. Prescott, M. Zummo.
John Libbey Eurotext, Paris © 1992, pp. 572-573

# Photoplethysmographic evaluation of the venous function under different conditions

E. Rabe, M. Piller, A. Fratila, H.W. Kreysel

*Universitäts-Hautklinik, Sigmund-Freud-Str. 25, 5300 Bonn 1, Germany.*

With photoplethysmographic (PPG) methods the investigation of the venous function of the legs is possible.

The standard procedure consists of 8 maximum dorsal extensions of the foot with the patient in the sitting position. The venous refiling time ($t_0$) is longer than 25 sec in healthy subjects.

With a new small sized digitalized PPG equipment (D-PPG) we compared the values of ($t_0$) and of the venous drainage ($V_0$) in the sitting position, with the patient walking and after passive elevation and lowing of the leg on a tilting-table (Tab.1).

Tab. 1

| | | venous refilling time (sec) $t_0$ | venous drainage (%) $V_0$ |
|---|---|---|---|
| Normals | sitting | 36,1 ± 9,4 | 5,2 ± 2,1 |
| | walking | 36,2 ± 9,2 | 4,7 ± 2,1 |
| | passive elevation | 36,5 ± 8,9 | 7,5 ± 2,1 |
| venous insufficiency | sitting | 15,5 ± 9,0 | 4,2 ± 1,9 |
| | walking | 15,2 ± 9,1 | 3,7 ± 1,9 |
| | passive elevation | 18,5 ± 9,7 | 8,1 ± 5,9 |

There were no significant differences for ($t_0$) in normals (sitting 36,1 sec., walking 36,2 sec., passive 36,5 sec.) and in varicosis patients (15,5; 15,2; 18,5 sec.).

$V_0$ was the same during the active program (normals: sitting 5,2%, walking 4,7%) but was significantly higher in the passive leg elevation test (normal 7,5%, varicosis 8,1%). This demonstrates the differences between the maximum possible drainage of the leg and the real drainage by the active muscle pump.

## Active and passive photoplethysmographic measurement of the venous function in children and adults

E. Rabe, A. Trumm, H.J. Elsmann, H.W. Kreysel

Previous investigations of the venous function in children with photoplethysmographic methods have shown low values of the venous refilling time ($t_0$) compared with adults.

To differentiate between an insufficiency of the venous and the muscle pumping system we compared the venous refilling time ($t_0$) and the venous drainage ($v_0$) in 50 healthy children and adults with an active (8 maximal dorsal extensions, sitting position) and a passive (8 maximal manual calf compressions in sitting position) management.

(Abb. 1)

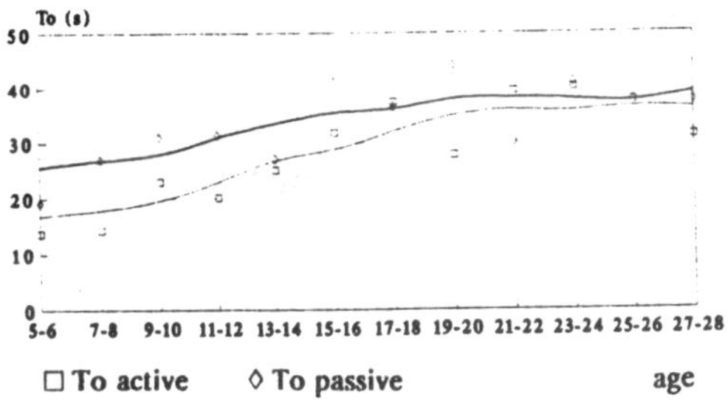


In the pre-puberty children the pathologicaly low $t_0$ and $v_0$ values could be normalized by the manual calf-compression.

(Abb. 2)

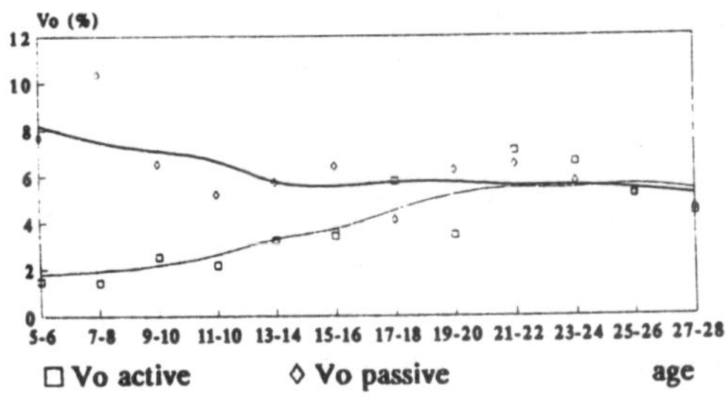


In the adults the normal values for $t_0$ and $v_0$ increased only a slightly.

These results show that in children before puberty the muscular pumping mechanism is not fully developed which causes the pathologically low venous refilling time and venous drainage.

*Phlébologie 92.* Eds P. Raymond-Martimbeau, R. Prescott, M. Zummo.
John Libbey Eurotext, Paris © 1992, pp. 574

# Color-duplex-investigations of insufficient perforating veins at the lower leg

E. Rabe, A. Fratila, H. Kluess, H.W. Kreysel

*Universitäts-Hautklinik, Sigmund-Freud-Str. 25, 5300 Bonn 1, Germany.*

In the past, insufficient perforating veins were mainly investigated by clinical signs, Doppler-ultrasound and phlebography. With the color-duplex systems it is possible to visualize simultaneously the anatomic picture and the flux and reflux of the blood during compression and decompression of the calf as well in the perforating veins as in the corresponding deep and superficial veins. By this investigation we are able to differentiate three types of insufficent perforating veins (Tab.1).

Tab. 1 Types of perforating vein insufficiency

| | |
|---|---|
| Typ 1: | primary insufficiency |
| Typ 2: | secondary insufficiency in varicosis patients |
| | a) without deep venous reflux |
| | b) with deep venous reflux |
| Typ 3: | secondary insufficiency in postthrombotic syndrome |

Typ 1 is the primary insufficient perforating vein which acts as an upper insufficiency point like the crosses of the saphenous veins.
Typ 2 is the secondary insufficient perforating vein in varicosis-patients. It can be present with and without reflux in the corresponding deep vein.
Typ 3 is the secondary insufficient perforating vein in postthrombotic syndrome with massive reflux in the deep veins.
This classification has some importance for the question how the insufficient perforating veins should be treated.

*Phlébologie 92.* Eds P. Raymond-Martimbeau, R. Prescott, M. Zummo.
John Libbey Eurotext, Paris © 1992, pp. 575-577

# Évaluation pléthysmographique de la vasomotricité du complexe microcirculatoire digital par la valeur moyenne du débit de remplissage (VMDR). Applications au mécanisme d'action du CoA 1000®

F. Kirsch, J.R. Dumas, F. Epineuze, M. Cloarec, Ph. Griton

*Laboratoire d'explorations fonctionnelles vasculaires. Service du Professeur Maurice Cloarec. Hôpital Tenon, 4, rue de la Chine, 75020 Paris, France.*

## INTRODUCTION :

Partant de la technique classique pléthysmographique de distensibilité veinulaire par occlusion veineuse à 50 mm Hg au 2ème doigt de la main gauche en pathologie microcirculatoire, nous proposons un mode d'évaluation de la valeur moyenne des débits de remplissage (V.M.D.R.) qui rend compte à la fois du débit artériolaire et de la réactivité veinulaire. Notre méthode consiste à établir le rapport de l'aire A (mesuré par planimétrie) par le temps t (mesuré en mm) necessaire pour attendre le plateau ; cette valeur representerait la quantité de sang admise dans le segment du membre étudié par unité de temps.

Figure

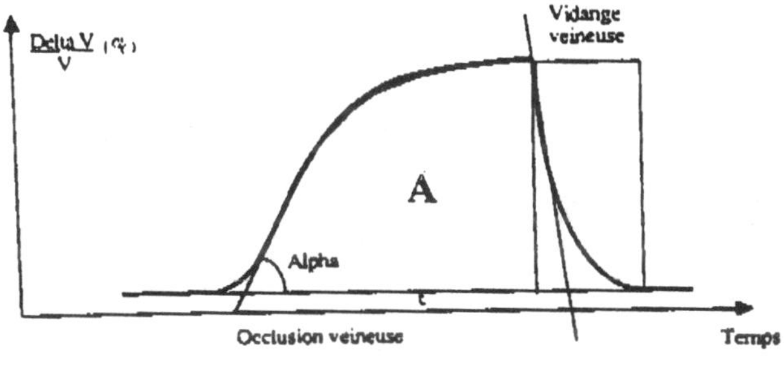


## recrutement des patients :

Au nombre de 37, les patients âgés de 18 à 50 ans, des deux sexes, présentaient des angiopathies fonctionnelles et organiques, compliquées d'oedèmes capillaroscopiques plus au moins importants.

Ont été exclus du protocole ceux ayant présenté un infarctus du myocarde, ou traités par médicaments vasoactifs ou agissant sur l'hémorhéologie, ou diabétiques insulino-dépendants.

## Produits utilisés et conduite de l'épreuve :

Le travail a été conduit en double aveugle sur 3 groupes de patients recevant chacun un des trois produits suivants par voie intraveineuse

**tableau**

| | |
|---|---|
| <u>CoA 1000</u> | |
| lyophilisat de coenzyme A | 1 mg |
| Gluconate de calcium | 20 mg |
| Chlorhydrate de cystéine | 5 mg |
| Solvant (sulfate de magnésium à 36 %) | 2 ml |
| <u>Excipient</u> | |
| Gluconate de calcium | 20 mg |
| Chlorhydrate de cystéine | 5 mg |
| Solvant (sulfate de magnésium à 36 %) | 2 ml |
| <u>Placebo</u> | |
| Glucose (lyophilisé) | 20 mg |
| Solvant (eau distillée) | 2 ml |

L'épreuve de distensibilité veineuse est pratiquée à l'état initial et 5 minutes après l'injection.
Ce temps moyen correspond à l'effacement plus ou moins complet de l'oedème périunguéale capillaroscopique après injection intraveineuse de CoA (3-4).

**CALCULS STATISTIQUES :**
Les surfaces étant mesurées avant et après injection du produit on utilise un test de Student sur série appariée ; chaque malade est son propre témoin.

**Résultats :**
Ils sont consignés dans le tableau ci dessous qui donne la différence moyenne entre la VMDR avant et après injection du produit avec l'erreur-type de cette différence.

**Tableau**

| | Placebo | Excipient | CoA 1 000 |
|---|---|---|---|
| n* | 12 | 12 | 13 |
| d+ | 0,417 (0,508) | 0,719 (0,81) | 2,117 (0,8) |
| t | 0,82 | 0,89 | 2,63 |
| P | N.S | N.S | 0,025 |

* nombre de cas, des diffultés techniques ont réduit à 12 le nombre de cas dans les groupes placebo et excipient.
d+ moyenne des différences (erreur-type S/Vn)

## DISCUSSION ET CONCLUSION :

Compte-rendu de sa nature (rapport d'un volume en % mesuré par planimétrie par le temps) le rapport A/t nous parait représenter un témoin interessant de la densité sanguine microcirculatoire et des variations contractiles veinulaires ; il permet de plus d'apprécier une activité thérapeutique capable de régulariser le flux sanguin vers les tissus ischémiés(7) et à plus forte raison vers ceux réclamant un afflux sanguin supplémentaire. Selon Jahed, toute distension de la veinule provoque par reflexe d'axone la fermeture des sphincters précapillaires et par action mécanique l'ouverture des anastomoses artério-veineuses aidée par la libération de médiateurs chimiques (2) Les anastomoses artério-veineuse pourraient alors constituer un dispostif anti-thrombotique local par l'afflux de quantités variables de sang artériel bien oxygéné dans les petites veines de la peau ( 1).

Les résultats obtenus avec le CoA 1 000 permettent en raison de nos travaux passés ( 5-6) d'assigner au CoA 1 000 un rôle de régularisation de la rythmicité vaso-motrice des différents segments du complexe microcirculatoire, la rapidité d'action suggerant un mécanisme de neuro-médiation.

## REFERENCES


1- BASSI G.
Role des anastomoses artério-veineuses dans la pathologie variqueuse.
Presse médicale 1956;64:1264-1265

2- TAHED in ORCEL et CHOMETTE
Anatomie pathologique vasculaire
Flammarion 1978 p.156

3- KIRSCH F., DUMAS JR., EPINEUZE F., CLOAREC M.
Un nouveau test d'activité sur les oedèmes et le débit artériolaire en pathologie microcirculatoire par injection intraveineuse de Coenzyme A. Premiers résultats sur l'efficacité thérapeutique.
Actualité Angéiologie 1984, 9: 33-38

4- KIRSCH F., DUMAS JR., EPINEUZE F. CLOAREC M.
Intérêt du Coenzyme A (CoA) dans le traitement des troubles microcirculatoires Arguments pléthysmographiques
Angéiologie, 1987;47:1269-1271

5- KIRSCH F., DUMAS JR., CAILLARD Ph., KOUBI G., EPINEUZE F., DESVAUX P., MOUREN X., CLOAREC M.
Modification du taux d'adénosine tri-phosphate (ATP) dans le sang capillaire prélevé au niveau de la pulpe digitale, dans les troubles de la microcirculation, après injection I.V. de coenzyme A (CoA 1000)
J. Mal. Vasc. 1987;12:110-112

6- KIRSCH F., CLOAREC M.
Influence du coenzyme A (CoA) sur la teneur en 6 ceto prostaglandine F1 alpha d'aortes de rats rendus diabétiques par la streptozocine.
Mécanismes d'action possible de son effet bénéfique sur les perturbations microcirculatoires chez l'homme.
J. Mal. Vasc. 1988; 12, 201-204

7- THULESIUS O.
Present and future role of vasoactive drugs in peripheral vascular desease.
Internation Angiology. 1984;3:37-38

# Active and passive photoplethysmographic measurement of the venous function in children and adults

E. Rabe, A. Trumm, H.J. Elsmann, H.W. Kreysel

Universitats-Hautklinik Bonn, Germany

Previous investigations of the venous function in children with photoplethysmographic methods have shown low values of the venous refilling time (to) compared with adults.

To differentiate between an insufficiency of the venous and the muscle pumping system we compared the venous refilling time (to) and the venous drainage (vo) in 50 healthy children and adults with an active (8 maximal dorsal extensions, sitting position) and a passive (8 maximal manual calf compressions in sitting position) management. In the pre-puberty children the pathologically low to and vo values could be normalized by the manual calf-compression. In the adults the normal values for to and vo increased only a little.

These results show that in children before puberty the muscular pumping mechanism is not fully developed which causes the pathologically low venous refilling time and venous drainage.

*Phlébologie 92.* Eds P. Raymond-Martimbeau, R. Prescott, M. Zummo.
John Libbey Eurotext, Paris © 1992, pp. 579-580

# Assessment of vein function with digital photoplethysmography (D-PPG) using different examination tests

Jutta Kerner, U. Schultz-Ehrenburg*, W. Lechner

*Allergy and Dermatology Department of Norderney, Germany and * Department of Dermatology and Angiology, University of Bochum, Germany.*

Digital Photoplethysmography (D-PPG) is a recently introduced technique for vein function diagnosis. (Blazek et al 1988). For the first time a quantitative evaluation of vein function is possible because not only the refilling time $T_o$ but also the venous pump power (drainage) $V_o$ is reproducible. Preliminary observations have shown that the venous pump power $V_o$ can be correlated to the venous emptying during passive elevation of the leg ($Vo_e$).
In a systematic study we compared the standard exercise program (DEX= Dorsal Extensions) with the elevation test and another passive program, i.e. manual calf compressions. We examined 80 patients: 20 healthy adults, 20 varicose patients, 20 healthy children at the age for 10-12 and 20 pregnant women in the last trimenon. All measured values with dorsal extensions were higher than those with calf compression. The highest values of $V_o$ were obtained with the elevation test. That is not true for pregnant women because the gravide uterus functions as an obstacle. The venous pump power with DEX reached 94 % of venous emptying ($Vo_e$) for healthy adults, but only 57 % for varicose patients ($P<0.05$) (Fig. 1.). In children however the evaluation of $V_o$ cannot be recommended because of the physiologically underdeveloped calf pump.

Fig. 1. Varicose patient. 3 exercise programs: DEX= Dorsal extensions, MWK= Manual calf compressions and ELV=Passive elevation of the leg.
The refilling time $T_0$ is reduced in all tests, the venous pump power $V_0$ is reduced in dorsal extensions and manual calf compressions. There is a nomal $V_0$ value with the elevation test, because during elevation not the pump power but the venous emptying is measured. The efficiency degree of calf pump can be calculated from the $V_0$ of dorsal extensions and the elevation test
(1.7 : 5.9 x 100 = 28,2 %).

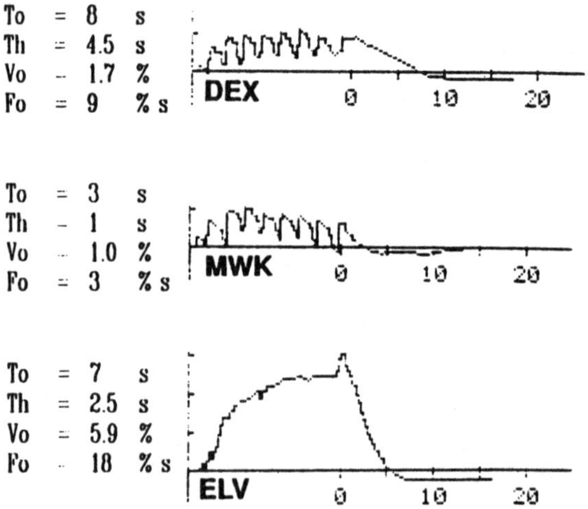


REFERENCES

Blazek, V. et al (1988): Digitale Photoplethysmographie. Ein neues mikroprozessorgesteuertes Meßsystem für die Beinvenendiagnostik. Biomed Techn 33, pp. 307-8.

Kerner, J. et al (1989): Digitale Photoplethysmographie (D-PPG). Klinische Eignung der neuen Meßmethode zur venösen Funktionsdiagnostik. Phlebol. Proktol. 18, pp. 98-103.

Schultz-Ehrenburg, U. et al (1989): Prospektive epidemiologische Studie über die Entstehungsweise der Krampfadern bei Kindern und Jugendlichen (Bochumer Studie I und II). Phlebol Proktol 18, pp. 10-25.

Wienert, V. (1991): Anwendungsfehler und Fehlinterpretationen bei der Lichtreflexionsrheographie. Phlebol 20, pp. 126-30.

*Phlébologie 92.* Eds P. Raymond-Martimbeau, R. Prescott, M. Zummo.
John Libbey Eurotext, Paris © 1992, pp. 581-583

# The first fiberoptic plethysmograph for screening of thrombosis

Vladimir Blazek, Hans J. Schmitt, Bernhard Scholl, Ulrich Schultz-Ehrenburg*

*Institute of High Frequency Techniques, University of Aachen, Melatener Str. 25, D-5100 Aachen and*
** Department of Dermatology, St. Josef Hospital, Ruhr University of Bochum, D4630 Bochum, Germany.*

A new plethysmographic system with a fiber optical sensor (FOS) (**Fig.** 1) has been developed which can be used in connection with the classical vein occlusion test for the noninvasive detection of deep vein thrombosis (DVT) (Blazek and Schultz-Ehrenburg, 1992).

The sensor consists of a multimode fiber fixed in meanders on an elastic bandage which is attached to the calf with a velcro strip (**Fig.** 1D). An increase of blood volume in the leg results in an enlargement of the bending radii of the fiber leading to a diminished curvature loss of light or an increased transmission of light respectively. In a multimode fiber the radiation loss of the guided light starts at a bending radius of about 15 mm (Marcuse, 1979) and strongly increases with a further diminuation of the bending radius. The minimum radius is limited to 2.5 mm because of the breaking risk of the glas fiber. To get a high resolution and a nearly linear increase of the transmitted light the radii should vary between 3 and 4 mm during the blood volume changes of the leg. With this method an attenuation difference of about 6 dB corresponds to a change of leg circumference of 12 mm. Measurements have been made using a 1.3 µm multimode laser diode (Schmitt et al., 1992). Calibration was carried out with the help of a step motor.

**Fig.** 2 shows two examples of fiber optic plethysmography using the vein occlusion test. For this examination a pneumatic cuff is put on the thigh and the vein occlusion is carried out with 60 mmHg for two minutes. The sudden release of the occlusion normally leads to a fast emptying in a healthy person. The venous outflow VO was 100 %/min in this example (**Fig.** 2A). In case of DVT or other venous outflow disturbances (**Fig.** 2B) the values of this parameter are much lower.
Different fiber optic sensors using interferometric measuring techniques were tested by Nienaβ (1991). They are much more complicated and so expensive that they are not suitable for routine work.

The FOS measurements are recorded and evaluated by means of a microprocessor aided control unit. The actual blood volume and all other measured parameters such as venous outflow VO and venous

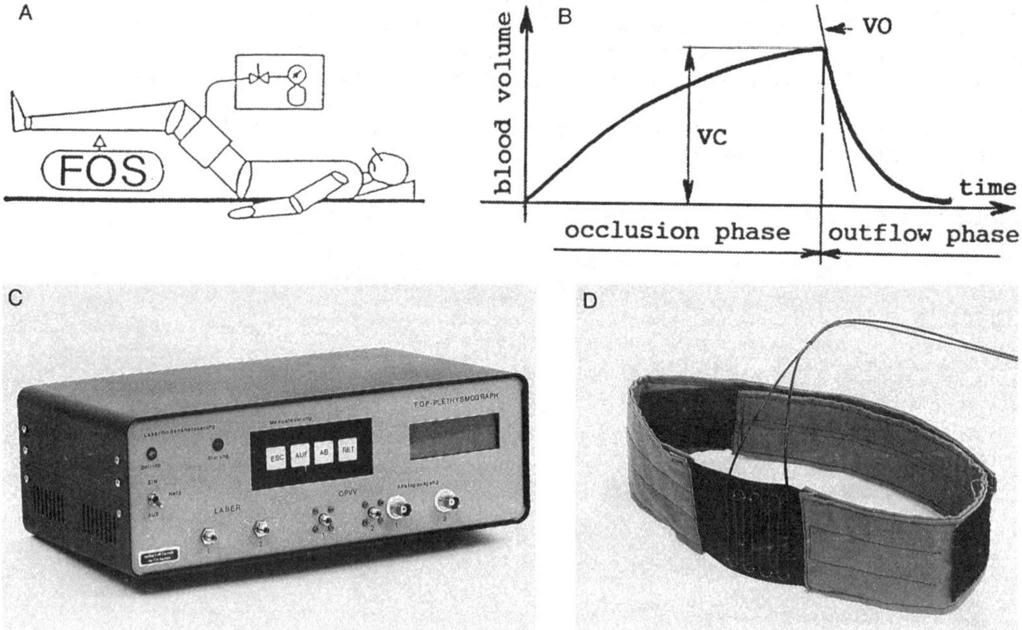


**Fig. 1.** Fiberoptic plethysmography. **(A)** Vein occlusion test. The lower extremity of the resting patient is elevated about 20 cm and placed on a soft support. **(B)** Typical FOS curve. **(C)** Computer aided FOS plethysmograph. **(D)** Measuring head with multibended glas fiber.

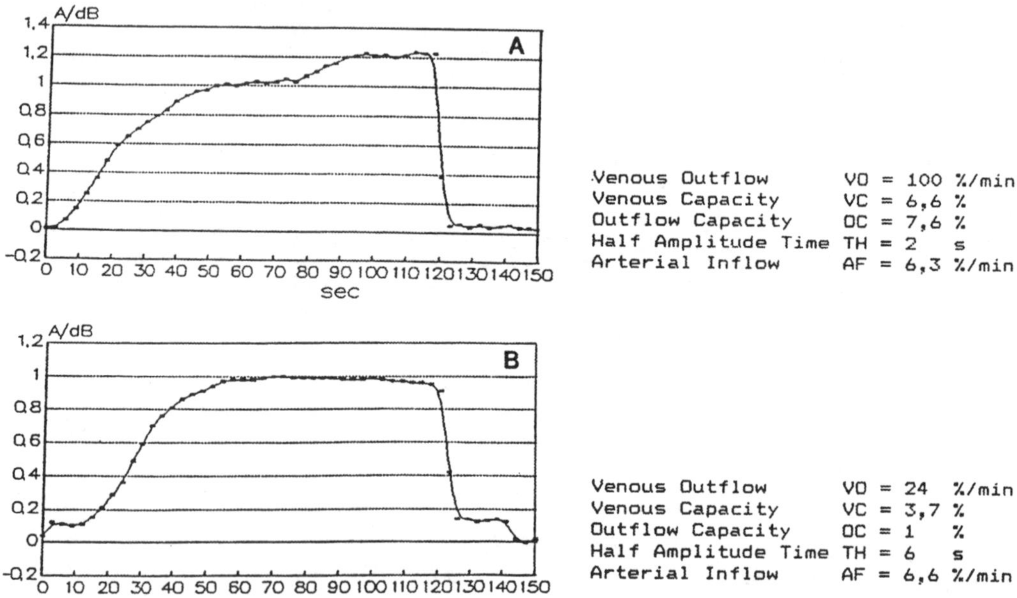


**Fig. 2. (A)** Vein occlusion plethysmography of a healthy person. **(B)** Second measurement with venous obstruction, simulated by a second pneumatic cuff on the proximal thigh.

capacity VC can be observed on a display. The device also contains a special program with data storage and a serial port for printing the blood volume curve together with the calculated parameters. It can also be equipped with a second sensor for two-channel measurements.
At the moment we work on an improvement of the calibration and a further simplification of the sensor concept.

## REFERENCES

Blazek, V., and Schultz-Ehrenburg, U. (1992): Fortschritte in der computerunterstützten nichtinvasiven Gefäßdiagnostik. Düsseldorf: VDI Verlag.

Marcuse, D. M. (1976): Theory of Dielectric Optical Waveguides. New York: Academic Press.

Nienaβ, J. (1991): Entwurf und Aufbau eines faseropitschen Dehnungssensors zur Erfassung der Blutvolumenänderung in den Extremitäten. Diplomarbeit D 2035, Institut für Hochfrequenztechnik der RWTH Aachen.

Schmitt, H. J., Scholl, B., Blazek, V., Nienaβ, J. (1992): Fiberoptic plethysmography. In SPIE Proc., Vol. 1649: Optical Fibers in Medicine, ed. A. Katzir (In press).

*Phlébologie 92.* Eds P. Raymond-Martimbeau, R. Prescott, M. Zummo.
John Libbey Eurotext, Paris © 1992, pp. 584-586

# First clinical experience with multichannel quantitative plethysmography

Ulrich Schultz-Ehrenburg, Vladimir Blazek*

*Department of Dermatology, St. Josef-Hospital, University of Bochum, Gudrunstr. 56, D-4630 Bochum and * Institute of High Frequency Techniques, University of Aachen, Melatener Str. 25, D-5100 Aachen, Germany.*

Recently, two two-channel digital plethysmographs were introduced, D-PPG Duo and D-SGP Duo, which permit quantitative measurements by computer-aided calibration (Blazek and Schultz-Ehrenburg, 1991). D-PPG Duo is a portable plethysmograph with two optoelectronic sensors measuring the changes of blood volume in the cutaneous vessels produced by special test maneuvers. It combines the properties of two different devices which are already commercially available, i.e. (one-channel) D-PPG (digital photoplethysmograph) and OVP (optical vein occlusion plethysmograph).

D-SGP Duo is equipped with two mercury strain gauges which record changes in the circumference of the lower legs or the toes. It is the two-channel version of its forerunner D-SGP (digital strain-gauge plethysmograph), which was recently introduced on the market. D-PPG has measuring programs for the muscle pump test and the venous occlusion test, D-SGP for the venous occlusion test and the acral blood pressure measurement. Both devices are also equipped for analogous registration covering a large range of applications.

## MUSCLE PUMP TEST

The previous non-calibrated photoplethysmographs could not be used reliably to determine the PPG curve amplitude (Vo = venous pump power). Therefore, only the time parameter (To = venous refilling time) was used to assess the efficiency of the calf pump. With the new self-adjusting sensor concept of the D-PPG systems, all parameters are reproducible. Thus, the calf pump function can be described not only by the length of refilling time (To), but also by the pump power (Vo) and the venous pump work (Fo = Vo x To).

Fig. 1 shows our preliminary findings with regard to venous pump power Vo and venous refilling time To in patients with chronic venous insufficiency (CVI), clinical stages I to III. Of special interest are the patients with CVI, stage I (varicose veins without skin complications), who showed a normal venous pump power Vo in spite of a shortened refilling time To. From these findings, it can be concluded that the To parameter is more sensitive, but Vo may be more important with regard to therapeutic consequences.

The two-channel equipment allows comparative simultaneous examinations. An important field of application concerns the two saphenous systems. Varicose

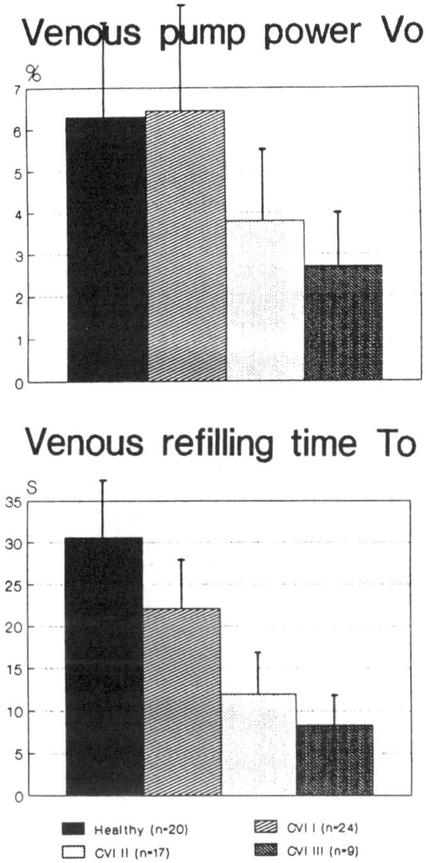


Fig. 1. Quantitative photoplethysmography. Vo und To in patients with CVI, stages I-III.

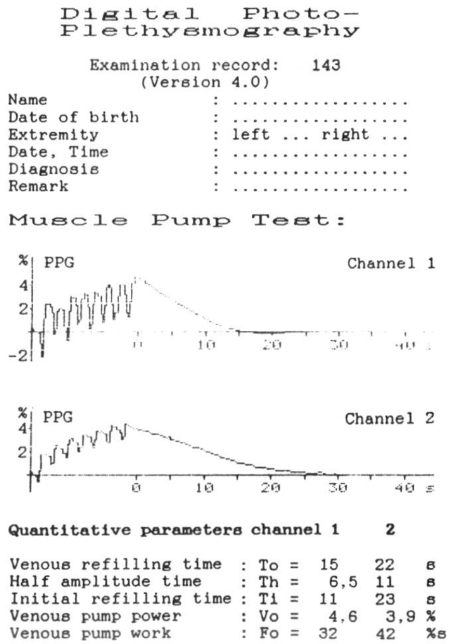


Fig. 2. D-PPG Duo. Trunk varix of the short saphenous vein. Channel 1 = lateral, channel 2 = medial gaiter area

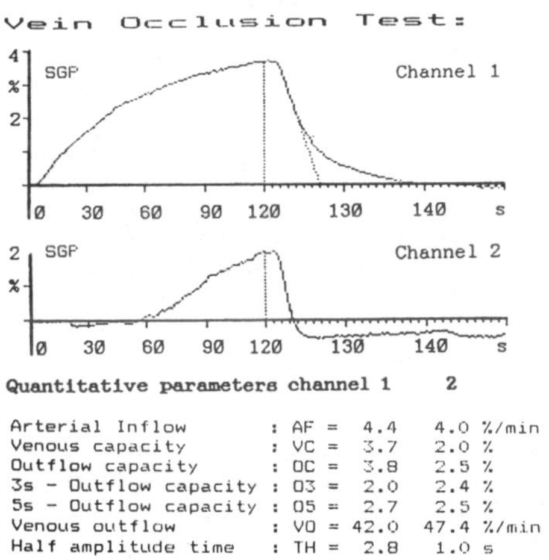


Fig. 3. Two-channel venous occlusion test with D-SGP Duo.
Channel 1 = calf, channel 2 = big toe

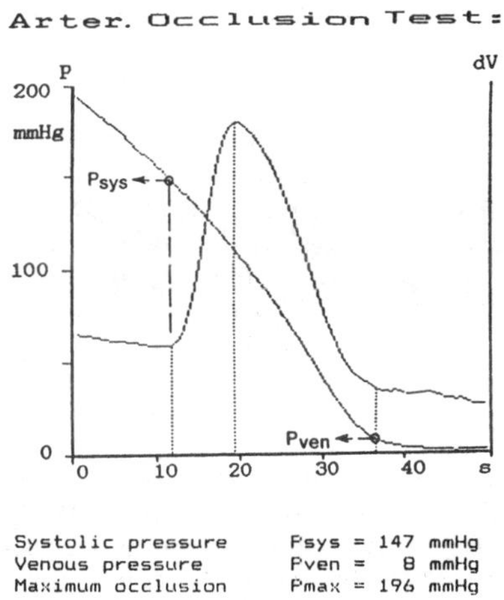


Fig. 4. D-SGP Duo. Acral occlusion test for arterial and venous blood pressure measurement.

veins of the long saphenous vein do not necessarily have a functional effect on the drainage area of the short saphenous vein and vice versa. Because of their small size, the optoelectronic sensors can be used for simultaneous measurements in the two drainage areas or any other regions of interest.

The PPG curve shown in Fig. 2 belongs to a patient with an isolated varicosis of the short saphenous trunk and shows a clearly shortened refilling time in the lateral gaiter area in contrast to a boderline value on the medial side. That means that the insufficiency could be overlooked by one-channel measurement performed at the standard site only.

## VENOUS OCCLUSION TEST

Both devices have software programs for the venous occlusion test; this program can be used to recognize venous obstructions or to determine the venous capacity. A two-channel measurement with our D-SGP Duo is shown in Fig. 3. One strain gauge was applied in the middle of the calf, the other around the big toe. In the occlusion phase (60 mm Hg) the increase of volume began 60 s earlier in the calf than in the big toe. After release of the occlusion, the venous outflow started simultaneously but was steeper in the toe. In this manner, D-SGP Duo (or D-PPG Duo as well) is capable of comparing any interesting segment with the standard position or the contralateral extremity during daily routine examination.

## ACRAL BLOOD PRESSURE MEASUREMENT

The D-SGP Duo provides a second program for an arterial occlusion test; this program can be used to measure the acral arterial and venous blood pressure. For this purpose a temperature compensated pressure converter was integrated into the device. During the examination, the occlusion pressure is registered and correlated with the volume signal of the strain gauge sensor. An example is given in Fig. 4. The measurement was performed with the patient in a supine position and took about one minute. Details of the measuring procedure have been described previously (Blazek & Schultz-Ehrenburg, 1991).

In conclusion, the two devices are of multi-purpose application. They are capable of working off-the-line and of recording analogous measurements. The two channels allow comparative simultaneous examinations. The devices are easy to handle and promise to be highly suitable for daily routine work.

## REFERENCES


Blazek, V., and Schultz-Ehrenburg, U. (1991): Fortschritte in der computerunterstützten nichtinvasiven Gefäßdiagnostik. Zwei neue Plethysmographen für den Muskelpumpen-Test, den Venenverschluß-Test und die akrale Blutdruckmessung. Phlebologie 20: 169-175.

Blazek, V., and Schultz-Ehrenburg, U. (1992): Computerunterstützte nichtinvasive Gefäßdiagnostik. Aktueller Stand und gegenwärtige Trends. In Fortschritte in der computerunterstützten nichtinvasiven Gefäßdigagnostik, eds V. Blazek und U. Schultz-Ehrenburg, pp. 1-14. Düsseldorf: VDI-Verlag.

Schultz-Ehrenburg, U., and Blazek, V. (1992): Diagnostisches Procedere, Indikationsstellung und Therapiekontrolle des Venenpatienten unter Zuhilfenahme der modernen nichtinvasiven Meßmethoden. In Fortschritte in der computerunterstützten nichtinvasiven Gefäßdiagnostik, eds V. Blazek and U. Schultz-Ehrenburg, pp. 15-21. Düsseldorf: VDI-Verlag.

*Phlébologie 92.* Eds P. Raymond-Martimbeau, R. Prescott, M. Zummo.
John Libbey Eurotext, Paris © 1992, pp. 587-589

# Multichannel quantitative plethysmography

Vladimir Blazek, Ulrich Schultz-Ehrenburg*

*Institute of High Frequency Techniques, University of Aachen, Melatener Str. 25, D-5100 Aachen and*
** Department of Dermatology, St. Josef Hospital, Ruhr University of Bochum, D4630 Bochum, Germany.*

The present paper introduces a multichannel quantitative plethysmograph which represents a new generation in noninvasive functional diagnostics of the peripheral venous system. This device can be equipped with two photoplethysmographic sensors (PPG) or with two strain gauge sensors (SGP).
The PPG version is equipped with measuring programs for venous function diagnosis (muscle pump test) and for thrombosis screening (venous occlusion test). The SGP version contains measuring programs for thrombosis screening (venous occlusion test) and for acral blood pressure measurement (arterial occlusion test). Examples of applications are given. The fact, that there are two channels, enables simultaneous segmental and contralateral measurements.

## Quantitative measuring concept

The research version of our multichannel plethysmograph is integrated in a Laptop PC (**Fig. 1A**). Thus all advantages of a modern standard PC are included (large LC Display, keyboard, 3 1/2" floppy disc drive, harddisk, serial and parallel interface).
Important features of the plethysmograph are self-calibration with both sensor types (Schmitt, H.J. et al. 1986, Schultz-Ehrenburg et al. 1992, Fronek et al.1992). The PPG sensor (**Fig. 1C**) records changes of dermal light reflection, which are produced by the blood volume changes in the skin. This sensor type is very simple in its application. The classical SGP sensor (**Fig. 1B**) records changes of the circumference of the examined extremity and registers blood volume changes in the muscles too. The advantages and limitations of the two sensor types have been previously described (Blazek and Schultz-Ehrenburg, 1992).

## Application examples

The main application of the presented system is the two-channel muscle pump test. An example is shown in **Fig. 2**. The 46-year old patient performed eight dorsal extensions in the ankle-joint in sitting position (**Fig. 2A**). The first PPG sensor (channel 1) was

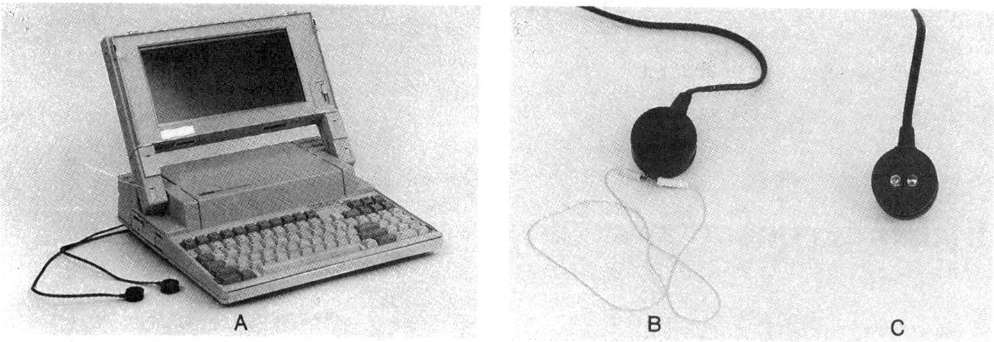


**Fig. 1**. Multichannel quantitative plethysmograph **(A)**. Details of the SGP sensor **(B)** and the PPG sensor **(C)**.

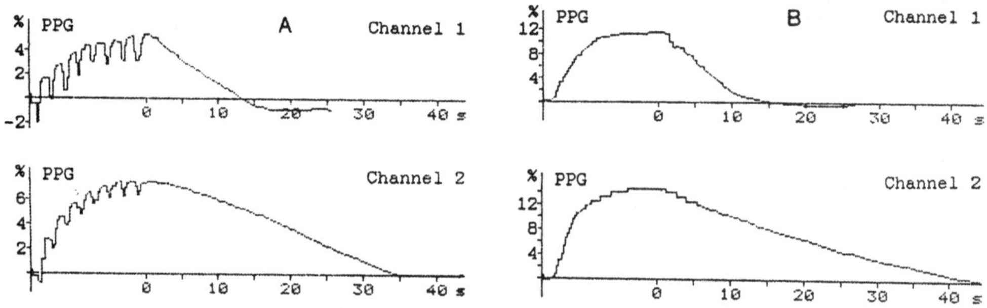


| Quantitative parameters channel | | 1 | 2 | |
|---|---|---|---|---|
| Venous refilling time | : To = | 16 | 34 | s |
| Half amplitude time | : Th = | 7 | 21 | s |
| Initial refilling time | : Ti = | 14 | 92 | s |
| Venous pump power | : Vo = | 5,2 | 7,3 | % |
| Venous pump work | : Fo = | 41 | 143 | %s |

| Quantitative parameters channel | | 1 | 2 | |
|---|---|---|---|---|
| Venous refilling time | : To = | 17 | >48 | s |
| Half amplitude time | : Th = | 6 | 18 | s |
| Initial refilling time | : Ti = | 14 | 34 | s |
| Venous pump power | : Vo = | 11,6 | 14,7 | % |
| Venous pump work | : Fo = | 76 | >283 | %s |

**Fig. 2.** Two channel recorded muscle pump test **(A)** and passive elevation test **(B)**. Channel 1 = left leg with varicosis, channel 2 = right healthy leg of the same patient.

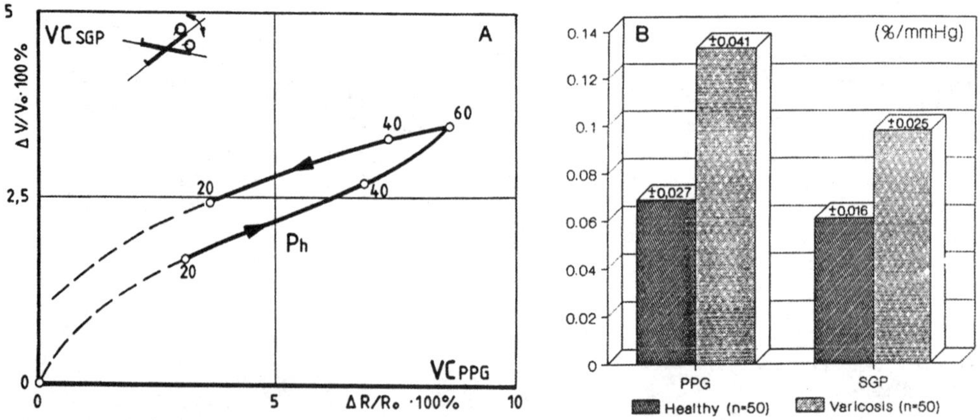


**Fig. 3. (A)** Relation of venous capacity VC and hydrostatic pressure Ph, simultaneously registered with the PPG and SGP sensors in a patient with varicosise veins. **(B)** Compliance results of 10 healthy persons and 10 patients suffering from varicose veins.

attached to the left leg with long saphenous trunk varicosis and incompetent perforating veins, the second sensor to the healthy right leg. The shortening of venous refilling time in the left leg (To = 16 sec) demonstrated the vein function disorder of this extremity. On the other hand the normal venous pump power (Vo = 5.2 %) showed a good function of the calf pump in this leg.

In order to measure the pump efficiency of both legs, we performed a second examination with an elevation test. In this test the patient was tilted in suprine position with the leg up by means of a special chair for 16 seconds. in the elevation phase we obtained the maximal emptying (Vomax) which was normal in both legs. Now the pump efficiency of the active dorsal extentions can be calculated in percentage of Vomax (Vo/Vomax * 100 % = 45 % for the left and 50 % for the right leg).

The other two programs of our system, the venous occlusion test and arterial occlusion test have been described elsewhere (Blazek and Schultz Ehrenburg, 1991).

Finally we want to present our results concerning the venous compliance. In this study we tested 10 healthy persons and 10 patients suffering from varicose veins. In these experiments a PPG sensor and a SGP sensor were simultaneously applied to the middle of the calf. With the help of a tilt table we changed the hydrostatic pressure in the measuring area from 20 to 40, 60, 40 and 20 mmHg. Thus we obtained 5 pairs of VC values for each person. **Fig. 3A** shows compliance behavior of the venous system in relation to the actual hydrostatic pressure during this test in one patient. The resulting mean compliance is 0.164 %/mmHg for the PPG sensor and 0.076 %/mmHg for the SGP sensor. The statistical evaluation of both groups (Mean $\pm$ SD) are presented in **Fig 3B**.
In conclusion our multichannel plethysmograph can be used for many important diagnostical questions. Of spezial importance are the two channel measurements which can be performed with the same or with different sensor types. All parameters obtained are quantitative evaluated.

## REFERENCES


Blazek, V. and Schultz-Ehrenburg, U. (Hrsg.) (1992): Fortschritte in der computerunterstützten nichtinvasiven Gefäßdiagnostik. Düsseldorf: VDI Verlag [*]

Blazek, V. and Schultz-Ehrenburg, U. (1991): Fortschritte in der computerunterstützten nichtinvasiven Gefäßdiagnostik. Zwei neue Plethysmographen für den Muskelpumpen-Test, den Venenversclußtest und die akrale Blutdruckmessung. Phlebologie 20; 169

Fronek, A., Blazek, V., Bundens, W. P. (1992): Quantitative Photoplethysmography. Physiological & Clinical Implidations. In [*]

Schmitt, H. J. and Blazek, V. (1986): Mikroprozessorgesteuerte Einrichtung zur nichtinvasiven Feststellung peripherer Abfluß- und Durchflußstörungen. Schrifttum DP 36 09 075.1

Schultz-Ehrenburg, U., Blazek, V. (1992): Diagnostisches Procedere, Indikationsstellung und Therapiekontrolle des Venenpatienten unter Zuhilfenahme der modernen nichtinvasiven Meßmethoden. In [*], 15 - 21

*Phlébologie 92.* Eds P. Raymond-Martimbeau, R. Prescott, M. Zummo.
John Libbey Eurotext, Paris © 1992, pp. 590-592

# Computer-aided air plethysmography for muscle pump test and vein occlusion test

Vladimir Blazek, Ulrich Schultz-Ehrenburg*, Hans J. Schmitt, Walter Rütten

*Institute of High Frequency Techniques, University of Aachen, Melatener Str. 25, D-5100 Aachen and*
** Department of Dermatology, St. Josef Hospital, Ruhr University of Bochum, D4630 Bochum, Germany.*

During the last ten years serveral new plethysmographs for venous function diagnostics were developed and successfully tested. Besides the classical strain gauge sensor (Whitney, 1949) new optical sensors (Blazek et al. 1988) and pneumatic sensors were established (Dahn et al. 1970, Christopolous et al. 1987, Flechner 1991, Blazek and Schultz-Ehrenburg 1991).

**System Design**

Our new air plethysmograph (**LPG** = **L**uft**p**lethysmo**g**raphie) is equipped with a special pneumatic cuff as measuring sensor, a temperature compensated pressure converter, an integrated air pump, a LC Display and modern electronic circuits (**Fig. 1**). This research device has a small outline (3.5 x 8 x 19 cm) and is simple and fast to handle. Of special importance is that the results can be given in absolute as well as in relative flowrates.
Normally a cuff of 6 cm width and 40 cm length is applied at the largest circumference of the calf. Other cuffs (e.g. finger cuff) can be used as well. Generally the measurement is performed as follows: A basic pressure of 10 to 20 mmHg is applied to the cuff. Changes of blood volume during any exercise test lead to pressure

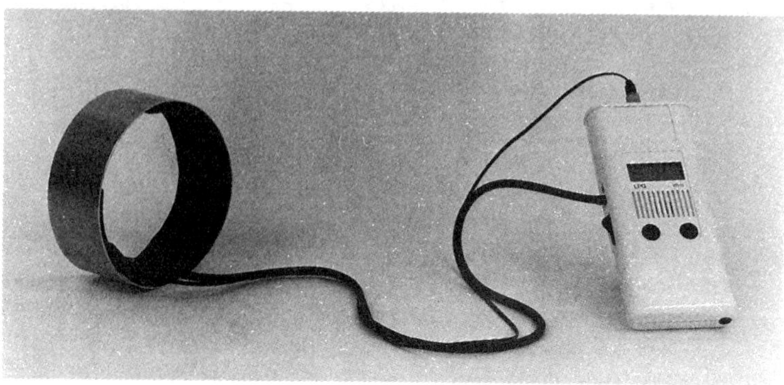

**Fig. 1.** The LPG instrument with pneumatic sensor

changes in the cuff which are recorded by the device and simultaneously indicated in the display as well. Calibration of the system is achieved by injecting a known volume (10 ml of air) in the pneumatic system. The circumference of the cuff is electronically registered by the device, so that the initial volume of the measuring area can be calculated. With this technique it is possible to measure the blood volume changes in percentage of the initial volume.

**Fig. 2** shows typical LPG-measurements: a muscle pump test **(A)**, a passive elevation test **(B)** and a vein occlusion test **(C)**. The curves were obtained from a patient with varicose veins and an improvable CVI. For the muscle pump test eight dorsal extensions in sitting position were performed within 16 seconds. In the following examination the leg was passively elevated for 16 seconds causing a maximal emptying of blood in that way. The following parameters and values are obtained by these two tests:

| | | |
|---|---|---|
| Venous refilling time | To | = 18 sec, |
| Venous pump power | Vo | = 8.4 ml ≈ 1.3 %, |
| Maximal venous drainage | Vomax | = 12 ml ≈ 1.9 %. |

With the help of the maximal venous drainage the muscle pump efficiency Mo can be calculated as follows: Mo = Vo/Vomax*100 % ≈ 70 %.

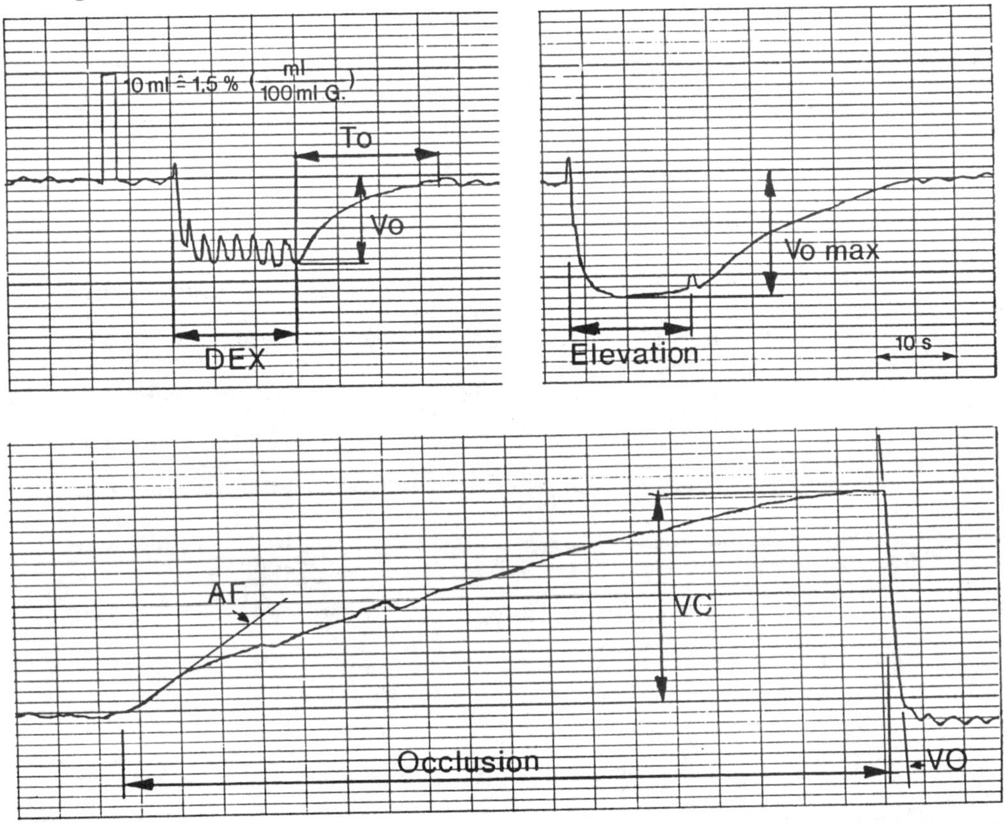


**Fig. 2.** Typical LPG-measurements: **(A)** muscle pump test with dorsal extensions (DEX), **(B)** passive elevation test and **(C)** vein ccclusion test.

Finally in a third experiment a classical vein occlusion test was performed with an occlusion cuff (15 cm width) around the thigt and an occlusion pressure of 60 mmHg for 90 seconds. Applying this test we can measure the arterial inflow, venous capacity and the venous outflow in typical manner:

Arterial inflow AF = 32 ml/min ≈ 4.8 %/min,
Venous capacity VC = 19.7 ml ≈ 2.9 %,
Venous outflow VO = 540 ml/min ≈ 81 %/min.

**Summary**

The present paper introduces a new air plethysmograph for examination of the peripheral venous system. The pneumatic sensor records the changes of air pressure in the cuff around the leg, which are produced by the blood volume changes during the respective test. The portable device can be used for venous function diagnostics (muscle pump test) and for bedside screening of deep vein thrombosis (venous occlusion test) as well. With the aid of the muscle pump test venous refilling time, venous pump power and venous pump work can be determined. With the venous occlusion test arterial inflow, venous capacity and venous outflow are obtained. The above mentioned parameters can be determined in absolute units (ml, ml/min) or in relative units (ml/100ml tissue = %, ml/100 ml tissue *min = %/min).

Our LPG device can be connected to a standard x-t-recorder. Computer aided measurements are possible with the help of a connection to an IBM compatible PC via an analog to digital converter. Then a printed protocol with evaluated parameters can be obtained automatically.

**REFERENCES**

Blazek, V., Schmitt, H. J. and Schultz-Ehrenburg, U. (1988): Digitale Photoplethysmographie: Ein neues mikroprozssorgesteuertes Meβsystem für die Beinvenendiagnostik. Biomed. Techn. 33 -2, 307

Blazek, V. and Schultz-Ehrenburg, U. (1991): Mikroprozessorgesteuerte Venenverschluβ-Plethysmographie. Vasomed aktuell 7, 12

Christopoulos, D. Nicolaides A. N., Szendro, G., Irvine, A. T., Bull, M. L. and Eastcott, H. H. G. (1987): Air-plethysmography and the effect of elastic compression on venous haemodynamics of the leg. J. Vasc. Surg. 5, 148

Dahn, I., Johnson, B. and Nilsen, R. (1970): A plethysmographic method for determination of flow an volume pulsations in a limb. J. Appl. Physiol. 28, 333

Flechner, B. (1991): Mikroprozessorgesteuerte Luftplethysmographie. Diplomarbeit D 2021, Institut für Hochfrequenztechnik der RWTH Aachen

Whitney, R. J. (1949): The measurement of changes in human limb volume by means of a mercury-in-rubber strain gauge. J. Physiol. 109 , 5

CLINICAL AND PHLEBOGRAPHIC DETECTION VS DOPPLER ULTRASOUND EXAMINATION OF THE LOCATION OF DEEP PERFORATING VEINS.

I.Gherman, Madeleine Gherman, A.Andercou, Fl.R.Galea

II$^{nd}$ SURGICAL CLINIC - UNIVERSITY OF MEDICINE, CLUJ-NAPOCA, ROMANIA.

The surgical treatment of venous ulcers or "preulcer" skin changes is based on preventing the abnormal transmision to the superficial veins of the high pressure generated within the deep veins. This is achieved by interception those veins that connect the two systems and have incompetent valves.

This study reports a prospective blind trial comparing clinical, phlebographic and ultrasound detection of incompetent perforating veins in the obtained following full surgical exposure of this area.

Accuracy in excess of 80% has been clalmed both ultrasound and for phlebographic location of incompetent perforating veins of 69 legs. Clinical examination, ultrasound and ascending phlebography were comparable in their accuracy in predicting the anatomical site of incompetent perforating veins.

*Phlébologie 92.* Eds P. Raymond-Martimbeau, R. Prescott, M. Zummo.
John Libbey Eurotext, Paris © 1992, pp. 594-596

# A comparative study of air plethysmography and doppler colour flow imaging with ambulatory venous pressure measurement in the diagnosis of venous reflux in the lower limb

T.A. Lees, D. Lambert

*Department of Surgery, The Medical School, University of Newcastle upon Tyne, Framlington Place, Newcastle upon Tyne, NE2 4HH, UK*

## INTRODUCTION

The ability to accurately diagnose venous reflux is a fundamental requirement if venous disease is to be managed appropriately. Ambulatory venous pressure measurements currently remain the gold standard for the assessment of the haemodynamic function of the venous system of the lower limb (Raju and Fredericks 1990) and have been used extensively for the diagnosis of venous reflux (Schanzer and Peirce 1982, Randhawa ***et al.***, 1984) though are limited because they are invasive. New investigations are required which will allow accurate non-invasive diagnosis of venous reflux. Air plethysmography has recently been developed and has been validated by comparison with ambulatory venous pressure measurement (Christopoulos ***et al.***, 1987) in the diagnosis of venous reflux though further research is required to assess its accuracy. Doppler colour flow imaging is also a new non-invasive investigation of venous disease but to date there have been few studies which have assessed its accuracy in the diagnosis of venous reflux.

This study aims to assess the diagnostic accuracy of these two new non-invasive investigations with an established gold standard of ambulatory venous pressure measurement.

## MATERIALS AND METHODS

334 limbs in 176 patients were examined by ambulatory venous pressure measurement, air plethysmography and doppler colour flow imaging. A computerized system of data capture and analysis developed by the author was used for plethysmography and venous pressure measurement.

Ambulatory venous pressure measurements were made by cannulation of a vein on the dorsum of the foot with a 21-gauge butterfly needle which was connected to a pressure transducer, amplifier and computer. The venous pressure at the end of 10 tiptoe exercises was recorded and taken to be the ambulatory venous pressure (AVP) and the time taken for the pressure to return to 90% of the pre-exercise level was measured (RT90). The investigation was repeated with superficial venous occlusion using a 2.5cm bladder pneumatic tourniquet at the ankle, below and above the knee.

Using air plethysmography (APG-1000 ACI Medical, California) the increase in leg volume from the supine position with the leg elevated, to the erect position was recorded. The 90% value of this volume increase (VV90) and the time for this 90% filling (RT90) were measured and the venous filling index calculated from VFI = VV90/RT90 (Christopoulos ***et al.***, 1987). The test was repeated with superficial venous occlusion (SVO) with a 2.5cm cuff at the knee level or digital occlusion of the long or short saphenous vein.

Patients were examined by doppler colour flow imaging using an Acuson 128 duplex scanner with colour flow imaging facility using a 5Mhz pulsed doppler probe. The superficial and deep veins of the thigh and leg were examined in the standing position during active calf contraction and passive calf compression followed by relaxation. Reflux was deemed to be present if flow of greater than 0.6 second duration was present on calf relaxation on colour flow imaging or on doppler waveform (van Bemmelen ***et al.***, 1989).

Limbs were divided into normal limbs, those with superficial venous incompetence and those with deep venous incompetence for each of the investigations, based on the AVP and RT90 for ambulatory venous pressure measurement and the VFI for air plethysmography.

The sensitivity, specificity and positive and negative predictive values (Moneta and Strandness 1989) of air plethysmography and of doppler colour flow imaging were calculated for the overall diagnosis of reflux, whether in the superficial or deep venous systems, and for the diagnosis of the subgroup of deep venous incompetence, by comparison to the gold standard of ambulatory venous pressure measurement.

## RESULTS

A total of 334 limbs in 176 patients were examined. The median age was 52 years with a range of 17 to 83 years. The number of limbs placed in each of these groups by air plethysmography and by doppler colour flow imaging compared to ambulatory venous pressure measurement is shown in Table 1.

From these figures in Table 1 the sensitivity and specificity have been calculated for the overall diagnosis of reflux and the diagnosis of deep venous incompetence for both air plethysmography and doppler colour flow imaging.

**Table 1. Number of patients in diagnostic groups divided according to investigation.**

| AMBULATORY VENOUS PRESSURE | | PLETHYSMOGRAPHY | | | COLOUR FLOW IMAGING | | |
|---|---|---|---|---|---|---|---|
| | | NORMAL | SVI | DVI | NORMAL | SVI | DVI |
| NORMAL | (n=94) | 66 | 22 | 6 | 38 | 56 | 0 |
| SVI | (n=117) | 36 | 56 | 25 | 16 | 89 | 12 |
| DVI | (n=123) | 14 | 50 | 59 | 11 | 60 | 52 |

In establishing the presence of venous reflux, whether in the superficial or deep veins, the sensitivity and specificity of air plethysmography were 79% and 70% respectively, and 89% and 40% for doppler colour flow imaging. For the diagnosis of deep venous reflux the sensitivity and specificity were 48% and 85% for air plethysmography and 42% and 94% for doppler colour flow imaging.

## DISCUSSION

One of the difficulties of studies of this nature is defining a suitable gold standard with which to compare new investigations. Raju and Fredericks (1990) studied 793 limbs for the presence of venous reflux and performed an assessment of a number of investigations for this purpose. They concluded that as yet there is no single "perfect" technique to assess venous reflux and that ambulatory venous pressure, though considered to be the traditional gold standard, cannot by itself differentiate reflux from obstruction. Doppler colour flow imaging may solve many of these inefficiencies and this study has attempted to perform an evaluation of its accuracy. Duplex scanning has previously been shown to have a sensitivity of 84% and a specificity of 88% in the diagnosis of deep venous incompetence (Szendro ***et al.***, 1986). These results have shown a similar sensitivity for the overall diagnosis of reflux but a low specificity and a low sensitivity in the diagnosis of deep venous reflux. This study has demonstrated that doppler colour flow imaging tends to falsely classify limbs with deep venous reflux as having only superficial reflux and tends to diagnose superficial venous reflux in normal limbs.

Whole leg air plethysmography has recently been developed and has been validated against ambulatory venous pressure measurements (Christopoulos and Nicolaides 1988), though its sensitivity and specificity compared to venous pressure measurements have not previously been studied. These results demonstrate that in the overall diagnosis of reflux air plethysmography tends to falsely classify some limbs with reflux as normal, which is reflected in a sensitivity of 79%. In the diagnosis of deep venous reflux plethysmography also tends to falsely diagnose many limbs as having superficial reflux only leading to a sensitivity of only 48%.

This study has highlighted both the problems of defining an accurate gold standard of venous investigation and the consequent difficulty in assessing the accuracy of new investigations.

## REFERENCES


Christopoulos, D.G. Nicolaides, A.N. Szendro, G. Irvine, A.T. Bull, M.L. Eastcott, H.H. (1987): Air plethysmography and the effect of elastic compression on venous haemodynamics of the leg. *J. Cardiovasc. Surg.* 5(1), 148-159.

Christopoulos, D. Nicolaides, A.N. (1988): Noninvasive diagnosis and quantitation of popliteal reflux in the swollen and ulcerated leg. *J. Cardiovasc. Surg.* 29, 535-539.

Moneta, G.L. Strandness, D.E. Jr. (1989): Basic data concerning noninvasive vascular testing. *Ann. Vasc. Surg.* 3(2), 190-193.

Randhawa, G.K. Dhillon, J.S. Kistner, R.L. Ferris, E.B. (1984): Assessment of chronic venous insufficiency using dynamic venous pressure studies. *Am. J. Surg.* 148, 203-209.

Raju, S. Fredericks, R. (1990): Evaluation of methods for detecting venous reflux. Perspectives in venous insufficiency. *Arch. Surg.* 125, 1463-1467.

Schanzer, H. Peirce, E.C. (1982): Pathophysiologic evaluation of chronic venous stasis with ambulatory venous pressure studies. *Angiology.* 33, 183-191.

Szendro, G. Nicolaides, A.N. Zukowski, A.J. Christopoulos, D. Malouf, G.M. Christodoulou, C. (1986): Duplex scanning in the assessment of deep venous incompetence. *J. Vasc. Surg.* 4(3), 237-242.

van Bemmelen, P.S. Bedford, G. Beach, K. Strandness, D.E. Jr. (1989): Quantitative segmental evaluation of venous valvular reflux with duplex ultrasound scanning. *J. Vasc. Surg. 10, 425-431.*

## Evaluation of Skin Microcirculation by Dermofluorography (DFG)

U. Böhler, W. Jansen, A. Lentner, I. Genzel, V. Wienert

Department of Dermatology, University of Aachen, Germany

Determination of the distribution of intravenously administered sodium fluorescein has become an important means of documenting human skin microcirculation. First introduced in 1934 by LANGE, the method was modified by LUND in 1972 and later by SCHEFFLER. We modified the illumination technique using a 1200 watt HMI-lamp and observe the patients extremities continously with a CCD-videocamera attached to a digital image processing unit. For the evaluation a pseudocolor-coded summation image enables an direct estimation of the arrival of the dye and the topographical distribution of the fluorescence. The average appearence time is automatically computed into "Regions of Interest" that can be freely selected. Thus, the DFG provides information on regional blood flow unobtainable by any other method. Further, different parameters can be extracted by densitometry, among which the initial slope (the rate of density increase during the first 30 s after appearence) is the most imoptant.

Our findings in patients with chronic venous insufficiency and other disorders affecting the skin microcirculation will be demonstrated and the value of the DFG as a diagnostic and predicting instrument will be discussed.

*Phlébologie 92.* Eds P. Raymond-Martimbeau, R. Prescott, M. Zummo.
John Libbey Eurotext, Paris © 1992, pp. 598-600

# Evaluation of clinical examination, echo-doppler color flow (angiodynography) and varicography in the assessment of the short saphenous vein

G.P. Avruscio, F. Battocchio*, L. De Santis*, L. Benedetti**, F. Verlato, G. Salmistraro, O. Terranova*, G.P. Signorini

*Servizio di Angiologia, Director G.P. Signorini, * Chirurgia Geriatrica, Director O. Terranova, ** Servizio di Radiologia II, Director L. Benedetti, Hospital-University, Padova, Italy.*

Approximately 40-50% of the adult population is afflicted by varicose disease of the lower limbs. Within this pathology insufficiency of the short saphenous vein is not a rare occurrence which Ouvry estimates to be about 55% of the patients with varicose veins but which according to most authors varies between 20-50%.

Recently the application of Angiodynography Echo-Doppler Color Flow (ADG) in phlebology has given an important impetus to the development of non-invasive diagnostics because it gives simultaneous and real-time imaging and also provides information on the functionality of the circulatory hemodynamics of the venous system. The goal of this research is to compare such procedures, verifying their accuracy and reliability.

## Materials and methods

In the last 6 months 52 patients, age between 30 and 72 years, afflicted with insufficiency of the short saphenous vein were selected for this study on the basis of a clinical approach. All the patients underwent a clinical examination and non-invasive unstrumental evaluation with ADG, followed by varicography. The clinical examination was performed with the patient in orthostatism with the limb being examined slightly bent at the knee in order to obtain the relaxation of the fascia of the popliteal fossa. The presence or not of dilatations of the axis of the short saphenous vein and of its crosse and/or the presence of ectasia situated along its course was determined. The existence of a valvular insufficiency could be demonstrated with the objective evaluation by tapping on the proximal short saphenous vein and perceiving a distal impulse. This was followed by the study with ADG (Philips) using a 7,5 MHZ probe. The patient was in the orthostatic position with the leg slightly flexed forward. By simply positioning the probe, it was possible to show the anatomical relations between the short saphenous vein and the other vessels. Through manual maneuvers of compression and relaxation of the calf muscles, below the point where the probe is positioned, it was immediately possible to determine the direction of the venous blood flow, the exact site of valvular incontinence, the dimensions of the venous diameters and a better definition of the anatomical relationships. Subsequently varicography was performed. During the operation, considering the remotely possible theoretical risk of thromboembolism, the ligation of the short saphenous vein close to its outlet into the deep circulation was carried out. Next proceeded the exeresis of the collateral veins eliminating other possible confluent points correlated with intersaphenous anastomosis and perforating veins. With the operation it was possible to establish the degree of reliability of the methods employed.

## Results

In the 52 patients examined there was incontinence of the short saphenous vein in 60 limbs; 8 patients had bilateral incontinence of the short saphenous vein. In 40 limbs (66,6%) the saphenous vein had its outlet at the height of the popliteal fossa at 2-5 cm from the articular interline of the knee. In 14 (23,3%) the vessel joined the femoral vein at a variable height up to 15 cm from the politeal cavity; in one the outlet was double. In 4 (6,6%) the short saphenous vein terminated in the Glacomens vein. Lastly in one case the outlet was localized through a perforating branch at the height of a gastrochemius vein. Even though it could not precisely define the exact point of the confluence, the objective exam was able to identify this site with diacreet approximation in case of saphenous veins with a popliteal outlet and with an error of about 2 cm. In the presence of a confluence different from the popliteal, the clinical examination was not very reliable. In all the cases, the ADG examination proved to be a reliable methodology identifying the site of confluence, the morphology and degree of incontinence of the short saphenous vein. The time employed to carry out the examination is extremely contained, on an average 5 minutes. It was always possible to carry out a varicographic study using doses of non-ionic contrast medium varying between 40 and 100 cc. The comparison between ADG and varicography was done under double blind conditions; the anatomical sequences registered by the ADG and the varicographic images permitted the verification of the reliability of the evaluations in 100% of the cases.

## Discussion

The great variability of the outlet of the short saphenous vein is also confirmed in our study. In our experience 66,6% of the cases presented a popliteal outlet, 29,9% above the popliteal cavity and 3,5% below.
The clinical examination results useful for the ascertainment of a dilated saphenous vein but it gives uncertain information regarding the outlet into the deep circulation and requires further diagnostical examination. On the other hand, the sole study with C.W. Doppler, even though it permits the localization of a valvular incontinence, can not attribute it in an absolute manner to the short saphenous vein, exactly because of the variable anatomical

characteristics and the variable course of the venous system in that district. Varicography assures an excellent diagnostic standard being particularly useful in visualizing the morphological aspects which are difficult to interpret and especially in the recurrences in which the normal anatomy is completely subverted by the preceding surgical operations. Furthermore, it has the advantage of offering images which can be immediately interpreted, permitting an exact topographical localization of the venous structures during the operation. However, being an invasive technique, in the scientific literature some local and generalized complications have been reported due to the contrast medium, nowadays of rare finding thanks to the non-ionic contrast mediums used. These eventualities have never occurred in our study. In our experience ADG presents certain advantages being a non-invasive technique, applicable on a vast scale, repeatable and with a contained social cost. It is easily performed in limited time and, unlike the radiological study which offers static images, it enables a dynamic study, in real time, of the venous circulation, showing the possible presence of reflux. The correct interpretation of the exam substantially depends on the anatomical knowledge of the region and on the experience of the operator. In conclusion, in our experience, among the non-invasive techniques, ADG proves to be the most suitable for the anatomical and functional study of the short saphenous vein and its variants.

References

1)Elbaz C.: La chirurgie de la saphène externe. Phlébologie, 1985, 38 (3), 475-483.

2)Megret G.: Etude comparative entre l'examen clinique et l'examen doppler acoustique de la saphène externe: "A propos de 191 cas". Phlébologie, 1985, 38 (3), 469-473.

3)Hobbs J.T.: Errors in the differential diagnosis of incompetence of the popliteal vein and short saphenous vein by Doppler Ultrasound. J. Cardiovasc. Surg., 27, 1986, 169-174.

4)Lea Thomas M., Chan O.: Anatomical variations of the short saphenous vein: a phlebographic study. Vasa, Band 17, 1988, 51-55.

5)Vasdekis S.N., Clarke G.H., Hobbs J.T., Nicolaides A.N.: Evaluation of non-invasive and invasive methods in the assessment of short saphenous vein termination. Br. J. Surg., 1989, 76, 929-932.

*Phlébologie 92.* Eds P. Raymond-Martimbeau, R. Prescott, M. Zummo.
John Libbey Eurotext, Paris © 1992, pp. 601-603

# Incontinence des veines jumelles et saphène externe : évaluation des techniques d'exploration

Pierre Barthélemy, Claude Juhan, Yves Alimi, Élisabeth Philippot-Maldiney

*Service de Chirurgie Vasculaire, Hôpital Nord, chemin des Bourrely, 13326 Marseille Cedex 15, France.*

L'exploration de l'insuffisance veineuse de jambe est une pathologie très fréquente dont la physiopathologie est encore mal connue. Pour en faire le diagnostic différentes techniques sont à notre disposition. La phlébographie ascendante ou "au fil de l'eau". Elle montre l'anatomie et peut donner une indication sur la présence d'une incontinence. Elle présente de plus un intérêt dans le bilan des séquelles de phlébites en montrant l'importante de l'obstruction veineuse, le développement de la circulation collatérale et les zones d'avalvulation. La phlébographie rétrograde nécessite une technique parfaite car de nombreux faux positif ou faux négatif sont possibles. Cette technique permet une appréciation correcte du reflux au niveau des veines profondes mais visualise très mal les reflux dans les veines superficielles. La phlébographie poplitée permet une très bonne visualisation de la veine poplitée, de la fémorale superficielle et des reflux au niveau des veines surales, de la saphène externe, des veines jumelles ainsi que des perforantes à point de départ sural. Elle permet également mais de façon moins nette l'exploration des reflux au niveau de la saphène interne. L'intérêt du Doppler dans l'exploration de l'insuffisance veineuse n'est plus à démontrer. Il présente néanmoins certaines limites qui sont dues à la possible superposition de veines et d'artères dans le trajet du faisceau d'ultrasons, et à la réalisation en aveugle de l'examen. Supplanté par l'écho-doppler il reste en tout état de cause le prolongement de la main lors de l'examen clinique et doit toujours être réalisé avant l'examen échographique. L'écho-doppler couleur a apporté une technique de choix pour le diagnostic et la quantification des insuffisances veineuses superficielle et profonde.

Nous avons étudié 73 membres inférieurs sur 54 patients (42 Femmes, 12 Hommes) présentant une insuffisance veineuse d'origine poplitée. L'âge moyen des sujets étudiés est de 50 ans (25-85 ans). La répartition des membres inférieurs présentant une insuffisance veineuse est de 36 droits et de 37 gauches. Chaque patient a bénéficié d'une exploration par echo-doppler couleur (Acuson 128) et d'une phlébographie ascendante et/ou poplitée. L'examen du patient porteur d'une insuffisance veineuse a été méthodique. Il s'est effectué sur un sujet debout depuis quelques minutes afin que le lit veineux ait eu le temps de se remplir. Il a été recherché un reflux et une perméabilité au niveau de toutes les veines profondes (Fig.1).

La continence des crosses de saphène externe (Fig.2) devra s'accompagner de la recherche d'incontinence et de perforantes sur leur trajet. La recherche d'une incontinence des veines jumelles interne et externe est difficile car il existe souvent une stase à leur niveau (Fig.3).

La différenciation entre les crosses des jumelles internes et celle de la saphène externe demande la multiplication des incidences de coupe. Le résultat de ces examens a été confronté à ceux de la chirurgie. Celle-ci a constaté 54 incontinences de la saphène externe, 35 des jumelles internes, 2 des jumelles externes et 4 de la perforante du creux poplitée. La sensibilité et la spécificité de l'écho-doppler couleur et des phlébographies sont rapportées dans le Tableau I, les valeurs prédictives positives et négatives dans le Tableau II.

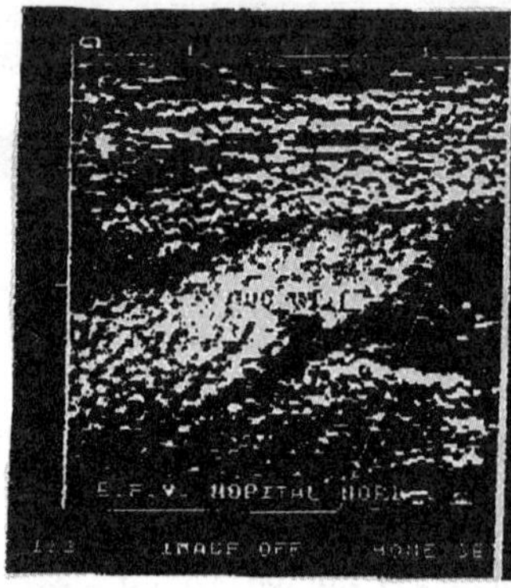

Fig 1 : Reflux dans la veine poplitée

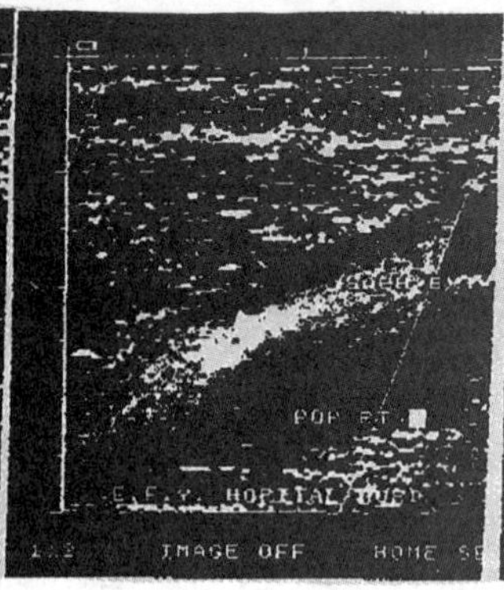

Fig. 2 : Reflux dans la crosse de saphène externe

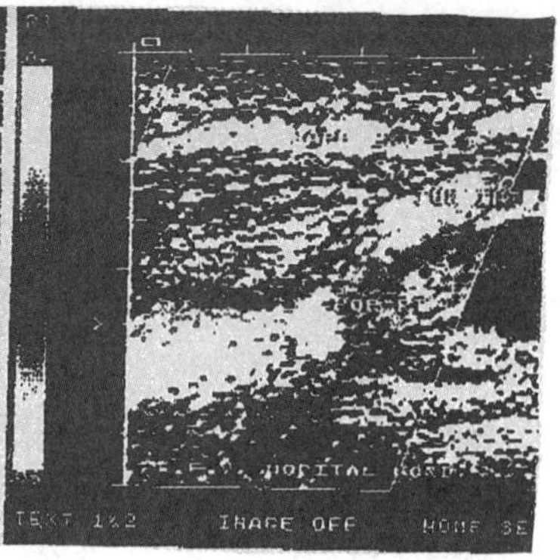

Fig. 3 : Reflux dans la poplitée, la saphène externe et la crosse des jumelles internes

Tableau I : Sensibilité et spécificité de l'écho-doppler couleur et des phlébographies

| en % | | SAPH. EXT. | JUMELLES | PERF. POP. |
|---|---|---|---|---|
| écho-dopp. coul. | sens. | 85,2 | 57,1 | 71,2 |
| écho-dopp. coul. | spéc. | 45,0 | 87,2 | 66,1 |
| phlébographies | sens. | 69,4 | 80,7 | 74,1 |
| phlébographies | spéc. | 82,3 | 81,5 | 81,9 |
| écho + phlébo. | sens. | 85,3 | 91,7 | 88,5 |
| écho + phlébo. | spéc. | 88,2 | 96,4 | 92,3 |

L'analyse de notre étude montre que les faux positifs sont plus fréquents avec l'écho-doppler couleur qu'avec la phlébographie. Les confusions entre les veines jumelles et la saphène externe sont plus importante avec l'écho-doppler couleur. Le manque de spécificité de l'écho-doppler couleur dans l'incontinence de la veine saphène externe peut être rapproché du manque de sensibilité de l'écho doppler couleur dans le diagnostic d'incontinence des veines jumelles, un étant la conséquence de l'autre.

Tableau II : Valeurs prédictives positives et négatives de l'écho-doppler couleur et des phlébographies

ECHO-DOPPLER COULEUR

| EN % | SAPH.EXT. | JUMELLES | S. EXT + JUM |
|---|---|---|---|
| Val. pred. positive | 88,5 | 87,0 | 87,8 |
| Val. pred. négative | 56,3 | 83,0 | 69,7 |

PHLEBOGRAPHIES

| en % | SAPH. EXT. | JUMELLES | S. EXT + JUM |
|---|---|---|---|
| Val. pred. positive | 92,6 | 91,3 | 92,0 |
| Val. pred. négative | 58,3 | 88,0 | 73,2 |

Les examens par écho-doppler couleur ont été effectués par plusieurs médecins dont l'expérience n'était pas égale, certains débutant dans l'utilisation de cet appareillage. Les performances de cet examen sont, quand cette exploration est pratiquée par un opérateur entraîné, nettement supérieures à celles des phlébographies. L'écho-doppler couleur doit donc devenir l'examen de référence dans le diagnostic des incontinences veineuses, qu'elles soient profondes ou superficielles. A terme, il devrait supplanter complètement les phlébographies. En effet, outre son caractère non invasif, il présente l'avantage de pouvoir se réaliser en position debout, sans agression d'une veine, ce qui modifie son comportement, et sans injection de produit de contraste qui, plus dense que le sang, a tendance, lorsque le patient est en position debout et que les valves veineuses s'ouvrent, à descendre à contre-courant et à créer de fausses images de reflux. Au niveau du creux poplité, l'apport de la couleur nous a permis de nous rendre compte qu'une dilatation des veines jumelles dans le mollet ne signifie pas toujours incontinence, comme pouvaient le laisser supposer les phlébographies rétrogrades ou poplitées, mais souvent stase avec continence des ostia. L'écho-doppler couleur présente l'avantage sur les phlébographies d'apporter, outre l'aspect morphologique, un aspect fonctionnel et dynamique dans l'exploration des veines. Jusqu'à son apparition, aucun examen n'était capable d'effectuer, simultanément, ces deux tâches correctement.

## BIBLIOGRAPHIE


Barthèlemy, P., (1991): Les explorations de l'insuffisance veineuse. Etat actuel et perspectives en 1991. In *1er entretiens d'actualités internationales en angiologie*, ed SOLAL, pp. 3-10, Paris.

Hobbs, J.T., (1988): The enigma of the gastrocnemius vein. *Phlebology*. 3, pp. 19-30.

*Phlébologie 92.* Eds P. Raymond-Martimbeau, R. Prescott, M. Zummo.
John Libbey Eurotext, Paris © 1992, pp. 604-606

# Preoperative non-invasive assessment of the saphenopopliteal junction in recurrent varicosis of the short saphenous vein

M.G. De Maeseneer, S.G. De Hert*, P.E. Van Schil, R.G. Vanmaele

*Department of Vascular Surgery and Anesthesiology*, University Hospital Antwerp, Wilrijkstraat 10, B-2650 Edegem, Belgium*

The major contributing factors of recurrent varicose veins of the short saphenous veins (SSV) are variable siting of the sapheno-popliteal junction (SPJ) and its poor preoperative localization (1). In only 60% of cases, the SPJ is localized in the popliteal fossa, whereas in 10% it is found below it. In the remaining 30%, the SSV will have its termination definitely above the popliteal fossa (2).

Preoperative localization of the SPJ based on clinical examination alone will be accurate in only 50% of cases (3). Therefore, perioperative venography of the SSV has been proposed as a means of exact localization of its termination. The accuracy of this examination has been reported to be from 84 up to 100 % (4). It has therefore been considered as the gold standard. In recent years however, duplex scan showed promising results. It seemed to be almost as accurate as venography in localizing the SPJ and it provided additional hemodynamic information about the incompetent veins by demonstrating the presence and extent of reflux (4). With the advent of colour coded duplex (CCD) scan, an accuracy of 93 % was reached in localizing the SPJ (5).

The present study evaluated whether preoperative CCD examination constituted a reliable non-invasive alternative for localization of the SPJ in recurrent varicose veins of the SSV.

## Materials and methods

In the period 1989-1990, 68 patients (72 legs) with recurrent varicose veins were operated in our phlebologic department. In 58% of these legs, reoperation had to be performed at the level of the sapheno-femoral junction, while in 25% incompetent perforators were found as cause of persistent reflux. Recurrent varicose veins of the SSV constituted 17% of the reoperative surgery. These 11 patients (12 legs) had undergone previous surgery of the SSV at another institution, consisting in classical SPJ ligation at the level of the popliteal skin crease and stripping of the distal SSV. They all presented with a history of aching discomfort at the back side of the knee and tiredness in the affected leg. These complaints appeared within a few months after the SSV operation. Clinical examination revealed the presence of numerous dilated varicose veins at and above the level of the previous incision in the popliteal skin crease. In one patient a Giacomini vein was clinically obvious.

Colour coded duplex scan with a 7.5 MHz probe (Toshiba® SSA-270A) was performed by the surgeon who would do the reoperation. A standard examination procedure was used. The patient stands immobile facing away from the examiner, with the affected limb slightly flexed to abolish muscular contraction. The duplex probe is located in a transverse direction at the level of the popliteal skin crease. Visualization of the popliteal vein and the recurrent superficial varicose tributaries was obtained. The colour coded Doppler, adapted to slow flow conditions, nicely illustrates the flow direction simultaneously in the superficial and deep veins. The SPJ is considered to be incompetent when pathological reflux is demonstrated i.e. reversal of the colour Doppler code at the level of the SSV termination. The level of the incompetent SPJ and its varicose tributaries are marked on the skin with indelible ink before the surgical intervention.

The patients were operated in a prone position under general anesthesia. A transverse skin incision was used at the marked level of the SPJ. The fascia was opened in a longitudinal direction. After division of all varicose tributaries, a flush ligation of the SSV at the level of the SPJ was performed. The remaining varicose veins, that had been marked on the skin before the operation, were excised by separate stab incisions.

## Results

On CCD examination, the localization of the SPJ varied between 5 and 10 cm above the popliteal skin crease. In all patients the localization of the SPJ was controlled by an additional preoperative venography, which corresponded remarkedly well with the duplex findings. We found a 100 % accuracy of CCD in determining the site of the SPJ within a margin of 1 cm, when referring to venography as the gold standard.

At operation, we compared the preoperatively indicated level of SPJ as indicated on the skin with operative findings. In 11 affected legs the preoperatively marked localization of the SPJ corresponded with the surgical localization to within 1 cm. Flush ligation of the SSV could be performed without major problems in all patients. In one patient the varicose tributaries at the back of the knee had no connection with the popliteal vein on CCD but communicated with the LSV as a so called Giacomini vein. In this particular patient a ligation of the sapheno-femoral junction was performed at the level of the groin and the incompetent Giacomini vein was excised through stab incisions. In this particular study of patients with recurrent SSV varicosities, we found 100 % accuracy of CCD in determining the SPJ localization and possible higher connections with the LSV.

Up to three years after the intervention, postoperative follow up in these patients showed no recurrence of varicose veins, neither on basis of clinical examination, nor on CCD examination, which showed absence of reflux from the deep vein into a superficial tributary.

## References


1. Mitchell DC, Darke SG.The assessment of primary varicose veins by Doppler ultrasound - the role of sapheno-popliteal incompetence and the short saphenous system in calf
2. Thomas ML, Chan O. Anatomical variations of the short saphenous vein: a phlebographic study. Vasa 1988; 17: 51-5.
3. Doran FS, Bankat S. The management of recurrent varicose veins. Ann RCS Engl 1981; 63: 432.
4. Vasdekis SN, Clarke GH, Hobbs JT, Nicolaides AN. Evaluation of non-invasive and invasive methods in the assessment of short saphenous vein termination. Br J Surg 1989; 76: 929-32.
5. Engel AF, Davies G, Keeman JN. Preoperative localization of the saphenopopliteal junction with duplex scanning. Eur J Vasc Surg 1991; 5: 507-9.

*Phlébologie 92.* Eds P. Raymond-Martimbeau, R. Prescott, M. Zummo.
John Libbey Eurotext, Paris © 1992, pp. 607-608

# New possibilities of detection of initial phases of muscle venous pump insufficiency in children : Bohemian epidemiological study n°1

Jaroslav Strejček

*Dermatological Clinic I, Charles University, Prague 12800 Prague 2, Vyšehradská 49, Czechoslovakia.*

New computer.supprorted non-invasive vascular diagnostics as Digital Photoplethysmography (D-PPG, ELCAT) enable us to help in diagnosing the venous disorders on the upper extremities. In addition they are useful tool in epidemiological studies.

We are presenting the results of an D-PPG examination of 419 children - 838 extremities (8 - 13 years) at random chosen from schools of one middle - Bohemian district. While there was clinically found 8,7 % of various types of varices (including those without hemodynamical importance), we found with the D-PPG the impaires venous hemodynamics in 14,3 %. Therefore, we repeated the D-PPG examination in 10 % of the already examined children from the first phase of the study. In this part of study we changed the movement program (from 8 half knee bands motion in standing to a passive elevation of the upper extremities while lying). In this case we found markedly reduced number of pathologic hemodynamics (4,9 %).

This result can be explained by the fact, that the venous hemodynamics during the age of 8 - 13 years is not completely developed. While it seems that the valve function develops sooner (passive elevation test), the pump function matures some years later (movement program in standing). Of course that is why we will continue to monitor this group of children to be able to comparate the parametres of venous hemodynamics after another year or later.

REFERENCES

Strejček, J. (1992): Neue Möglichkeiten zur Erkennung der Anfangsphasen der Muskelpumpeninsuffizienz bei Kindern. In Fortschritte in der computerunterstützten nichtinvasiven Gefässdiagnostik. Berichte des 3. Internationalen Symposiums CNVD´91, eds. V. Blazek und U. Schultz-Ehrenburg, pp. 45-49. Düsseldorf: VDI Verlag.

*Phlébologie 92.* Eds P. Raymond-Martimbeau, R. Prescott, M. Zummo.
John Libbey Eurotext, Paris © 1992, pp. 609-612

# Echographic findings of new venous diseases

Anna Rita Todini, Pier Luigi Antignani, Mauro Bartolo

*Department of Angiology (chief Pr. M. Bartolo), s. Camillo Hospital, Rome, Italy.*

Summary

We studied, using a duplexscanner and a colordoppler, 841 consecutive patients with various venous symptoms. We selected a group of 122 (14,6%) patients with athypical phlebostatic symptoms; in this group we found positive echographic findings indicating "megaveins" and/or venous aneurysms (36 cases: 17 gastrocnemial veins, 14 popliteal aneurysms, 5 generalized megaveins; 29,5% of total cases reported of "dysplasia"), valvular aplasia (6 cases; 4,9%), megaveins with valvular laxity in superficial and deep veins (26 cases: 21,3%), megaveins with megadolicoarteries (54 cases; 44,2%).
We point out the importance of echographic study during venous symptoms not well defined.
The duplex scanner apparatus permits us the non invasive study of the deep venous circulation and of its physiopathology and offers us a new diagnostic possibility to examine the new and poorly recognised clinical phlebological pictures.

Introduction

The application of ultrasonic doppler cw methods at the beginning and subsequently of duplex scanner and more recently of color doppler, have permitted the morphological and dynamic study of veins above all the deep ones that owing to the place and the anatomical variants are difficult to recognize clinically and instrumentally.
In the past the phlebography was reserved mainly to the thrombotic pathology, to its sequences in prevision of surgical operations and to complex dysplasia both venous and artero-venous even in the centres where there were no reserves and prevention for this kind of examination.
Also the duplex scanner in the first application followed the traces of phlebography in informations as it was applied to the study of phlebothrombosis in relapsers and sequences of these ones. Many works of validation of ecography by phlebography are now applied in thrombotic fields and they show the superiority of the first one the second one both as regards to the dates given us

and the technical action that is repeatable and non invasive.
Often the phlebostatic symptomatology of lower limbs does not refer to a manifest venous pathology; there are no manifest varices and there is not a thrombotic episode. The ecography has showed to be essential in these cases because it is the only method that can study the morphology and the valvular functionality together with the venous walls and it is not registered as the first examen the phlebography.

Material and method

We have examined in consecutive way 841 phlebopatic patients (average age 55,4 years) of whom 449 men and 392 women by means of a duplex scanner Autosector V system by a mechanical sectorial probe of 10 MHz and a multifrequence probe from 7 to 3,5 MHz and, of a Quantum and a Acuson apparatus by a probe at 10 MHz and 7 MHz.
The observations were effected in clinostatic and in sitting position and sometimes in standing position such as to allow a venous filling.
The nettings of observation have been multiple both in a longitudinal and in a transversal way.
The diameters of veins have been carefully examined together with the morphology of vessels, the morphology and the number of the venous valves, where it was possible. The 40% of subjects was effected a phlebographic examination of which the 5% with a retrograde way.

Results

Setting aside the cases where the clinical finding agreed with the duplexscanner data and where the diagnosis of varicosis of phlebostasis was easily effected, there are some examinations that showed some anathomical and functional conditions never clearly grouped till now from a point of nosographic view and that referred to clinical pictures not classically framed.
Such a condition that it is possible to call " tout court" dysplastic has appeared in 122 cases submitted to duplexscanner examen (14,6 % of 841 cases examined).
The pictures may be subdivided as follows:
1) Valvular aplasia: the group include 6 patients (3 M e 3 F) (4,9 % of 122 cases) that presented phlebostasis of lower limbs of which one is with suspicion of vasculitis and the other with a diagnosis of vasculitis and limphoedema of the lower limb.
At the echographic test they showed on the contrary an avalvulation of the femoral-popliteal-tibial venous axis.
In a patient there appeared the valves in the deep femoral veins as we observed in the phlebography and in another patient there were valvular rudiments on a popliteal vein in the presence of a continence of the long saphenous vein. A light-reflexion-reography has confirmed the total deep reflux.
2) Megaveins: 36 cases (29,5%) with a different location: 17 presented a ectasiant dysmorphya sometimes as a rosary crown of gastrocnemial veins of which 8 of them resulted incontinent; in 14 patients an aneurism of popliteal vein was present; 4 megailiac, common femoral and popliteal veins with thrombosis of conthrolateral veins, 1 megatibial posterior vein.

Eleven of these cases showed an incompetence of superficial veins (long and/ or short saphenous vein) and therefore we can shape a subgroup of deep megaveins with incompetence of superficial veins.
3) Megaveins with arteriomegaly: in some patients studied for arteriomegaly we have noted 54 cases (44,2%) of megaveins with a valvular deep continence that can be defined as ectasiant composite forms both arterial and venous.
To be esact this group does not belong to subjects studied for venous pathology but to tath one more numerous studied for arterial pathology.
4) Megaveins with valvular laxity: 26 cases (21,3%): 21 deep only and 5 superficial and deep veins.

Conclusion

Together with a varicose or postphlebitic pathology occurs sometimes at observation a phlebostatic condition that does not belong to the two groups and that makes seriously difficult the interpretation. Such a condition was interpretated in a various and fanciful way according to a pathogenic point of view and moreover it was defined with a terminology in general not very suitable.
Lea Thomas refers that he has seen during his thirthy years activity as vascular radiologist three case of valvular generalized aplasia. This means that the pathology existed there and was to be found by means of non invasive methods and therefore more extensive than the phlebography.
In effect we have collected tha same cases in a very few years by means of the echographic method.
Always on a dysembriogenetic basis we think we can put the kinds of valvular laxity though our case report is spoilt at the origin because this pathology has reached us by a notification of a surgeon interessed to this pathology from a therapeutical point of view. It is therefore possible that it is overstimated as regards to other anomalies described.
The fact that the group of megaveins in associated to arteriomegaly means that a connective general trouble acts both on arterious and venous districts.
In spite of the frequency of venous ectasian kinds the thrombotic complications have been only two.
The high percentage of avalvular condition and of megaveins often associated to an arteriomegaly tests for a frequent disease of collagen different from the one of the more complex symptoms that we are used to enumerate ( Elhers-Danlos, Kinky air syndrome, etc).
The venous valves in this case preserve a morphology very different from that of postphlebitic syndromes, as they preserve a normal morphology even if they are endowed with not coordinate movements of opening and closing.
The percentage of venous ectasia of popliteal and of gastrocnemial incompetence veins proves the anatomical reports of Thiery and Hobbs that are valiant supporters of this kind of pathology liable for symptoms obstinate to any treatment and chronic and they repropose the problem of the so-called "deep varix".
The sample of people we have presented is spoiled as they are patients already previously selected as phlebopatic and therefore the percentages reported are surely higher as regards to a sample of at random phlebopatic cases.
We can anyhow draw some nosographic considerations that can be part of the picture of venous chronic insufficiency and that could explain the picture that is commonly called of constitutional phlebostasis.

It is useful to remember that while in the kinds of aplasia or dysplasia or valvular laxity with pure megaveins there is an evident phlebostatic symptomatology, in the 40 cases of megaveins associated to arteriomegaly there are no symptoms from a venous point of view.
It is probable that this condition comes from the wide haematic flow at the arteries that protects the venous circle from a congestion stricly located there. It was checked besides the presence of familiarity in the case of megaveins associated with arteriomegaly.

References


1) Browse N.L., Burnard K.G., Lea Thomas M. (1988): Disease of the veins: pathology, diagnosis and treatment. Arnold E. Ed., London

2) Franceschi C., Franco G., Luizy F., Tanitte M. (1986): Précis d'échotomographie vasculaire. Vigot Ed., Paris

3) Hobbs J.T. (1988): The enigma of the gastrocnemius vein. Phlebology, 3, 19

4) Lea Thomas M. (1972): Phlebography. Arch. Surg. 104, 145

5) Lea Thomas M. (1982): Phlebography of the lower limbs. Curchill Livingstone Ed., Edimburg

6) Oliver M.A. (1985): Duplex scanning in venous disease. Bruit 9, 206

7) Thiery L. (1983): La vena fossa poplitea. Phlebologie 2,649

8) Todini A.R. (1988): The color Doppler in the venous peripheric pathology. Atti XXVI World Congress of International College of Surgeons. Milano, luglio 1988, Monduzzi Ed., Bologna

9) Todini A.R., Antignani P.L., Bartolo M. (1989):New possible nosographic trends in phlebology. Acta X congres de l'Union iInternationale de Phlebologie. Strasburg 25-29/9 pag.70.

*Phlébologie 92.* Eds P. Raymond-Martimbeau, R. Prescott, M. Zummo.
John Libbey Eurotext, Paris © 1992, pp. 613-614

# Reliefs laser doppler dans la phlébotrombose aiguë

Anna Rita Todini, Pio Maurizio Nicosia, Annamaria Izzo, Maria Laura Paiella, Alessandro Ricci, Mauro Bartolo

*Service d'Angiologie (Pr. M. Bartolo), Hôpital s. Camillo, Rome, Italy.*

Resume

Les Auteurs ont étudiés avec Laser Doppler (LD) 14 patients avec phlébothrombose profonde des membres inferieurs, 6 de l'axe veineux poplité-phemoral-iliaque, 8 de l'axe veineux phemoral - iliaque et 10 sujects de controle.
Les données LD on été comparées avec les pressions veineuses valuées avec la methode Doppler.
Les pressions veineuses dans les sujects avec phlébothromboses etaient augmentées de 20 mmHg (100%) en decubitus dorsal et de 30- 40 mmHg (80-100%) en position assise.
Les valeurs de flux (LD) étaient inferieurs du 20% in decubitus dorsal et de 40% en position assise, en comparaison du membre saine.
Caractéristique a été au LD la presence de "spikes" soudains, de haute velocitè et sans périodicité. Cette dérniere donnée a été relevée aussi par la capillaroscopie dynamique.

On a étudié avec Laser Doppler 14 patients atteints de phlébothrombose profonde des membres inférieurs, 6 de l'axe veineuse poplité-fémoral-iliaque et 8 de l'axe veineuse fémoral-iliaque. Les données ont été comparées avec celles d'un groupe de controle de 10 sujets à qui on a crée une occlusion à 40-50 mmHg de la durée de 3 minutes, à 5 sujets au membre supérieur et aux autres 5 au membre inférieur.
Les réliefs Laser Doppler ont été effectués au membre inférieur à la base du premier doigt et sur le dos du pied aussi bien en décubitus dorsal que en position assise avec les membre inclinés à 90° par rapport au plan du lit, et au membre supérieur sur le dos de la main.
Le degré d'hypertension veineuse a été évalué avec la méthode Doppler en relevant les tensions aussi bien sur la tibiale postérieure que sur la saphéne interne en décubitus dorsal et en position assise pour le membre inférieure et sur la veine huméral et céphalique pour le membre supérieur.
Les tensions veineuses chez les sujets avec phlébothrombose ont augmenté en moyenne de 20 mmHg en décubitus dorsal (100%) par rapport au membre opposé relativement au degré d'obstruction veineuse et en position assise en moyenne de 30-40 mmHg (80-100%) toujours par rapport à l'autre membre.
Les valeurs absolues de flux Laser Doppler dans le membre atteint de phlébothrombose ont diminué en decubitus dorsal environ de 20% alors que en position asssise de plus de 40%..
Ce qu'on a pu remarquer, meme si pas quantifiable de notre point de vue, a été la diminution de l'ampleur des oscillations Laser Doppler qui par rapport au sujet normal n'etaient pas de type chaotique mais de flux de bas, uniformes en décubitus dorsal et avec des "spikes" de vitesse plus elevée en position assise.

Des reliefs analoques ont été obtenus chez les sujets au moment où l'on a crée une conditions d'hypertension veineuse avec occlusion à 40-50 mmHg.
Outre la diminution de l'ampleur des oscillations on a remarqué l'apparition de "spikes" soudains et à haute vitess, entrecoupés entre eux mais pas périodiques, dont la vitesse a diminué progressivement jusqu'à son arret.

Bibliographie

1) Caspary L, Creutzig A., Alexander K. (1988): Biological zero in Laser Doppler fluxmetry. Int J Microcirc Clin Exp 7, 367-371

2) Colantuoni A., Bertuglia S., Intaglietta M. (1984): Quantitation of rhythmic diameter changes in arterial microcirculation. Am J Physiol 246, 508-517

3) Fagrell B., Intaglietta M., Tsai AG, Ostergren J. (1986) In: Mahler, Messmer, Hammersen, eds. Progress in applied microcirculation, Vol. 11. Combination of laser Doppler flowmetry and capillary microscopy for evaluating the dynamics of skin microcirculation. Basel: Karger, 125-138.

*Phlébologie 92.* Eds P. Raymond-Martimbeau, R. Prescott, M. Zummo.
John Libbey Eurotext, Paris © 1992, pp. 615-617

# Validity of color doppler in the diagnosis of primary and secondary venous insufficiency

A. Martignani, D. Aloisi, A. Caniato, M. Filippini, A. Guastarobba, G. Scondotto, E. Borgatti

*Angiology Department, S. Orsola-Malpighi Hospital, Bologna, Italy.*

Color Flow Mapping, a method recently introduced in the non-invasive phlebologic diagnostics,is extremely useful in the morphological and functional evaluation of valvular insufficiency.

The addition of color image to traditional Duplex systems makes it possible to obtain finer functional data and more immediate diagnostic information.

First of all it is possible to observe color variations according to flow direction. In all Color Doppler systems the color red is attributed to flows approaching and the color blue to those going away from the probe.

Variations in brightness reflect a change in velocity, whilst a change in color mirrors a change in direction,and hence turbulence.

The examination must be conducted on a bilateral comparative basis in both static and dynamic modes.

Full muscular relaxation is essential for optimal imaging , and is achieved in dorsal decubitus, with the back racked at 45° or thereabouts, in such a way as to distend the vein walls as far as possible. For improved imaging of the calf veins the patient should be seated on the edge of the bed, or couch, with feet resting on a support.

The study of saphenic "crosses", superficial saphenic circulation and the system of perforating veins on the other hand is best conducted in the erect posture,to allow optimum repletion of these vessels.

Our division has examined about 500 patients with CFM; 150 affected by primary venous insufficiency, 350 by post-thrombophlebitic syndrome.

Color Flow Mapping method seems to be extremely accurate in both evaluation of seat and degree of valvular insufficiency and the differential diagnosis between primary and secondary forms.

The typical echotomographic finding of primary venous insufficiency is ectasic venous axis due to wall weakening dilatation, often poor in the prone position, is more marked in the erect posture and with the Valsalva manoeuvre. It may affect the whole venous axis, typical of the common femoral vein, where it often reaches enormous dimensions and is almost always related to dilatation with consequent incontinence of sapheno-femoral "crosse", or else may be distributed in a more segmentary way, affecting shorter tracts of the vessel, generally at venous confluences (this is a frequent finding, for instance, in the superficial femoral and popliteal veins).

Parietal ectasis is linked to incontinence of non-meeting valvular edges, which however in primary insufficiency maintain a substantially integral echostructure.Edge kinetics is variably reduced as a direct consequence of blood column stasis.

In more severe insufficiencies a prolapse is frequently found with inversion of valvular pouch concavity. Not only is resistance to reflux completely overriden, but the centripetal flow is also obstructed. The haemodynamic consequence of these anatomic alterations is a severe retardation of venous return with chronic stasis and reflux phenomena.

These events were recorded by traditional Duplex systems,( besides the recording of both basic P.W. Doppler signal and after activation manoeuvres,) due to an increase in echogenicity of the blood column, which made it possible to visualize phenomena of valvular regurgitation and blood turbulence in the B-mode ("smoke volute" or "snow storm" images).

The use of the Color method considerably simplifies the identification of haematic refluxes which are directly displayed as color changes, from blue to red, inside the vasal lumen. Similarly, turbulence areas, costantly connected with stasis and reflux, are immediately visualized by color mosaics.

Color Flow Mapping is particulary indicated for the study of saphenic "crosses".

In the case of incontinence of sapheno-femoral "crosse", with the probe lightly placed along the saphenous vein at the thigh, the vessel is coloured blue during expiration, and red during inspiration.It will stay this way for a few seconds during the Valsalva manoeuvre.

It is possible in this way not only to demonstrate incontinence , but also,to a certain extent, to quantify it. The same tecnique can be applied to the study of sapheno-popliteal "crosse", substituting proximal compression or distal decompression of muscolar masses for the Valsalva manoeuvre, inefficacious in the case of proximal continence of the deep venous axes.

In the same way chromatic inversion allows the presence of a "short" reflux through an incontinent perforating vein to be instantly appraised The technique is the same commonly used in Doppler C.W. velocimetry, lightly leaning the probe on the "ampullaris" dilatation site and making proximal and distal muscular compressions, after exclusion up and downstream, with a lace, of the superficial venous system. For the purpose of prognosis and of an eventual antithrombotic prophylaxis,it is important to distinguish primitive forms of venous insufficiency from those secondary to a Post Thromboflebitic Syndrome.

In these latter,recanalisation of the thrombus leaves a

iperechogenic, irregularly thickned vein wall, with thrombotic residues at different stages of organization present in the lumen.The vessel wall is often double lined("rail-tracks" image) and may become poorly compressible.

The valvular edges,themselves badly damaged by the process of canalisation, appear characteristically thickened, wider at the base and often retracted through calcification.Their kinetics too are seriously altered, with loss of normal fluttering movement that becomes jerky, with incomplete closure. Even in a situation of these type Color Flow Mapping can accurately track refluxes, as well as facilitating the delimitation of valvular residues and wall thickening. In conclusion we may say that Color Flow Mapping has greatly increased diagnostic potentiality in the field of phlebology, overcoming many of the limitations inherent in other methods, wheter invasive or non-invasive.It can therefore be considered elective in the diagnosis and long term monitoring of chronic venous insufficiency,providing( in the hands of experienced operators ) an etiologic, topographic and quantitative profile.

## References


1 - Belcaro G., Laurora G. et al.: Colour duplex scanning (angiodynografy). Evaluation of venous diseases using the slow flow systems. Phlebol.(10ème Congrès Mondial de Phlebologie, Strasbourg. 25-29/09/1989), 1989, 1: 357-359.

2 - De Simone J.G., Brizzio E.: Le confluent veineux sapheno-femoral par echotomographie. Phleb., 1988, 41: 449-460.

3 - Franceschi C., Franco G. et al.: Precis d'echotomographie vasculaire. Ed. Vigot Paris. 1986.

4 - Psathakis D.N., Psathakis N.D.: How to select patients with deep venous insufficiency of the lower limb. Advances in Vasc. Pathol. 15th World Congress Int. Union Angiol. Rome, 17-22 Sept. 1989, 1, 171-176.

5 - Raymond-Martinbeau P.: Duplex Ultrasound, colour flow doppler and magnetic resonance imaging in phlebology. Phlebol. (10ème Congrès Mondial de Phlebologie, Strasbourg. 25-29/09/1989), 1989, 1: 351-353.

6 - Rollins D.L., Semrow C.M. et al.: Use of ultrasonic venography in the evaluation of venous valve function. Am. J. Surg. 154, 189-191, 1987.

7 - Scondotto G., Caniato A. et al.: Duplex sonography of the venous system. In: Borgatti E., Scondotto G., De Fabritiis A.: Eco-Duplex and Color Doppler. Atlas on vascular ultrasonography. II Edizione. Editore Cappelli, Bologna, 143-175. 1991.

8 - Sentou Y.: Echo-Doppler des veines peripheriques. Semiologie. Apport du Doppler Colour: place dans l'exploration veineuse. J.E.M.U., 3, 148-154, 1989.

9 - Stonebridge P.A., Prescott R.J. et al.: Comparison of Doppler and Duplex Scanning for the detection of valvular reflux within the veins of the lower limbs. Phlebol.(10ème Congrès Mondial de Phlebologie, Strasbourg. 25-29/09/1989), 1989, 1: 318-320.

10 - Switzer D.F., Nanda N.C.: Doppler Color-Flow Mapping. Ultrasound Med. Biol. 11, 403; 1985.

11 - Szendro G., Nicolaides A.N. et al.: Duplex Scanning in the assessment of deep venous incompetence. J. Vasc. Surg.,

## Perforating Veine Thrombo-phlebitis long-term monitoring through Duplex Scanner

A. Guastarobba, M. Filippini, A. Martignani, E. Borgatti

Dpt. Angiology - M. Malpighi Hospital - Bologna - Italy

The modern Duplex-Scanning technology and, latterly, Colour-Flow Mapping, allows to identify with a good resolution a perforating vein thrombosis in the lowerly and to monitor the evolution of the morphological situation.

In relation to anticoagulant treatment, the evolution of this pathology has been monitored for one year though monthly cecks.

## High-Resolution Scanning in Diagnosis of the Postthrombophlebitic Syndrome (PTFS).

V.Yu.Bogachev, G.D.Konstantinova, O.S.Hetagur

Department of Angiology Pirogov's Russian Medical University, Moscow

We had experience more than 1.500 cases of diagnostics and treatment PTFS. The successful treatment completely depends on early diagnostics of the form and stage of the process. We use high-resolution scanning for this purpose. We learned ultrasound syndrome with haemodynamic parameters of occlusion and recanalyzed forms of the disease. Diagnostic information of the ultasound scanning is 98,5%, verification- 99,8%, sensitivity- 99,3%. in comparison with X-ray phlebography. Ultrasonography is very important in receiving of additional haemodynamic information which is necessary for optimal surgery. We replaced X-ray phlebography which is thrombogenic and traumatic by ultrasonography which is noninvasive and high informative diagnostic method.

*Phlébologie 92.* Eds P. Raymond-Martimbeau, R. Prescott, M. Zummo.
John Libbey Eurotext, Paris © 1992, pp. 619-622

# Duplex-scanning : functional investigations in the therapy of venous insufficiency with compression-materials

M. Emter

*Medizinische Hochschule Hannover, Abteilung Angiologie, Karl-Weichert-Allee, D 3000 Hannover 61, Germany.*

Duplex-scanning offers new possibilities in measuring non - invasively and simultaniously changes in blood flow velocity and cross-sections of veins in the leg. Investigations can be done in nearly every wanted position und following that special questions can be answered very well. Because of anatomic or apparatus-given facts investigations make only sence in very big and big veins, f.e. V. femoralis. Diagnostic of veins of the calf is complicated and takes a lot of time. The rigth technique of investigation is very important using the duplex - scanner. The vein is much more compressible than the artery. External pressure f.e. by application of a heavy transducer migth give wrong results as well in seeing morphologic changes as well in measuring flow velocity. The cross-section of the vein is not a circle but more ellipsoid or polygonal. Therefore measuring flow or flow velocity depends very much on the localisation of the Doppler signal in the vessel. Reproducible results in time-volume relation in a vein are very difficult to get. The following study should try to find out wether with the duplex - scanner it is possible to quantify the therapeutic effect of a compression therapy in venous disorders. Compression therapy especially with compression stockings is an essential in therapy which necessity is not to doubt and the positive effects have been prooved clinically (2, 3, 4, 6, 10, 11, 12).

In a study we measured in 50 legs without venous defects, with a postthrombotic syndrome or primary varicose veins changes of the cross-section and blood flow velocity in the femoral vein in each case with and without a compression.We used a duplex - scanner with a 7,5,Mhz transducer and a 4,5 Mhz Doppler-probe. The patient was lying relaxed on a tip-table in horizontal position and mesurement was done in lying position. By turning the tip-table 90 degrees the patient reached the vertical position in which he could stand relaxed. In each position measurement was done in the same manner. First of all the cross-section of the vein was measured by planimetry. After that maximal flow velocity was measured during expiration. The maneuvre was repeated five times to minimize false results by compression of the vein, by different breathing of the patient and to get at least two times identic optimal data. Measurement was done in lying position and during standing without compression. After that anti-embolism-stockings* and compression-stockings class I* and II* were applicated and the measurement was repeated. Only in identic cross-section of the vein flow velocity was measured.

Results:

There were great interindividual differences, so that there were no significant differences between the various groups. In lying position and with identic cross-section an increase of blood flow velocity using anti-embolism-stockings of 98%, class I of 110% and class II of 170% ($p< 0.05$) could be seen. During standing there was an increase of 26% in anti-embolism-stockings, 32% in class I and 83% in class II ($p< 0.05$).

Beeing aware of the problems in duplex-scanning of the veins, interindividual differences, false technique of investigation, anatomic variances or bad cooperation of the patient, valid investigations are possible. The results showed which effect on blood velocity could be reached with a compression therapy which was already subject of other studies as well (1, 5, 7, 8, 9). Also a low pressure compression induces

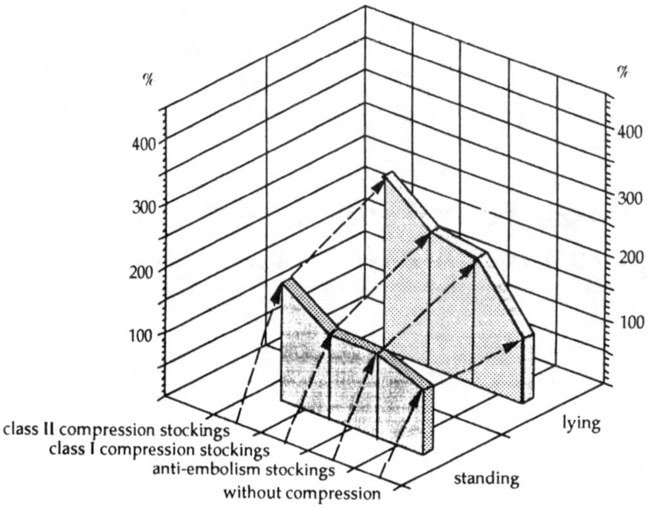


Peak flow velocity in the femoral vein (n=50) during maximal expiration without compression and with various compression stockings in lying position ( without compression standard = 100%) and in standing position (without compression standard = 100%)

| | WITHOUT COMPRESSION | ANTI-EMBOLISM STOCKINGS | COMPRESSION CLASS I | COMPRESSION CLASS II |
|---|---|---|---|---|
| % | 100 | 198 | 210 | 270 |
| SD | 48 | 51 | 55 | 56 |
| * $p<0.05$ | * | n.s. | | * |

Lying position

| | WITHOUT COMPRESSION | ANTI-EMBOLISM STOCKINGS | COMPRESSION CLASS I | COMPRESSION CLASS II |
|---|---|---|---|---|
| % | 100 | 126 | 132 | 183 |
| SD | 46 | 51 | 53 | 54 |
| * $p<0.05$ | * | n.s. | | * |

Standing position

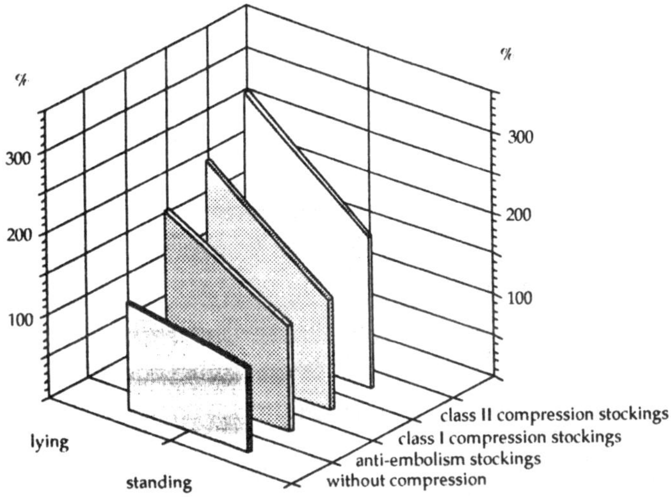


Peak flow velocity in the femoral vein (n=50) during maximal exspiration without compression and with various compression stockings in standing position (standard = 100%) and in lying position

| | Standing | | Lying | | |
|---|---|---|---|---|---|
| n = 50 | % | SD | % | SD | * $p < 0.05$ |
| Without Compression | 100 | 46 | 128 | 68 | * |
| Anti-Embolism Stockings | 126 | 51 | 215 | 53 | * |
| Compression Class I | 132 | 53 | 251 | 56 | * |
| Compression Class II | 183 | 54 | 310 | 55 | * |

significant effects on the venous system of the lower extremity. Duplex-scanning offers a functional testing of a compression-therapy in venous disorders.

* medi stockings, Bayreuth, Germany; medi stockings, USA

1) Bollinger, A.A. , Flußgeschwindigkeit in der Vena saphena und der Vena femoralis mit und ohne Kompressionsverbände, SWISS med 2 : 61 (1980)
2) Emter M., Pretschner D.P., Hundeshagen H., Alexander K., Determination of Changes in the Intravascular and Extravascular Compartment in the Leg -The Engymetric Double Radionuclide Method-, Nuklearmedizin (New Trends and Possibilities in Nuclear Medicine), Hrsg. H.A.E. Schmidt u. L. Czernay, Schattauer Verlag, 265 - 269 (1987)
3) Emter, M., Alexander K., Pretschner D.P., Venöse Hämodynamik und Ödembildung am postthrombotischen Bein unter Therapie, Kassenarzt i. Druck (1989)
4) Fischer, H. , Venenleiden (Tübinger Studie), Urban und Schwarzenberg, München (1981)
5) Fröhlich, H., Wuppermann, Th. , Verhalten der venösen Haemodynamik unter Kompressionsstrümpfen, Medita 3A : 7 (1978)
6) Haid-Fischer, F. , Haid, H. , Venenerkrankungen, Verlag Thieme, Stuttgart (1980)
7) Lofferer,O. , Mostbeck, A. , Partsch, H. , Experimentelle Untersuchungen zum Wirkungsmechanismus eines Kompressionsverbandes, in : Aktuelle Probleme der Angiologie, Band 21, Hrsg. U. Brunner, A. Bollinger, R. Stemmer, Verlag Huber, Bern, Stuttgart, Wien (1973)
8) Partsch, H. , Verbesserte Förderleistung der Wadenmuskelpumpe unter Kompressionsstrümpfen bei Varizen und venöser Insuffizienz, Phlebol. Proktol. 7 : 58 - 66 (1978)
9) Rudofsky, G. , Hämodynamische Befunde bei Gesunden und Patienten mit chronisch-venöser Insuffizienz unter Gummistrumpfkompression der Venen, in : Mikrozirkulation und Blutrheologie ; Therapie der peripheren AVK, Hrsg. H. Müller - Wiefel, Verlag G. Witzstrock, Baden-Baden (1980)
10) Schmitz, R. , Der richtige Kompressionsstrumpf, Phlebol. Proktol. 10 : 193 (1981)
11) Stemmer, R. , Die Kompressionsbehandlung der unteren Extremität, insbesondere durch Gummistrümpfe, Kassenarzt 9 : 372 (1969)
12) Wuppermann, Th. , Varizen, Ulcus cruris und Thrombose, (Begr. K. Sigg), Springer Verlag Berlin, Heidelberg, New York, Toronto, (1986)

Authors address: Dr. Michael Emter,Medizinische Hochschule Hannover, Abteilung Angiologie, Karl-Wiechert-Allee, D 3000 Hannover 61, Germany

*Phlébologie 92.* Eds P. Raymond-Martimbeau, R. Prescott, M. Zummo.
John Libbey Eurotext, Paris © 1992, pp. 623

# A comparative evaluation of the empty vein utilizing duplex ultrasonography

Deborah P. Foley, Mark D. Forrestal

*Vein Clinics of America, 1101 perimeter Drive, Suite 615, Schaumburg, Illinois 60173, USA.*

Many authors of modern sclerotherapy protocols notably Fegan and Sigg have stated that the "empty vein" technique of injection compression sclerotherapy is essential to the success of the treatment. Elevation of the leg is the most common method described and utilized to obtain the "empty vein".

This study was performed to determine the effects of leg elevation on the volume of a diseased vein. Twenty patients with sapheno-femoral incompetence and reflux through the course of the long saphenous vein (LSV) were evaluated with Duplex ultrasound. Sites of evaluation were the LSV at midthigh, the LSV in the midcalf and a varicose branch of the LSV in the lower leg.

Cross-sectional area of the veins at these sites were compared with the patient standing, and supine with the leg to 45°, and 80°. Varicose tributaries of the LSV were found to be virtually "empty" at 45°. The diseased LSV diminished in size but did not totally "empty" even at 80° elevation.

## L'étude des changements hémodynamiques survenus au niveau poplitée dans l'insuffisance valvulaire profonde

Eugenio Oscar Brizzio, Juan Desimone

Laboratorio vascular periferico

L'échotomographie associée au Doppler-couleur a l'étage poplitée permet de visualiser les différents éléments vasculaires aussi que l'analyse de la perméabilité et la fonction valvulaire.

Le but de ce travail est d'étudier l'effet que produit l'onde hypertensive de reflux sur la crosse de la saphène externe, veines jumeaux internes et sur le système veineux profond dans les différents degrés de l'insuffisance valvulaire de la veine poplitée, car l'écho-Doppler couleur a réussi à distinguer l'effet que produit l'onde hypertensive de reflux sur le système veineux superficiel et veines musculaires et profonds, dans le cas d'avalvulation globale et dans les autres tenants à la seule altérations de la valvule pariétale poplitée.

## L'étude des ondes de reflux au niveau de la jonction saphéno-fémoral

Juan Desimone

Laboratorio de investigaciones vasculares San Camilo

L'étude de la jonction saphéno-fémoral avec l'écho-Doppler couleur nous a permis d'évaluer les ondes hypertensives de reflux dans les différents cadres de l'insuffisance veineuse superficielle et profonde qui peut perturber le retour veineux constituant un mécanisme hémocinétique pathologique.d

L'objectif de ce travail est de montrer les différentes voies que suivent les ondes hypertensives de reflux au niveau de la jonction saphéno-fémoral.

## Intérêt de l'écho-Doppler couleur pour suivre l'évolution de la thrombose veineuse à l'étage fémoral

Dr. Juan Gustavo De Simone

Hôpital française Buenos Aires

De nombreuses méthodes d'exploration peuvent mettre en évidence la thrombose veineuse.

Actuellement avec l'écho-Doppler couleur nous pouvons constater avec une fiabilité diagnostique très remarquable le niveau des obstacles, l'évolution d'un thrombus, l'existence ou non d'un obstacle mécanique par compression extrinsèque et le rôle de suppléance de la veine saphène interne.

Le but de ce travail est de suivre l'évolution de la thrombose veineuse sous traitement, de son début jusqu'à la maladie post-thrombotique.

## TPM "Toe-Plethysmometry" technique, including non-invasive venous pressure measurement

S. Fontanyi, P. Kotanyi

Department of Surgery "A", Péterfy S. Hospital, Budapest, Hungary

The condensator-manometer, air transduction and twin-scale registration "millivoltmeter, manometer" furnishes non-invasive numerical-quantitative standardized **directly readable** parameters in one session in "units":

1. Pulse volume "$mm^3$"
2. Arterial
3. Venous Pressure "mmHg"
4. Resistance index "No. of pulse volumes in venous occlusion until plateau
5. Pressure index "piriphery" "arm".

**By computation:**

6. Toe-flow/nim.
7. 100 ml tissue-flow/nim. "ml" suitable for comparison to other methods and patients.

**Measurement procedure:**

1. Calibration by button of 10 $mm^3$
2. Ankle-cuff inflation above systolic pressure, then releasing it simultaneously observing the twin-scale the site in manometer at sudden deviation in millivoltmeter = arterial pressure
3. Continuing release the sudden deviation to the opposite side at the simultaneous site in the manometer = Venous Pressure
4. Counting pulse volumes until plateau formation = resistance index
5.. By division pressure index = similar to Doppler index
6. Pulse volume x pulse rate = Toe-flow/min.
7. Toe-volume flow extrapolation to 100 ml tissue = 100 ml-tissue-flow/min.

## Is there subclinical disease in the contralateral limb in patients with unilateral varicose veins?

D.A. Shields, S. Sarin, A. Abu-Own, J.H. Scurr, P.D. Coleridge Smith

Dept. of Surgery, UCMSM, The Middlesex Hospital, London WC1 8AA

The clinically normal limb inpatients with unilateral primary varicose veins may have undetected venous abnormalities. To test this hypothesis, we undertook a prospective trial using Duplex scanning and Photoplethysmography to examine both limbs in a group of 30 patients with clinical unilateral varicose veins.

| Results: | No of Limbs | Reflux on Duplex | | | PPG 95% |
|---|---|---|---|---|---|
| | | SFJ | SPJ | Perf | refilling (secs) |
| Clinically Normal | 36 | 2 | 1 | 1 | 25 (15-31)* |
| Clinically Abnormal | 36 | 24 | 7 | 2 | 12 (8-24)* |

SFJ - sapheno-femoral junction, SPJ - sapheno-popliteal junction, Perf - Perforators.
Medians (interquartile range). * p=0.007, Mann Whitney U Test.

A total of 26% of clinically normal limbs could be demonstrated to have some abnormality of venous function using these two tests. We have shown that the contralateral, clinically normal limb cannot be assumed to be normal without full venous assessment. We conclude that one cannot use the contralateral limb inpatients with unilateral primary varicose veins as a control, though convenient and logistically attractive, in the investigation of venous disease.

## How does hand-held doppler compare with duplex scanning in the investigation of venous disease?

D.A. Shields, S. Sarin, J.H. Scurr, P.D. Coleridge Smith

Dept. of Surgery, UCMSM, The Middlesex Hospital, London WC1 8AA

Colour duplex scanning represents the current "gold standard" in the non-invasive investigation of venous reflux but is not routinely available in most District General Hospitals. Hand-held Doppler probes are widely available but are not routinely used in venous assessment, despite reports of their accuracy.

We compared the findings of two hand-held Doppler probes (a non-directional Huntleigh Mini Dopplex D500, and the directional Huntleigh Super Dopplex, both using 8 MHz probes) with that of colour Duplex scanning (Accuson 128, Accuson, Mountain View, CA) in a group of 50 patients referred for investigation of clinical venous disease. All limbs were examined for reflux at the sapheno-femoral and sapheno-popliteal junction (SFJ, SPJ) and for deep venous insufficiency (DVI), using all three devices.

| Results | SFJ Reflux (n=56) | | SPJ Reflux (n=27) | | DVI (n=12) | |
|---|---|---|---|---|---|---|
| | Sens | Spec | Sens | Spec | Sens | Spec |
| Non-directional Doppler | 89% | 84% | 78% | 92% | 24% | 97% |
| Bi-Directional Doppler | 88% | 84% | 63% | 78% | 24% | 97% |

The hand-held probes were useful at the groin and gave comparable result to duplex. At the popliteal fossa, the results were less satisfactory, the major difficulty being the inability to distinguish between deep vein insufficiency and short saphenous insufficiency, resulting in a low sensitivity.

Air Plethysmography is a Unique and Valuable Noninvasive Quantitative Diagnostic Venous Function Test For Patients with Superficial Venous Reflux and Chronic Venous Insufficiency

Simon J. Simonian, M.D., Sc.D., F.A.C.S., F.R.C.S.E.
Vein Institute, Fairfax Hospital and Georgetown University Medical School, Washington, DC

The purpose of this study was to evaluate the quantitative role of air plethysmography as a noninvasive diagnostic venous vascular function test 1) to evaluate the pretreatment venous pathophysiology of limbs with primary varicose veins with venous reflux and chronic venous insufficiency and 2) to reevaluate the limbs following corrective treatment. Fifteen lower extremities of 11 patients with primary varicose veins with either saphenofemoral and/or saphenopopliteal reflux were treated with surgery alone, in eight limbs, and with surgery followed by sclerotherapy, in seven limbs. Venous filling index (VFI) which quantifies valvular function, averaged 5.3± 0.4 ml/sec, pretreatment (normal: <2.0 ml/sec) and improved to 1.9± 0.1 ml/sec posttreatment (p<0.001). Residual venous fraction (RVF) which indirectly measures ambulatory venous pressure (AVP) was 38.0± 2.7% pretreatment (normal:<35.0%) and improved to 16.0± 4.0% posttreatment (p<0.001). AVP, 38.0± 2.7 mm Hg pretreatment (normal: <35.0 mm Hg) decreased to 16.0± 4.0 mm Hg posttreatment (p<0.001). In conclusion, air plethysmography was found to be a noninvasive diagnostic venous vascular test which quantitatively evaluates venous function of primary varicose veins with reflux and chronic insufficiency both before treatment and following corrective treatment.

*Phlébologie 92.* Eds P. Raymond-Martimbeau, R. Prescott, M. Zummo.
John Libbey Eurotext, Paris © 1992, pp. 628-629

# Measurement of venous flow rates using duplex scanning in patients with venous insufficiency

Gabrielle M. McMullin, Michael Appleberg

*Department of Vascular Surgery, Royal North Shore Hospital, Pacific Highway, St. Leonards, Sydney, NSW 2065, Australia.*

Chronic venous insufficiency may be due to valvular incompetence in the deep and/or the superficial veins; obstruction of the deep veins as the result of thrombosis or calf muscle pump failure. There is often a combination of these three factors. Effective management relies on a correct assessment of the venous pathology as treatment options are very different.

Venography supplies accurate anatomical information but no estimate of calf muscle pump function. Ambulatory venous pressure measurements supply information about venous function, but unreliable anatomical information. Duplex scanning is now well recognised as providing accurate anatomical information, and assesses competence of individual veins. The aim of the present study was to determine whether duplex scanning could also provide functional information about the venous system.

## METHODS

44 patients with symptoms of chronic venous insufficiency and 10 normal control subjects were studied. All had an ankle/brachial pressure index of 70.9. One limb only of each subject was studied.

Duplex scanning was performed using an Acuson 128 XP/E with a 5MHz linear array transducer. Subjects were examined while standing, holding on to a frame. Forward flow of venous blood was stimulated firstly by active dorsiflexion of the foot from the ground, and secondly by passive compression of the calf supplied by a blood pressure cuff which was inflated to a pressure of 120mmHg in less than 1 second, and then released. Flow measurements were recorded in the common femoral vein (CFV), superficial femoral vein (SFV), popliteal vein (PV) and long saphenous vein (LSV) of each limb. Forward flow was recorded as a velocity sonogram, and using the standard peripheral vascular software package available, the time average velocity of each sonogram was calculated. Measurements were repeated 3 times in each vein, both following active dorsiflexion and following passive calf compression. The presence or absence of reflux was also noted. The diameter of each vein was measured in longitudinal section and the cross-sectional area of the vessel calculated. Venous flow rate was then derived from the formula:

Flow (mls/s) = Time average velocity x cross-sectional area.

## RESULTS

All of the 10 control subjects had competent veins. Of the patients with chronic venous insufficiency, 17 had deep vein incompetence (DVI), and 27 had superficial vein incompetence (SVI) - long saphenous reflux in 21, short saphenous reflux in 5, and both in 1 limb.

The repeated velocity measurements obtained from each vein were subjected to a repeated measures analysis of variance. The percentage variance at each site was not statistically significant either for flow produced by dorsiflexion, or for that produced by calf compression.

| | Flow rate mls/s (median + interquartile range) | | |
|---|---|---|---|
| | Pathological groups: | | |
| Vein examined | Normal | DVI | SVI |
| SFV | | | |
| Dorsiflexion | 30 (16-34) | 14 (2-20) | 30 (18-38) |
| Calf compression | 29 (27-41) | 11 (6-28) | 42 (34-47) |
| PV | | | |
| Dorsiflexion | 23 (17-32) | 12 (10-27) | 23 (16-35) |
| Calf compression | 26 (23-34) | 17 (11-28) | 30 (22-41) |
| LSV | | | |
| Dorsiflexion | 0.5 (1-5) | 5 (4-9) | 5 (1-7) |
| Calf compression | 4 (1-6) | 6 (4-8) | 8 (4-13) |

In the group with DVI flow in the deep veins was significantly lower than in the other groups, and there was increased flow up the long saphenous vein.

In the group with SVI, there was a significantly higher flow rate produced by calf compression than by active dorsiflexion, but flow rates did not differ significantly from the normal control group.

## SUMMARY

Forward flow rates in the deep veins produced by active dorsiflexion gives an indication of the efficiency of the calf muscle pump. Flow rates produced by passive calf compression gives an indication of resistance to flow within the deep veins, and the presence of preferential flow up the superficial veins.

## CONCLUSION

Duplex scanning can provide information both about calf muscle pump function and venous outflow obstruction. No other investigative modality is necessary.

*Phlébologie 92.* Eds P. Raymond-Martimbeau, R. Prescott, M. Zummo.
John Libbey Eurotext, Paris © 1992, pp. 630-632

# Diagnosis and measurement of venous outflow obstruction

D. Christopoulos, A.N. Nicolaides, E. Kalodiki

*B2 Surgical Unit, Hippokrateion Hospital, Thessaloniki Greece and Vascular Unit, St-Mary's Hospital, Medical School, London, W2 UK.*

## INTRODUCTION

The aim of this study was to detect and measure non-invasively the degree of obstruction in the outflow channels of the leg. Also to assess the role of the superficial veins as collaterals.

## MATERIAL AND METHODS

Forty normal volunteers (40 limbs), 150 limbs with primary varicose veins (PVV), 74 limbs with deep venous incompetence without obstruction (DVI) and 60 limbs with deep venous obstruction (DVO), with or without deep venous reflux, have been studied with venous occlusion air-plethysmography (Fig. 1). The limbs were classified according to the results of Duplex scanning and ascending venography.

The arm/foot pressure difference ($\Delta p$) in the supine position (Raju, 1986) has been measured in 23 of the above patients (23 limbs, 5 with PVV, 8 with DVI and 10 with DVO) in order to assess the severity of outflow obstruction which is significant for $\Delta p > 5$ mmHg.

The technique of air-plethysmography (APG-1000, ACI medical) has been described in detail previously (Christopoulos et al, 1987). Briefly, the air-plethysmograph consisted of a poly-urethane tubular air-chamber that surrounded the whole leg. This was inflated with air at 6 mmHg and connected to a pressure transducer, amplifier and recorder (Fig. 1). An 11 cm wide tourniquet (Honkanson) was placed around the upper part of the thigh, and was connected to a manometre. When the tourniquet was inflated to 80 mmHg an increase in volume was recorded (Fig. 2). As soon as a plateau was reached the tourniquet was deflated. A decrease in leg volume was observed as a result of venous outflow. The ratio of the amount of blood that left the leg in the first second after the deflation of the tourniquet, over the total venous volume, times 100, is the outflow fraction (OF). This is a measure of venous outflow expressed as a percentage of the venous volume. The procedure was repeated with lcng saphenous and/or other prominant superficial veins being occluded at the level of the knee.

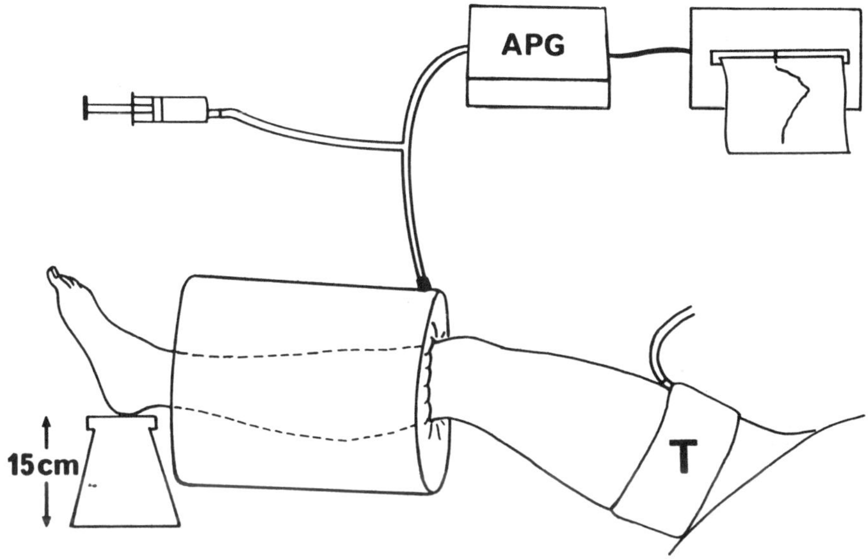


Figure 1: The Air-plethysmograph (APG) consists of a tubular air-chamber surrouding the whole leg connected to an amplphier and recorder. The syringe is used for calibration and the high-thigh inflatable tourniquet for venous occlusion.

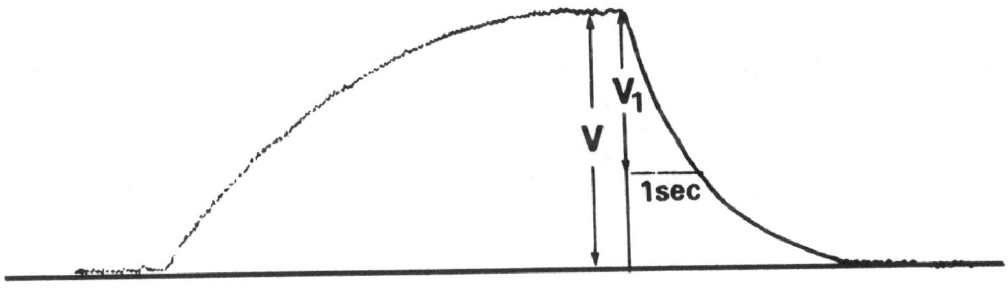


Figure 2 : A typical recording of normal outflow.
V = Venous Volume, V1 = The volume of blood which left the leg in the first second of outflow, right after the deflation of the tourniquet. The outflow fraction (OF) is derived from:

$$OF = (V1/V) \times 100$$

RESULTS

The results of the outflow fraction (OF) with or without obstruction of the superficial vein(s), in the four groups of limbs studied are shown in Figure 3. Obstruction was present for OF<40%. When the superficial collaterals were occluded the group with DVO was completly separated from the other groups.
Eight limbs had significant obstruction according to the measurements of pressure differential ($\Delta p$>5 mmHg). OF was 12 - 28% (median 22%) . They all had DVO. The remaining 15 limbs with $\Delta p$ < 5 mmHg had an OF 37- 60% median 42%).

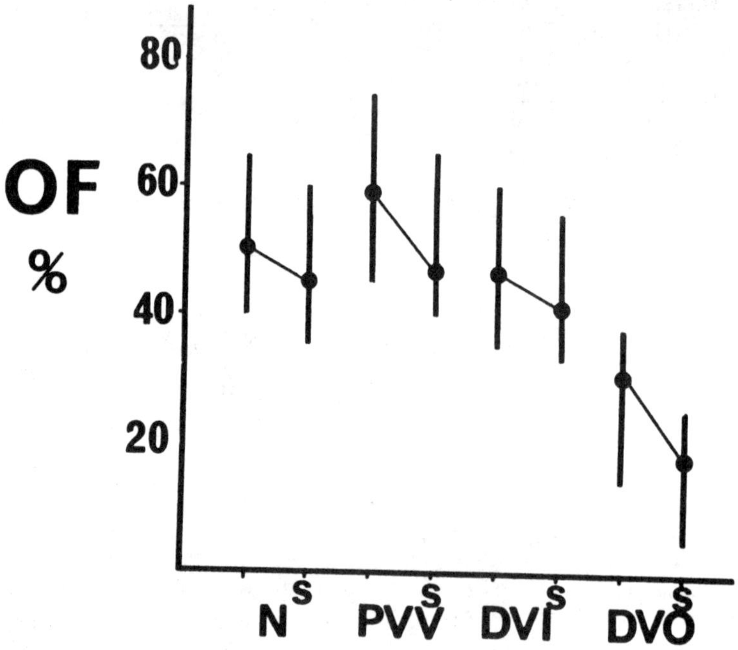


Figure 3: The measurements of outflow fraction (OF) (median and 90% range). s = occlusion of superficial veins

CONCLUSIONS

Our results indicate that the Outflow Fraction (OF) measured with the air-plethysmograph is a good diagnostic tool to detect outflow obstruction because it correlates well with venography (Fig.3). Also it can show if superficial varicosities are important collaterals or not. The good correlation of OF with the measurements of pressure differential indicate that OF provides a quantification of the severity of outflow obstruction.

REFERENCES

Christopoulos D, Nicolaides AN, Cook A et al: Pathogenesis of venous ulceration in relation to the calf muscle pump function. Surgery 1989; 106 (5) :829-835.

Raju S: New approaches to the diagnosis and treatment of venous obstruction. J Vasc Surg 1986;4 :42-8.

*Phlébologie 92.* Eds P. Raymond-Martimbeau, R. Prescott, M. Zummo.
John Libbey Eurotext, Paris © 1992, pp. 630-632

# L'échographie / l'écho-doppler dans le diagnostic des thromboses veineuses profondes des membres inférieurs. Modalités pratiques d'examen et de présentation des résultats

Marie-Thérèse Barrellier, Céline Vignon

*Laboratoire d'Explorations Fonctionnelles, niveau 01, CHRU Côte de Nacre, 14033 Caen Cedex, France.*

Deux reproches sont faits à l'échographie / écho-doppler veineux; le premier est son caractère opérateur-dépendant (Fiessinger et al., 1988); le deuxième est l'absence de document iconographique global lisible par tous pour servir de référence en cas de suspicion d'extension ou de récidive.
La standardisation de la méthodologie d'exploration, et la présentation des résultats sur un schéma anatomique devraient réduire ces inconvénients.
Dans cet objectif nous exposons: 1) les modalités pratiques de l'examen et 2) notre schéma-réponse, mode d'expression des résultats d'échographie ou d'écho-doppler veineux.

## MODALITES PRATIQUES D'EXAMEN

Quelque soit le motif de consultation, dépistage systématique, suspicion clinique de thrombose veineuse profonde, phlébite superficielle, recherche de foyer emboligène, l'examen est **toujours bilatéral** et concerne l'ensemble du réseau veineux **depuis la veine cave inférieure jusqu'au tiers inférieur de jambe**. Il est conduit en 3 étapes: étage crural, étage ilio-cave, étage jambier. La méthodologie détaillée de l'exploration veineuse étage par étage ayant déjà été décrite (Barrellier 1991), nous avons choisi d'en relever les détails importants et d'illustrer leur interêt.

Le critère diagnostique principal est l'incompressibilité totale ou partielle d'un segment veineux sous la pression de la sonde ou sous l'effet d'une contre-pression manuelle. Il doit être recherché en **coupe transversale**. L'exploration en coupe longitudinale expose en effet à des faux-négatifs: méconnaissance d'un axe dédoublé, échappement latéral de l'axe exploré durant la manoeuvre de compression par la sonde. Les critères doppler (perte de la modulation respiratoire, absence ou faible réponse à la chasse musculaire d'amont) sont utilisés en deuxième intention pour préciser une image douteuse ou reconnaître une artère.

### Etage crural

Au pli inguinal, sont recherchés attentivement et comprimés successivement: la crosse saphène interne, les vaisseaux **circonflexes**, la bifurcation veineuse fémorale superficielle-**fémorale profonde**. Ces affluents peuvent être le point de départ de thromboses menaçantes qui se prolongent par une extrémité flottante partiellement obstructive dans la fémorale commune et qui sont parfois à l'origine d'embolies pulmonaires à phlébographie normale. En particulier, le prolongement fémoral d'un thrombus circonflexe, soumis aux flux intenses venant des fémorales superficielle et profonde, sera facilement "décapité" car il est coudé à angle droit du fait de la disposition anatomique des veines circonflexes. (Barrellier et al. 1991)

Au **Hunter** la veine fémorale est **facilement** explorée en exerçant une **contre-pression manuelle** à la face postérieure de la cuisse, de façon à rapprocher le paquet vasculaire de la sonde et à l'écraser d'arrière en avant contre la sonde.

Etage ilio-cave

Les vaisseaux iliaques s'enfoncent très rapidement dans le bassin; ils dessinent une courbe à concavité ventrale parallèle à la courbure sacrée; la confluence iliaque interne-iliaque externe est recherchée dans le fond de cette concavité. Son exploration est toujours difficile car il manque un mur d'appui postérieur pour tester la compressibilité veineuse. La compression est plus facilement obtenue **en fin d'expiration**... elle reste cependant souvent **imparfaite**. Un thrombus iliaque interne se prolongeant en iliaque primitive par un thrombus partiellement obstructif et isoéchogène au sang circulant, peut donc être ignoré. Le doppler couleur devrait améliorer dans ces cas la précision diagnostique: le thrombus est moulé par le flux circulant coloré qui dessine indirectement ses contours.

Etage jambier

La **position du malade** est essentielle pour obtenir à la fois un parfait relâchement musculaire, une bonne réplétion veineuse et un bon accès à tous les axes vasculaires; le malade est, soit installé en travers du lit (fig.1), soit assis au bord d'une table assez haute, en tout cas pieds toujours en appui, posés sur les genoux de l'opérateur. L'exploration est menée plan par plan depuis le pli poplité jusqu'au tiers inférieur de jambe: -le plan des collecteurs tibio-péroniers, le plus profond, situé sur une ligne réunissant les 2 os de jambe, -le plan musculaire du triceps sural (soléaire et jumeaux) en position intermédiaire, -le plan superficiel avec les troncs saphènes interne et externe (fig. 2). Les veines musculaires sont les plus faciles à explorer. Les thromboses débutantes localisées aux seules veines soléaires sont très facilement dépistées; elles ne sont que rarement diagnostiquées à la phlébographie car les veines musculaires, situées en dérivation des axes principaux, ne sont qu'exceptionnellement opacifiées. La localisation **soléaire** est la plus **souvent découverte** en **dépistage** parmi les hospitalisés en chirurgie orthopédique. Dans les cas difficiles, le doppler couleur aide au repérage des axes tibioperoniers sur la présence des flux colorés pulsatiles artériels qui guide l'exploration des veines voisines.

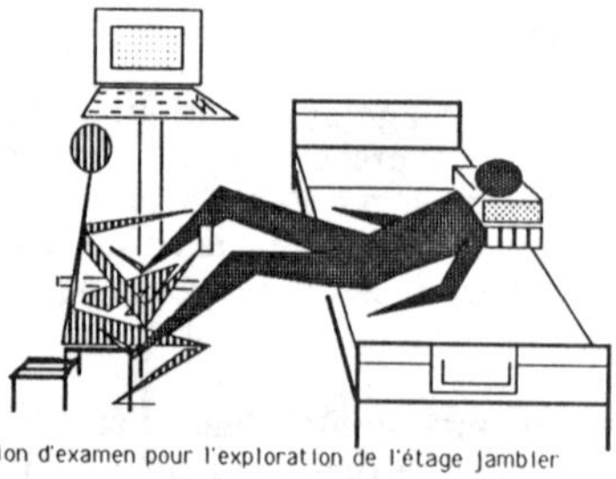

Fig. 1. Position d'examen pour l'exploration de l'étage jambier

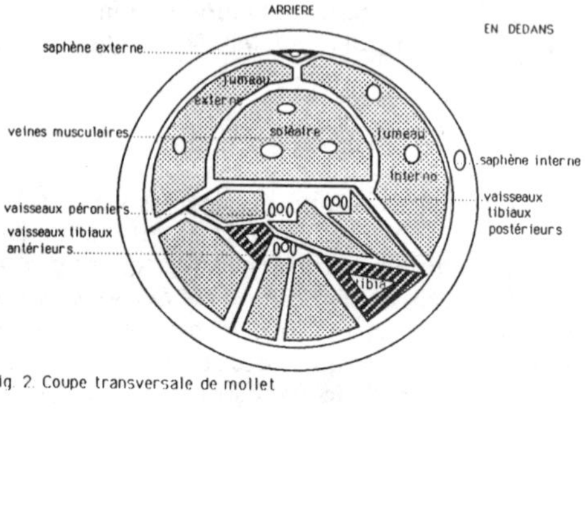


Fig. 2. Coupe transversale de mollet

## PRESENTATION DES RESULTATS

L'exploration échotomographique, par coupes successives, permet de reconstruire mentalement les trajets vasculaires dans les 3 dimensions. Elle autorise la présentation des résultats sur un schéma anatomique Fig. 3, sur lequel sont reportées la localisation et l'étendue des thromboses. Ce schéma, reproduit en réduction sur une carte à 4 volets, format carte d'identité, est remis au malade pour le suivi ultérieur. Il peut servir de référence en cas de suspicion d'extension ou de récidive.

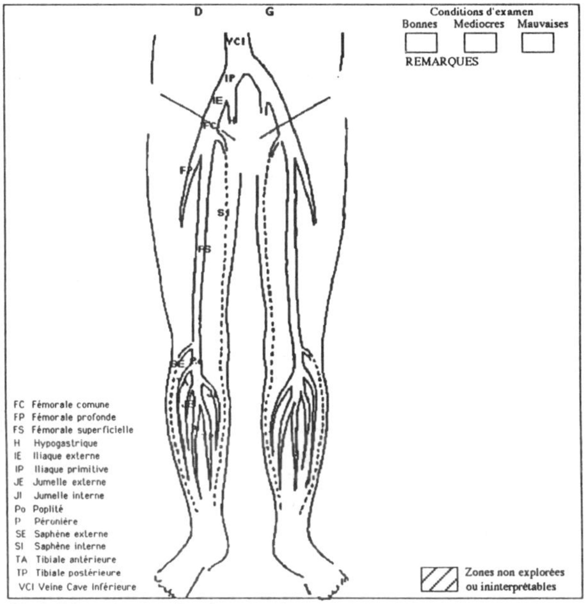


**Fig. 3. Schéma-réponse sur lequel sont reportées la localisation et l'étendue des thromboses veineuses**

L'échographie / écho-doppler ont plusieurs atouts sur la phlébographie: - meilleur taux de faisabilité, - meilleure sensibilité pour les localisations musculaires et les axes dédoublés, - possibilité de diagnostic différentiel de thrombose et de découverte de pathologies concommittantes, - et avec la méthodologie proposée, une meilleure reproductibilité inter-observateurs (Barrellier et al. 1992).

Le doppler couleur couplé à l'échographie apporte des informations supplémentaires interessantes: il améliore la sensibilité à l'étage iliaque, il précise l'état flottant ou non de l'extrémité d'un thrombus, il reconnaît un thrombus séquellaire d'un thrombus récent, il facilite l'exploration des malades difficiles en particulier à l'étage jambier. L'écho-doppler couleur pourrait devenir le futur examen de référence au terme d'une étude multicentrique comparant la phlébographie, l'écho-doppler et un 3° examen arbitre, qui pourrait être la scintigraphie aux anti-corps antifibrine marqués qui seront bientôt disponibles.

## REFERENCES


Barrellier, M.T. (1991): Echographie veineuse des membres inférieurs dans le diagnostic des thromboses. Méthodologie d'examen et présentation des résultats. *Phlebologie*. 44, 745-756

Barrellier, M.T., Fournier, L., De Pontville, M., Leroy, D., Denizet, D. (1991): La thrombose veineuse circonflexe. Une nouvelle entité de découverte échotomographique. *J.E.M.U.* 12, 241-244

Barrellier, M.T., Somon, T., Speckel, D., Fournier, L., Denizet, D. (1992): L'écho-doppler dans le diagnostic de thrombose veineuse profonde des membres inférieurs. Accord entre 2 opérateurs. *J. Mal. Vasc.* 17, (accepté pour publication dans le n° 3)

Fiessinger, J.N., Martelli, L., Vitoux, J.F., Gaux, J.-C. (1988): Rôle de l'examinateur dans le diagnostic par échographie-doppler des thromboses veineuses. *Presse Med.*, 17, 36-37.

## Ambulatory strain-gauge plethysmography and blood volume scintimetry for quantitative assessment of venous insufficiency

J.R. Struckmann and F.R. Mathiesen

Department of Vascular Surgery and Department of Clinical Physiology and Nuclear Medicine

Strain-gauge plethysmographic method (ASGP) is compared to an isotope plethysmographic method (ABVS) in order to evaluate how an externally recorded volume change corresponds to blood displacement within the leg during exercise. The coefficient of correlation for RT (venous return time) was 0-67 ($p<0.001$) and for EV (expelled volume) it was 0-61 ($p<0.001$).

The RT values were similar by the two methods both in healthy controls and in patients with Chronic Venous Insufficiency (CVI). The corresponding EV values showed the same pattern in controls and patients but the values differed substantially. By ASGP the value was approximately 2 ml per 100 ml tissue compared to 33 ml per 100 ml tissue by the ABSV method. Both methods could clearly distinguish normal controls from patients with chronic deep venous insufficiency, but ABVS could only make this distinction when the ankle area of measurement was applied.

*Phlébologie 92.* Eds P. Raymond-Martimbeau, R. Prescott, M. Zummo.
John Libbey Eurotext, Paris © 1992, pp. 637-640

# Intérêt de la cartographie lors du bilan pré-thérapeutique dans l'insuffisance veineuse superficielle

F. Chleir, L. Marzin, P. Parpex, M. Schadeck, F. Vin

*Hopital Notre-Dame de Bons Secours, 66, rue des Plantes, 75014 Paris, France.*

Dans les diverses manifestations caractérisant l'insuffisance veineuse superficielle et notamment en présence de varices, on demande de plus en plus souvent un bilan par des épreuves fonctionnelles vasculaires.

Les cliniciens que nous sommes, diront qu'il n'est nul besoin de tels examens qui, s'ils sont atraumatiques n'en sont pas moins coûteux. C'est tout à fait vrai, un bon interrogatoire et surtout une palpation sérieuse des différents territoires veineux suffisent dans la plupart des cas à faire le diagnostic d'insuffisance veineuse superficielle. En fait, le problème devient plus aigu lorsqu'il s'agit du choix d'une thérapeutique adaptée.

On est alors confronté à une kyrielle de possibilités : abstention thérapeutique, sclérothérapie, traitement médicamenteux, crénothérapie, éveinage court, crossectomie, stripping long, C.H.I.V.A., cryochirurgie, phlébectomie ambulatoire etc...

Quelle méthode, pour quel malade ? Comment choisir et surtout comment bien choisir le bon chemin face à ce labyrinthe.

Aujourd'hui nous possédons un outil qui, s'il ne remplace pas l'oeil et le doigt de l'examinateur en est le prolongement, l'amplificateur, parfois le révèlateur. Cet instrument est l'Echo-Doppler. Il nous permet de préciser les points de reflux, les collatéralités, d'apprécier l'importance des perforantes, de mesurer les calibres, de visualiser les récidives, c'est un élément anatomique et hémodynamique performant. L'essai de standardisation et de reproductibilité de l'examen nous a amené à pratiquer une cartographie. Celle-ci permet une quantification des reflux, une meilleure connaissance de leurs origines, permettant une évaluation plus précise de la maladie veineuse et donc un choix thérapeutique mieux adapté.

## II - Méthodologie

Avant toute cartographie superficielle, il faut rechercher l'existence d'un reflux profond, (soit primitif, soit séquellaire). On fera donc dans un premier temps un écho-doppler des troncs veineux profonds afin de rechercher un reflux ou un syndrôme obstructif.
Devant une dévalvulation d'une ou de plusieurs veines du réseau profond, il apparaît souhaitable de pratiquer une photoplétysmographie qui permettra dans une large mesure de distinguer devant une insuffisance veineuse globale, la part qui revient au réseau superficiel de celle du réseau profond.
Puis on pratiquera l'exploration du réseau superficiel proprement dit :

### Le Doppler.

On utilise un doppler continu avec une sonde de 8 MHz ou de 4 MHz s'il existe une surcharge adipeuse, car il est préférable d'utiliser une sonde de 4 MHz qui sera posée sur la peau qu'une sonde de 8 MHz qui risque de comprimer la veine sous-jacente et d'éliminer le reflux. L'examen se déroule en orthostatisme. On pratique de haut en bas en commençant sur la face antérieure de cuisse afin de repérer la crosse, puis on suit la trajet saphènien le long de la face antéro-interne de la cuisse jusqu'à la face interne du genou.
Ensuite, on explore la saphène externe en recherchant sa crosse au dessus du creux poplité en descendant jusqu'au tiers moyen de la face postérieure du mollet.
Enfin, on recherchera un reflux des autres veines superficielles (saphène postérieure, antérieure, branche postérieure etc...), en s'attachant à retrouver le point de fuite. On precisera également l'importance du reflux en fonction d'une part de son amplitude (mm/sec) et d'autre part de sa durée (secondes)

### L'Echotomographie.

On utilise un appareil de haute résolution avec des sondes de 7,5 MHz et de 10 MHz munies de poche à eau.
On explore tout d'abord le pli inguinal, où l'on pratiquera des coupes

longitudinales et transversales afin de mesurer le calibre de la saphène interne au niveau de l'ostium, à 3 cm de celui-ci et au niveau tronculaire lorsque le calibre est régulier. On recherchera également une saphène antérieure ou une saphène postérieure ainsi que les veines satéllites des artères (sous-cutanées abdominales, honteuses externes, circonflexes iliaques superficielles).

Puis on suivra la saphène interne tout au long de la cuisse en recherchant des branches communicantes et des perforantes. On terminera l'examen par la longue et délicate exploration du creux poplité. A ce niveau, on précisera le niveau d'abouchement de la saphène externe, on notera son calibre, on suivra les veines jumelles et l'on recherchera une volumineuse perforante de la fosse poplitée.

Une fois le repérage anatomique fait, on reprendra l'examen hémodynamique afin d'établir une corrélation entre les veines dilatées visualisées et leurs incontinence. En cas de double ou triple dévalvulation, on fera une épreuve avec des garrots afin de déterminer l'importance relative de chaque reflux.

**RESULTATS**

Tous ces résultats sont transcrits sur un schéma avec :

Une couleur pour le réseau profond, une autre pour le superficiel.

Le sens des flux et des reflux.

Le calibre des axes saphèniens à différents étages et le niveau de leur abouchement.

On fera figurer le calibre des perforantes avec le niveau de leur abouchement.

On précisera les localisations des veines communicantes.

**CONCLUSION :**

L'examen clinique garde toute sa valeur, c'est lui qui pose l'indication de la cartographie. Les examens complémentaires seront guider par un bon examen préalable et les résultats de ces examens seront à interpréter en fonction de la symptomatologie. L'ensemble de ces éléments permettra d'avoir à notre disposition des informations précises sur l'état anatomique et hémodynamique des varices, autorisant ainsi de poser des indications thérapeutiques mieux adapter aux patients, assurant un suivi documenté de la pathologie variqueuse et ainsi de comprendre les causes de récidives afin d'en diminuer leur fréquence.

"Interêt de l'Echo-doppler veineux dans la symptomatologie atypique des membres inférieurs : à propos de 100 cas. "

F. CHLEIR, P. PARPEX.

Hopital Notre Dame De Bon Secours . PARIS .

Nous avons étudié 100 dossiers de patients adressés pour un bilan Echo-doppler veineux des membres inférieurs en dehors de suspicion de thrombose veineuse profonde. Les patients étaient adressés pour: oedemes, douleurs, varices, lourdeurs de jambes, ulcères, thrombose veineuse superficielle. Nous avons retrouvé 6 cas de thromboses fémoro-poplitées confirmées par phlébo-cavographie, 10 cas de thromboses surrales, le reste des patients ne présentant pas d'élément Echo-doppler en faveur d'une atteinte veineuse profonde. Cette étude confirme la difficulté du diag--nostic clinique de la thrombose veineuse profonde et laisse supposer qu'il existe un nombre non négligeable de patients porteurs d'une thrombose récente et d'autres plus anciennes non évolutives. Il parait donc souhaitable de faire pratiquer un Echo-doppler devant toute symptomatologie atypique des membres inférieurs, surtout s'il existe une notion d'atteinte de l'appareil loco-moteur.

## Étude orthodynamique par doppler cw du réseau veineux superficiel dans les syndromes pa obstacle de décharge des membres inférieurs

S. Mandolesi, R. Di Salvo*, M. Ballo**, I. Galcandro
Fondazione Internazionale Di Angiologia Roma
*Istituto Clinica Chirurgica II Univ. «La Sapienza», Roma
**Cattedra Di Angiologia Universita, Di Palermo

Les syndromes compressives fixes ou intermittentes de décharge du réseau veineux profonde des membres inférieurs, déterminent une inversion du flux dans les perforantes en a valle de l'obstacle avec formation d'un by pass naturel permettant de surmonter l'obstacle selon le schéma suivant: Réseau profonde a monté de l'obstacle --> Perforante à flux invertie --> Veine superficielle --> Perforante --> Réseau profonde en a valle de l'obstacle.

Ce by pass veineux, que nous appelons «activation» pourra être enregistré par le doppler CW sous forme d'un flux continu sur la partie intéressée de la veine superficielle, soit en laissant que le patient assume certaines postures, soit pendant l'orthodynamisme. On reporte les cartes des activations les plus fréquentes et leurs implications thérapeutiques.

## Étude par volumétrie orthodynamique informatisée (VOC) du mollet dans les syndromes par obstacle de décharge profonde

R. Di Salvo, S. Mandolesi*

Instituto Clinica Chirurgica II Univ. «La Sapienza», Roma
*Fondazione Internazionale Di Angiologia, Roma

Un nouvel appareil de Plethysmographie à air à être décrite par les AA. Un ordinateur visualisé «On Line» sur l'écran, les variations de pression relevées par une capsule brassade élastique placée autour du mollet au cours d'un exercice standardise: on obtient des courbes comparables du point de vue morphologique à celles de la phlébodynamométrie.

Même comme la phlébodynamométrie, on peut évaluer avec le test de perthes l'importance hémodynamique du cercle veineux superficiel. On présente les possibilités diagnostiques de cette méthode que c'est révélée particulièrement utile pour quantifier la claudicatio veineuse de la jambe.

## Venos-calibres measurements in 3800 participators with ultrasound (B-Scan)

K. Leitfeld, A. Terwort, H. Hirche, J. Ranft, G. Rudofsky

Department of angiologie, Hufelandstr. 55, D-4300 Essen 1, Germany

In 2.400 male and 1.400 femal participators of epidemiological study the proximal femoral and saphenal venous vessels have been monitored and measured with a Ultramark 4 by use of 7.5 MHz transductor and their venous calibres at the junction of the saphenous veins into femoral veins. In addition to that we were interested in the exploration of possible influences genealogical disposition may have on venous calibres. Results: The examined persons were distributed into three main groups: First the clinically asymptomatic participators without hereditary taint with an average saphenal calibre of 4.6 (transversal) x 4.7 (sagittal) mms in lying position, 5.9 x 6.0 mms in up-right position, and an average femoral calibre of 10.2 x 10.3 mms when lying and 12,4 x 12,3 mms (standing), while their femoral veins had mean calibres of 10.9 x 1.1 mms (lying) and 13.8 x 3.7 mms (standing) (significant differences between lying and standing). The third group summarizes all the clinical symptomatic subjects irrespective of hereditary taint. They showed saphenal average calibres of 5.1 x 5.0 mms in lying position and 7.4 x 7. mms in standing position. The femoral mean calibres were measured as following: 11.9 x 11.8 mms (lying) and 15.5 x 15.8 mms (standing). We founds significant differences between lying and standing in the third group also.

*Phlébologie 92.* Eds P. Raymond-Martimbeau, R. Prescott, M. Zummo.
John Libbey Eurotext, Paris © 1992, pp. 642

# Practical aspects of doppler evaluation and PPG

Louis Grondin

*Circulatory disease Center, Calgary, Alberta, Canada.*

## INTRODUCTION TO DOPPLER

The Doppler effect was first discovered and described by the Austrian physicist Christian Johann Doppler (1803-1853). It refers to the observable phenomenon of the frequency variations of sound or lightwaves in accordance to the relative velocities between the source of the waves and the observer.

When applied to medical ultrasonography, the principle remains the same. The source and the observer of the "4 to 10 megahertz ultrasound" are two piezoelectric crystals at the tip of a cylindrical transducer. The sound will in turn meet and bounce off the "solid" cellular structure of the body. If these structures are stationary the return frequency will be identical to emitted one, and there will be no shift differential. If these cellular structures are in motion such as the red blood cells (comprising one third of the cellular mass of the human body), the returning ultrasound will differ from the emitted one in accordance to the velocity of the "moving cell".

The whole enthusiasm behind the renewed interests into the Doppler effect applied to vascular medicine, lies in the fact that the shift differential of the emitted 4 - 10 megahertz ultrasound upon the moving blood cells is audible to the human ear. In fact we can now hear and measure the flow in the blood stream.

The sole purpose of this presentation is to help spread the use of Doppler in phlebology. It is hoped that the simple techniques presented will permit all physicians involved in the treatment of venous disorders to take advantage of the information given on the functional status of their patients.

Included herewith is a personal classification we use in Calgary to qualitatively grade the junctional or perforator venous reflux.

*Phlébologie 92.* Eds P. Raymond-Martimbeau, R. Prescott, M. Zummo.
John Libbey Eurotext, Paris © 1992, pp. 643-644

# Duplex and 3D-sonography of the venous system

E. Van der Laan, G. Rudofsky

*Clinic of Angiology, University-Hospital, Hufelandstr. 55, D-4300 Essen, 1, Germany.*

Since our first communication in 1981 we gathered experience in b-scan on venous system which in summary can be formulated as follows:
As in clinics acute and chronical alterations in venous desease can be differentiated:
normal venous system:
1. next to artery (deep vein)
2. dilatation in valsalva
3. compression (probe)
4. enlargement of diameter in upright position
5. directed blood flow
6. low flow in rest conditions
   (lower than 10 cm/s)
7. no echodensity
8. sharp venous wall and visible valves

acute thrombosis: (e.g.DVT)
1. in general:
a. no dilatation of the vein in valsalva
b. no compression of the vein by investigating probe possible
c. no flow or partial flow with partial thrombosis (s-sound possible)

In deep venous thrombosis there are characteristics, that allow to differentiate into fresh not organized thrombi which can be successfull treated with thrombolytic therapies and already organized not lyseable occlusions.

2. acute DVT -unorganized-
a. large distension (diameter more than 1 1/2 of cor. artery)
b. sharp vessel wall boarders
c. non echogenic thrombus (in comparison with contralateral side)
d. venous valves visible

3. acute DVT -organized-
a. shrinkage in diameter
b. vessel wall vanishing
c. increased echos of thrombi
d. venous valves not visible

acute thrombosis of superficial veins:
1. identic to deep venous system but often echogenic seam around a non echogenic center
2. penetration of the thrombus from superficial vein into deep vein are found at the mouth of VSM respectively VSP or on the way through perforaning veins

Duplex scanning resolves also in former times even with phlebography unanswered questions. Even completely recanalized venous thrombosis can be identified an the function of single valves estimated.

chronical vein disease (e.g. DVT PTS)
1. no enlargement of diameter in upright position or in valsalva
2. no or only partial compression (probe) possible
3. reflux in upright position
4. echogenic thrombus till assimilation to surroundings ("lacking" vein), cicatrization
5. "arterialized" wall
6. collateral veins

*Phlébologie 92.* Eds P. Raymond-Martimbeau, R. Prescott, M. Zummo.
John Libbey Eurotext, Paris © 1992, pp. 645-647

# Ambulatory strain-gauge plethysmography and blood volume scintimetry for quantitative assessment of venous insufficiency

J.R. Struckmann and F.R. Mathiesen

*Department of Vascular Surgery and Department of Clinical Physiology and Nuclear Medicine, Gentofte Hospital, University of Copenhagen, DK-2900 Hellerup, Denmark.*

Many methods to measure and quantitate the chronic venous insufficiency in leg muscle pump are introduced during the last years. Not all have documented their sensitivity and specificity. One of the methods is ambulatory strain gauge plethysmography (ASGP) done with a technic as we described and evaluated in detail in 1985.

In short a special strain gauge arrangement secure that the strain do not move during the ambulation and the measurement is performed in the ankle area (to be sure to measure as big an amount of blood change as possible). (As demonstrated by Arnoldi this take place primary in the ankle region).

In more than 5 different projects this has been documented.

Advantages of plethysmography (documented in our modification):
1) reliable in reproduction of parameters
2) intimate correlation to symptoms and sign
3) safe discriminating ability in primary or secundary chronic venous insufficienty
   (-able to distinguish between venous and lymphatic insufficiency)
4) applicable in all legs (even with compression stockings on)

We want to compare ASGP to an isotope plethysmographic method in order to evaluate how an externally recorded volume change corresponds to blood displacement within the leg during exercise. The two parameters we use are RT and the EV directly. The measurements are done consecutively on techical reasons, as simultaneously measurements are impossible, but not more than 30 minutes are between.

Fig. 1.

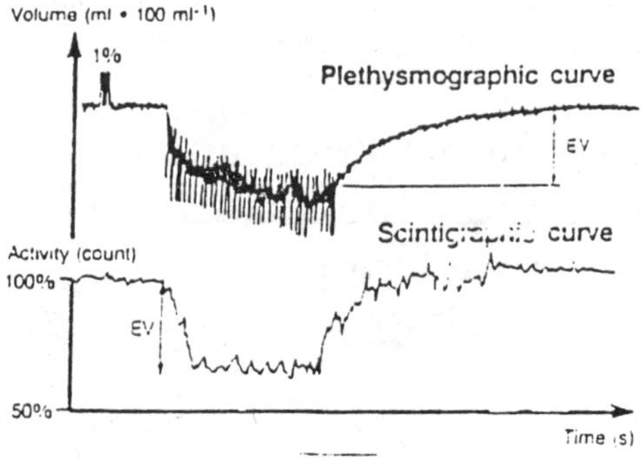


In fig. 1 you see the curve from ASGP on top and the isotope curve in buttom. The material consist of 16 normal controls and 10 limbs from patients with formerly radiological verified DVT.

Table 2.

Mean values +1 SD for ASBP, ABVS (ankle window), ABVS (Calf window) *indicates P<0.01 of difference between normal controls and post-thrombotic patients.

| | normal control n=16 | post thrombotic n=10 |
|---|---|---|
| ASBP venous return time RT sec. | 58+20 | 15+8 * |
| ABVS, Calf. RT sec. | 52+13 | 17+8 * |
| ASGP Expelled volumed EV.ml 100 ml | 1.9+0.7 | 0.8+0.3 * |
| ABVS. Ankle Expelled volume EV.ml 100 ml | 33+8 | 19+4 * |
| ABVS. Calf. Expelled volume EV.ml 100 ml | 23+7 | 20+8 NS |

The table demonstrate first the return time within normal values in the control legs (58 sec vs. 52 sec) and typical reduced in the postthrombotic legs (15 sec vs. 17 sec) with both methods. The EV in normal come out in ASGP with little less than 2% - and reduced to less than 1% among legs with venous insufficiency. The isotope method measures values in normal 33% and 19% in venous insufficency legs, but most important all differences in parameters between normal legs and postthrombotic legs are statistically significant except the measurements on mid calf.

In measuring return time the parameters from the two different methods are equal. The EV differ gravely but still the ability to diagnose venous insufficiency against normals is nevertheless the same. We have to realize in the ASGP we measure the change in relation to the total volume of tissue, whilst in the isotope method the change is measured in percentage only of the blood volume. And we know that the blood only account for 9.8% of the total tissue volume of the leg. It makes it naturely that the circumferential change is not more than 1/10 of the blood volume proper.

To locate the deficiency in the leg veins the plethysmographic investigation gives only little information. Here a Doppler method is needed. But to give quantitative information about the deficiency in the deep venous muscle pump, which normally release the high hydrostatic venous pressure during walking and standing the method is valuable and our results reconfirm the present apprehention, that the pressure alterations in the deep veins play a central role in the clinical manifestations of deep venous insufficiency.


Struckmann J.R. & Mathiesen F.R. (1985) A noninvasive plethysmographhic method for evaluation of the musculovenous pump in the lower extremities. Acta Chir. Scand. 151, 235-240.

Struckmann J.R. et al. (1992) Ambulatory strain-gauge plethysmography and blood volume scintimetry for quantitative assesment of venous insufficiency. Clin. Physiol. 17, 1-9.

Vissing S.F. & Nielsen S.L. (1988) Regional blood volume in man determined by radiolabelled erythrocytes. Clin. Physiol. 8, 300-308.

*Phlébologie 92.* Eds P. Raymond-Martimbeau, R. Prescott, M. Zummo.
John Libbey Eurotext, Paris © 1992, pp. 648-650

# The role of noninvasive imaging in therapy for varicophlebitis of the saphenous system

F. Battocchio, L. De Santis, G.P. Signorini[1], G.P. Avruscio[1], L. Benedetti[2], O. Terranova

*Catt. di Chirurgia Geriatrica, Università di Padova. [1] Serv. di Angiologia, Ospedale Civile di Padova, [2] Serv. di Radiologia II, Ospedale Civile di Padova, Italy.*

Varicophlebitis is a complication of varicose disease which is frequently found to affect the superficial venous sistem. Generally a benign condition, even though one that tends to recur, it may sometimes turn into a dramatic occurrence if the process extends into the deep venous system, with the consequent risk of embolism. Ascending varicophlebitis of the saphenous trunks and of the crosses and varicophlebitis of the perforating veins must be considered to be conditions which are more likely to evolve into deep thombosis and which require careful monitoring and a suitable choice of therapy. Clinical examination proves unreliable for evaluating the extent of the thrombosis within the superficial venous system and the possible involvement of the deep system, whereas, thanks to the recent employement of noninvasive method using ultrasound and, more particularly, thanks to the use of duplex scanning and echo-Doppler colour flow, it is possible to have a precise morphological evaluation of the tract affected by the thrombosis and to follow its evolution.
Since January 1991, 30 patients, ranging in age from 26 to 84 years, have presented in our Department with clinical signs and symptoms indicative of a varicophlebitic process of the saphenic trunks. In all cases, a noninvasive instrumental study was performed, with duplex scanning and echo-Doppler colour flow (ADG). These demonstrated thrombosis of the greater saphena in 25 cases and of the lesser saphena in 5 cases. In the first group, as a result of the progression of the thrombotic process, the deep venous system was involved in 4 cases, which were well documented by duplex scanning and ADG, confirmed by phlebography. In the second group, there was no initial involvement of the deep venous system, although

one case of varicophlebitis of the lesser saphena, which had not been surgically treated, rapidly evolved into thrombosis of the sapheno-popliteal junction, despite prophylactic treatment with calcic heparin. The thrombus partially occluted the lumen of the popliteal vein, giving rise to subsequent episodes of pulmonary embolism (fortunately not fatal), which were demonstrated by means of a pulmonary ventilation-perfusion scan.

Cases of varicophlebitis were all treated surgically, either when the trhombosis was located in proximity to the crosses, or when, at follow-up, duplex scanning and ADG showed that a varicophlebitis process distal to the crosses was progressing despite medical therapy.

The operation, performed under local anaesthesia, consisted in the interruption of the greater or smaller saphena at the level of the crosses, partial saphenectomy, varicectomy and thrombectomy.

In 2 out of the 4 cases in which the deep venous system was involved at the sapheno-femoral level, it was possible, by means of a careful manoeuvre, to remove the thrombus extending into the femoral vein. In the other cases, full-dose heparin therapy was instituted. This resolved the process, as was demonstrated by long-term follow-up with duplex scanning and ADG.

Our experience, although limited, confirms the essential role of duplex scanning and echo-Doppler colour flow in detecting the site of the thrombus, defining its morphological characteristics and monitoring the progression of the thrombotic process. The precise diagnostic information permits the lesion to be dealt with surgically by means of a simple manoeuvre and with limited risk.

REFERENCES


1)Bergqvist D, Jaroszewski H: Deep vein thrombosis in patients with superficial Thrombophlebitis of the leg. Br.Med J 1986;292:658-59.

2)Kistner RL, Ball JJ,Norsyke RA, Freeman GC:Incidence of pulmonary embolism in the course of thrombophlebitis of the lower extremities. Am J Surg 1972;124:169-76.

3)Lofgren E,Lofgren K:The surgical treatment of the superficial thrombophlebitis.Surgery 1981 Vol 90, N1,49-54

4)Lutter K,Kerr T,Roedersheimer R,Lohr J,Sampson M,Cranley J: Superficial thrombophlebitis diagnosed by duplex scanning. Surgery 1991 Vol 110,N1,42-46.

5)Sullivan ED,Peter DY,Cranley JJ:Real -time-B-mode venous ultrasound. J. Vasc.Surg 1984;1:465-71.

*Phlébologie 92.* Eds P. Raymond-Martimbeau, R. Prescott, M. Zummo.
John Libbey Eurotext, Paris © 1992, pp. 651-652

# Noninvasive methods for the diagnosis of traumatic induced deep venous thrombosis

M. Althoff[1], A. Hakmann[1], H.J. Kock[2], G. Rudofsky[1], K.P. Schmit-Neuerburg[2]

[1] *Clinic of Angiology ;* [2] *Department of Trauma Surgery, University Hospital, Hufelandstr. 55, D(W)-4300 Essen 1, Germany.*

Introduction: Trauma represents a frequent risk factor for the occurance of deep venous thrombosis caused by vessel injury, hypercoagulolability and immobilization with reduced blood flow. Earlier retrospective investigations (1) showed higher rates of postphlebitic venous alterations after leg injuries.

At the moment there are no sufficient data about the frequence of thrombosis concerning patients with trauma of the lower extremities and ambulant immobilized with a plaster cast. A first prospective trial (2) of outpatients with plaster cast immobilization because of injury of the lower limb found that the incidence of thrombosis was about 17 per cent.

Methods: In a prospective randomized study (one group with, one group without prophylaxis with low molecular weight heparin (Mono-Embolex NM; Fa Sandoz, Nürnberg) ) all patients without any further risk factor for thrombosis were examined before and after plaster cast immobilization. The noninvasive investigation consists of exact examination of the lower limbs and the venous system, strain-gauge-plethysmography and cw-doppler and duplex ultra sound. With the help of the strain-gauge-plethysmography (Compactus 500, Gutmann, Eurasburg, Germany) with measurement of venous capacity and drainage an overall function test of the venous circulation is achieved (1). The cw-doppler with a 8 MHz and 4 MHZ-probe allows to examine venous flow and its pathological alterations in different parts of the lower limb veins. The focus of this study relates to the application of real time and duplex ultrasound in the diagnosis of posttraumatic venous thrombosis resulting from injuries of the lower limb.

Concerning the application of duplex ultrasound with a 7,5 MHz probe (Dornier AI 3200) a complete examination of all parts of lower limb veins including the calf veins with examination of the vessel wall and the thrombotic alterations is achieved. Several prior studies have proved the high sensibility and specifity of this method to detect deep venous thrombosis (3,4,5,6). Only when thrombosis was suspected a venography was performed.

Results: Until now 129 outpatients were completely examined before and after plaster cast immobilization (69 patients with, 60 without prophylaxis); 36 patients with distorsions, 47 with ligament rupture, 36 ankle and other fractures and 10 others. In the group without prophylaxis 3 deep venous thrombosis occured, in the other group none.

Conclusion: Even in outpatients with a trauma of the lower limb and with plaster cast immobilization deep venous thrombosis occured. The noninvasive methods strain-gauge-plethysmography, cw-doppler and duplex ultrasound proved theit value in the diagnosis of patients with injury of the lower limb. Our first results indicate that low molecular weight heparin prophylaxis is probably able to prevent the occurance of deep venous thrombosis concerning outpatients treated with plaster cast immobilization.

References:


1) Rudofsky, G. (1988) : Kompaktwissen Angiologie, Perimed Verlag, Erlangen

2) Kujath, P. et al (1992): Thromboseprophylaxe bei ambulanten Patienten mit Verletzungen der unteren Extremität. Dtsch.med.Wschr. 117, 6 - 10

3) Appelman, P.T. et al (1987): Deep venous thrombosis of the leg: US findings. Radiology 163, 743 - 746

4) Lensing, A. et al (1989): Detection of deep-vein thrombosis by real-time B-mode ultrasound. N.Engl.J.Med. 320, 342 - 345

5) Killewich, L.A. et al (1989): Diagnosis of deep venous thrombosis. Circulation 79, 810 - 814

6) Foley, W.D. and Erickson, Sc.J. (1991): Color Doppler Flow Imaging. AJR 156, 3 - 13

*Phlébologie 92.* Eds P. Raymond-Martimbeau, R. Prescott, M. Zummo.
John Libbey Eurotext, Paris © 1992, pp. 653-654

# Deep venous thrombosis : color-flow-imaging in the control of lysis efficacy

Reinhard Wilding, Adolf Lederer, Manfred Sternthal, Andrea Obernosterer*, Ernst Pilger*, Fritz Flückiger, Klaus Hausegger, Erich Klein

* *Department of Radiology and department of Angiology, University of Graz, Auenbruggerplatz 9, A-8036 Graz, Austria.*

## SUMMARY:

Color-Flow-Imaging (CFI) has shown its value in the diagnosis of vascular diseases within the last years. Due to technical improvements even slow flow patterns in the venous system can be evaluated.
During systemic lysis of deep venous thrombosis (DVT) usually two, often three, in some cases four contrast venographies have been performed for detailed documentation of the therapeutic result.
Because of the contrast risk radiation and local complications a non-invasive imaging modality should be used in the diagnosis and follow-up of DVT.
In the prospective study we compared CFI to venography in the follow-up of DVT in 32 patients.

## MATERIALS AND METHODS:

We compared 89 sonographic and phlebographic studies of 32 patients (10 / 2, 19 / 3, 3 / 4), 17 women and 15 men, age 32 a - 67 a, mean 45, 32 legs - left / right (18 / 14).
CFI studies were performed on an Acuson 128 Computed Sonography Machine using 3.5, 5.0, 7.5 MHz linear aray transducers. For documentation a video printer (Sony) was evaluable.
For evaluation of the femoral venous segment the patients were in supine position. The calf veins were studied in supine and prone position.
Lysis agents were Actilyse (recombinant tissue plasminogen activator) and streptocinasis.

## RESULTS:

In 22 cases DVT effected the calf veins and the femoropopliteal segment. In 2 cases ascending calf vein thrombosis proceeded up to the popliteal vein and in 8 cases up to the distal portion of the femoral vein.
After lysis therapy 11 patients showed excellent response to the treatment (total recanalization) whereas in 7 patients only partial recanalization could be achieved. In 14 patients there was no response to the therapy.
Comparing the results of the 2 imaging modalities (CFI versus venography) we had 100 % concordant studies in the femoropopliteal segment and 92 % accuracy for CFI in the calf veins.

## CONCLUSION:

Sonography (CW-Doppler and B-Mode-Ultrasound) is a well established modality in the diagnosis of deep venous thrombosis.
The latest technical development is Color - Flow - Imaging with special low flow programs. This modality shows excellent results in the femoropopliteal segment especially in the detection of so called "partial thrombosis" such as "floating thrombose" or "partial recanalization". Imaging of collateral pathways can be managed very well too and recent publications reported a very high accuracy for the calf veins.
Additional advantages of CFI are only few patient cooperation, no radiation, no local or systemic contrast risk and a reduction of examination time.
Summarizing all these aspects we believe that Color-Flow-Imaging is able to replace contrast venography in the control of lysis efficacy.

## REFERENCES:


Fobbe, F. et al. (1989): Diagnostik der tiefen Beinvenenthrombose mit der farbkodierten Duplexsonographie. Fortschr. Röntgenstr. 152, 574-579.

Foley, W.D. et al. (1989): Colour doppler ultrasound imaging of lower extremity venous diseases. Amer. J. Roentgenol. 152, 371-376.

Fürst, G. et al. (1990): Diagnostik der tiefen Beinvenenthrombose - Farbdopplersonographie versus Phlebographie. Fortschr. Röntgenstr. 152, 151-158.

*Phlébologie 92.* Eds P. Raymond-Martimbeau, R. Prescott, M. Zummo.
John Libbey Eurotext, Paris © 1992, pp. 655-656

# Gestion de la thrombose veineuse profonde des membres inférieurs par l'utilisation des explorations ultrasoniques (expérience du CHR de Nîmes de 1986 à 1991 : 1389 phlébites)

J.P. Laroche, M. Dauzat, G. Muller, F.M. Lopez, Ch. Janbon

*Unité d'exploration Vasculaire, CHR Nîmes, B.P. 26, 30006 Nîmes, France.*

- Le Doppler Continu, l'Echotomographie, l'Echo-Doppler Pulsé (Dulex) ont fait l'objet de multiples études de corrélation avec la Phlébographie. Ils sont la base de toute démarche diagnostic en matière de phlébite. Leur sensibilité et spécificité ont été étudiées dans notre équipe en 1984 - 1985 sur 200 patients : 96% de sensibilité, 98% de spécificité. Le Doppler Couleur dernière évolution de l'Ultrasonologie a été introduit au CHR de Nîmes en 1988. Nous rapportons le bilan de l'activité du Service de 1986 à 1991, bilan portant sur la gestion de la thrombose veineuse profonde (TVP).

## I ) ALGORITHME DECISIONNEL

Depuis 1986, après l'étude prospective de 84-85, nous avons adopté l'algorithme diganostique suivant : le dépistage des TVP est confié aux méthodes ultrasoniques non vulnérantes : Duplex et Doppler Couleur depuis 1988. Les indications de phlébographie sont limitées :

- aux patients chez lesquels les méthodes non vulnérantes montrent l'existence d'une thrombose haute amenant à envisager la mise en place d'un dispositif cave ou d'un acte thérapeutique type chirurgie ou fibrinolyse.
- aux patients chez lesquels, les explorations vulnérantes ne définissent pas avec exactitude la limite supérieure du thrombus.
- aux patients chez lesquels les explorations non vulnérantes conduisent à un résultat douteux.
- aux patients ayant présenté une embolie pulmonaire grave.

## II ) RESULTATS - DISCUSSION

- Depuis 1986, 7186 explorations ultrasoniques ont été réalisées pour suspicion de TVP, dont 5808 par Doppler Couleur.
- De 1986 à 1991, 1389 phlébites ont été diagnostiquées, 312 d'entre elles ont justifié la réalisation d'une phlébographie soit 22%.
- Depuis 1988, date de la mise en service du Doppler Couleur, 934 phlébites ont été mises en évidence, 21% d'entre elles ont subi une phlébographie.
- De 1986 à 1991, 647 phlébographies ont été pratiquées avec plus de 70% d'examens anormaux.
- La sensibilité moyenne des explorations versus phlébographie sur 6 ans est de 93%, la spécificité moyenne et de 75,3%.

- Sensibilité et spécificité ont été évaluées en tenant compte d'une phlébographie "juge de paix". S'il n'y a que peu de contestation au niveau du tronc collecteur, il n'en est pas de même au niveau sural.
- Si on prend à l'inverse le Doppler Couleur comme "juge de paix" au niveau sural, lorsque la phlébographie a porté un diagnostic de thrombose sur des signes indirects (axes non opacifiés), la sensibilité globale passe de 93 à 97%, et la spécificité de 75,3 à 93%. Cette hypothèse n'est pas irrationnelle, les discordances observées dans notre équipe sont le fait des atteintes surales essentiellement. Or à cette étage depuis 1988 nous faisons confiance résolument au Doppler Couleur. Nous pouvont faire état d'une sensibilité et d'une spécificité de bonne valeur sur 6 ans, alors que les praticiens sont nombreux : 12.
Seule une méthodologie rigoureuse, une sémiologie clairement définie permettent un tel résultat avec une formation initiale basée sur le Doppler Continu. L'incidence économique de notre démarche est très importante, des hospitalisations multiples sont évitées, des traitements anti-coagulants sans fondement sont écartés, une phlébographie sans raison n'est pas réalisée etc. . ..
- Les ultrasons et le Doppler Couleur en particulier réalisent une véritable phlébographie ultrasonore dont les performances diagnostiques sont considérables. Il s'agit d'une gestion non vulnérante, efficace, économique des thromboses veineuses profondes.

**BIBLIOGRAPHIE :**

**DAUZAT M., LAROCHE J.P., de BRAY J.P., DEKLUNDER G., COUTURE A., CESARI J.B., BARRAL F.**
L'étude Ultrasonographique des veines des membres inférieurs
In : Ultrasonographie Vasculaire Diagnostique : Théorie et Pratique.
Ed. VIGOT, PARIS, 1991, 386 - 437 (106 références bibliographiques).

## LOWER LIMB VENOUS MALFORMATIOS: COMPARISON BETWEEN PHLEBOGRAPHY AND DUPLEX

*A. Gongolo, P. Pavei, *G. Spreafico, *E. Giraldi, D. Rubiconi, C. Castoro e U. Baccaglini
Clinica Chirurgica I, Universita' di Padova
Presidio Ospedaliero Dolo - Venezia, Italy

The Authors consider the possibilties and the diagnostic role of the study with Duplex system in 17 patients with different venous malformations. Duplex proved to give the same informations for all the patients as those given by venography. The Duplex does depict the situation of the superficial venous circulation (its presence and morphology : aspects of vicarious fluxometry; anatomic anomalies ). The study verifies by echography the anatomic aspect of the deep venous circulation (presence of agenesie or hypoplasia). The doppler function can exclude or confirm a possible involvement of the arterial tree ( presence of arterio-venous fistulas ) and can also verify the characteristics of the venous flow. The study with Duplex is the first investigation when there is a doubt of malformation of the venous circulation, if we consider its diagnostic aid, its harmlessness and non-traumaticy.

## L'étude de l'action des ondes de reflux sur l'axe des veines tibiales postérieures et sur les perforants incontinents.

Juan Desimone

Laboratorio de investigaciones vasculares San Camilo

L'écho-doppler couleur permet de visualiser les veines tibiales postérieures et la localisation anatomique des perforants incontinents.

L'objectif de ces travaux est d'étudier le rôle qu'y joue l'onde hypertensive de reflux dans le choix de la voie que suivra l'insuffisance valvulaire rétrograde descendante. Bref, l'insuffisance valvulaire rétrograde à partir des veines tibiales postérieures suit deux voies d'action différentes: suivant l'axe du système veineux profond, ou sur les veines perforantes qui agira comme un circuit amortisseur.

*Valeur comparée de l'ECHO-DOPPLER et de la Phlébographie Poplitée Dynamique dans l'investigation de la Pathologie des Veines Musculaires du Mollet.*

*M. PERRIN, T. CHEATLE, J.M. BAYON, J.E. BOLOT, A. GENEVOIS, B. HILTBRAND and C. MICHEL*

*Unité de Pathologie Vasculaire Jean KUNLIN - LYON - FRANCE.*

*L'examen clinique complété par le Doppler bidirectionnel (mode continu) ne permettent pas d'identifier correctement les reflux ou les anomalies des Veines Jumelles ou des Veines du Soléaire.*
*Dans notre expérience, la Phlébographie Poplitée Dynamique a représenté jusqu'en 1990 l'investigation de choix dans cette situation. Il nous est donc apparu intéressant de juger de la valeur de l'échographie couplée au Doppler pulsé (Duplex-Scanner) par rapport à ce qui était considéré comme la méthode de référence.*
*Nous rapportons notre expérience à propos de 20 malades expertisés à l'aide de ces deux méthodes.*

**L'écho-Doppler couleur en thrombose veineuse iliofémorale. Une étude comparative à l'aide de l'écho-Doppler couleur et une phlébographie conventuels appliquée à 92 cas.**

Dra. O. Carrion, Dr. S. Zubicoa, Dr. J. Castro, Dr. J.M. Obispo, Dr. J. Leal Monedero
Hospital Ruber Internacional, Madrid

D'après le diagnostic non-invasif de la pathologie thrombotique veineuse, les apports de l'éco-Doppler **couleur** ont changé nos critères de l'outillage; cette technique est aujourd'hui essentielle pour son évaluation.

Dans le travail actuel on expose les résultats obtenus entre octobre 1989 et mars 1992, dans un groupe de 92 patients diagnostiqués d'une thrombose veineuse iliofémorale présumée, et sur lesquels on a fait une étude phlébographique de corroboration après l'échographie. Nous donnerons l'information obtenue par les deux techniques surtout en ce qui concerne l'évaluation des veines hypogastriques et l'évaluation du flux dans l'échelle de gris au niveau fémorale, après avoir trouvé une meilleure information globale phlébographique; néanmoins, l'éco-Doppler **couleur** a fait preuve d'une plus haute fiabilité puisque parmi l'information obtenue il a été mis en évidence 18 cas de thrombose de V. Hipogastrique qui n'avaient pas été détectés par l'étude phléboiliocavographique.

# XII.
# EXAMENS INVASIFS
# *INVASIVE ASSESSMENTS*

# A. Endoscopie/*Endoscopy*

# Echographie endovasculaire

Pauline Raymond-Martimbeau et Jean-Luc Dupuis

Une révolution dans l'exploration des vaisseaux, la technique de l'échographie endovasculaire permet l'évaluation des artères et des veines grâce à l'introduction d'une mini-sonde à ultrasons à l'intérieur même du vaisseau sanguin.

Or, l'avènement récent de cette technique constitue une innovation de taille pour le thérapeute qui peut maintenant obtenir, de l'intérieur même d'un vaisseau, des informations précises qui le guideront dans son diagnostic ainsi que dans le traitement.

L'échographie fait appel à un transducteur miniaturé (1.0 mm) à haute résolution (25 MHz), à utilisation unique, qui, protégé par un cathéter, est introduit via une aiguille ou un dilatateur et dirigé au site d'intérêt, évitant ainsi toute incision.

Ce transducteur miniaturisé fournit des images en coupe transversale, bidimensionnelles de 360°, en temps réel, et permet d'examiner de façon précise, avant et après la thérapie, la composition ainsi que l'architecture de la lumière et des parois des vaisseaux. Dans le traitement des artères, on utilise l'échographie endovasculaire avant et après l'angloplastie pour évaluer la composition et l'étendue de la plaque athéromateuse. Dans le cas des veines, cette technique sert à évaluer l'incompétence des valvules ainsi que les motivations des différentes couches de la paroi veineuse, avant et après l'injection d'agents sclérosants, dont la dose peut être réglée instantanément et de façon appropriée.

Elle comporte un énorme potentiel pour le traitement futur des maladies vasculaires et cardiaques et permet de nombreux développements en microchirurgie des artères, dans l'éveinage, la reconstruction des veines, ainsi que dans le traitement des conduits tels que l'urètre, le cholédoque, l'intestin grêle, les trompes et l'utérus.

*Phlébologie 92.* Eds P. Raymond-Martimbeau, R. Prescott, M. Zummo.
John Libbey Eurotext, Paris © 1992, pp. 664-666

# Endoscopie veineuse

Ph. Blanchemaison

*Hôpital Tenon, 4, rue de la Chine, 75020 Paris, France.*

## MATERIEL ET TECHNIQUE

Le matériel que nous utilison comporte :
- Un trocard d'introduction ; un cathéter porteur 6F, muni à l'extrêmité d'une valve hémostatique, avec deux voies latérales ; une fibre optique de 0,8 mm de diamètre, une source de lumière froide 300 watts Xénon ; une caméra vidéo de petite taille, reliée à un écran de contrôle et à un magnétoscope VHS ou U-Matic ; un système de lavage à l'aide d'une seringue de 50 cm3 pour l'exploration du système veineux superficiel, ou par une pompe à gallet à débit constant pour l'exploration du réseau veineux profond.

Deux éléments sont déterminants pour réaliser une observation dans les conditions les physiologiques possibles ; le choix de la fibre optique et les conditions de lavage.

Différentes fibres optiques sont utilisables en pathologie veineuse. Les fibres d'un diamètre compris entre 3,6 et 2,4 mm sont en général équipées d'un canal opérateur pouvant être utilisé soit pour le lavage soit pour l'injection d'éventuels produits, soit pour l'utilisation de matériel endo-veineux. Les fibres d'un diamètre inférieur à 2,2 mm et pouvant être miniaturisées jusqu'à un diamètre de 0,7 mm (pour l'ensemble vision et éclairage) sont dépourvues de canal opérateur. Le lavage doit donc être assuré par un cathéter entourant la fibre. Certaines de ces fibressont béquillables, autorisant le cathétérisme de perforantes intramusculaires. Le matériel utilisé comprend un trocard d'introduction et un cathéter porteur d'un diamètre adapté à celui de la fibre, muni à l'extrêmité d'une valve hémostatique, avec deux voies latérales :

une première pour le liquide de lavage, une seconde pour l'injection d'éventuels produits.

La fibre optique de 0,8 mm de diamètre que nous utilisons, préalablement stérilisée par immersion pendant 10 mn dans un produit décontaminant, est équipée d'une arrivée latérale de source de lumière froide. Elle est reliée à une caméra vidéo de petite taille couplée à un écran de contrôle.

Le lavage est assuré à l'aide d'une seringue de 50 cm3, remplie de serum physiologique ; ce système permet de réaliser une observation dans les meilleurs conditions, évitant un excès de pression entraînant une dilatation pariétale ou forçant le mouvement valvulaire. Il permet par les manoeuvres d'injectin et d'aspiration très douces de contrôler en direct l'efficacité de la coaptation valvulaire.

L'endoscopie veineuse étant un examen invasif et non hémodynamique, la zone étudiée doit être préalablement dessinée sur la peau avec réalisation d'une cartographie veineuse superficielle par échographie-Doppler. Grâce à l'éclairage transcutané, l'opérateur peut se situer exactement par rapport aux troncs veineux superficiels incontinents et aux perforantes.

Cette technique est réalisée au bloc opératoire. Le patient est installé en décubitus dorsal ou ventral, membres inférieurs stérilisés, champs opératoires installés et table inclinée en proclive. Après anesthésie locale stricte, l'opérateur cathétérise le tronc veineux par voie transcutanée selon les indications de la cartographie Doppler.

L'endoscope est introduit à travers la valve hémostatique puis l'ensemble est purgé, afin d'éviter la formation de caillot entre l'endoscope et la gaine. Selon cette technique, une exploration de 15 mm dans le système veineux superficiel nécessite au maximum l'injection de 300 cm3 de serum physiologique.

## RESULTATS

Sur le plan physiopathologique, l'analyse des lésions valvulaires superficielles apporte des arguments sur l'existence des reflux débutants et élargit le rôle des valvules au-delà d'un simple système anti-reflux. Toutes les valvules ne sont pas identiques. L'étude de leur topographie par rapport au collatérales et aux perforantes permet de définir leur rôle et l'origine de circuits hémodynamiques préférentiels.

Sur le plan thérapeutique, l'endoscopie veineuse a trouvé ses premières indications dans le contrôle des thrombectomies veineuses profondes, puis dans la préparation des pontages saphéniens in situ. Elle permet de contrôler la dévalvulation d'un segment saphénien interne et d'obstruer les collatérales afférentes sans incision, par mise en place de "micro-parapluies" par voie endoscopique. D'autre part, l'endoscopie peut permettre de repérer les valvules profondes incontinentes accessibles à une valvuloplastie.

Au niveau veineux superficiel, l'endoscopie veineuse apporte une troisième dimension au repèrage des varices dans les zones complexes, tel le creux poplité. De plus, la mise au point d'un système d'oblitération des veines superficielles par voie endocopiques pourrait simplifier le traitement des varices.

*Phlébologie 92.* Eds P. Raymond-Martimbeau, R. Prescott, M. Zummo.
John Libbey Eurotext, Paris © 1992, pp. 667-669

# Functional valvular prolapse and insufficiency : our endoscopic observations of valvular dynamics

G. Magi, P. Antonelli, V. Nardoianni, T. Rossi, P. Paperi, F. Bondi

*Unità Funzionale di Angiologia, Casa di Cura « S. Giuseppe », 52100 Arezzo, Italia.*

For over three years we have been dealing with phleboscopy and lately we have extended the use of this methodology to study the dynamics of the valvular apparatus of the superficial veins of the lower limbs, comparing these pieces of information with those collected through bloodless methodologies (ecocolordoppler) either at the level of the superficial or deep veins in the same district.

First of all we have re-examined all the endoscopic records of the valvular movements collected during the previous three years at the level of the saphenous axes, and we have studied them in slow-motion too.

We have analized the spontaneous valvular movements and those induced both by Valsalva and direct compressions on the vessels' segments.

We have noticed that some valvular elements, apparently normal at the endoscopic exam, react to hypertensive pressing solicitations upsetting their flaps downwards. Immediately afterwards, the flaps --while examined in slow-motion-- show a series of apparently active movements which are opposite to the backflow wave and in which the venous wall is manifestly involved. This makes us think of the existence of a PARIETO-VALVULAR FUNCTIONAL UNIT. On the basis of this anatomic-functional entity we think that we can study again a part of the physio-pathology of the venous system of the lower limbs.

At the end of the "VALVULAR REVOLUTION" just described, everything gets back to the initial stage normal condition and the valvular flaps can effectively resist hypertensive "normal" (that is to say not sharpened as those that had previously determined their upsetting) solicitations.

On the basis of these observations we have decided to undertake a non invasive study of the valvular dynamics of the superficial and deep venous axes of the lower limbs on sound subjects.

We have examined with ecocolordoppler a group of 80 volunteers with a negative familial anamnesis for vascular deseases and immune from any symptom and/or sign of venous pathology. All the patients have been examined both in a standing and a lying position.

In particular we have studied the femoral axis and the saphenous-femoral junction and observed both the spontaneous valvular movements and those induced by Valsalva and direct compressions.

Just in 58 cases out of the 80 exams which have been carried out, we managed to collect valvular images adequately satisfactory to the aim of our study.

In 9 of these cases we have noticed valvular "upsettings" with a signal of backflow.

It always dealt with perfecly cooperating young subjects provided with good abdominal musculature, able to carry out very effective Valsalva thanks to the action of an excellent abdominal press.

On the other hand, we have not taken in the same subjects any sign of backflow during less intense and lasting Valsalva and in the course of the same exam.

It seems to us that our remarks perfectly agree with those referred by many angiologists who happen to notice in the everyday practice backflows which disappear in the following exams and sometimes in the course of the same consultation, with no plain reason.

At the end of this work we hypothesize that besides the well known forms of venous temporary insufficiency it may also exist --at the level of the lower limbs veins-- a sort of "TEMPORARY FUNCTIONAL VALVULAR PROLAPSE" which would give cause for a situation of "FUNCTIONAL VALVULAR INSUFFICIENCY" to be considered as a physiological answer to an acute hypertensive stress particularly intense and lasting, and therefore potentially detrimental.

To say it in a quip, imagine our valves able to speak as if in a cartoon: put against a particularly violent wave of backflow, instead of reacting proudly with an arrogant "I'll break but I won't bend", they would certainly speak a much wiser "I bend since I don't want to break".

As a last remark, we believe that on the basis of what said so far, two kind of questions arise:

1) Does it really exist a functional valvular insufficiency of the type we have just described?

2) If it does exist, which kind of methods have we got in order to distinguish a pathologic backflow from a physiologic one, so as to avoid neglecting an affected subject or treating a sound one?

The number of the remarks we have made is too narrow and the file and the means of inquiry are not adequately standardized to grant us a sure answer to any of the arisen questions.

We believe, though, that even the presence of a reasonable doubt justifies on its own the commitment to go on with this study that we hope is going to be as polycentric and multidisciplinary as possible, in the respect of the rules and of the limits which are set by the medical ethics and which should constantly be the bases of our work.

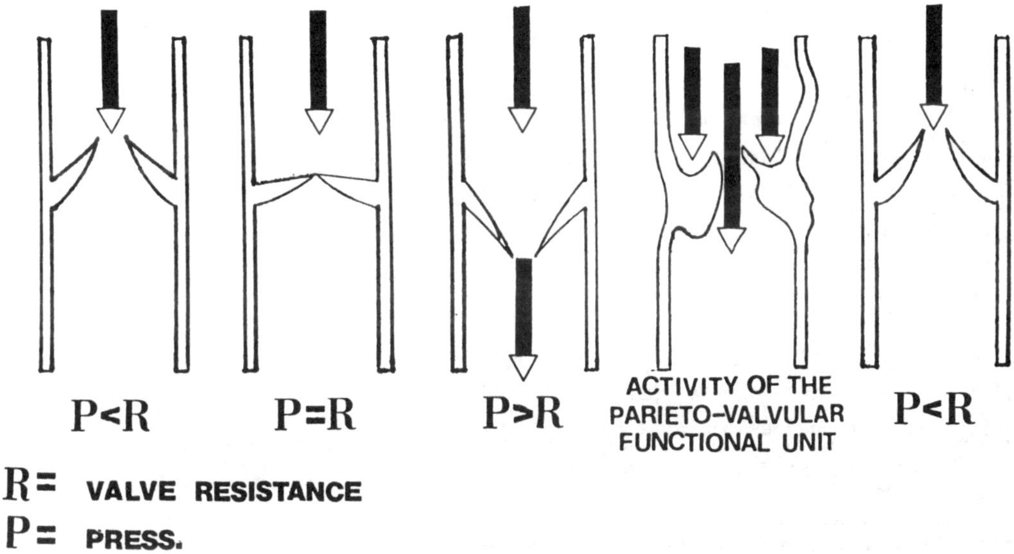

*Phlébologie 92.* Eds P. Raymond-Martimbeau, R. Prescott, M. Zummo.
John Libbey Eurotext, Paris © 1992, pp. 670-674

# Quelques aspects endoscopiques de valvules chez les variqueux

J.F. Van Cleef, J.P. Hugentobler, P. Desvaux

*45, rue de la Chaussée-d'Antin, 75009 Paris, France.*

L'endoscopie veineuse saphénienne, invasive et non physiologique permet l'observation in vivo et in situ de l'appareil valvulaire. Dès 1988 la miniaturisation du matériel d'endoscopie a permis son utilisation pour la recherche médicale en phlébologie. Ayant rendu cette technique ambulatoire, nous avons montré nos premiers résultats au X° congrès mondial de phlébologie en septembre 1989. En 1990 nous avons développé l'endoscopie veineuse dynamique qui est une des bases de cette communication.

LE MATERIEL

- Endoscope BAXTER de 3 mm ou de 0,850 mm de diamètre externe.
- Kit d'endoscopie VYGON comprenant notamment un cathéter porteur.
- Source de lumière froide halogène de 150 watt.
- Liquide de lavage, glucosé à 5%, à une température de 37°C.
- Camera adaptée à l'endoscope, écran de contrôle, matériel d'enregistrement.

LES INDICATIONS

En recherche les indications sont larges. Ici la plupart des endoscopies ont été réalisées juste avant un stripping par invagination sous anesthésie locale.

TECHNIQUE D'EXAMEN

Le patient est en décubitus dorsal. Après dénudation de la veine, l'endoscope est introduit de la malléole vers la crosse (vision antérograde) en progressant doucement et en insistant sur les zones intéressantes. Puis une deuxième endoscopie est réalisée sur la même veine de la crosse vers la malléole (vision rétrograde). L'examen est accompagné de compressions externes (manuelles ou instrumentales) et de mouvements articulaires passifs ou actifs en fonction des premiers résultats visibles sur l'écran de contrôle. L'enregistrement vidéo permet secondairement d'analyser image par image et en équipe l'ensemble des résultats.

LES RESULTATS ENDOSCOPIQUES

Ils sont confrontés à ceux de l'examen clinique et paraclinique.

A- Anatomie fonctonnelle

D'après EDWARDS la veine possède in vivo un axe préférentiel d'applatissement parallèle à la surface de la peau ou à la surface de l'aponévrose. Les bords libres valvulaires symbolisent cet axe préférentiel d'ovalisation de la lumière veineuse. L'endoscopie veineuse dynamique nous a permis de vérifier cette réalité au niveau des veines saphènes. En Octobre 1990 nous avons eu l'idée de définir qu' une veine saphène possédait:

- une face interne (ou profonde), une face externe (ou superficielle)
- deux bords réunissant les deux faces.

Cette définition d'anatomie fonctionnelle facilite grandement les descriptions topographiques des éléments endoveineux. Une simple compression externe, manuelle, perpendiculairement à la surface de la peau vers le centre du membre en regard de l'extrémité distale de l'endoscope visible par la trans-illumination de la lumière froide permet de définir les faces et les bords de la veine superficielle étudiée.

Une valve bicuspide a ses quatre cornes valvulaires qui

se réunissent deux à deux pour former une commissure sur chacun des deux bords de la veine. Un sinus valvulaire est situé sur une face veineuse. Les valvules siègent presque constamment en amont immédiat de l'orifice d'une branche collatérale. Nous distinguons les collatérales commissurales sur les bords de la veine des collatérales sinusales sur les faces de la veine dans les cavités valvulaires. Dans le film vidéo présenté en 1989 nous avions décrit l'existence de micro-orifices isolés ou groupés bien visibles en endoscopie.

B- Reflux valvulaire

L'appareil valvulaire a une fonction antireflux. Nous distinguons trois causes de reflux dans les veines saphènes:

1- Incontinences fonctionnelles transitoires sur valvules d'apparence "normale":

a)- Inertie valvulaire

L'ouverture ou la fermeture des voiles valvulaires dépendent des écoulements liquidiens et des propriétés même de l'appareil valvulaire. Pendant le temps de fermeture des voiles valvulaires, en endoscopie nous voyons parfois un reflux sanguin.

b)-Placage

Certains voiles, en position d'ouverture, au lieu d'être en position de relaxation pariétale c'est-à-dire proches de la paroi sinusale, semblent complètement plaqués contre cette paroi. Ce placage peut persister plusieurs secondes malgré un écoulement liquidien rétrograde.

c)-Pertes de coaptation

Une valvule étant en position fermée et l'endoscope étant placé en aval de la valve c'est-à-dire en vision rétrograde on observe la création d'un espace entre voiles valvulaires ou entre voile valvulaire et paroi si l'on augmente la vitesse de perfusion du liquide de lavage.

Face à ces incontinences fonctionnelles transitoires existe-t-il des éléments actifs de fermeture du voile valvulaire? Quel est le rôle exact des fibres musculaires lisses présentes dans les bourrelets, à la base des voiles valvulaires?

2- Incongruences pariéto-valvulaires

Les dimensions des voiles valvulaires ne sont pas ou ne sont plus adaptées aux dimensions de la lumière veineuse.

a)-L'espace inter-cornéal ou commissural

C'est la cause la plus fréquente de reflux dans la maladie variqueuse pariétale.

En vision antérograde c'est-à-dire l'endoscope étant placé en amont de la bi-valve, l'écoulement du liquide de lavage se fait, pour des vitesses moyennes de perfusion, sur les bords de la veine. Les deux voiles valvulaires sont vus sous la forme de deux appendices perpendiculaires à chaque face veineuse en son milieu. Ces appendices d'aspect digitiforme en vision antérograde divisent pratiquement conplètement la lumière veineuse en deux parties égales. Si l'on augmente la vitesse de perfusion du liquide de lavage on observe la disparition des appendices par l'ouverture complète des voiles.

Si l'on arrête la perfusion et si l'on pratique une compression externe manuelle en aval de la valve, on observe un reflux sur les bords de la veine sous la forme de deux filets sanguins.

En vision rétrograde on visualise deux orifices valvulo-pariétaux sur les bords de la veine.

b)-Valvule renforçante

Le bord libre de cette valvule est court. Il a une longueur inférieure au diamêtre interne de la veine et inférieure à la longueur de la paroi comprise entre les deux insertions de ce bord dit libre. Quand cette longueur de paroi forme un arc, le bord libre en est la corde. Cette valvule est peu mobile, diminue la section luminale et rend la lumière veineuse convergente. Mais elle est faiblement anti-reflux.

c)-Valvule siège

Cette formation pathologique, membraneuse est épaisse et dormante. La valvule siège est simple et c'est la paroi veineuse qui lui est diamét-alement opposée, paroi avalvulée, qui par sa mobilité forme clapet. Cette formation résistante est faiblement anti-reflux.

Ces incongruences pariéto-valvulaires sont sources de reflux partiels, prédominant sur les bords des veines.

3- Lésions valvulaires proprement dites

Elles sont rares et tardives dans la maladie variqueuse pariétale. Après une trombose superficielle elles sont fréquentes. Il s'agit de lésions visibles en endoscopie, intéressant surtout le voile valvulaire et son bord libre.

a)-Amincissement, allongement valvulaire

En endoscopie, certains voiles valvulaires paraissent d'une extrême finesse. Certains ont une translucidité dont la teinte est homogène. Ils peuvent être très résistants malgré leur finesse. D'autres ont un aspect strié. Ces stries sont parallèles à l'axe préférentiel d'applatissement de la veine. Ces voiles amincis et striés sont fragiles et souvent déchirés ou troués par l'endoscope.

L'amincissement du voile diminue sa résistance et augmente sa déformabilité face aux contraintes mécaniques.

Les déchirures non iatrogènes intéressent les voiles dans la partie proche de leur bord libre ou dans la partie proche de leur insertion pariétale.

b)-épaississement, rétraction valvulaire

L'épaississement des voiles est une source d'augmentation d'inertie valvulaire.

La rétraction du voile à la paroi rend l'appareil valvulaire incompétent. Parfois des adhérences peuvent géner les mouvements des voiles.

c)-Vestiges, hypoplasies valvulaires

Une femme de 25 ans, sans antécédent, a présenté un reflux long saphène interne gauche de la crosse à mi-mollet sans dilatation de la lumière de cette veine mesurée à l'échographie. L'endoscopie a montré des lésions valvulaires importantes ne pouvant pas être expliquées par une maladie de paroi. Dans ce cas l'étiologie trombotique est plausible.

Cette première description des reflux valvulaires vus en endoscopie met en lumière les limites de nos connaissances en matière de maladies variqueuses.

*Phlébologie 92.* Eds P. Raymond-Martimbeau, R. Prescott, M. Zummo.
John Libbey Eurotext, Paris © 1992, pp. 675-676

# Lésions valvulaires veineuses : étude endoscopique

Ph. Blanchemaison, Ph. Griton, M. Cloarec

*Hôpital Tenon, 4, rue de la Chine, 75020 Paris, France.*

23 observations endoscopiques ont été pratiquées entre janvier 1989 et janvier 1991, dont 6 sur le territoire saphène interne, 14 sur le territoire saphène externe et 3 sur le territoire des perforantes jumelles internes. Dans tous les cas l'examen a été pratiqué en per-opératoire sur des veines variqueuses avant exerèse ou ligature, 15 fois sous neuroleptanalgésie et 8 fois sous anesthésie locale stricte (le patient pouvant suivre sur l'écran vidéo la progression de l'endoscope et effectuer d'éventuelles manoeuvres de VALSALVA pour mobiliser ses propres valvules).

Suivant leurs aspects endoscopiques, deux types de valvules mobiles sont observables.

1) Certaines valvules ont un aspect transparent avec un voile valvulaire très fin, se déchirant facilement au passage d'un cathéter à contre courant.

Ces valvules siègent sur les troncs saphéniens et leurs collatérales, à distance des bifurcations et abouchements des veines perforantes.

Un seul type de lésions est observé à leur niveau : la déchirure du voile. Leur rôle semble être uniquement de favoriser la progression du flux sanguin dans le sens antérograde.

2) D'autres valvules ont un aspect opaque avec un voile valvulaire épaissi par un véritable squelette fibromusculaire et un renforcement du bord libre formant un bourrelet. Elles résistent au cathétérisme à contre courant, pouvant bloquer la progression de l'endoscope ou d'un éventuel

stripper.

Ces valvules siègent à l'ostium des portions terminales saphéniennes et directement en amont de l'abouchement de certaines collatérales et perforantes. Ces dernières,lorsque le reflux existe, se comportent comme des valvules ostiales, jouant un rôle aussi bien de système anti-reflux, que favorisant des circuits hémodynamiques préférentiels expliquant certaines cartographies variqueuses (par exemple des varices développées à la cuisse à partir d'une crosse saphène incontinente, sans aucune varice distale).

Les lésions observées au niveau de ces valvules sont de trois types :

- allongement du bord libre, responsable d'un reflux débutant à partir de l'une des commissures valvulaires.

- déchirure ou désintertion du voile valvulaire à sa jonction avec le bourrelet du bord libre.

- rétraction fibreuse responsable d'un reflux massif.

Ces observations apportent des arguments à l'existence de certains reflux débutant et élargissent le rôle des valvules au delà d'un simple système anti-reflux.

*Phlébologie 92.* Eds P. Raymond-Martimbeau, R. Prescott, M. Zummo.
John Libbey Eurotext, Paris © 1992, pp. 677-679

# Venoscopy as an adjunct to the surgical and non-surgical treatment of varicose veins

Ken Biegeleisen

*1619 Third Avenue, New York, NY 10128, USA.*

Saving the trunk of the greater saphenous vein for possible use in arterial bypass is a much-discussed subject these days. Although past studies have seemed to support the apparent *necessity* of radical surgery of the greater saphenous vein (Neglen *et al.*, 1986), a more recent study comparing radical vein stripping to more limited surgery consisting of high ligation plus interruption of incompetent perforators (Hammarsten *et al.*, 1990) showed no significant differences at 4-5 year followup.

Whether varicose veins are caused by hereditary weakness of the vein walls or valves, arteriovenous communications, and/or underlying deep venous insufficiency is still not known with certainty. Therefore, it seems abundantly clear that the best treatment for varicose disease which can currently be envisioned will be a treatment which is potentially capable of dealing with *all* obvious sources of abnormal blood flow (i.e., perforating varicosities and arteriovenous communications) into the saphenous trunk, without unnecessary damage to the trunk itself.

Toward this end we proposed, at the 1989 U.I.P. World Congress (Biegeleisen & Nielsen, 1989), that the best approach to developing future diagnostic and therapeutic modalities for venous problems was the "venoscope", an instrument containing doppler and fiberoptic capabilities. Such an instrument, especially if steerable, would greatly increase the capabilities of both medical and surgical practitioners of the venous arts and sciences.

## USES OF THE VENOSCOPE

### 1. SCLEROTHERAPY

We described the technique of angioscopic sclerotherapy, employing existing fiberoptic angioscopes, at the 1989 U.I.P. Congress. We have found that angioscopic sclerotherapy is far safer, more effective, and even faster (requiring fewer office visits) than "blind injection" from the surface, or even ultrasound-guided injection (which carries a significant risk of intraarterial injection). Angioscopic sclerotherapy has several current drawbacks. Existing instruments are too large for many average cases, and they are not steerable, which is a problem in tortuous veins. A more serious limitation is post-treatment recanalization. While most proximal saphenous veins are sclerosed after a single angioscopic injection, we have found that the veins tend to recanalize over time. This is an old and well-known problem which we hoped would be overcome by the preciseness of angioscopic placement of sclerosant, but preliminary results suggest that it was not.

## 2. ANGIOSCOPIC DELIVERY OF VASCULAR ADHESIVE

At the IV European-American Symposium on Venous Disease I described the outcome of 6 injections of 2-isobutylcyanoacrylate. None of the injection sites have recanalized as of the present time. Three of the injections were given in 1985, for a total followup time of 7 years.

I consider cyanoacrylate adhesive a possibly near-perfect sclerosant. I have observed permanent closure of veins with literally one drop of adhesive. But a drug this potent can only be safely administered by a venoscopic delivery system, under direct vision.

The F.D.A. considers all cyanoacrylates to be "carcinogens", a position which is not supported by any scientific data I have seen. But, in this "post-silicone" era we live in, it seems unlikely that any new cyanoacrylates will be approved by the F.D.A. Perhaps they could be used in Europe and Asia.

## 3. VENOSCOPICALLY-GUIDED SURGERY

Upon realizing that even flawless venoscopic injection of a grossly incompetent saphenous vein did not necessarily prevent recanalization, we began investigating the use of fiberoptic angioscopy as an adjunct to surgical ligation and division at the saphenofemoral junction.

With the angioscope positioned at the saphenofemoral junction, the surgeon can readily reach the junction through a smaller incision than would otherwise be necessary. Furthermore, the number and location of the proximal tributaries can clearly be seen from within the vein.

The real strength of the angioscope as an adjunct to venous surgery will be in the performance of trunk-saving surgery. After proximal ligation and division, it should be possible to angioscopically locate both incompetent perforating veins *and* arteriovenous communications within the trunk, and to rapidly ligate them through small incisions.

## 4. LASER WELDING OF VEINS

Welding of blood vessels by laser has proven to be both possible and practical. Most such work to date has been in the arterial system, where small vessel laser anastomosis has been found to be a rapid alternative to suturing. Small artery welding has been best achieved with argon laser, either unenhanced or with pre-staining of the anastomotic site with a chromophore to increase absorption of laser light. Even unenhanced laser welds have burst strengths greatly in excess of the venous pressure. Recently, the application of a mixture of fibrinogen *and* chromophore to the anastomotic sites of small arteries has resulted in weld strengths in excess of 400 mmHg, this figure being vastly in excess of anything required even in the arterial system (Libutti *et al.*, 1990).

Assuming that the technical problems of doing laser welding inside the living vascular system can be overcome, there will be questions about long-term outcome which can only be answered by long-term studies.

It may be that laser-welded veins do not stay shut forever. But, if the philosophical goal of treating the symptoms of saphenous insufficiency without destroying the trunk is to be met, then we may have to content ourselves with whatever remission time can be obtained by dealing with proximal incompetence, perforator insufficiency, and arteriovenous communications. Some sort of endovascular venoscopic procedure will surely be the simplest and least traumatic way to achieve this goal.

## REFERENCES

Biegeleisen, K. and Nielsen, R.D. (1989). Use of the venoscope for the treatment of varicose veins. In Phlebology 89, Eds A. Davy and R. Stemmer, pp. 419-422. London: John Libbey & Company, 1989.

Hammarsten, J., Pedersen, P., Cederlund, C. and Campanello, M. (1990). Long saphenous vein saving surgery for varicose veins. A long-term follow-up. Eur. J. Vasc. Surg. 4: 361-364.

Libutti, S.K., Oz, M.C., Chuck, R.S., Treat, M.R. and Nowygrod, R. (1990). Dye-enhanced tissue welding using fibrinogen and continuous-wave argon lasers. Vasc. Surg. 24: 671-676.

Neglen, P., Einarsson, E., and Eklf, B. (1986). High tie and compression sclerotherapy for main stem saphenous incompetence. In Advances in Phlebology '86, Ed S. Sakaguchi, pp. 191-193. London: John Libbey & Company, 1987.

*Phlébologie 92.* Eds P. Raymond-Martimbeau, R. Prescott, M. Zummo.
John Libbey Eurotext, Paris © 1992, pp. 680-681

# Validity of the fiberoptic angioscopy in the venous surgery

J. Marinel Lo, J. Alos

*Unitat Angiologia i Cirurgia Vascular, CSM, Mataró El Maresme, Barcelona, Spain.*

INTRODUCTION.-
Since Wollmar and Storz (1974), the Angioscopy is a avaible method for endovascular examination.
The treatment failures in the venous surgery, frequently has been caused by incomplete understanding of the lession morphology.
The aim of this study was to use a Venous-Angioscopy for to objectify the valvular deficiency in the course of diagnosis and surgery of the Venous Pathology.

MATERIAL and METHODS.-
Fifty-Two observations, in the forty-one patients who presented with symptomatic varicose veins were studied. (Table 1)

| Clinic Diagnosis | Male | Female |
|---|---|---|
| Venous Insuff. Internal Saphenous | 7 | 24 |
| Venous Insuff. External Saphenous | 1 | 9 |
| Mixed Insuff. Int/Ext Saphenous | 2 | 9 |

Table 1

A Stortz (Karl Storz GmbH Co.) Vascular Fiberscope of the 9F, effective lenght 660 mm and angular aperture 110º was used. The cold light fountain with 350 watt it a permit a excellent visualitation. The blood was displaced from the visual field by means saline solution washing.
The introduction inside of vessel, were by cateteritation technique in six cases, and by venous incision of course venous surgery, in forty-six cases.
All observations were to searchs in video-tape.

RESULTS.-

In our experience, the morphology and performance of the venous valves can be established, bad we are, often, difficulties by obtaining a clear visual field near areas of high venous flow (safhenofemoral junction).

We are investigating the rol "in situ" of the scleroterapy.

CONCLUSSIONS.-

The use of the Venousangioscopy has allowed us:

- Diagnostic test of valvular deficiency of a communicating vein.
- Surgical correction of saphenofemoral reflux
- Guided sclerotherapy.

REFERENCES


1.- Van Cleef JF; Desvaux,P; Hugentobler,JP;Griton,Ph; Cloarec,M. "Venous endoscopy of the external saphenous". 5 EAVC. Viena, 1990.

2.- Norimichi,I; Nobuyuki,T;Mihoko,K;Shinichi,S.Takahisa,W. "Clinical application of balloon optic angiofiberscopy". Phlébologie '89. 1989 John Libbey Eurotext Ltd., pp. 423.

3.- Kurdziel,JC; Dondelinger,RF. "Videoangioscopy: Clinical and Technical aspects" RIPCV 2. Toulouse, Mars 1990

*Phlébologie 92.* Eds P. Raymond-Martimbeau, R. Prescott, M. Zummo.
John Libbey Eurotext, Paris © 1992, pp. 682-684

# Endoscopic perforating vein's ligation in post-thrombotic syndromes (Linton's endoscopic procedure)

J.M. Trindade Soares

*Passos Manuel St., 94-4 Esq., 1100 Lisbon, Portugal.*

The purpose of this study is to verify the possibility of definitive cure in the recurrent leg ulcer syndrome due to thrombosis of the perforating veins. To obtain that purpose the authors have used for 20 years the classical Cockett and Linton's approaches (Cockett is the chosen procedure whenever feasible) with good results. In these operations are includede the long saphenous vein exision (when present) and the pre aponeurotical isolation and ligation of the perforating veins.

The leg approach is carried through a long straight incision to overcome all the possible perforating fuites which escalonate from the maleolar area to the superior third of the leg.

Altough the good end results obtained with that operation, the main morbidity verified derives from the complications connected with the lower leg incision. This is easily understandable if we recall that the incision is carried on a deeply damaged skin with long standing fenomena of lipoesclerosis and recurrent ulcers connected with the fibrosis and subsequent cutaneous isquemia that it verifies.
To overcome that problem the authors use the following protocol:

1) Selection of cases: The case selection is based on clinical stigmata verifing the ulcer recurrence, the dermatological conditions, which caracteryze the syndroma, of lipoesclerosis, fibrotic changes and absence of elastosis from the skin, dryness and ecczematous changes, etc.

All those clinical criteria are coopleed with the pletysmography (simple and impedance of the leg to define the absence of intense repercution in form of a deep vein thrombosis, which excludes the patient from the study.

METHODOLOGY In the preoperative phase we perform an ascending phlebography with iodamida to define the type and location of the perforating veins.

FIGURA 1

Under general anesthesia and using a pneumoperitoneum machine with rapid output of CO2, a virtual space is created with air and CO2 beneth the deep leg aponeurosis.

That space is entered by a minimal incision of the postherosuperior portion of the aponeurosis near the knee. Through that minimal incision a trocart is introduced (beneth the aponeurosis). This trocart is provided with a valvular system which prevents the reflux of CO2, thus creating, by difference of pressures, a space filled with gas. This is the most important step of endoscopic procedure in the leg because with this artifice we transform a virtually invisible space in a gas filled container allowing the direct vision of the veins which perpass it through an 0 degrees rigid endoscope introduced by the above described trocart.

FIGURA 2 FIGURA 3

The visualization of the veins like stalagmites and stalactites in a grout(Fig. 4) enables us to proceed to their endoscopic clippage. In fact, the multifire(Fig. 5) clip applier introduced through the trocart allows the clippage of the perforaing veins(Fig. 6) under direct vue using absortable clips.

FIGURA 4 FIGURA 5 FIGURA 6

The procedure is completed by closing the unique small incision with two "steri--strips" after having evacuated the air filling the underaponeurotical compartment.

The patient is discharged in the very same day after beeing submited to a control phlebography which serves the pourpose of sustaining the clinical trial in this ex-perimental phase, verifing, prouving the desapeering of the preforating veins.

Elastic supportive bandages and light analgesics are recommended and the early ambulatory is strongly encouraged.

FIGURA 7

CONCLUSIONS The authors are repporting a fifteen cases experience begun three yeares ago. To the present and with the follow-up of every case, there is no recurrence of ulcer, nor has been registred any local or sistemic complication of the procedure. Neverthless it is our conviction that further trials are needed to evaluate the real benefits of endoscopy in leg's ulcer cases.

Lisbon 12 April 1992

References: Dr João Gíria - Lisbon
Dr Carlos Pereira Alves - Lisbon
Prof. Dr Carlos Alves Pereira
Dr José Pereira Gens - Lisbon
Dr José Neves - Lisbon

## B. Échographie intraveineuse/*Intravenous Ultrasound*

*Phlébologie 92.* Eds P. Raymond-Martimbeau, R. Prescott, M. Zummo.
John Libbey Eurotext, Paris © 1992, pp. 687-690

# Intravenous ultrasound: a new technology for venous assessment

Pauline Raymond-Martimbeau, Jean-Luc Dupuis

*Dallas Non-Invasive Vascular Laboratory, 8226 Douglas, suite 609, Dallas, Texas 75225*

## Introduction

The application of intravascular ultrasound imaging in the study of peripheral vessels has much promise. Already, intravascular ultrasound imaging has been used in arterial disease. It has proven to be safe, accurate and effective in demonstrating atheroma plaque. However, there is a paucity of data regarding the application in venous disease.

Although extravascular ultrasound imaging is given adequate information on morphology and topography of the venous system of the lower limbs, it is limited in providing precise details on venous wall reaction after sclerotherapy. A study in vivo, of dilated veins of the lower extremities has been undertaken with the objective of identifying and assessing, with a high resolution intravenous transducer, the different components of the vein, and comparison of data in the pre and post sclerotherapeutic stages.

## Material and Method

A disposable flexible catheter of 1.6 mm of diameter, in which is incorporated a high resolution 20 mHz ultrasound transducer, was introduced intravenously, using an introducer sheath and dialator set with side arm to obtain in real-time cross-sectional, bi-dimensional venous images of varicose veins.

The transducer was mechanically rotated to obtain 360 degree transverse images of the vessel. The total diameter of the vein, the thickness of the tunica and the diameter of the lumen were assessed before and after intravenous injection of sclerosing agent. In this study, sodium iodine (Sclerodine) was used for all treatments.

The venous segments were simultaneously assessed with a 8 MHz standard extra-vascular ultrasound transducer and a 5 MHz Doppler for comparison purposes.

**Results**

Several venous segments of the greater saphenous vein were imaged and in all segments it was possible to obtain clear 360 degree cross-sectional images of the wall architecture and assess the thickness of the different layers. The luminal diameter was measurable in all cases. In the valves visualized, it was possible to measure the leaflets spacing.

The venous lumen and tunica had different degrees of echogenicity. The lumen appeared as a dark, echolucent zone. The intima and adventitia appeared echogenic, whereas the media appeared anechogenic. The valves were seen as a structure of high echogenicity. The blood circulating upward within the vein was echofree, whereas the blood circulating downward the vein was echo-reflective. The degree of echo-density was proportional to the degree of the reflux previously graded with bidirectional Doppler.

Data were obtained from pre and post sclerotherapeutical stages. We have observed that the total diameter of the vein increases immediately after the injection of sodium iodine, and decreases 2 minutes after the injection. The intima reacts instantaneously after the injection and gets thicker with time. The surrounding tissue reacts immediately after the injection and decreases with time. In this study, no complications were encountered.

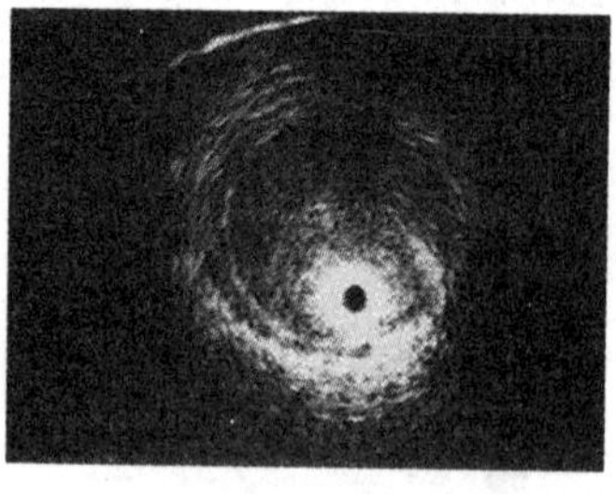

**Fig. 1** - Ultrasound cross-sectional image from a segment of an incompetent greater saphenous vein. The image shows the three layers consisting of intima, media, adventitia. Presence of reflux in the lumen

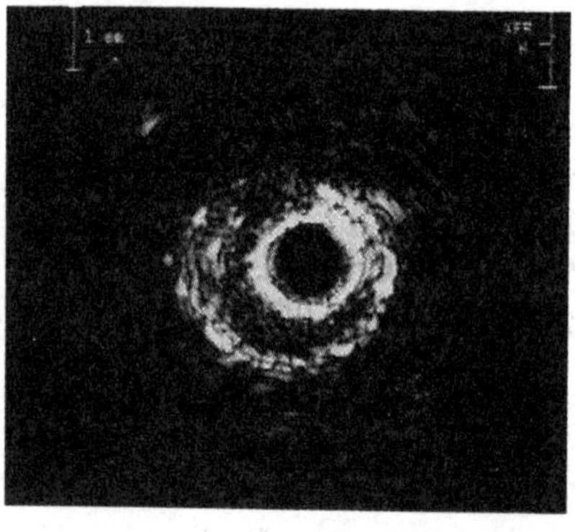

**Fig. 2** - Ultrasound cross-sectional images from segments of the greater saphenous vein before (A) and after (B,C) injection of iodide sodium iodine. Presence of intimal thickening.

## Discussion

We have intravenously evaluated with a miniaturized transducer, in pre and post sclerotherapeutic stages, the composition and architecture wall changes of diseased veins. We have found that intravenous ultrasound studies with a 20 MHz transducer, give more precise information on wall architecture, than the one obtained by extravascular ultrasound. The possibility for intravenous ultrasound to show immediate and delayed changes in the vein wall and in the lumen during and immediately after the injection, can eventually improve the rate of success of sclerotherapy. The capability of reajusting instantaneously the dosage of sclerosing agent according to venous wall and blood changes, is a precious benefit. Assessing and treating adequately recanalized vessels is essential. Intravenous transducer shows clearly the details of intraluminal material and permeable cracks between the incompressible material, which extravascular transducer fails to do.

This technique, however has certain limits as longitudinal imaging is not yet possible. The probe is disposable and costly. Therefore, this new technique is still in the investigation stage. Work is in progress for further investigation on assessment with other sclerosing agents.

## Conclusion

To conclude, one can say that this new technique presents great interest, as it contibutes to the better understanding of the mechanism of action of sclerosing agents and developing microsurgical techniques.

## References

1. Bartorelli A.L., Neville R.F., Almagor Y., Perlman M.W., Leon M.B., - Intravascular catheter-based ultrasound: In vivo imaging of arterial wall and stents. Supplement II Circulation, Vol. 80, No. 4, October 1989.

2. Heldman D., Mallery J., Spear G., Gessert J., Griffith J., Tobis J., Henry W.L. - Intravascular ultrasound imaging catheter accurately measures area of stenotic aortic valves in vitro. JACC Vol. 13, No. 2, February 1989: 49A

3. McKay C.R., Griffith J., Kerber R.E., Marcus M.E. - Factors influencing intraluminal ultrasound image quality and arterial wall morphology. Supplement II Circulation Vol. 80, No. 4, October 1989.

4. Mc Kay C.R., Waller ., Gessert J., Collins S., Catellier M., Fleagle S., Marcus M.L. - Quantitative analysis of coronary artery morphology using intracoronary high frequency ultrasound: Validation by histology and quantitative coronary arteriography. JACC Vol. 13, No. 2, February 1989:222A.

5. Mallery J.A., Tobis J.M., Gessert J., Griffith J., Bessen M., Macleay L., Henry W.I. - Identification of tissue components in human atheroma by an intravascular ultrasound imaging catheter. Supplement II Circulation Vol. 78, No. 4, October 1988.

6. Neville R.F., Bartorelli A.L., Sidawy A.N. Almagor Y., Potkin B., Leon M.B. - An in vivo feasibility study of intravascular ultrasound imaging. The American Journal of Surgery Vol. 158, August 1989.

7. Pandian N.G. - Intravascular ultrasound: great potential, great promise, Cardiology Trends, March 1990.

8. Potkin B.N., Bartorelli A.L., Gessert J.M. Neville R.F., Almagor Y., Roberts W.C., Leon M.B. - Coronary artery imaging with intravascular high-frequency ultrasound. Circulation Vol. 81, No. 5, May 1990.

9. Tobis J.M., Mallery J.A., Gessert J., Griffith J., Mahon D., Bessen M. Moruchi M., McLeay L., McRae M., Henry W.L. - Intravascular ultrasound cross-sectional arterial imaging before and after balloon angioplasty in vitro. Circulation Vol. 80, No. 4, October 1989.

# C. Phlébographie/*Phlebography*

*Phlébologie 92.* Eds P. Raymond-Martimbeau, R. Prescott, M. Zummo.
John Libbey Eurotext, Paris © 1992, pp. 693-695

# Some considerations about the significance of the gastrocnemic veins in peripheral venous diseases : 20 years after the first report

J. Salvador Marques, M. Alice Silva

*Serviço Cirurgia Vascular, Hospital Santa Maria, Faculdade de Medicina de Lisboa, Portugal.*

Phlebography was introduced in 1938 by Cid dos Santos in Lisbon as a valuable semiological method for the study of the venous disorders. At this moment a very important step was given in the investigation of the morphology and permeability of the venous system of the lower limbs.

However, the first techniques introduced were not adequate for the study of the physiology of the venous circulation. In order to fill up this gap, Cid dos Santos again, established in 1948 the principles of the venous anatomophysiopathology, which gave rise to the new phlebographic techniques. We will present in short, some of these principles.

While the arterial system is constituted by a stem which divides itself up to all the tissues, the venous system of the limbs is double. There is a deep system that drains all the tissues situated inside the aponevrosis and a superficial one which wraps up the limb like a cilinder and which drains the blood of the skin and of the subcutaneous tissue. These two systems are independent. There are then special communications between both systems which we call perforators system. It is constituted by the perforating veins which connect directly the superficial with the deep system. In this way, the confluence of the long and the short saphenous veins with the common femoral and popliteal vein respectively, can be considered as perforating veins too.

The venous valves play a predominant rôle in the venous flow. They are disposed in a way to conduct the blood towards the heart and, in the perforating veins, towards the deep veins. The valves do not oppose the gravity. The valves close whenever there is a sudden increase of the proximal pressure. For instance, cough gives rise to a sudden increase of the venous pressure in the pelvis and determines the closure of the valves of the veins of the limbs, which in this way prevent a backward flow in these veins and consequently the transmission of this hypertension up to the most peripheral vessels. In the same way, the valves of the perforating veins (saphenous junctions included), do not allow the flow from the deep deep to the superficial veins during the muscle contraction.

When the valves become incompetent, a backward flow will be established. Consequently the valvular incompetence causes a total disorder of the venous haemodynamics and is considered the primary lesion which dominates the most important clinical pictures of the venous pathology, like the varicous veins. When the valve at a venous ostium whatsoever, becomes incompetent, the distal valves are submitted to the hypertensive bouts and will become incompetent too. Also the dilation of the vein will cause valve incompetence. As a valve incompetent leads to incompetence of the next one, the whole venous tree will suffer all the increases of the venous pressure and will become varicous after some time. Thus the principal problem of the physician who intends to treat the varicose veins is to localise the initial incompetent valve.

In the phlebograms it is obvious that the introduction of a fluid contrast in a superficial vein will allow the visualisation of the perforating veins and of the saphenous junction in the physiological direction. They give morphological information only. The contrast must be introduced directly in the deep veins, in order that the reflux towards the superficial veins will be visualised. That is the essential principle of the phlebographic methods we use now. All the X-ray films must be obtained for stereoscopic reading, the only technique which allows a correct interpretation of the images.

After having created a technique for the study of the perforating veins of the calf in 1947, Cid dos Santos visualizes a new technique for the study of the confluence of the long saphenous vein with the common femoral. It would be necessary a transcutaneous puncture of the common femoral at the groin, the patient standing. A Valsalva manoeuvre being necessary during the injection, as this manoeuvre would cause hypertension in the pelvic veins, so giving rise to the conditions that lead to the closure of the valves which, in normal circumstances, will prevent the backward flow of the blood with contrast in the long saphenous vein or in the deep veins of the thigh. In the case of a valvular incompetence, a reflux of the blood with contrast in the long saphenous vein or in the deep veins will occur.

In 1952 Cid dos Santos decided to apply, for the study of the short saphenous vein, a similar technique to that used for the long saphenous vein. Thus, we ourselves, performed a technique by puncture of the popliteal vein, the patient being in the upright position. In the lateral view we could see in the X-ray pictures, the incompetence of the short saphenous vein, of the gastrocnemic veins and of the deep veins of the calf.

In 1958 Cid dos Santos visualized the phlebographic technique which would give us the most complete information -the popliteal technique. For this technique the patient is in the upright position or on an X-ray table with an inclination of 65-70 degrees; a transcutaneous puncture of the popliteal vein is done , an injection of the contrast with heparin is performed in a quantity and during sufficient time to obtain the visualisation of the whole deep venous system of the thigh and pelvis (50 ml. in 50 sec.). After taking a first picture that confirms the visualisation of the iliac veins, the patient is asked to do a Valsalva manoeuvre and the injection will be continued. The pictures are taken in frontal and lateral views, always for stereoscopic reading.

It is obvious that in case of valvular integrity only the deep venous system will be visualised from the puncture upwards (physiologic). When there is a valvular incompetence of the long saphenous vein, this will permit the back flow of the opacified blood which had already attained the iliac veins. If there are incompetent perforating veins in the thigh, these will be visualised. The same thing will happen for the short saphenous veins, for the Giacomini vein, for the gastrocnemic veins and for the deep veins of the calf. It is even possible in some cases of deep vein incompetence, to visualise the insufficient perforating veins of the calf.

The studey of the gastrocnemic veins has been the subject of a communication to the "Société Française de Phlébologie" made by Salvador Marques in the plenary meeting of 1971. At that time we have said: "before phlebography has shown us the existence of varicous veins derived exclusively of an isolated incompetence of a gastrocnemic vein, noone had yet thought about it".

We had learned in the anatomy that the gastrocnemic arteries are accompanied by two satellite veins which separate themselves in the thckness of the muscle; one follows the muscle fibres, the other one is more superficial, receives very few muscle branches and drans in an anastomotic vein out of the surface; This vein is like a perforating vein and should correspond to the inferior polar vein of Gillot. Thus, one of these veins is the true muscle vein and the other conducts the blood coming from the surface. The muscle gastrocnemius externus, has generally a less developed circulation than the gastrocnemius internus, as it has been confirmed by phlebography.

We have said and written in 1971 that the varicous veins due to the incompetence of the before mentioned anastomosis, are easy to understand when this incompetence is associated with an incompetence of the gastrocnemic vein. These patients have varicous veins in the region of the short saphenous vein. The clinical tests suggest an incompetence of the short saphenous vein or of a perforating vein of the calf. The ultra-sound techniques, Doppler or even Duplex, are not always adequate for a correct diagnosis.

In the phlebograms which we perform, if there is an incompetence of the short saphenous vein, it will be visualised in the whole length more or less varicous along the posterior aspect of the lower leg. If there is simultaneously an incompetence of the short saphenous vein and of the gastrocnemic vein, the latter will also be visualised along the posterior aspec of the upper third of the leg. At the level of the upper or the middle third of the calf, these two systems are connected through the already mentioned anastomosis. It is also frequent that the short saphenous vein and the gastrocnemic veins join themselves in a common trunk before the confluence with the popliteal vein.

It is easy to understand that a simultaneous visualisation of both veins can be obtained in three circumstances:

1 - When there is a simultaneous incompetence of both the short saphenous and of the gastrocnemics veins.

2 - In the case of an isolated incompetence of the short saphenous vein, at the level of the anastomosis to the gastrocnemic vein the blood with contrast coming from the short saphenous vein and following the physiological direction goes into the depth and fills the gastrocnemic vein in its whole length. In this case, this visualisation cannot be considered pathological, it is only a normal vein physiologically visualised.

3 - In the cases of an isolated incompetence of the gastrocnemic vein, two situations can arise: a) no communication with the surface, which means the anastomosis is competent, b) the valves of this branch are incompetent and as a consequence, the superficial veins too, specially those of the region of the short saphenous vein. In the phlebograms, the varices of the short saphenous vein filled by an incompetent gastrocnemic vein, are well opacified. Also the short saphenous vein itself with a normal width, is often visualised upwards (physiological).

The incompetence of the gastrocnemic veins and of its anastomotic branches, can often cause varicous veins in the system of the long saphenous vein in two ways: a) the hypertensive bouts out of an incompetent gastrocnemic vein, cause a dilation of the superficial veins which are connected with the long saphenous vein and this one will become incompetent and varicous at its turn; b) these hypertensive bouts can be transmitted to the short saphenous vein and even to the sapheno femoral junction upwards through the Giacomini anastomosis, giving rise to an incompetence of the long saphenous vein.

Conclusion: The phlebogram for stereoscopic reading is always useful and in some situations even indispensable for a correct diagnosis and for a therapeutic decision, specially in the case of varices dependent of an incompetence of the gastrocnemic veins. It has been the phlebogram which has shown the incompetence of these veins and its relative frequency. In a review of the phlebograms of two thousand patients with varicous veins whose origin was not possible to determine clinically, we found in 1,2% an incompetent gastrocnemic vein and its anastomotic branch as cause of the varices and in 4% it was associated with incompetence of other veins. Altogether we found an incompetent gastrocnemic vein at the origin of the varices and requiring an adjusted therapy in 5,2%; a number which cannot be neglected.

REFERENCE

Marques, J.S. -Varices par insuffisance des veines jumelles. Valeur de la Phlébographie. Phlébologie, 25(2):113-123; 1972.

*Phlébologie 92.* Eds P. Raymond-Martimbeau, R. Prescott, M. Zummo.
John Libbey Eurotext, Paris © 1992, pp. 696

# Video-varicographie as a useful help to avoid recidival problems in venous surgery

Andrew J. Megyeri

*Vascular Surgical Ward, The Institute of the Hungarian State Railway, 1528 Szanatorium str. No. 2/A. Budapest, Hungary.*

The recurrent problems have a great importance in the field of the venous surgery, however most of the causes can be antedated to the time of the first operation. The main advantage of Video - varicographie that with its help you have the opportunity to avoid possibility of recidiva by understanding the problems of the venous system, one can find the low and high insuffitiency points of the Long Saphenous Vein. The correct solution during the operational procedures primary to ligate the ineffetive perforating veins. To find the perforating points the Video - varicographie gives you a great help. In some cases without its help you are not able to make the diagnoses. For instance : finding the Hach perforating vein. / Perf. vein of V.fem. prof./

During the evaluation you can use the advantages of the moving pictures, so the functional disturbances can be easily studied. In our practice the Video - varicographie is an indispensible help at most of the cases.

*Phlébologie 92.* Eds P. Raymond-Martimbeau, R. Prescott, M. Zummo.
John Libbey Eurotext, Paris © 1992, pp. 697

# Videophlebographie as a important part of the venous diagnostical procedure

Janos Molnar

*Vascular Surgical Ward, The Institute of the Hungarian State Railway, 1528 Szanatorium str. No. 2/A. Budapest, Hungary.*

We started videophlebographical examinations four years ago.
We have 54 special beds at our Vascular Surgical Ward. Our experiences revealed that the main advantages of the Videophlebographie, that it shows the morphological state of the venous system in action, dinamically and with the recording of the examination this effect can be improved and repeated.
During the evaluation small disturbances and functional differences can be observed more effectively than the static conventional X ray pictures. Also a valuable field of utilisation the cases of recidival varicous problems. The Vena Cava Superior and the branches of the Brachiocephalical venous system can be hardly examined by static pictures, because of the high velocity of the blood circulation - the Videophlebographie also offers you good opportunities for diagnostical evaluations. The whole process is simple, easily reconstructable and not expensive - for the price of one single conventional phlebographicalexamination you can make a series of Videophelbographical examinations of 25 patients.

## Dynamic video-phlebography coupled to simultaneous electromyography to check venous calf pump

This communication investigates the effect of muscular activity on the venous return in the calf veins.

18 patients with calf vein insufficiency were examined in this study Dynamic Video-phlebography was used to inspect the bloodflow, providing as well immediate as permanent record of the flow pattern. Simultaneous surface electro-myography was adopted to monitor the function of the retrotibial muscles, quadriceps and biarticular hamstrings.

From the result it is now possible to deduce the venous return mechanism in movements, such so walking and cycling, who normally can not be investigated.

*Phlébologie 92.* Eds P. Raymond-Martimbeau, R. Prescott, M. Zummo.
John Libbey Eurotext, Paris © 1992, pp. 699-700

# Round table on muscular veins phlebography

Jean Van der Stricht

*Faculté de Médecine, Université de Bruxelles, Hopital Molière, Longchamp, Belgique.*

Contrast Phlebography is often mentioned as the Gold Standard and is compared with other methods of investigation without specifying accurately how the XR pictures have been achieved.

In such condition the outcome of the examination is likely to be uninterpretable.

In I938 already, J.C. DOS SANTOS distinguished three kinds of Phlebography of the lower limb.

1/ The ascending Phlebography.
2/ The descending Phlebography.
3/ The Varicography

While techniques have evolved since then the basic principles of the methods have not changed.

Ascending Phlebography .

- The patient lies supine on a horizontal XR table.
- A needle is introduced into a vein of the dorsum of the foot or of the big toe.
- A large amount of contrast medium is injected, sometimes automatically.
- Tourniquets are applied to assist deep filling.
- Repeat films are taken.

Puncture on the foot is sometimes difficult and always painful. Large amount of medium is irritant. Tourniquets are not physiological and increase the irritant effect of the contrast. The interpretation of the films is difficult or impossible because of superimposition (except if stereophlebography is used). False pictures are due to the fact the technique does not take the hydrostatic and the extramural pressures into account. For all these reasons conventional ascending Phlebography is not worth to study the sural venous circulation unless it is improved by using a tilting table and a permanent T.V. control. Moreover to facilitate interpretation each picture must be accompanied by specification of place of injection, patient's position,incline of the table, use of tourniquets.

## Descending Phlebography .

A procedure needing the puncture either of the femoral vein at the groin or the popliteal vein in the fossa poplitea.

It gives accurate information about the morphology of the femoro - popliteal axis and its valves.

Important reflux of tributaries such as the short saphenous vein and the gastrocnemial veins are well shown.

Nevertheless, on the one hand the puncture needs some experience and on the other hand the maintain of the needle often restricts patient's mobilisation during the examination.

## Varicography .

Puncture of varicose veins is generally very easy and is a less painful way to introduce contrast medium.

Its aim is to give an image of the varicose network, its extension and above all the connections with the deep veins.

In supine position flow in varices is sometimes very low or vanishes. One injection may not reveal all the connections and it does not provide any information about valves.

To get a complete opacification the leg has to be moved and the table tilted ( These manoeuvres are generally excluded peroperatively ).

## Dynamic Selective Phlebography .

On the other hand varices are a good way to lead the contrast medium into the deep veins if the opacified flow is managed by manoeuvres checked on the T.V. screen. Very small amount of contrast is needed.

Tilting the table, moving the patient actively and passively, Valsalva etc... allow testing the valves in the superficial and the deep veins, including the muscular ones. It appears to be the best method to explore the gastrocnemial and the solear veins, aswell functionally as morphologically.

Dynamic Selective Phlebography has to be performed by the phlebologist himself or in close collaboration with the radiologist as it needs a deep knowledge of the venous physiopathology and of the clinical features of the investigated patient.

To conclude, a good Phlebography depends more on the skills of the " phlebo-radiologist " than on the improvements of the instrumentation.

## References .

La Phlébographie - THIERY L. and DAVY A., Phlébologie I983
8ème Congrès Mondial de l'Union International de Phlébologie
Bruxelles I983 Volume 1 Pages 253 - 290

*Phlébologie 92.* Eds P. Raymond-Martimbeau, R. Prescott, M. Zummo.
John Libbey Eurotext, Paris © 1992, pp. 701

# The indication and diagnostic performance of popliteal phlebography in varices of the lower limbs

P. Castells, A. Solana, J. García, E. Buch, J.V. Roig, S. Lledó

*Sagunto Hospital, Sagunto, Valencia, Spain.*

Noninvasive exploration techniques in the study of lower limb varices are not the approach of choice in all cases.

We present a retrospective study of 238 patients with varices operated on since 1989, when we introduced popliteal phlebography as part of our patient management protocol. Emphasis is placed on the importance of this technique in those cases where clinical and functional explorations are insufficient to secure a precise diagnosis.

Of the 88 patients in whom popliteal phlebography was indicated, the technique failed in 7 cases (8%), all corresponding to the training period of the newly introduced technique. In all remaining cases (n = 81), vascular insufficiency of the internal saphenous vein was confirmed. Twin venous insufficiency was observed in 3%, with Hunter's perforating insufficiency in 4%. Double lesions were encountered in 30 cases (24%), the most common presentation being the association of the external saphenous veins and twin venous insufficiency. Multiple lesions were detected in 3.2% of pastients.

Finally, popliteal phlebography revealed deep lesions isolatedly or in combination with superficial varicous pathology in 16 cases.

To conclude, between 25 and 30% of our patients to date have been subjected to highly reliable X-ray exploration with the aim of precisely locating complex refluxes.

## Detection of venous reflux with radionuclide venography

G. Menyhei, M. Szabó

Dept. of Surgery and Central Radioisotop Laboratory, University Medical School, Pécs, Hungary

A special radionuclide venography was used for evaluation of venous blood flow of the lower extremity injecting 99mTc DTPA in bolus via a dorsal vein of the foot. Dynamics of venous flow was monitored and recorded while the patient executed a Valsalva maneuver in the horizontal position. After completion of the examination, the computer-aided analysis of the recorded flow-dynamics can detect the presence and location of valve insufficiency both in deep and superficial veins.
After completion of more than fourty examinations and comparing the results to descending venography, radionuclide venography seems to be a simple and reliable noninvasive method in the diagnosis of chronic venous insufficiency and in the detection of venous reflux.

Reproduction photomécanique
IMPRIMERIE QUAD PRINTING INC.
4555, Des Grandes Prairies (N° 65)
Montréal (Québec) Canada H1R 1A5

Août 1992
Imprimé au Canada